訪問看護ステーション
開設・運営・評価
マニュアル 第5版

公益財団法人
日本訪問看護財団 監修

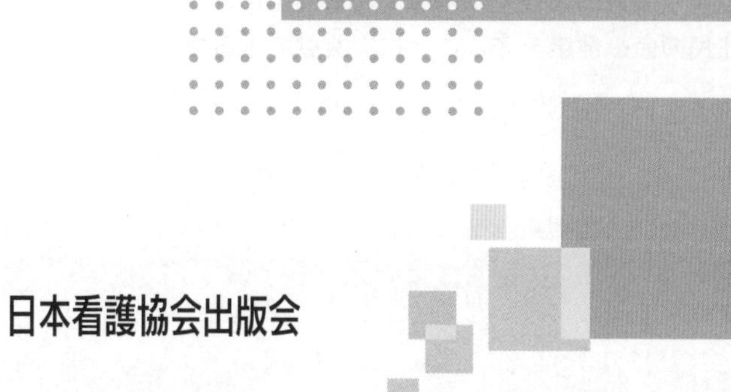

日本看護協会出版会

まえがき

誰もが、住み慣れた地域や自宅で、生きがいをもって長く暮らしたいと望んでいます。しかし、高齢者の多くは老化による障がいや複数の慢性疾患があり、やがて看取りの時期を迎えます。今後、訪問看護利用者の7割が75歳以上の高齢者になると推計されます。また、毎日の生活に医療的ケアが必要な乳幼児や支援を要する心身障害者、がんや難病等の在宅療養者も増えています。さらに、医療技術や機器の開発が進み、急性期医療を手厚くして退院を促し、早期からの在宅療養生活が可能となりました。在宅では医療や介護、福祉サービスが整い、中でも重要な役割を果たす訪問看護が急速に拡がっています。

訪問看護を専門に行う訪問看護ステーション（以下「ステーション」）は、1992（平成4）年4月からその業務を開始しました。現在、訪問看護サービスの9割強はステーションが提供しています。

ステーションは保険医療機関ではなく、都道府県知事等から指定された法人が開設者となり、看護師または保健師を管理者として運営する指定訪問看護事業所です。例えば、看護師が法人格を取得して代表となり、指定訪問看護事業者となることができます。病院のように被雇用者として看護業務を行うのではなく、看護師自らが従業員を雇用し、運営・経営に携わります。「私はこの地域が好き、看護を地域に役立たせたい」という夢が叶うことになるでしょう。訪問看護は看護の社会的な認知度を高め、看護そのものの価値が評価され、さらに経済的自立にもつながる事業なのです。

2024（令和6）年4月現在、ステーション数は14,647カ所（介護給付費等実態統計：令和6年4月審査分）となり、ここ数年間は毎年1,000カ所程度増加していますが、従事者数5人未満の小規模事業所が5割強を占めています。一方、看護職員が全従事者の6割以上で、常勤職員の多い「機能強化型訪問看護ステーション」も徐々に増えており、24時間体制で重症度の高い在宅療養者を支援したり、在宅看取りや地域活動も行ったりする看護の拠点として期待されています。事業継続計画（BCP）によって自然災害や感染症まん延時に備え、地域の諸サービスと連携し、地域住民の命や健康を守ることにも貢献できるでしょう。

また、地域の特性に応じた良質な訪問看護が、より求められています。ステーションは訪問看護を通して地域の看護ニーズを把握し、その専門性を積極的に活用して多角経営にもチャレンジできます。例えば、医療ニーズのある中重度者の療養通所介護や看護小規模多機能型居宅介護など、看護と介護が協働するサービスは看護職の提言で創設されました。

さらに、訪問看護は一人ひとりの思いや人生に寄り添ったオーダーメイドの支援です。在宅では、利用者の自立を目標に保健医療福祉・介護従事者とゴールを共有し、各自の持てる力を発揮して協働します。技術・知識はもとより人柄や社会性も含めて、利用者や他サービス関係者から直接に評価を受けるので、やりがいにつながり成長していく自分を見出せるでしょう。

現在、生産年齢人口減少への対策として、事業運営の効率化やタイムリーな情報共有のための多職種連携システムなど、ICT 化が加速しています。また、サービスの質向上を目指したデータ活用等、医療 DX も進みます。訪問看護制度が 30 年経過した今、新しい局面を迎えています。

ステーションの開設を目指す皆様や、すでに事業の経営・運営に携わっている方々にお届けする本書は、2024（令和 6）年度の診療報酬・介護報酬同時改定を反映した改訂を行い、この度、第 5 版としてリニューアルしました。本書の発行に際し、ご多用な中ご執筆を賜りました皆様方に深く感謝申し上げます。

ステーションの開設・運営・経営、さらに質の評価に関する情報や訪問看護等の経営事例などを収載しておりますので、きっと参考にしていただけると思います。本書が公的社会資源である訪問看護事業の健全な発展の一助となれば幸いです。

2024 年 12 月

執筆者を代表して

公益財団法人 日本訪問看護財団

理事 佐藤美穂子

目次

執筆者一覧

■監　修

公益財団法人 日本訪問看護財団

■執　筆

氏名	所属	担当
佐藤美穂子	公益財団法人 日本訪問看護財団 理事	序章、第1章1・3-1・4・5・6、2章1・2・6・7、3章5、4章
梅本　哲	株式会社 医療産業研究所 代表取締役	第1章2
石川セツ子	前 公益社団法人 秋田県看護協会 訪問看護部長	第1章3-2・3
吉田　亮二	前 公益財団法人 日本訪問看護財団 総務部長	第1章3-4
岩本　大希	WyL 株式会社 代表取締役／在宅看護専門看護師	第2章3
田中　由美	公益財団法人 日本訪問看護財団立あすか山訪問看護ステーション	第2章4-1
荒木　和美	公益財団法人 日本訪問看護財団立あすか山訪問看護ステーション 副所長	第2章4-2
瀧井　望	訪問看護まなびサポート株式会社 代表取締役／MBA・在宅看護専門看護師・皮膚・排泄ケア認定看護師	第2章4-3
北山　真樹	公益財団法人 日本訪問看護財団立あすか山訪問看護ステーション／作業療法士	第2章4-4
和田　洋子	有限会社 たくみケアサービス 顧問	第2章5
菊地よしこ	公益財団法人 日本訪問看護財団立あすか山訪問看護ステーション	第2章8
岸　純子	公益財団法人 日本訪問看護財団立あすか山訪問看護ステーション／在宅看護専門看護師	第2章9
渡邉　尚之	株式会社渡邉経営 渡邉会計事務所 代表／公認会計士・税理士・看護師	第3章1・2
安藤　昇	安藤公認会計士事務所 所長／公認会計士・税理士	第3章3・4
加賀谷美貴子	公益財団法人 日本訪問看護財団立おもて参道訪問看護ステーション 事務職員	第3章6
平原　優美	公益財団法人 日本訪問看護財団 常務理事 公益財団法人 日本訪問看護財団立あすか山訪問看護ステーション 統括所長／在宅看護専門看護師	第5章1
西村　順子	公益財団法人 日本訪問看護財団立在宅ケアセンターひなたぼっこ 統括所長	第5章2
林田菜緒美	株式会社 リンデン ナーシングホームゆらりん・サテライトゆらりん家 代表取締役	第5章3

（執筆順）

序章

訪問看護ステーションの現状と未来への展望

地域包括ケアシステムから地域共生社会の実現に向けて

訪問看護が重要な役割を担うために

地域包括ケアシステムから地域共生社会の実現に向けて訪問看護が重要な役割を担うために

1 看護婦派遣事業、病院から始まった訪問看護

わが国では、古くは産婆と呼ばれていた頃から、助産師が家庭訪問をして分娩の介助を行ってきましたが、コレラの流行により、1891（明治24）年に民間経営の「慈善看護婦会」が病院や家庭に看護の派遣事業を始めました。1920年代に入ると済生会病院、聖路加国際病院、日本赤十字社病院が母子や傷病者を対象とした「訪問看護」を始めています。1930年代には保健師が結核患者や精神障害者等の家庭を訪問して保健指導を行ってきました。

第二次大戦後、結核は抗生物質の発見により激減しましたが、1960年代頃になると脳卒中、がん、心疾患が主要な死因となり、いわゆる成人病（現・生活習慣病）への取り組みが始まりました。特に脳卒中で入院し治療とリハビリテーションを終えて退院した患者が寝たきりになって再入院するという状況があり、例として東京白十字病院等の看護師たちが退院患者にリハビリテーションを中心にした訪問看護を始めました。病院では高齢者の入院患者に占める割合が約30％と増加し、一方、在宅では「寝たきり老人」が社会的問題として取り上げられるようになりました。

1973（昭和48）年には改正老人福祉法によって、70歳以上の高齢者の「老人医療費支給制度」が実施されてきましたが、1982（昭和57）年に老人保健法が制定され、「高齢者の一部自己負担」が導入されました。この老人保健法の老人医療において、1983（昭和58）年に病院からの訪問看護に初めて診療報酬が認められました。3カ月以上入院していた寝たきり状態にある在宅高齢者に、1回100点（1,000円）で月2回、退院後3カ月間算定できる報酬でした。

その後、病院からの訪問看護は徐々に増えて、診療所からも訪問看護を診療報酬で行うことができるようになりましたが、地域の看護サービスを担うところまでにはなかなか至りませんでした。

このような状況の中、村松静子氏が民間の訪問看護サービス事業として「在宅看護研究センター」を立ち上げられたのは1987（昭和62）年のことで、老人訪問看護ステーションが制度化されるにあたって、モデルとして多大な役割を果たすことになりました。

2 訪問看護ステーションの誕生

1987年に厚生省（現・厚生労働省）が発表した「国民医療総合対策本部の中間報告」において訪問看護が明記されたこともあって、訪問看護を専門に行う事業所を創設するためにモデル事業が4年間行われました。その結果、1991（平成3）年の老人保健法等の一部改正によって、1992（平成4）年4月から老人訪問看護制度がスタートし、わが国で初めて、訪問看護サービスを専門に行う事業所が誕生しました。その事業所を「老人訪問看護ステーショ

ン」といいました。訪問看護は「その利用者の居宅で行う療養上の世話又は必要な診療の補助」を行う事業で、保健師や看護師が管理者（所長）となって運営・経営管理を行うものです。一般的には今でもまだ、「看護」といえばほとんどの人が病院内看護をイメージしますが、「老人訪問看護ステーションから住まいへの訪問」という、新しい看護の形態とその職場（保険医療機関ではない）が誕生し、診療報酬の中に看護報酬（訪問看護療養費）が創設されたのです。

1994（平成 6）年には健康保険法等の一部改正により、老人医療受給者に限らず対象が拡大されたため、その後は「老人」が呼称から外され「訪問看護ステーション」として、赤ちゃんからお年寄りまで訪問看護を提供する事業所となりました。

2000（平成 12）年 4 月以降は介護保険法において要介護者等への訪問看護を提供する「居宅サービス事業所」の指定、さらに 2006（平成 18）年には一体的に「介護予防サービス事業所」の指定を受けた訪問看護ステーションが位置づけられました。介護保険法の対象以外は、健康保険法等の訪問看護事業者のみなし指定を受けて、医療保険による訪問看護の提供となっています。

厚生労働省「令和 4 年介護サービス施設・事業所調査」によると、全国で 14,829 カ所の訪問看護ステーションが開設されており、設置主体別では営利法人が 61.5%、次いで医療法人が 20.8% 等となっています。同調査の 2022（令和 4）年 9 月の状況では、総訪問看護利用者のうち介護予防訪問看護サービスの利用者割合は 14.5%、訪問看護サービスが 85.5% で、平均 6.4 回の利用で、1 回当たり平均 42.2 分です（集計事業所数 13,253 カ所）。訪問看護従事者総数 160,707 人のうち、看護師等は 101,139 人、准看護師 8,952 人、理学療法士 23,650 人、作業療法士 10,160 人、言語聴覚士 2,999 人、その他 13,806 人です。

なお、厚生労働省「介護給付費実態統計（令和 6 年 4 月審査分）」によると、介護保険で訪問看護を実施している訪問看護ステーションは 14,647 カ所、みなし指定訪問看護事業所（病院・診療所）が 1,186 カ所です。訪問看護（介護予防含む）の請求額 357 億 2,500 万円のうち訪問看護ステーションが 352 億 9,400 万円で 98.8% のシェアとなっています。

3 訪問看護の目的

訪問看護とは、「対象者が在宅で主体性をもって健康の自己管理と必要な資源を自ら活用し、生活の質を高めることができるようになることを目指し、訪問看護従事者は、健康を阻害する因子を日常生活の中から見出し、健康の保持、増進、回復を図り、あるいは疾病や障害による影響を最小限にとどめる。また、安らかな終末を過ごすことができるように支援する。そのために、具体的な看護を提供し健康や療養生活の相談にも応じ、必要な資源の導入・調整を図る（日本看護協会訪問看護検討委員会、1990 年）」と定義づけられており、生活の質（QOL）など重要なキーワードが含まれ今なお通用します。

これからは「在宅」の概念が変わり、自宅と自宅以外の居住系施設も含む「住まい」が訪問看護の提供の場となります。

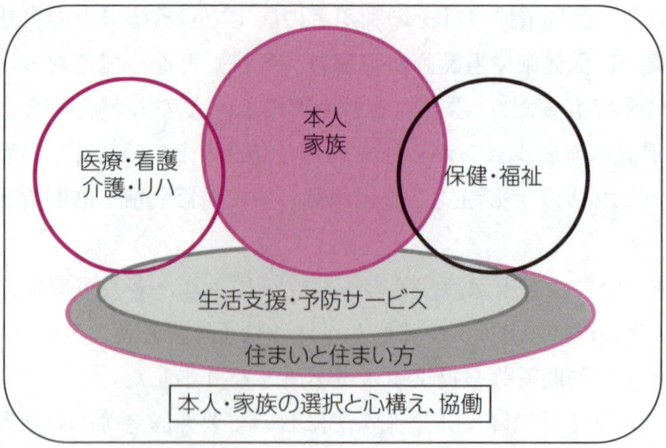

図　筆者の考える地域包括ケアシステム
～利用者も家族もケアチームの一員として、潜在能力を発揮～
[三菱 UFJ リサーチ＆コンサルティング（2013）：〈地域包括ケア研究会〉地域包括ケアシステムの構築における今後の検討のための論点、平成 25 年 3 月、p.2 をもとに作成]

4　地域包括ケアをめざした介護保険制度改正と介護報酬・診療報酬改定

1　地域包括ケアがめざす方向と訪問看護

2009（平成 21）年 3 月の「地域包括ケア研究会報告書」では、団塊世代がすべて 75 歳以上となる 2025（平成 37）年を視野に「24 時間 365 日体制の安心感の提供」を実現するために、おおむね 30 分以内で駆けつけられる日常生活圏域で医療・介護・福祉サービスが一体的に利用できる仕組みが必要と提言されています。

また、2010（平成 22）年 3 月の同研究会報告書では、良質のケアを効率的に提供するための人材のあり方を提言し、「訪問看護において、より自律的に医療に携わる。病状観察・夜間を含む急変時の対応・看取りを行う」「要介護者に対する基礎的医療的ケアは医師・看護職員との連携のもとに介護福祉士が担う」「医師は在宅医療開始時の指導等」「理学療法士等はリハビリテーションのアセスメント・計画、困難ケースのリハビリテーションを行う」としています。

2013（平成 25）年 3 月の同研究会報告書では、①住まいと住まい方、②生活支援・福祉サービス、③介護・医療、④予防、⑤本人・家族の選択と心構えを地域包括ケアシステムの 5 つの構成要素として提言しています。さらに少子高齢化や財政状況から「共助」「公助」の大幅拡充は難しく「自助」「互助」の果たす役割が大きいとして、今後は「互助」による支え合いが期待されています（図）。

2014（平成 26）年には医療介護総合確保推進法が制定され、各自治体では地域包括ケアシステムの構築が始まっています。2017（平成 29）年には地域包括ケアシステムの強化のための介護保険法等の一部を改正する法律により、地域共生社会の実現に向けた取り組みや介護医療院の創設などが 2018（平成 30）年に始まっています。訪問看護ステーションは全年齢を対象に医療・介護の両面と地域全体を視野に入れた活動を行っており、さらに「点から面へ」の新たなステージを迎えることになりました。

特に地域では慢性期の症状マネジメントが重要で、訪問看護が担い手となります。要介護者の重度化防止には、生活習慣病などを悪化させないこと、発症を予防することが必要です。

訪問看護ステーションの多い地域では在宅看取り者数も多いという相関がデータで示されたことがあります。さらに2024（令和6）年度からの第8次医療計画において、訪問看護による在宅看取り数が指標例に追加されました。今後、看護の機能と成果をしっかりデータで示すような「訪問看護の見える化」も重要です。

利用者の思いを尊重し共通のゴールを志向して、他の専門職のサービスと重なり合って看護の専門性を発揮し利用者をサポートするのが看護の役割と考えます。

2　介護報酬と診療報酬の改定経緯

2000（平成12）年度に介護保険制度が施行され、2006（平成18）年に介護保険法等の一部を改正する法律の施行によって、介護予防、施設サービス利用者負担、地域密着型サービス、地域包括支援センター、療養通所介護、介護サービス情報の公表制度が始まりました。

その後、2度目の改正法である「介護サービスの基盤強化のための介護保険法等の一部を改正する法律」が2011（平成23）年に成立し、2012（平成24）年に施行されました。改正の趣旨は、高齢者が可能な限り住み慣れた地域でその有する能力に応じ自立した日常生活を営むことができるよう、定期巡回・随時対応型訪問介護看護や複合型サービス（現・看護小規模多機能型居宅介護）といった新たなサービス類型の創設、保険料率の増加抑制を図った財政安定化基金の取り崩し、介護福祉士等による喀痰吸引等の実施等の措置を講ずることなどです。

そして、制度改正に続き、介護報酬・診療報酬の同時改定が行われました。介護報酬では、市町村指定の地域密着型サービスとして、前述の定期巡回・随時対応型訪問介護看護費や複合型サービス費が新設されました。これは、医療ニーズのある要介護者の対応として訪問看護と介護を一体的に行うサービスであり、月単位の包括報酬が設定されています。一方、診療報酬では、入院患者の在宅移行支援、医療ニーズの高い在宅療養の支援、精神科訪問看護などが評価された改定となっています。

2014（平成26）年度は、診療報酬改定で機能強化型訪問看護ステーションの評価、衛生材料等の供給体制の見直しがあり、要介護者等でも精神科訪問看護は医療保険対応となりました。

2015（平成27）年度は、介護報酬改定で訪問看護ステーションの基本報酬が引き下げられ、一方でみなし指定訪問看護事業所（病院・診療所）の基本報酬は引き上げられました。24時間対応や医療ニーズ対応など、訪問看護体制を評価した看護体制強化加算が新設されました。医療ニーズ対応の療養通所介護では、送迎と入浴に加算が新設されました。

2016（平成28）年度は、診療報酬改定で病院からの在宅移行支援、機能強化型訪問看護管理療養費の要件見直しと重症児の受け入れが評価されています。

2018（平成30）年度は、介護報酬と診療報酬、障害福祉サービス費のトリプル改定となりました。主な評価項目には、医療介護の一体化を進める連携に対する評価、「人生の最終段階における医療・ケアの決定プロセスに関するガイドライン」に沿った看取り、24時間対応の評価、重症心身障害児への訪問看護の評価などが挙げられます。さらに、病院併設の訪問看護ステーションを評価した「機能強化型訪問看護管理療養費3」が新設されました。介護保険のサービスと障害福祉サービス等が切れ目なく利用できるように地域共生型サービス（通所介護など）が創設されています。介護保険法では居住系介護施設であり、医療法では医療提供機関である「介護医療院」の報酬も創設されたところです。

2020（令和2）年度診療報酬改定では、同一建物居住者の3人以上の複数回や複数名訪問看護加算の減算、機能強化型訪問看護管理療養費の要件見直し、理学療法士等の4日目以降の報酬見直し（3日までと同額）、精神科訪問看護のGAF尺度適用、情報通信機器の柔軟な活用等がありました。

2021（令和3）年度介護報酬改定の方針は、感染症や災害への対応力強化、重度化防止に向けた取り組みなどです。訪問看護では、訪問看護基本報酬の見直し、退院・退所当日の訪問看護について特別管理加算の対象の他に主治医が必要と認める場合を追加、看護体制強化加算の要件では、看護職員の割合を6割以上とする要件の新設、サービス提供体制強化加算の見直し、理学療法士等の（介護予防）訪問看護が適正化されました。

2022（令和4）年度診療報酬改定でも、基準省令の一部改正により感染症や非常災害発生時の業務継続計画が追加されました。訪問看護基本療養費Ⅰ・Ⅱのハに特定行為研修（創傷管理関連）を修了した看護師を追加し、これらの看護師が専門の管理を計画的に行った場合の「専門管理加算」が新設されました。また、機能強化型訪問看護管理療養費1・2が引き上げとなり、在宅看護等に係る専門の研修を受けた看護師の配置が望ましいとされました。在宅看取りに係る「遠隔死亡診断補助加算」が新設されました。

2024（令和6）年度は6年ごとの診療報酬、介護報酬、障害福祉サービス等報酬のトリプル改定となり、訪問看護の改定は医療も介護も6月実施となりました。

診療報酬では、訪問看護基本療養費の乳幼児加算が重症度に応じて見直され、訪問看護管理療養費の月の初日の報酬は感染管理やオンライン請求などを評価した引き上げ、2日目以降では、同一建物への訪問看護算定者7割以上と、重症度の高い利用者への対応の要件を満たさない場合は引き下げとなりました。加算では物価高騰の折から賃上げを目的に訪問看護ベースアップ評価料が新設されました。24時間対応体制加算では、看護師等の夜間負担の軽減の新たな取り組みを評価して引き上げられました。オンライン資格確認や訪問看護のオンライン請求も始まり、医療DXが推進されます。

介護報酬では、基本報酬が1単位～3単位引き上げられ、緊急時訪問看護加算は医療と同様の取り組みを評価した報酬の引き上げがありました。また、ターミナルケア加算の引き上げおよび遠隔死亡診断補助加算の新設、さらに専門管理加算も新設され、医療との差異が解消されました。

5　訪問看護ステーションの未来

訪問看護ステーションは地域の看護サービスの拠点としてさまざまな可能性をもった事業所です。1997（平成9）年から、看護基礎教育カリキュラムにおいて「在宅看護論」が導入されましたが、さらに2020（令和2）年には、保健師助産師看護師学校養成所指定規則等の改正により、科目名も新たに「地域・在宅看護論」と改称されて、「統合分野」から「専門分野」に位置づけられ、単位数も2単位増えて充実しました。この講義を受けて卒業した看護師たちが、訪問看護等の地域ケアに目を向けてくれることが期待されます。

今後は、訪問看護ステーションの開設および運営・経営面において、求められている課題にどう応えるかを明確にして取り組む必要があるでしょう。

在宅医療・看護は地域特性に左右されます。厚生労働省の資料によると、訪問看護の利用率は年齢とともに増加し、全利用者の7割は75歳以上となります。2020年以前に訪問看護の利用者数が最大となった地域もありますが、多くの二次医療圏（2021〔令和3〕年10月現在で335）においては2040年以降にピークを迎えることが見込まれています。75歳以上の高齢者が増加し施設整備が困難な大都市、例えば東京、大阪、横浜、福岡、神戸、広島などでは訪問系のサービスがかなり広がっています。そのような地域では、訪問看護ステーションの規模をいっそう拡大することが必要でしょう。機能強化型訪問看護ステーションは地域の基幹型訪問看護ステーションとして、24時間対応体制の窓口を引き受けたり、がん末期など重症度の高い在宅療養者のケアや在宅看取りを積極的に行い、スーパーバイザーとして、地域の看護師の質の向上のために活動したり、感染や災害に備えた衛生材料等のサプライセンターとして機能したり、多機能化によって療養通所介護や看護小規模多機能型居宅介護、定期巡回・随時対応型訪問介護看護を併設したり、生活習慣病の保健指導や介護予防事業に取り組むなど、看護のもてる機能をフル活用することができるでしょう。感染症や自然災害などの広域被害に備え、地域の訪問看護ステーションが相互に協力し合うためのネットワークづくりもこれから重要です。

また、日常的に医療ケアを必要とする小児に対し、訪問看護の提供が困難な訪問看護ステーションは約半数でした。地域で小児訪問看護を普及させるために、看護職同士のネットワークで相互に体験研修を行っている例もあります。

現在、国の施策で進められている全世代型社会保障の実現に向けた地域包括ケアの推進、第8次医療計画における在宅医療推進、地域医療構想と多様な居住の場での看取りの推進などについて、各都道府県が具体的にどのような医療計画を策定するかなどにも関係してくるので、訪問看護ステーションの機能を積極的にアピールすることが大切です。

いずれにせよ、訪問看護ステーションは、全年齢を対象とし健康支援から看取りまで含めた地域包括ケアにおいて絶対不可欠な地域の拠点であり、その整備・拡充が急務です。訪問看護ステーションでは、自分たちの訪問看護の理念と役割を明確にしてサービスの質の向上を図り、利用者に信頼され満足していただける看護サービスを効率よく提供できる体制を考えたいものです。

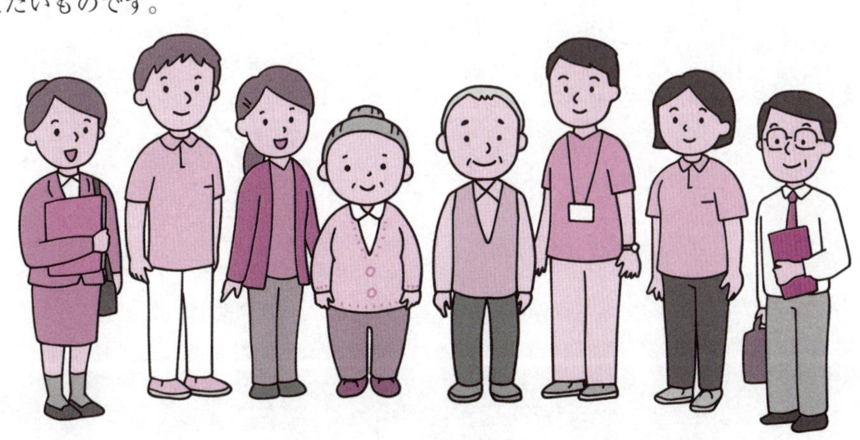

第1章

訪問看護ステーションを開設しよう

1 訪問看護の制度

2000（平成 12）年度の介護保険制度の実施により、**医療保険制度**（老人保健法と健康保険法）で行っていた訪問看護と、**介護保険制度**の訪問看護との二枚看板を掲げることによって、介護保険の利用者にも医療保険（後期高齢者医療制度を含む）の利用者にも「訪問看護ステーション」から訪問看護が提供されることになりました。

さらに、2006（平成 18）年度からは「指定介護予防サービス事業者」の指定を受けて、介護保険の要支援被保険者への訪問看護を提供することになりました。訪問看護ステーションは、指定居宅サービス事業者および指定介護予防サービス事業者、そして指定訪問看護事業者の指定を受けて活動しています。

わが国の訪問看護の提供機関は、訪問看護ステーション、病院・診療所です。いずれも介護保険制度（介護報酬：単位数表）と医療保険制度（診療報酬：訪問看護療養費）による訪問看護を行っています。2012（平成 24）年度からは、介護保険制度の地域密着型サービスである「定期巡回・随時対応型訪問介護看護」と「複合型サービス（現・看護小規模多機能型居宅介護）」がみなし指定を受けて、医療保険の訪問看護提供機関の一部となりました。

なお、病院・診療所の医療保険による訪問看護は退院前に行われる病院等（精神科を標榜する保険医療機関含む）からの訪問などであり、「在宅患者訪問看護・指導料」、「精神科訪問看護・指導料」等、診療報酬（医科点数表）によるものです。また、介護保険利用者にはみなし指定訪問看護事業所とし、訪問看護を行います。

地域における看護職の活動は、看護師等の訪問看護のほかに、助産師の家庭分娩介助、保健師（保健所、保健センター、地域包括支援センター）の家庭訪問による保健指導、介護予防関連の活動、各種健康保険組合（委託機関含む）が実施する予防給付の特定保健指導等がみられます。制度によらない自費の訪問看護事業所も民間では経営されています。

本稿では、地域で看護師等が活動する拠点となる「訪問看護ステーション」が行う訪問看護について紹介します（図 1-1-1）。

1-1 介護保険制度における訪問看護

1 介護保険制度の成り立ちとしくみ

介護保険制度は、国民の介護への不安を社会的に解決するために、1997（平成 9）年 12 月に成立した介護保険法に基づき、2000（平成 12）年度から施行されました。

介護保険制度の「介護」とは、いわゆる専門職等における狭義の介護ではなく、保健医療福祉を包含した概念で、高齢者の長期ケアを意味します。それまで社会保険による老人医療

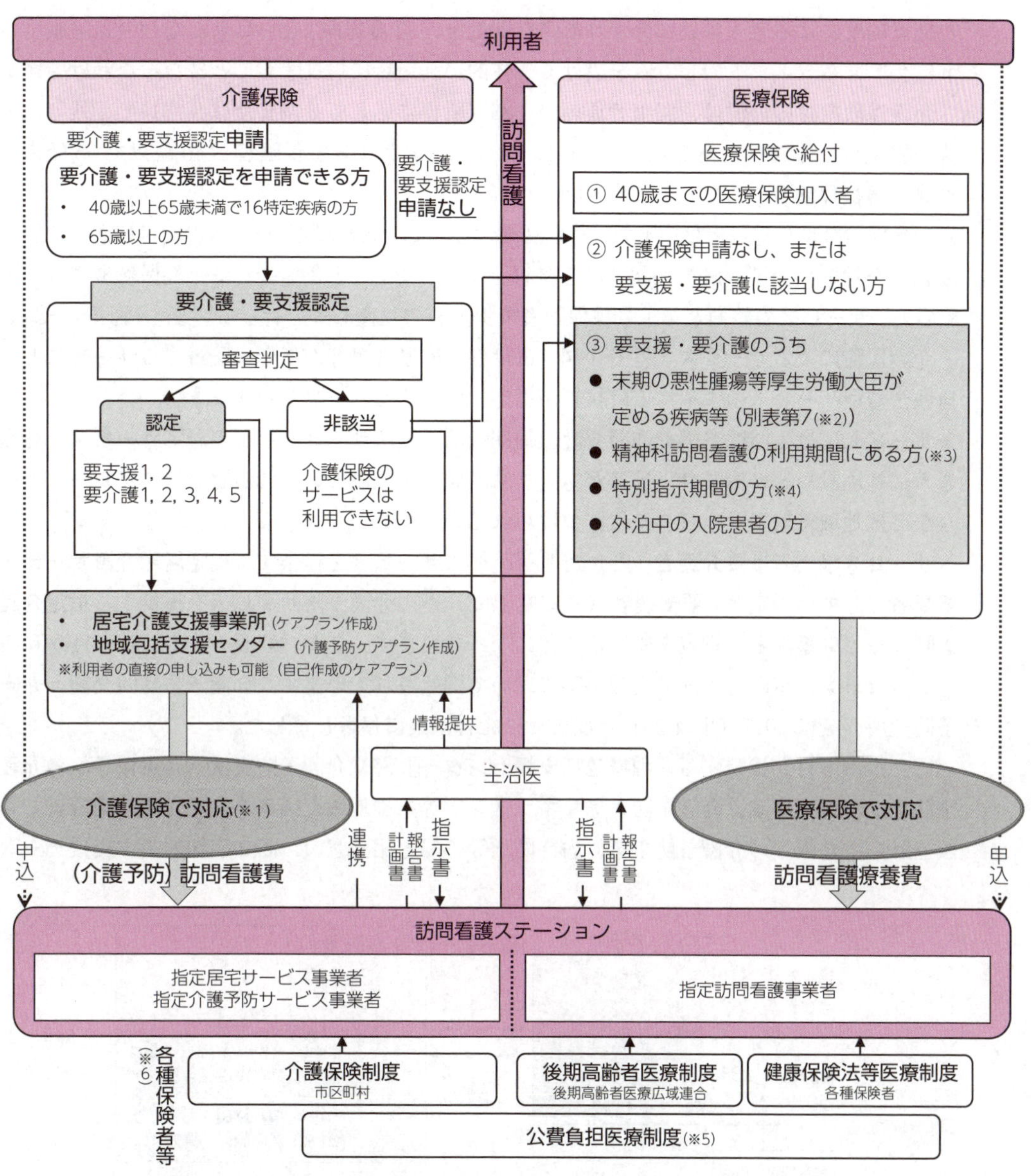

※1　要支援・要介護被保険者では介護保険給付の訪問看護が医療保険給付より優先される。

※2　介護保険給付対象であっても、末期の悪性腫瘍その他別に厚生労働大臣が定める疾病等は医療保険給付となる。

※3　精神科訪問看護（認知症が主傷病である患者を除く。ただし精神科在宅患者支援管理料の算定患者にあってはこの限りでない）は、医療保険給付となる。「医療保険と介護保険の給付調整に関する留意事項及び医療保険と介護保険の相互に関連する事項等について」の一部改正について（通知）（令和6年3月27日　老老発0327第１号　保医発0327第８号）

※4　急性増悪等で週4日以上の頻回な訪問が必要な利用者は、特別訪問看護指示書の交付により医療保険給付となる（14日（1回/月）を限度とする。ただし、気管カニューレを使用している状態と真皮を越える褥瘡の状態は特別訪問看護指示書を月2回交付可）。

※5　訪問看護ステーションは都道府県知事等へ必要な届出をして指定医療機関となり、生活保護、自立支援医療、難病法等による医療費助成制度等公費負担医療制度による訪問看護を行うことができる。

※6　訪問看護ステーションは訪問看護の費用（9～7割）を各種保険者等に請求し、利用者から各負担割合（1～3割）の利用料を受領する。

図 1-1-1　介護保険と医療保険の訪問看護の制度の違い

［公益財団法人日本訪問看護財団（2024）：2024 年版訪問看護関連報酬・請求ガイド　介護保険と医療保険の使い分け，p.18 より］

と措置制度による老人福祉に分かれていた制度を、「介護保険」という新たな社会保険制度の下にケアマネジメントのしくみを設けて一体的に利用者に提供することになったわけです。

介護保険給付の財源は、利用者負担が１割（所得に応じて２割または３割）で、残りは公費（租税）と保険料収入です。保険料は65歳以上の**第１号被保険者**と40歳以上65歳未満の**第２号被保険者**から徴収します（図 1-1-2）。

介護保険制度の保険者は**市町村**（特別区を含む）で、介護保険サービスの給付にかかる要介護認定を行い、介護保険被保険者証を発行します。そして、３年ごとに介護保険事業計画を策定し、サービスの整備と第１号被保険者の保険料の見直し等を行っています（図 1-1-3）。

介護保険によるサービス（図 1-1-4）には都道府県知事等が指定・監督するサービスと、地域密着型サービスのように市町村長が指定・監督するサービスがあります。

サービスには、訪問看護や訪問介護、短期入所、通所サービスなどの**居宅サービス**と介護老人福祉施設などの**施設サービス**があります。居住系施設といわれる認知症のグループホームなどは地域密着型サービスに位置づけられています。

サービス事業者は**要介護者**（要介護 1～5）へのサービスを提供する**指定居宅介護サービス事業者**としての指定と、**要支援者**（要支援 1、2）への介護予防サービスを提供する**指定介護予防サービス事業者**の指定を受けることになっています。なお、2015（平成 27）年度から新しく総合事業が市町村の地域支援事業において開始されています。介護予防訪問介護と介護予防通所介護は 2017（平成 29）年度までに総合事業に移行しました。

また、市町村が指定する「**地域包括支援センター**」が、介護予防支援（要支援者への介護予防ケアプラン作成、介護予防ケアマネジメント等）や地域支援事業（要介護認定審査で非該当となった人への介護予防事業、虐待防止等の総合相談窓口、認知症初期集中支援チーム

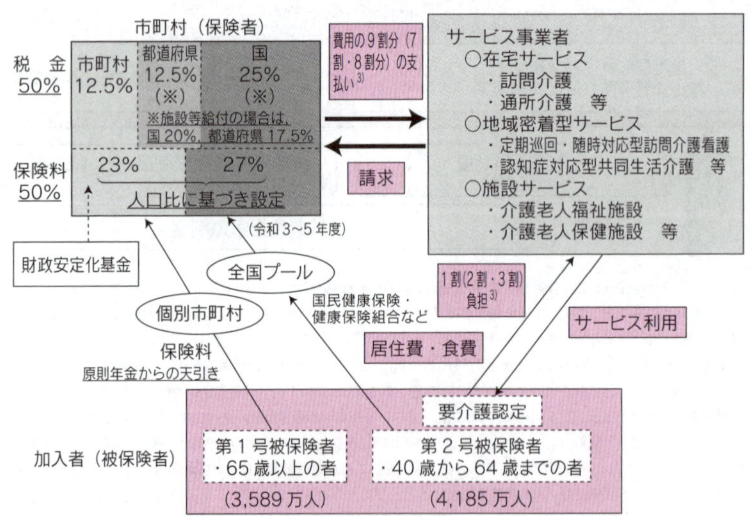

（注）1）第１号被保険者の数は，令和３年度「介護保険事業状況報告」によるものであり，３年度末現在の数である。
2）第２号被保険者の数は，社会保険診療報酬支払基金が介護給付費納付金額を確定するための医療保険者からの報告によるものであり，令和３年度内の月平均値である。
3）平成 27 年８月以降，一定以上所得者については費用の８割分の支払いおよび２割負担。30 年８月以降，特に所得の高い層は費用の７割分の支払いおよび３割負担。

図 1-1-2　介護保険制度における保険料と給付のしくみ
［厚生労働統計協会編（2024）：国民衛生の動向 2024/2025．p.220 より］

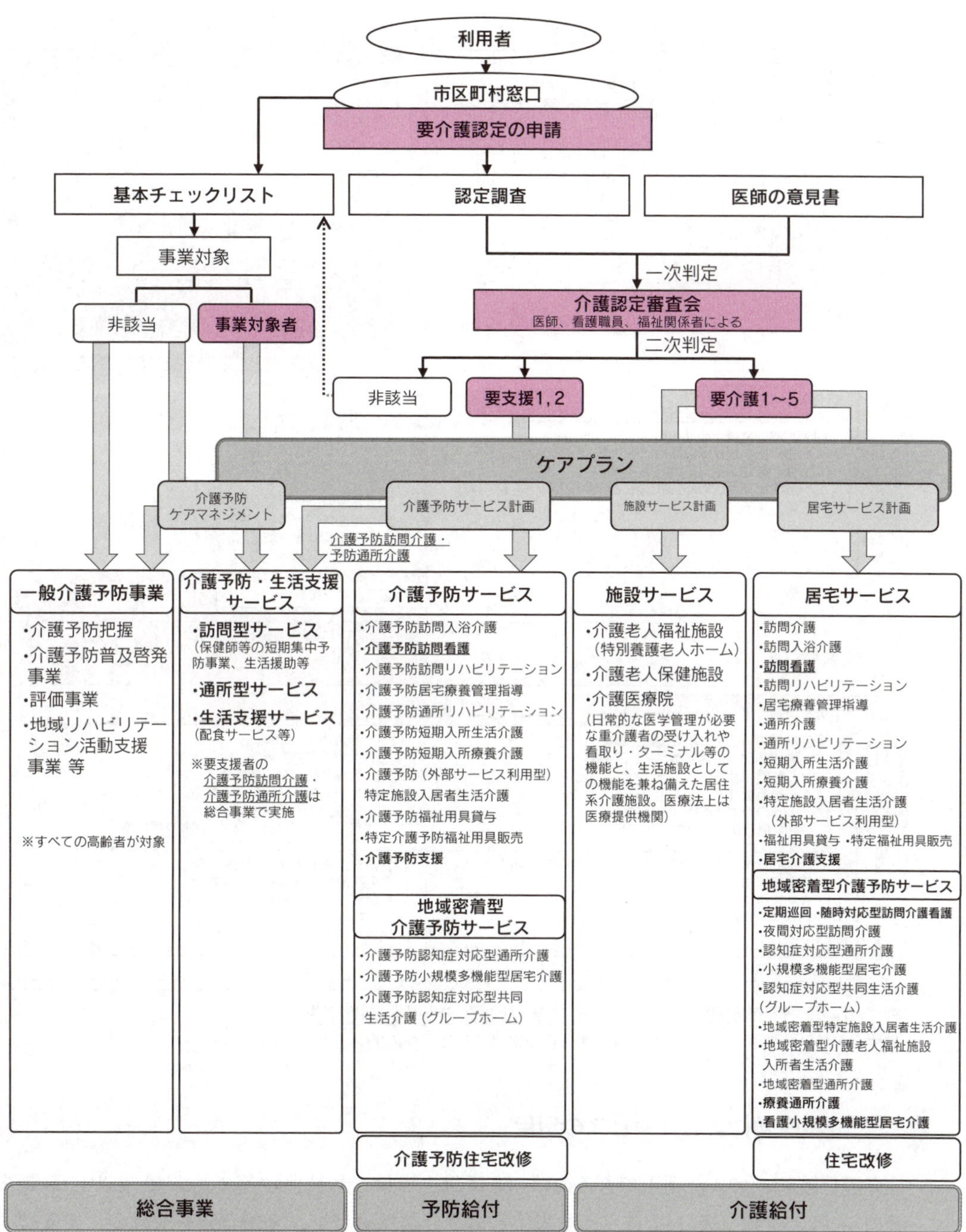

図 1-1-3　介護保険制度の概要（利用の手続きとサービス）
[公益財団法人日本訪問看護財団 (2024)：2024年版訪問看護関連報酬・請求ガイド　介護保険と医療保険の使い分け, p.23より]

の配備、介護支援専門員〔ケアマネジャー〕の支援や継続的マネジメント等)、さらに地域ケア会議の開催を行うことになっています。2024（令和6）年度介護報酬改定にて、介護予防サービス計画についても居宅介護支援事業所が指定を受けて介護予防支援を行う要件が示されました。

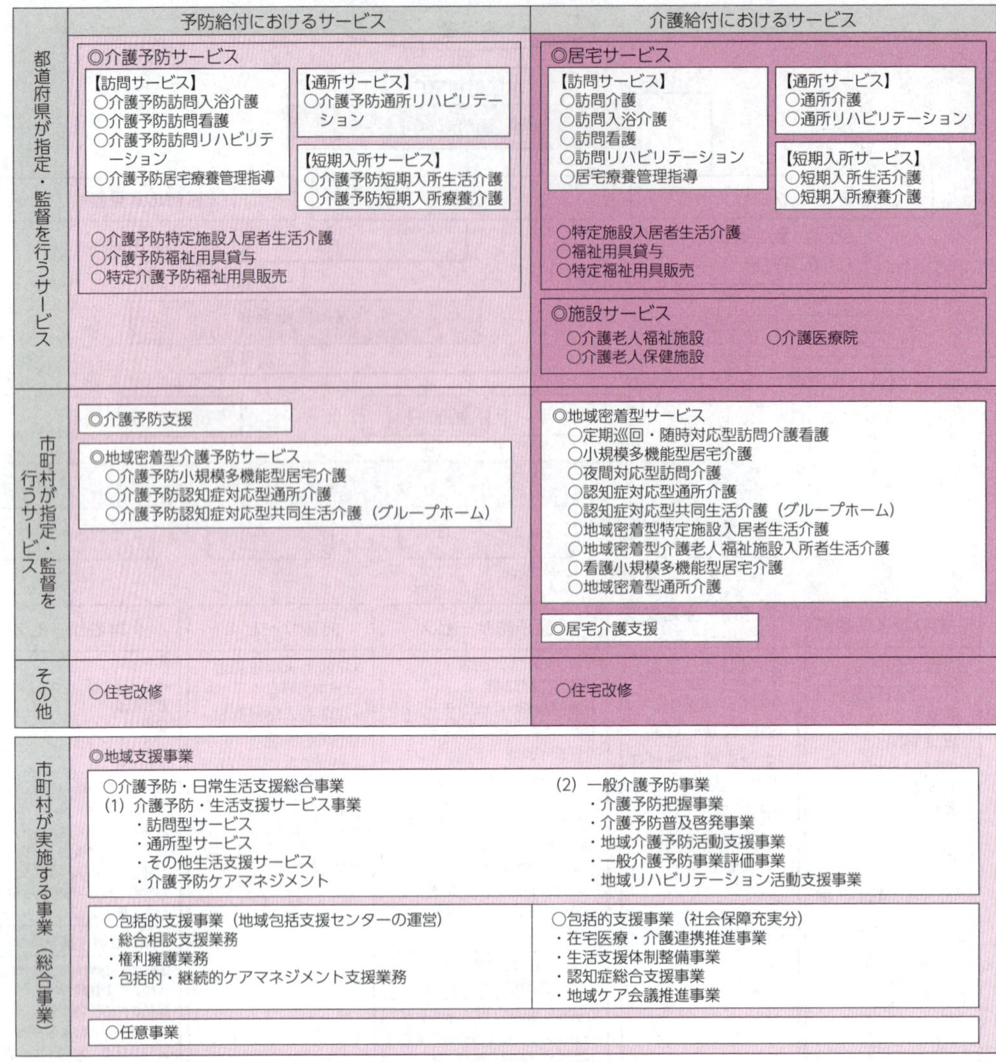

図 1-1-4　介護保険によるサービス等の種類と地域支援事業
［厚生労働統計協会編（2024）：国民衛生の動向 2024/2025，p.226 より］

1　介護保険によるサービスの利用

介護保険サービスが利用できるのは、65 歳以上の第 1 号被保険者および 40 歳以上 65 歳未満の 16 特定疾病（表 1-1-1）に該当する第 2 号被保険者で、介護認定を受けて、要支援または要介護の状態であると判定された場合に（介護予防）ケアプランを作成しサービスを受けることになります。

1）地域包括支援センターにおける介護予防ケアプランの作成と総合事業の介護予防ケアマネジメント

地域包括支援センターは、地域における①総合的な相談窓口機能（社会福祉士等）、②介護予防ケアマネジメント（保健師・経験のある看護師）、③包括的・継続的ケアマネジメントの支援（主任ケアマネジャー）など、包括的支援事業の委託を市町村から受けて、在宅・医療

表 1-1-1　16 特定疾病

①がん（医師が一般に認められている医学的知見に基づき回復の見込みがない状態に至ったと判断した者に限る）②関節リウマチ　③筋萎縮性側索硬化症　④後縦靱帯骨化症　⑤骨折を伴う骨粗鬆症　⑥初老期における認知症（脳血管疾患、アルツハイマー病その他の要因に基づく脳の器質的変化により日常生活に支障が生じる程度まで記憶機能及びその他の認知機能が低下した状態をいう　⑦進行性核上性麻痺、大脳皮質基底核変性症及びパーキンソン病　⑧脊髄小脳変性症　⑨脊柱管狭窄症　⑩早老症（ウェルナー症候群等）　⑪多系統萎縮症（線条体黒質変性症、シャイ・ドレーガー症候群、オリーブ橋小脳萎縮症）　⑫糖尿病性神経障害、糖尿病性腎症及び糖尿病性網膜症　⑬脳血管疾患（脳出血、脳梗塞等）　⑭閉塞性動脈硬化症　⑮慢性閉塞性肺疾患（肺気腫、慢性気管支炎、気管支喘息、びまん性汎細気管支炎）　⑯両側の膝関節又は股関節に著しい変形を伴う変形性関節症

表 1-1-2　総合事業（介護予防・日常生活支援総合事業）

①介護予防・生活支援サービス事業（対象は要支援者、基本チェックリスト該当者）

事業	内容の例
訪問型サービス	掃除、洗濯等の日常生活上の支援等
通所型サービス	機能訓練や集いの場など日常生活上の支援等
その他の生活支援サービス	栄養改善を目的とした配食や独り暮らし高齢者等への見守り等
介護予防ケアマネジメント	総合事業によるサービス等が適切に提供できるよう介護予防ケアマネジメント（地域包括支援センターによる）

②一般介護予防事業（対象は第 1 号被保険者の全ての者及びその支援活動に関わる者）

事業	内容の例
介護予防把握事業	閉じこもり等支援を要する者の把握と予防活動につなぐ
介護予防普及啓発事業	介護予防の普及啓発
地域介護予防活動支援事業　他	住民主体の介護予防活動の育成・支援を行う　他

表 1-1-3　要支援・要介護度と居宅サービス支給限度基準額（7 段階）

要介護度	居宅サービス支給限度基準額（月額）
要支援　1	5,032 単位
要支援　2	10,531 単位
要介護　1	16,765 単位
要介護　2	19,705 単位
要介護　3	27,048 単位
要介護　4	30,938 単位
要介護　5	36,217 単位

※サービスの人件費割合によって上乗せ割合が異なり、地域差（1 級地～7 級地とその他）が設定されているので、市町村に確認が必要です。訪問看護は人件費割合が 70％のサービスであり、1 級地は 1 単位が 11.40 円で、その他の地域では 10 円です。

介護連携推進事業を含め地域住民の心身の健康保持および生活の安定のために援助を行う機関です。2023（令和 5）年 4 月現在、全国に 5,431 カ所あります。

地域包括支援センターは、介護予防ケアプランの作成と訪問型サービス、通所型サービス、その他の総合事業の介護予防ケアマネジメントを実施します（表 1-1-2）。生活・運動機能の低下などで閉じこもりがちな高齢者に働きかけて、集団的活動に参加してもらいます。

2）居宅介護支援事業所のケアプランによる居宅サービスの利用

要介護者が施設以外で介護保険サービスを利用するには、ケアプランの作成を依頼する旨を市町村（地域包括支援センター）に届け出て、居宅介護支援事業所を選定します。事業所のケアマネジャーは要介護度別の居宅サービス支給限度基準額（表 1-1-3）に従って、利用者の希望を聞きサービス提供者を調整してケアプランを作成し、ケアプランに沿って訪問看

護サービスなどが実施されることになります。保険給付は９割で利用者負担は１割（所得によっては２割または３割負担）ですが、ケアプラン作成については介護保険から10割給付となるので利用者負担はありません。なお、利用者負担が高額にならないように一定額を超えた場合は、市町村に請求すると超えた分が払い戻されるしくみとなっています（**高額介護サービス費の支給**）。

2　サービス事業者への費用の支払い（介護報酬）

サービス事業者への介護報酬は３年ごとに見直されることになっています。

介護報酬はオンライン請求になっており、国民健康保険団体連合会が保険者である市町村から委託を受けて介護報酬の審査支払機関となっています（p.303 第３章６参照）。

2　介護保険制度における訪問看護制度

訪問看護ステーションの利用者の約63％は**介護保険制度の対象者**で、約37％が**健康保険法等医療保険制度の利用者**です（2022〔令和４〕年）。介護保険制度の訪問看護とは、要介護者（要支援者）の居宅において訪問看護師等により行われる療養上の世話または必要な診療の補助です。

1　介護保険の訪問看護の利用者

介護保険の被保険者であって、40歳以上65歳未満の16特定疾病の方、または65歳以上の方で、市町村長から**要支援者**または**要介護者**と認定され、主治医が訪問看護の必要を認めた方です（表1-1-4）。利用に際しては（介護予防）ケアプランに位置づけられることになります。

2　訪問看護ステーションの開設者

1）指定の申請および加算の届出

地方公共団体、医療法人、社会福祉法人、医師会、看護協会、NPO法人（表1-1-5）、営利法

表1-1-4　訪問看護の利用者

(1) 介護保険制度
　要支援または要介護状態にある者
(2) 医療保険制度（健康保険等）
　・介護保険給付の訪問看護の提供が行われない者
　・40歳未満の者
　・40歳以上65歳未満で16特定疾病以外の者
　・介護認定の結果、要介護・要支援の非該当者
　・要介護者等であっても介護保険から訪問看護を受けられない者（末期の悪性腫瘍その他別に厚生労働大臣が定める疾病等の者、精神科訪問看護の対象者、急性増悪期等の特別訪問看護指示書が交付された者、外泊中の入院患者）
※介護保険法が他法に優先する

人（会社等）等で、都道府県知事（または指定都市・中核市市長）から「**指定居宅サービス事業者（訪問看護）**」の指定を受けた法人が事業者として訪問看護ステーションを開設します。

介護予防訪問看護（要支援1または2と認定された対象者への訪問看護）の提供については別に「**指定介護予防サービス事業者（介護予防訪問看護）**」の指定を受けていることが必要です。ただし、指定居宅サービス事業者（訪問看護）と一体的に運営されている場合は一体的に指定され、別に指定申請をする必要はありません。

指定を受けるに際しては、指定申請書、訪問看護ステーションの運営規程等の必要な書類を作成して都道府県等の指定申請窓口で事前協議を行います。申請書を提出して約1カ月後に指定がなされます。なお、オンライン申請システムの構築によって、電子申請で書類が提出できる自治体が増えています。

加算の届出については指定の申請とほぼ同時に行うことも可能です。都道府県等で介護報酬の請求等に必要な介護保険事業所番号が設定されるので、それを使用します。

指定を受けた事業者は、生活保護法に基づく介護扶助の指定介護機関としての指定を受けたものとみなされます。

表 1-1-5 NPO 法人の例による訪問看護ステーションの設立

営利を目的としないフォーマルな組織である特定非営利活動法人（NPO 法人）を立ち上げて訪問看護ステーションを開設することができます。宗教活動や政治活動等を目的としないこと、不特定多数の者の利益に寄与することを目的とし、10 人以上の社員を有する必要があります。認可を受けるためには、事務所の所在地の都道府県知事に申請をしますが、２つ以上の都道府県に事務所を設ける場合は内閣総理大臣の認可となります。 NPO 法人は法人名で契約や口座開設、財産取得ができて、寄付金や公的研究費・援助・委託などが受けやすくなるため、社会的信用も高まります。事業報告、財産目録、役員名簿等を作成して情報を開示します。事業収益をもとに、有給スタッフと役員総数の 1/3 以下の役員に対して報酬を支払うことができます。

2）更新制

6年ごとに指定の更新が必要です。指定の有効期間の満了の日の翌日から起算します。

3）欠格要件

指定を取り消されて5年を経過しない者、禁錮や罰金の刑に処せられ執行が終わってない者は指定を受けることができません。

4）業務管理体制の届出

事業者には適切なサービスの提供とともに法令などの遵守が求められています。一事業者（法人）が指定を受けた事業所の数に応じて管理体制を整備し、その内容を都道府県に届け出る必要があります。事業所数 20 未満は法令遵守責任者の選任と届出（事業所名、法令遵守責任者の氏名、主たる事務所の所在地、代表者氏名〔生年月日、住所及び職名〕）が必要です。事業所数 20 以上は上記＋法令遵守マニュアル、100 以上はさらに法令遵守の監査方法を整備する必要があります。

5）介護サービス情報の公表制度

利用者が主体的に事業所を選択できるようにするため、指定訪問看護事業者は介護サービスの情報を公表することが義務づけられています。都道府県（または都道府県の指定業者）

が公表の業務を行います（p.93 参照）。

都道府県知事が必要と認めた場合に、調査範囲などを設定して調査を行い、調査情報等はインターネット等で公表されます。2015（平成 27）年４月から、スマートフォンでも検索できるようになりました。2021（令和 3）年より、認知症の取組状況（研修の受講状況等）も情報公表の項目に追加されました。2024（令和 6）年の改正では、虐待防止に関する取り組みや業務継続計画の取り組み状況、さらに介護サービス事業者の財務状況も公表が求められます。

3　訪問看護従事者

保健師、看護師または准看護師を**常勤換算**で 2.5 人以上（そのうち１人は常勤看護師であること）の配置が求められ、なお、理学療法士、作業療法士もしくは言語聴覚士は適当数配置することができます。なお、常勤換算は当該事業所の週ごとの稼働時間を基にしています。例えば週 40 時間勤務が常勤１人とする場合は、週 20 時間の者は 0.5 人となります。該当事業所の１週間勤務時間が 32 時間より少ない場合は 32 時間を最低基準として換算します（出張所を開設する場合は併せて常勤換算で 2.5 人以上）。同一法人の他の事業との兼務も可能とされます。

登録看護職員（勤務日・時間が不定期な看護職員）の勤務延べ時間数は前年度の週当たりの平均稼働時間とします。ただし、「母性健康管理措置」、「育児休業、介護休業等育児又は家族介護を行う労働者の福祉に関する法律（育児・介護休業法）」第 23 条第１項に規定する所定労働の短縮措置が講じられている者は、利用者の処置に支障がない体制が整っている場合、例外的に常勤の従業者が勤務すべき時間数を 30 時間として取り扱うことが可能です。なお、非常勤者の休暇や出張は常勤換算する場合の勤務延べ時間数には含まないので注意が必要です。

4　管理者

常勤の保健師または看護師で、適切な事業運営の管理ができる者が管理者となります。管理者は管理上支障がない場合は兼務が可能です（当該指定訪問看護ステーションの従事者、健康保険法の指定を受けた訪問看護ステーションの管理者または従事者など、同一法人の他の事業所、施設等における管理者または従事者が兼務できます）。

2021 年の人員配置基準改正で、育児休業、介護休業、産前産後休業を取得する場合は複数の非常勤を常勤換算することで要件を満たすことが認められました。管理者の場合は深慮が必要です。

5　施設・設備

訪問看護事業所として、運営に必要な施設・設備を整備します。居宅介護支援事業所等他の介護保険によるサービスの事業所が併設されている場合は、必要な広さの専用の区画でよく、備品等の共用もできます。特に決まりはありませんが、最低でも 20 平方メートル以上の広さを確保することが必要でしょう（p.44 図 1-3-2 参照）。

表 1-1-6　訪問看護サービスの具体例

①病状等観察　②療養指導　③体位交換　④栄養・食事の援助　⑤排泄援助　⑥整容・更衣　⑦移動・移乗の介助　⑧保清（入浴・清拭・陰部・足浴・洗髪・口腔ケア）　⑨療養環境整備・支援（居室・換気・日常生活用具等）　⑩リハビリテーション看護　⑪認知症のケア　⑫精神障害者のケア（医療保険）　⑬家族等支援（介護方法の助言・相談対応等）　⑭社会資源調整・入退院支援 （医療処置等） ①酸素療法管理　②吸引（気管カニューレ内・口腔・鼻腔）・吸入　③膀胱留置カテーテル交換・管理　④褥瘡予防・処置　⑤創傷処置　⑥在宅中心静脈栄養実施・管理　⑦経鼻経管栄養実施・管理　⑧人工肛門処置・管理　⑨人工膀胱処置・管理　⑩胃ろう管理　⑪気管カニューレ交換・管理　⑫人工呼吸器使用上の管理（医療保険）　⑬CAPD の灌流液交換・管理　⑭緩和ケア　⑮終末期ケア　⑯血糖値管理　⑰服薬管理　⑱注射・点滴実施・管理　⑲浣腸・摘便　⑳検査補助　その他緊急対応等

6　訪問看護の内容

「居宅における療養上の世話または必要な診療の補助」とされますが、1 回の訪問看護時間は 20 分未満〜1 時間 30 分までの間で 4 区分され、具体的には、病状の観察、清拭・洗髪等清潔のケア、褥瘡等皮膚の処置、カテーテルの管理等医療処置、リハビリテーション、認知症のケア、終末期ケア、食事・排泄等のケア、本人・家族等への療養・介護指導等です（表 1-1-6）。

訪問先も、自宅に限らず居住系施設やサービス付き高齢者向け住宅へと拡大されてきます。

7　訪問看護の実施までの手順

利用者が①介護認定を市区町村に申請し、②要介護（または要支援）認定を受けると、③居宅サービス計画（または介護予防支援計画）の作成を居宅介護支援事業者（または介護予防支援事業者）に依頼します。（介護予防）訪問看護サービスの導入には主治医の訪問看護指示書が必要です。④ケアマネジャー（または地域包括支援センターの保健師等）はサービス担当者と調整し、⑤利用者がサービスの計画に同意すると、⑥（介護予防）訪問看護等在宅サービスの導入となります。

訪問看護ステーションでは、居宅サービス計画（または介護予防支援計画）に沿って（介護予防）訪問看護計画書を作成し、利用者へ提供して（介護予防）訪問看護を実施します。

8　運営基準

事業の円滑な実施を確保するために、次のことを決めておく必要があります。

○利用申込者の病状等により自ら適切な訪問看護の提供が困難と判断した場合は、主治医および居宅介護支援事業者へ連絡し他を紹介するなどの措置を行います。

○利用料等の受領に関すること

・居宅介護サービス費用基準額または居宅支援サービス費用基準額から居宅介護サービス費または居宅支援サービス費の額を控除して得た額の支払いを受けます（1 割または一定所得以上の利用者は 2 割または 3 割となっているので介護保険負担割合証で確認）。

・通常の訪問看護の実施地域を定めておき、当該地域以外への訪問看護については交通費の差額を徴収します。

○指定訪問看護は要介護状態の軽減もしくは悪化の防止または要介護状態となることの予防に資するように療養上の目標を設定し、計画的に行って効果を評価し改善に努めます。
○主治医からは訪問看護の提供の開始に際し、指示を文書で受けます。また、訪問看護計画書および訪問看護報告書によって密接な連携を図ります。
○事故発生時には、全国健康保険協会、後期高齢者医療広域連合または健康保険組合、当該利用者の家族等に連絡し、必要な対応を行います。
○その他にも次のことを行います。
・感染予防・まん延防止対策を定めて研修会等を実施すること。
・感染症および非常災害発生に備えた業務継続計画（BCP）を策定し、研修等を実施すること。
・訪問看護の利用申込者が要介護認定を受けていない場合は当該申請を行うように援助すること。
・利用者や家族の個人情報を用いる場合はあらかじめ同意を得ておくこと。
・利用者の苦情相談窓口を設け、苦情があった場合は速やかに改善措置を講じること。
・虐待の防止のための措置に関すること。
・ハラスメント防止対策を強化すること。
・身体拘束を行ってはいないが、緊急やむを得ない場合は記録すること。
・訪問看護の資質の向上を図るために研修の機会を確保すること。
・訪問看護従事者の同居家族に対する訪問看護の禁止、緊急時の対応、守秘義務、事故発生時の損害賠償、会計の区分、記録保存の方法（電磁的方法含む）等を定めておくこと。
・訪問看護に関する諸記録は最低2年間保存すること。
・書面掲示することとされている重要事項について、原則としてWebサイトに掲載すること。

＊「指定居宅サービス等の事業の人員、設備及び運営に関する基準」の第4章「訪問看護」（平成11年3月31日厚生省令第37号、最終改正　令和6年1月25日厚生労働省令第16号）

1-2　医療保険制度における訪問看護

健康保険法等の訪問看護は、介護保険制度と運営基準等はほとんど同じ仕組みになっていますので相違点について述べます。

1　訪問看護の利用者

介護保険制度の訪問看護適応外の者であって、疾病又は負傷により居宅において継続して療養を受ける状態にある者です。介護保険の要介護者等であっても、末期の悪性腫瘍その他別に厚生労働大臣が定める疾病等や精神科訪問看護の対象者（認知症除く。ただし、精神科在宅患者支援管理料の算定者は対象となる）および急性増悪期等による特別訪問看護指示期間および入院患者の外泊時の訪問看護は医療保険対象となります。

2　訪問看護ステーションの開設者

都道府県知事（または指定都市・中核市市長）から介護保険法の指定居宅サービス事業者の指定を受けた訪問看護事業者は、みなし指定で健康保険法の指定訪問看護事業者とされます。介護保険法で6年ごとの更新制度が導入されたので、介護保険法の更新をしなかった場合は、健康保険法の指定事業者の効力を失うことになります。

3　訪問看護従事者

保健師、助産師、看護師または准看護師を常勤換算で2.5人以上確保し、そのうち1人は常勤職員とします。さらに、理学療法士、作業療法士または言語聴覚士を適当数配置できますが、精神科訪問看護の従事者としては作業療法士のみとなります。

4　管理者

常勤の保健師、助産師（健康保険法の訪問看護に限る）または看護師が管理者となります。

管理者は「適切な指定訪問看護を行うために必要な知識及び技能を有する者でなければならない（基準省令第3条の3)」と規定されています。管理者としての資質を確保するために関連機関が提供する研修などの受講が望ましいとされます。

5　訪問看護の内容

訪問看護は療養上の世話または必要な診療の補助ですが、30分から1時間30分を1回の訪問看護時間としています。助産師のサービスとして、医師の指示のもとに、褥婦や新生児の在宅療養者への訪問看護も行われます。また、統合失調症等精神科疾患の在宅療養者は医療保険の訪問看護です。在院日数の適正化と在宅看取りの推進などから、がん末期の緩和ケアなど医療ニーズの高い在宅療養者への訪問看護が求められています。

また、重度障がい児の看護も福祉サービスとの連携で必要となってきます。実情に応じて適当数配置できる理学療法士、作業療法士または言語聴覚士についても訪問看護の範疇でリハビリテーション等を実施します。訪問看護の利用開始時や状態の変化等にあわせて看護職員による定期的な訪問により評価を行い、理学療法士等が提供する内容を一体的に含めて訪問看護計画書や訪問看護報告書を作成・共有し、それぞれの専門性を尊重して協働します。

6　訪問看護の実施までの手順

利用者が①訪問看護ステーションまたは主治医に訪問看護の利用を申し込みます。②主治医の診察の結果、必要と認めた場合に訪問看護指示書が交付されます。③利用者が訪問看護計画書に同意して、④訪問看護の導入となります。実施後は主治医に報告書を提供して密に連携をとります。

2 訪問看護の市場動向

1 マクロ環境とミクロ環境

訪問看護事業は、当然のことながら国の制度によって、大きくかつ直接的に左右されます。また、人口構造の大きな変化や訪問看護に対する社会の見方・考え方が変わることによっても影響を受けます。これらを「マクロな環境変化」と呼び、少なくとも訪問看護ステーションの開設・運営をめざす方にはぜひ押さえておいてほしいポイントです。

マクロな環境変化に対する感度を高めるにはどうすればよいでしょうか。当たり前すぎるかもしれませんが、手っ取り早い方法は新聞を読むことです。意外に読んでいない方が多いのではないでしょうか。

次に、「ミクロな環境変化」についてです。自ステーションの訪問エリアや管轄の自治体内で起こる日常的な変化をつぶさに把握し、データベース化し、変化を経時的にモニタリングすることが大事です。

どのような疾患の、あるいはどのような要介護度の利用者がどの地域に何人いて、どの医療機関または施設から在宅に移行するのか、居宅介護支援事業所の分布はどうか、競合するステーションはどこで、何人くらいの利用者を抱えているのか、利用者からの評価はどうかなど、要するに「利用者」「サービス拠点」「競合先」に関する身近な地域の情報に精通していることが求められます。

2 開設するかどうか

訪問看護ステーションを開設するかどうか、あなたなら何を基準にして、どのように考えながら計画し、実行するでしょうか。

訪問看護のサービスの利用者や地域の方々から感謝され、地域に貢献できるかどうかが基準でしょうか。あるいは、売上が十分得られるかどうかが大事でしょうか。ビジネスとしてのうまみがあるかどうかを冷静に検討することが最重要課題でしょうか。

わが国はすでに超高齢社会に突入しており、2025年には団塊の世代（1947～1949年生まれ）が75歳以上の後期高齢者になるわけですから「細かいことは考えなくても需要は十分！」とばかり、楽観視して参入するでしょうか。

あるいは、あなたには医療機関勤務の経験があって、訪問看護の技術はもちろん、利用者の確保に関しても、開設後を視野に入れて、地域の医療機関や施設、医師やケアマネジャーなどとの人脈をしっかり築いてきたから大丈夫と考えているでしょうか。

開設するにあたってマーケティング戦略や組織（経営）哲学などについて、あなたがプロの経営者なら当然検討する必要はありますが、とりあえず最低限押さえておかなければならないのは次の3点です。

●市場参入（開設）にあたってのチェック事項

①市場規模：訪問看護市場（マーケット）は十分な大きさであるか。 ②成長性：市場が右上がりで拡大しているのか、成熟して飽和しているのか、衰退しているのか。 ③競合状況：参入しているステーションは多いのか少ないのか。

［医療産業研究所作成］

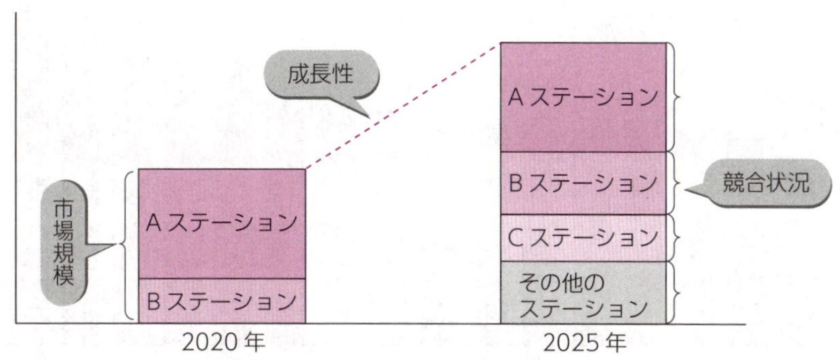

図 1-2-1　3つの指標─市場規模・成長性・競合状況

［医療産業研究所作成］

すなわち、訪問看護事業が成立するための条件はいろいろありますが、基本は安定した収入（売上）があって、その収入が毎年増え続けることでしょう。何といっても、安定した収入がなければ、開設できても存続は難しいでしょうし、また、仮に安定収入があっても、先行きが不透明であれば事業の存続にはリスクが伴うでしょう。

さらに、安定収入があり、収入は毎年増えているのに、いつの間にか同業者が訪問エリア内に増えたことで利用者が減り、その結果減収が続いて、何か抜本的な対策を考えないとジリ貧になってしまうという状況に陥ることもあり得るでしょう。

つまり、訪問看護ステーションを開設するかどうか、事業を存続するかどうかは、①市場規模：市場（マーケット）の大きさ、②成長性：成長の度合い、③競合状況：競争の程度、という**3つの指標**（図 1-2-1）について最低限チェックしてみることが重要です。

3　訪問看護サービスのマクロ市場分析──現在までの推移

新規に開設しようとしている方にとっては「開設するかどうか」、また、すでに開設している方にとっては「存続させるか休廃止するか」を判断するために、簡単なマクロ市場分析をしてみましょう。

厚生労働省の「介護給付費等実態統計」からデータを拾ってみましょう。

全国ベースでの訪問看護サービスの「年間実受給者数」の推移（図 1-2-2）を見ると、2001（平成 13）年 34.5 万人から 2019（令和 1）年 74.7 万人へと、18 年間で年率[*1] 4.4%で増加しました。

直近 4 年間（2016 年～2019 年）では 61.2 万人から 74.7 万人へと年率 6.9%で増加していることがわかります。

---

*1　年率：金融機関からお金を借り入れした際の金利計算と同じで複利計算のこと

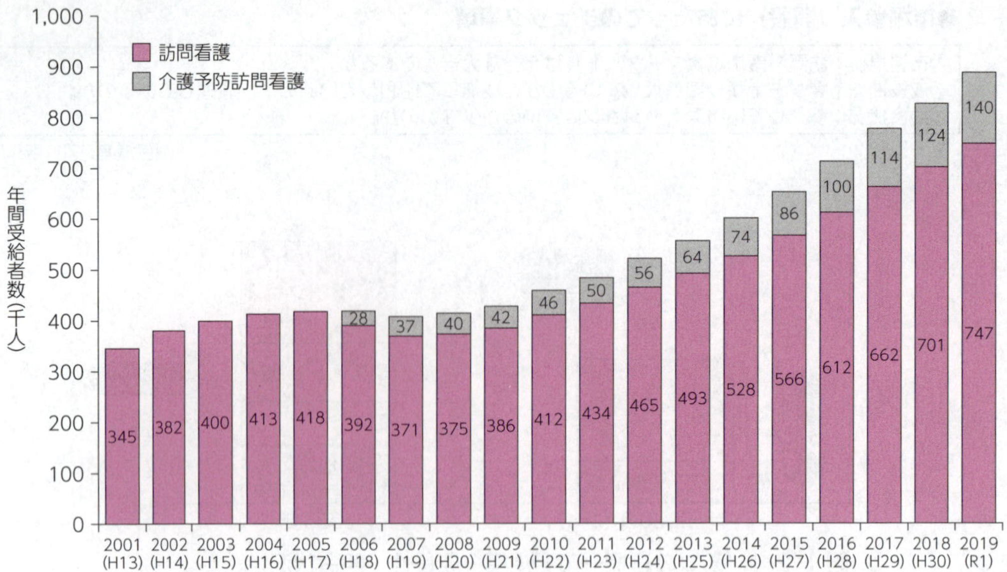

図 1-2-2　年間実受給者数の推移

［厚生労働省統計情報部：介護給付費等実態統計（介護給付費実態調査）］

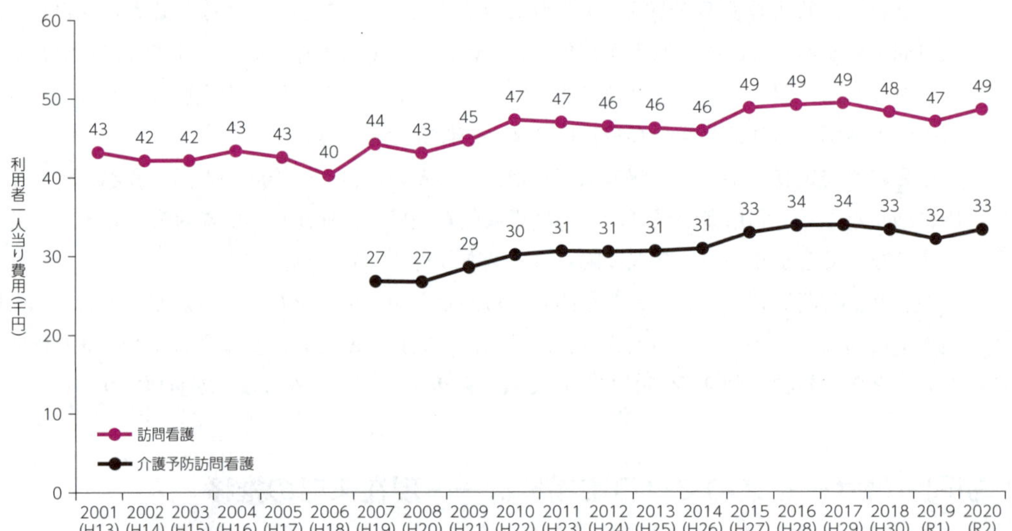

図 1-2-3　利用者 1 人当たり費用月額の推移

［厚生労働省統計情報部：介護給付費等実態統計（介護給付費実態調査）月報，各年 4 月審査分］

次に、「利用者 1 人当たりの費用月額」（図 1-2-3）は、2001（平成 13）年 4.3 万円から 2020（令和 2）年 4.9 万円へと増加していますが、増加率は年率にしてわずか 0.7%と低く抑えられています。この伸びは政策によってコントロールされており、20 年間ほぼ変動していません。

一方、訪問看護ステーションの「事業所数」（図 1-2-4）はどうでしょうか。

2001（平成 13）年 4,825 カ所から 2018（平成 30）年 10,884 カ所へと、17 年間で約 6,000 カ所、年率にして 4.9%で増加しており、1 年間に平均約 360 カ所増えている計算になります。

データの出所は上記（厚労省「介護サービス施設・事業所調査」）と異なりますが、一般社

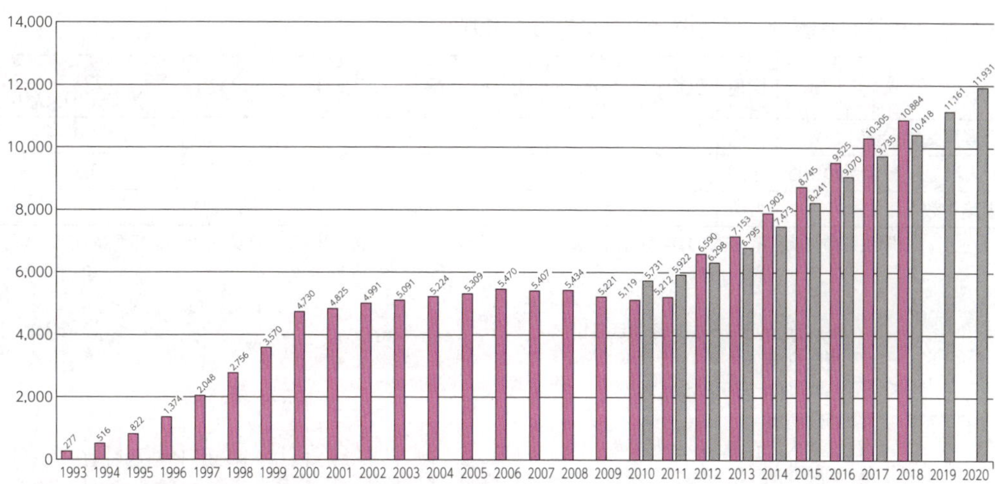

図 1-2-4　指定訪問看護ステーション数（全国）
[■：1993 年～1999 年　訪問看護実態調査（厚生労働省統計情報部）・2000 年～2018 年　介護サービス施設・事業所調査（厚生労働省統計情報部）　■：2010 年～2020 年　訪問看護ステーション数調査（全国訪問看護事業協会）]

団法人全国訪問看護事業協会の統計によれば、2010（平成 22）年～2020（令和 2）年までの 10 年間では、この伸び率が年率 7.6％と、2010 年以前の伸びを 1.5 倍ほど上回って推移していることがわかります。

4　訪問看護サービスのマクロ市場分析──今後の推移予測

ここで、「年間実受給者数」「利用者 1 人当たりの費用月額」「事業所数」の 3 指標について、前述した 2001（平成 13）年～2019（令和 1）年までの長期トレンドをもとに、2030（令和 12）年の予測値を算出してみます（表 1-2-1）。ただし、訪問看護サービス市場は報酬制度が基盤ですので、人為的（政策的）コントロールが可能であるという前提での予測になります。

まず、年間実受給者数（＝利用者数）が今後も年率 4.4％で増えると仮定すると、2030（令和 12）年には約 120 万人と、2019 年に比べて 45 万人以上の増加が見込まれることになります。

次に、「利用者 1 人当たりの費用月額」が今後も年率 0.7％で増えると仮定すると、2030（令和 30）年でも微増の 53 千円にとどまるものと予測されます。

さらに、「事業所数」が今後も年率 4.9％で増えると仮定すると、2030（令和 30）年には約 18,400 カ所に達するものとみられます。

ちなみに、本書（新版第 3 版）発行時の 2014（平成 26）年に予測した 2018（平成 30）年の数値は、それぞれ年間受給者数 71.5 万人（実績値：70.1 万人）、1 人当たり費用月額 50 千円（実績値：48 千円）、事業所数 9,060 カ所（実績値：10,418 カ所）と、実際の数値に概ね近似した結果でした。

一方、同じく厚生労働省の「介護給付費等実態統計」から訪問看護サービス*2の金額市場

*2　介護予防サービスを含まない。

表 1-2-1　訪問看護サービス市場（マクロ市場予測）

	単位	2001年（H13）	2019年（R1）	2030年予測（R12）	年率（2001〜2019年）
年間実受給者数：a	万人	34.5	74.7	120	4.4
1人当たり費用月額：b	千円	43	49	53	0.7
事業所数：c	カ所	4,825	10,884	18,400	4.9

［厚生労働省統計情報部：介護給付費等実態統計，介護サービス施設・事業所調査などから医療産業研究所推計］

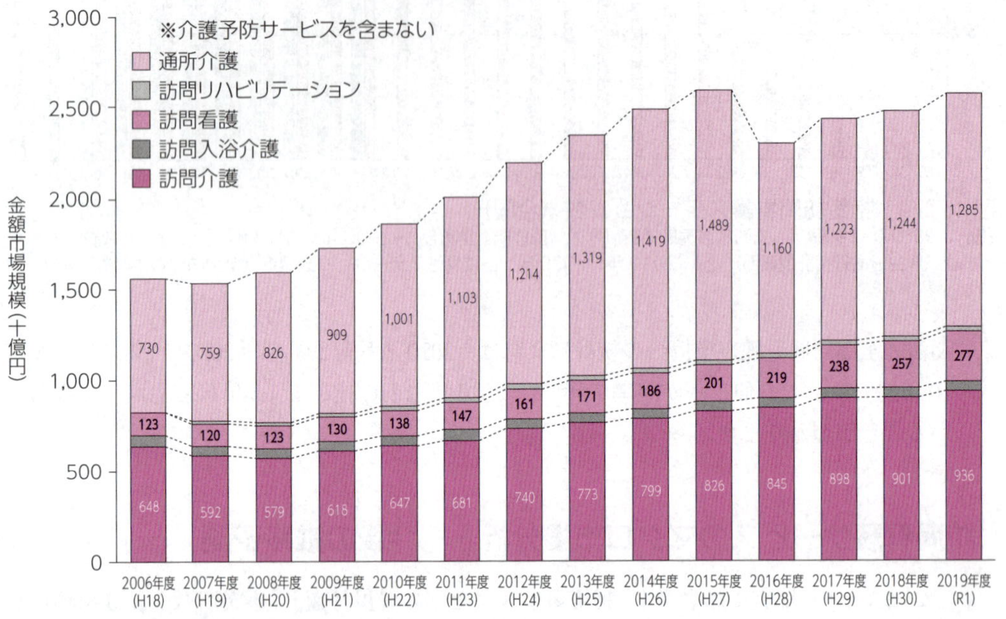

図 1-2-5　訪問看護サービス市場の規模（金額市場）

の推移についてみると、図 1-2-5のとおり、2019（令和1）年には2,770億円に達しており、2006（平成18）年から2019（令和1）年までの13年間は、年率6.4%で伸びました。この規模は、一般のマーケットでいうと「e-ラーニング」市場2,350億円（2019年見込み）や「映画興行収入」2,600億円（2019年）などに匹敵します。

さて、上述したマクロ市場分析の結果、訪問看護サービス市場の規模や伸び率、事業所数をどう評価したらよいでしょうか。

結論的には、国内の多くの商品・サービス市場が成熟し、長期にわたってゼロサムが続く状況の中にあって、訪問看護サービス市場は堅実な拡大が期待できる有望な市場といえそうです。例えば金額市場の伸び率（年率6.4%）から単純に計算すると、規模が10年で1.9倍に達することを意味しますし、同様に、年間実受給者数（＝利用者数）の伸び率（年率4.4%）は、10年で利用者数が約1.5倍になることを意味しています。

有望市場であるがゆえに、事業者の新規参入が増加し、競合が強まる可能性も高いといえます。現実に、2001（平成13）年から2018（平成30）年までの長期の伸び率が4.9%であるのに対して、直近の10年間の伸びは年率7.6%と、それ以前の伸びを1.5倍ほど上回っていることからも理解されます。

競合が強まることに対して、業界としてはどのように捉えればよいでしょうか。

消費者である利用者・家族にとって、多様な訪問看護ステーションからご自身に合ったステーションを選択できるというメリットは大きくなっている一方、昨今は、都市部の増加率から競合し、訪問看護サービスの質の課題も散見もされます。これまで「成長市場」であったことは疑いようのない事実であり、今後の社会情勢を見据えても必要とされる資源である、というのがここでの結論です。ただ、企業としての成長や事業の持続性を重視した運営に傾いてしまっては、本来あるべき姿を見失い、信頼されるステーションとして生き残れるかどうか、そういった局面にも差し掛かっています。

5 マーケティングについて考える

「3人の職員で何とか（事業が）回ればよい」とか、「とりあえず訪問件数がそこそこあって増えていればよい」とか、「利用者が喜んでくれればよい」とか、「どうにか食べていければよい」などと考えてステーションを開設（運営）していませんか？

これではあまりにも「場当たり的」です。開設当初は、管理者も職員も「青雲の志」がありますから、多少の無理はできるでしょう。また、看護職は職業意識が高く、真面目な方が多いですから、開設して半年から1年も経てば訪問件数も順調に伸びて、固定客もつき、事業は「軌道に乗る」ようになるかもしれません。

でも、その先はどうなるのでしょうか？　1日3〜4件、月間60〜80件もの訪問をこなしていると、早い人で2年、遅い人でも3年で「何で、私は毎日毎日、馬車馬のように訪問しているんだろう……」という実存的懐疑が心の中に芽生えてきます。

そうです。「原点」を片時も忘れずに事業に邁進できる人は、そう多くはありません。初心はいつか忘れるものです。だから「目標」が必要なのです。その目標を達成するためにマーケティングが役に立ちます。目標が定まったら、リーダー（管理者）はそれを繰り返し職員に伝えることが重要です。

では、マーケティング的に考えるとはどういうことでしょう。

第1に、あなたが提供しようとしている訪問看護サービス（商品）の質と量が利用者の欲しているもの（ニーズ）に対応しているかどうか、を考えることです。

第2に、あなたが開設しようとしているステーションの立地条件が、利用者や関係施設の分布や連携、訪問効率、周辺住民などへのPRに適しているかどうか、を考えることです。

第3に、報酬制度で決められている費用以外に、提供するサービスの価格、交通費やその他利用料の価格などがサービス対価として妥当かどうか、を考えることです。

第4に、訪問看護サービスやステーションの存在、事業内容、特徴、職員の「ひととなり」を利用者と関係者（広い意味での顧客）にいかに知っていただくか、を考えることです。

マーケティング的に考えるということは、この4つを漏れなく考えること、そしてこの4つを関連づけて考えることに尽きるといっても過言ではありません。

この4つは順に「**商品**（Product）」「**価格**（Price）」「**立地条件・流通チャネル**（Place）」「**販売促進**（Promotion）」といい、合わせて「**4つのP**」（図1-2-6）と呼びます。「4つのP」を個別に、そして包括的に考えたうえで、例えば「1年以内に赤字（あるいは累損）を解消し、2年後には職員を今より○人増やして24時間体制を実現します。そして3年で、職員の給与を病院の看護職の水準にもっていきます」という具体的な目標に置き換えます。

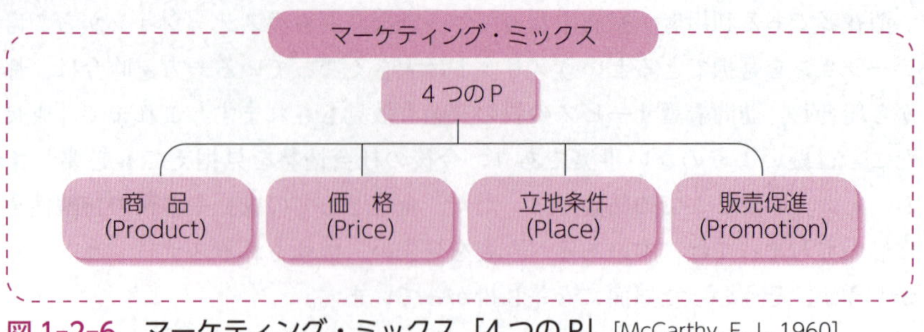

図 1-2-6　マーケティング・ミックス「４つのＰ」[McCarthy, E. J., 1960]

もちろんこの逆でも結構です。目標を達成するためには、自分たちの提供するサービスを「４つのＰ」の視点からとらえなおし、どこを改善し強化すればよいのかを考える、というアプローチが大切です。

6　プロモーションについて考える

プロモーションとは、前述したように、訪問看護サービスやステーションの存在、事業内容、特徴、職員の「ひととなり」を利用者と関係者（広い意味での顧客）にいかに知っていただくか、ということについて考えることです。

どんなに素晴らしい技術や接遇サービス、コミュニケーション技術をもっていても、自分のステーションの存在が知られていなければ、需要（サービス利用）は発生しません。

あるいは「○○ステーションにはいい看護師さんがいるって評判だよ！」という口コミが広がったとしても、肝心の○○ステーションがどこにあるのか、連絡先はどこなのかについて利用者が知らなければ、やはり需要は発生しません。

図 1-2-7 は、ある病院をどれだけ知っているか（**認知レベル**）と、その病院を利用してみたいか（**利用意向**）についての関係を示した図です。認知レベルを「病院名を知らない」「病院名を知っている」「病院の所在地を知っている」の３ランクに分け、その病院に対する利用意向を聞く設問ですが、所在地まで知っている方の利用意向が高いのは明らかです。

聞いてしまえば「当たり前のことでしょ！」となりそうですが、もっと言うと、ステーショ

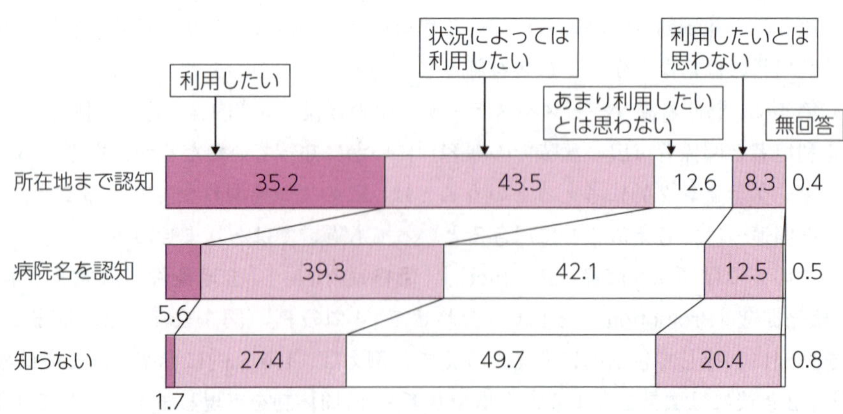

図 1-2-7　ある病院の認知レベルと利用意向との関係　[医療産業研究所調べ]

ンのサービス品質や職員一人ひとりの人柄や技術レベルなどが利用者に正しく伝わっていれば、より強い利用意向が生まれます。いわゆる「お得意様」です。

つまり、利用者（あるいは見込利用者）に、そこまで知らしめることで需要が生まれる、利用意向が高まるということを、あらかじめわかったうえでプロモーション計画を立てることが重要です。何となく「広告宣伝も必要だから」といって、思い出したようにチラシをまくことがプロモーションではありません。プロモーションとは「顧客や地域住民の意識・態度を変化させ、利用を動機づける方策」を指しています。

では、プロモーション計画（広義の販売促進）を漏れのないように立てるにはどうすればよいでしょう。答えは、あなたの地域の現状に合わせて、以下に説明する「お客様向けプロモーションシート」（表 1-2-2）の空欄を職員全員で埋めてみること、そして実施期間を決めて継続的に実行してみることです。

表 1-2-2　訪問圏内の住民向けプロモーションシート

		メディアプロモーション	施設プロモーション	人的プロモーション	イベントプロモーション インセンティブプロモーション
（例えばどういうこと？）		新聞、雑誌、機関誌、所内掲示等を通じたプロモーション	建物、設備、機器等を通じたプロモーション	職員の説明、訪問、相談などにより、口コミ等の機会を高めるためのプロモーション	イベントや催し物などを通じたプロモーション。また、キャラクターグッズ、ノベルティ（目先の変わったグッズ）の配布など、利益誘導によるプロモーション
Ⅰ 認知層の拡大	・ステーション名を知っていただく ・ステーションがどこにあるか知っていただく ・ステーションの提供するサービス内容を知っていただく ・職員の「ひととなり」を知っていただく				
Ⅱ 利用意向層の拡大	・ステーションや職員・事業に好意をもっていただく ・何かあったら相談したい、利用してみたいと思っていただく ・ステーションが日頃何を考えているのか、何をしているのか、「来て」「見て」「わかって」いただく				
Ⅲ 利用の拡大と定着化	・初めて利用するお客様の人数を増やし、満足度を高める ・繰り返し利用するお客様の人数を増やし、満足度を高める ・「あなたが一番」と評価してくれるお得意様の人数を増やし、満足度を高める				

［Charles Yang：New Marketing をもとに改変］

このシートは横軸（表頭）と縦軸（表側）のマトリクスで、横軸は「プロモーションの種類」を、縦軸はステーション利用における「利用者の態度変容プロセス」を表しています。

日頃からプロモーションの視点をもって行動していない限り、いきなり「アイデアを出してください」とスタッフに言っても出てこないのが現実ですので、大きめの紙に拡大コピーしたプロモーションシートを所内に掲示して、アイデアが浮かんだら付箋などにメモして所定欄に貼り付ける、といった工夫で実行してみるのがよいでしょう。

1　プロモーションの種類

プロモーションの種類はたくさんありますが、それらをわかりやすく、使いやすくするため、図1-2-8のように5種類にまとめました。

2　認知・利用・購売のプロセス

利用者が商品やサービスを認知し、利用・購売するプロセスにはさまざまなモデルが提唱されていますが、ここでは「**AIDA**（＝アイダ）モデル」をシンプルに改変したモデルを紹介します。

このモデルでは、お客様はまずステーションの「**存在を知る**（＝Attention）」、次にステーションの特徴や職員の人柄を知り「**興味をもつ**（＝Interest）」、さらに「**利用してみたいと思う**（＝Desire）」、そして実際に「**利用する**（＝Action）」プロセスへと態度が進化します。

図1-2-9は、上記のプロセスを「Ⅰ　認知層の拡大（Attention）」「Ⅱ　利用意向層の拡大（Interest・Desire）」「Ⅲ　利用の拡大と定着化（Action）」にまとめました。まったく利用意向のなかった人物（ノンユーザー）が、利用意向をもつに至り、やがて利用者（ユーザー）に生まれ変わるという態度変容モデルです。

このモデルを踏まえると、系統的、計画的に利用者を増やすためには、「非認知層」「認知層」「利用意向層」「利用層」それぞれの層に合ったプロモーション策を意識的（操作的）に洗い出し、体系的・持続的に展開することが重要ということになります。

メディアプロモーション	新聞、雑誌、機関誌、所内掲示などを通じたプロモーション
施　設プロモーション	建物、設備、機器などを通じたプロモーション
人　的プロモーション	職員の説明、相談、訪問などにより、口コミ等の機会を高めるためのプロモーション
イベントプロモーション	イベントや催し物などを通じたプロモーション
インセンティブプロモーション	キャラクターグッズ、ノベルティ（目先の変わったグッズ）配布など、利益誘導によるプロモーション

［Charles Yang：New Marketingをもとに改変］

図1-2-8　プロモーションの種類

I 認知層の拡大	ステーション名を知っていただく
	どこにあるか知っていただく
	サービス内容を知っていただく
	職員の「ひととなり」を知っていただく
II 利用意向層の拡大	職員や事業に興味･好意をもっていただく
	利用してみたいと思っていただく
	日頃何を考えているのか、何をしているのか「来て」「見て」「わかって」いただく
III 利用の拡大と定着化	初めて利用するお客様を増やし、満足度を高める
	繰り返し利用するお客様を増やし、満足度を高める
	お得意様を増やし、満足度を高める

[Charles Yang：New Marketing をもとに改変]

図 1-2-9　態度変容モデル（AIDA モデルを改変）

7 占有率（シェア）を算出してみる

多くの企業は、自社商品・サービスでどれだけシェアが取れているかを常に気にしています。気にしているというより、市場調査などを通じて定期的にシェアを把握することに力を入れています。それだけシェアというのは重要な指標です。

シェアは日本語で「占有率」といいます。その市場（産業）に占める地位を端的に表す指標であり、競争を分析する際の集中度合いを表します。企業がどうして集中を目指すかというと、①価格支配力が得られること（プライスリーダーになれること）、②規模の利益（スケールメリット）が得られることなどが挙げられます。

図 1-2-10 に示した「クープマンの目標値」のように、例えばシェアをどれだけ取ると、市場での地位が安定するのかなどといった評価指標もありますが、残念ながら訪問看護サービス市場ではこれをそのまま当てはめることはできません。

1　シェア算出の手順

大まかな手順としては、まずあなたのステーションの訪問エリアの面積に人口密度を乗じて推計人口（a）を算出し、これに訪問看護サービスを利用している者の出現率を乗じて、推計訪問看護利用者数（b）を算出します。さらに、自ステーションの利用者数を（b）で割るとシェアが算出されます。

【1】訪問看護利用者数の推計とシェア算出の 3 ステップ
①訪問エリア面積×人口密度＝推計人口（a）
②(a)×訪問看護利用者の出現率（%）＝推計訪問看護利用者数（b）
③自ステーションの利用者数÷(b)×100＝シェア（%）

訪問エリアを設定するには、地図（国土地理院２万５千分の１図など）に自ステーション

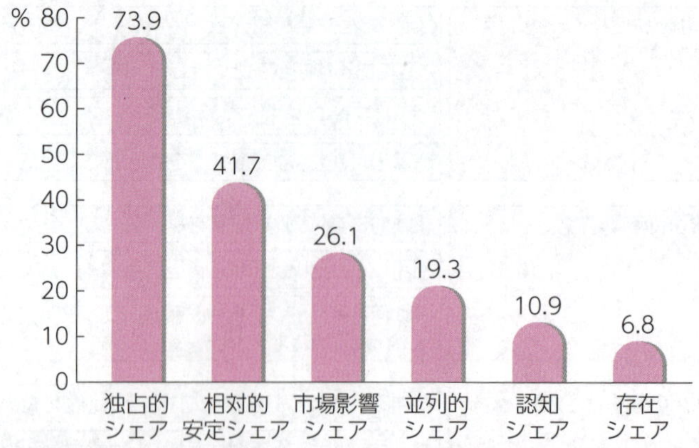

目標値	解説
独占的シェア	完全にシェアが独占され、しばらくトップが逆転されることは考えられない
相対的安定シェア	トップは安定していて、よほどのことがなければ順位の入れ替わりはない
市場影響シェア	トップは安定していないが、仮に二番手でもこのシェアがあれば市場に影響力をもつ
並列的シェア	上位に複数の事業者が同レベルで不安定に並び立っている
認知シェア	存在はひとまず認知され、事業所名等も人々に覚えられてはいる
存在シェア	存在はかろうじて認められるが、これから先の成長が相当なければ存続は難しい

図1-2-10　クープマンの目標値

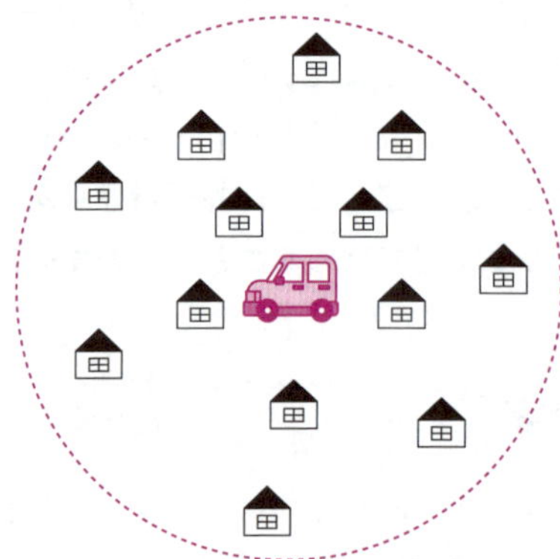

図1-2-11　訪問エリアの設定

表1-2-3　「介護保険」「健康保険等」別の訪問看護利用者数の出現率

	総人口（千人）（R2年6月1日現在）	訪問看護利用者数（人）		介護保険における出現率	健康保険等における出現率
		介護保険（H30年9月）	健康保険等（H30年9月）		
	a	b	c	c÷b	d÷a
全　国	125,770	458,445	238,834	0.0036451	0.0018990

利用者の位置を針（ピン）などでプロットし、それらを大体カバーする円を大まかに描くとよいでしょう（図 1-2-11）。その円を実測することで、自ステーション訪問エリアの面積が算定できます。

訪問エリアを厳密に特定できるに越したことはありませんが、それにこだわるのではなく、大雑把でもよいので、一度訪問エリアを決めたら、それを変えずに継続的にシェアを測定・モニタリングし続けることのほうが重要です。

以下にシェア算出例を示します。神奈川県にあるＡステーションで、介護保険利用者数122人、健康保険等利用者数24人、訪問エリアは半径5km、この地域の人口密度約1万人/km²です。

シェア算出例	・所　在　地：神奈川県横浜市Ａステーション 人口密度１万人/km² ・訪問エリア：ステーションを中心とした半径５km圏 ・利 用 者 数：介護保険利用者数122人、健康保険等利用者数24人

まず、訪問エリアの推計人口（79万人）は、以下のように算出します。

【2】訪問エリアの推計人口算出
①訪問エリア面積　　＝半径５km×半径５km×円周率π（3.14）＝79 km²
②訪問エリア推計人口＝面積79 km²×人口密度１万人　　　＝79万人

上記で算出した推計人口（a）に、介護保険で訪問看護を利用している者の出現率（割合）を乗じると、訪問エリア内の訪問看護利用者数（b）が推計できます。出現率は、表 1-2-3 を参照してください。全国ベースの「介護保険」「健康保険等」別の訪問看護利用者数を総人口で割り、概算の「出現率」として簡易化したものです。

【3】訪問エリアの訪問看護利用者数の推計
①訪問エリア人口（a）×介護保険利用者出現率　＝利用者（b1）
79万人　　×0.0036451　　　　　　＝約2,880人
②訪問エリア人口（a）×健康保険等利用者出現率＝利用者（b2）
79万人　　×0.0018990　　　　　　＝約1,500人

この訪問エリア内には介護保険利用者が約2,880人、健康保険等利用者が約1,500人と推計されました。Ａステーションの利用者は介護保険利用者122人、健康保険等利用者24人なので、シェアは以下のように算出されます。

【4】自ステーションシェアの算出
①自施設利用者数÷介護保険推計利用者数（b1）　＝介護保険利用者シェア
122人　　　÷2,880人×100　　　　＝4.2%
②自施設利用者数÷健康保険等推計利用者数（b2）＝健康保険等利用者シェア
24人　　　÷1,500人×100　　　　＝1.6%

以上のように、訪問看護ステーション（見本事例：Ａステーション）の利用者シェアを算出しましたが、介護保険利用者シェアが4.2%、健康保険等利用者シェアが1.6%と推計されました。

表 1-2-4 競争対応型マーケティング戦略

競争地位	市場目標	基本戦略方針	競争ドメイン	政策定石
リーダー	・市場シェア ・利潤 ・名声	全方位化 (標準化)	経営理念（顧客機能中心）	・周辺需要拡大 ・同質化 ・非価格対応
チャレンジャー	・市場シェア	差別化	顧客機能と独自能力の絞り込み（対リーダー）	・上記以外の政策（リーダーとの差別性）
ニッチャー	・利潤 ・名声	集中化	顧客機能、独自能力、対象市場層の絞り込み(対リーダー・チャレンジャー)	・特定市場内でのミニ・リーダー戦略
フォロワー	・利潤	模倣化	通俗的理念(良いものを安く社会に奉仕など)	・リーダーやチャレンジャー政策の観察と迅速な模倣

[オールウェイズ研究会編，嶋口充輝ほか著（1989）：リーダー企業の興亡─運命か，戦略の失敗か─，p.20，ダイヤモンド社]

そのシェアの意味をどう考えるかという点についてです。一般的な例として「クープマンの目標値」を先に示しましたが、訪問看護サービスについてはどのように考えればよいでしょうか。

第１に、筆者の見解では、経営内容、ケアの質などが一定レベルに達しているステーションのシェアを算出すると、「5%」が一つの基準になるのではないかと考えています。また、その先の目標としては、経験則的に言って「15%」が目安になるだろうと考えています。

第２に、自施設の訪問エリア内での競合先との相対的なシェアの順位によって、競争を優位に保持するための打ち手が異なるという点です。例えば、競合が激しい都市部の訪問エリアにおいて、自施設が第１位のシェアを持っている（リーダー型）なら、「全方位化」が競争の基本方針となりますが、自施設のシェアが下位（グループ）に属するような場合は、特定の利用者セグメントに特化し「集中化」することが重要になるといったように、相手と自分の経営資源の質や量の組み合わせによって競争する視点が異なるということです（表 1-2-4）。

国内の乗用車市場で、首位トヨタと、日産やホンダ、スバルやスズキなど経営資源の質や量が異なる競合企業のやり方が、よく見るとそれぞれ異なっていることを思い浮かべてみると感覚的にわかるかもしれません。

いずれにしても、「経営管理」の一環として、訪問エリア（訪問看護市場）における自ステーションの相対的な地位を「シェア」という指標で表し、継続的に把握・モニタリングするという取り組みを、当たり前の業務として定着させたいものです。

引用・参考文献

・厚生労働省：介護給付費等実態統計（旧：介護給付費等実態調査）
http://www.mhlw.go.jp/toukei/list/45-1.html
・厚生労働省：介護給付費等実態統計（旧：介護給付費等実態調査）：結果の概要
http://www.mhlw.go.jp/toukei/list/45-1b.html
・厚生労働省：介護サービス施設・事業所調査
http://www.mhlw.go.jp/toukei/list/24-22-2.html
・岸孝博（1996）：ビジネスマンのためのマーケティングハンドブック 改訂版，PHP 研究所.
・フィリップ・コトラー（2000）：コトラーの戦略的マーケティング，ダイヤモンド社.

・M. E. ポーター 著，土岐坤他訳（1985）：競争優位の戦略―いかに高業績を持続させるか，ダイヤモンド社.
・山田英夫（2015）：競争しない競争戦略―消耗戦から脱する 3 つの選択，日本経済新聞社.
・佐川幸三郎（1992）：新しいマーケティングの実際，プレジデント社.
・小山秀夫（2003）：訪問看護ステーションの経営診断術，日本看護協会出版会.
・小山秀夫（2004）：訪問看護ステーションのマネジメント A to Z，医学書院.
・佐藤美穂子（2005）：最新 訪問看護研修テキスト ステップ 2，9 訪問看護経営管理，日本看護協会出版会.
・日本訪問看護財団（2015）：訪問看護の歩み―日本訪問看護財団 20 周年記念，日本訪問看護財団.
・日本訪問看護振興財団編（2010）：なるほどわかる　訪問看護ステーション経営のコツ，p.45～76，日本看護協会出版会.
・日本看護協会編（2015）：平成 27 年版　看護白書，日本看護協会出版会.

第1章

3 開設までの準備および必要な資金・人材・設備と労務管理

1 開設までにまず行うこと

1 訪問看護ステーション開設の目的と方針を固める

1人の看護師が訪問看護の必要性を意識して、訪問看護ステーションを立ち上げようと決意した、としましょう。訪問看護ステーションは常勤換算で最低2.5人の看護職員を必要とする組織です。組織が成り立つためには、共通の目的と仲間同士が支え合ってよりよい事業に発展させようという認識やコミュニケーションがとれることが重要です。

同じ看護職であっても、看護教育の背景や経験した職場が異なると、訪問看護に対する思いはさまざまです。共通理解を得るためには、訪問看護ステーションとは何か、開設する意義は何か、どのような理念を掲げて、どういう利用者を対象とするのか、訪問看護サービスの内容や方法をどうするかなどを十分検討して、開設の目的、サービス理念や基本方針を決めて文章にする必要があります。

さらに開設場所や設備、営業日、実施地域、看護職員の確保、サービス内容、運営規程などを具体的に描いていきます。そのためには本章2（p.22〜35）で述べたように、市場調査も行います。

2 法人格の取得、法人組織内での開設決定と組織図の作成

本章1で訪問看護の制度について述べたように、訪問看護ステーションを開設するためには法人格を必要とします。当該法人の代表が指定訪問看護事業者となり、訪問看護ステーションの管理者には保健師または看護師を配置します。したがって医療法人が事業者の場合は、その医療法人の代表（理事長等）が指定訪問看護事業者となり、法人として開設するための組織決定を要します。

看護職の間でも訪問看護の認知が低い状況では、法人の役員・職員や他の事務職員に訪問看護ステーション開設の必要性の理解を得るためには相当の努力と工夫が必要です。誰でも身近に介護サービスを利用したり、入退院したことのある知り合いがいるはずです。そのような身近な方も含めて、地域において、訪問看護とはどのようなサービスなのか、またどれほど必要で有効なサービスかなどの説明資料を作成します。

次に、本書の序章で述べたことや本章2の市場動向のことなども参考にして、将来展望や具体的な開設計画案を作成しますが、説得力のある資料となる工夫をしましょう。訪問看護ステーションという事業所を法人組織内の事業部門の一つとして位置づけ、管理者および従業者の人員体制、特別会計を組むことなども含めて組織決定となります。

しかし、訪問看護ステーションは保険医療機関ではなく指定された事業所です。例えば、

看護師が新しく会社（営利法人）を設立して代表取締役となり開設することができます。会社設立の登記をするには定款を作成し法務局（公証役場）に提出します。営利法人の目的、名称、所在地、出資額、発起人氏名、住所等を定めます。行政書士など専門家の協力を得ることで書類の漏れなく設立ができるでしょう。看護師が代表取締役として指定訪問看護事業者となり、さらに当初の少人数体制では管理者を兼ねることもできます。

3　開設資金と運転資金の準備、賠償責任保険への加入

訪問看護ステーションを開設するために施設・設備の整備や車両などを整備する費用、看護職員や理学療法士等、事務職員を採用するためにかかる費用、利用者を確保し軌道に乗せるまでの人件費等のランニングコストなど、開設資金の準備が必要になります。地域差や条件の違いはありますが、一般的には小規模であっても施設・設備の資金400万円程度と運転資金600万円（4～5カ月分の人件費、家賃等諸経費）程度の準備が必要と考えます。

なるべく自己資金で開設したいものですが、低金利融資制度、雇用対策の助成金活用もあります。初期投資に係る費用は2年くらいで回収できることを目標とします。

また、万が一事故が起こった場合に賠償責任を果たすための備えも大切です。日本訪問看護財団では会員向けに賠償責任保険や障害保険を準備しています。会員が安心して加入でき、事業が行えるように支援しています。

4　経営計画・人員計画

事業計画や予算書は訪問看護ステーションの経営管理に重要です。事業目的や理念の実現に向けて具体的な事業計画を立てて事業を展開します。単年度ごとの収支計画をはじめ、3～5年の中期的な経営計画も必要で、計画の目標を明確にすると管理者も職員も全員で目標達成のためのやる気や責任感が育まれます（p.217、221）。

計画内容としては、人員計画、設備整備計画、資金計画、サービス計画等があります。例えば、人員計画では、当初は2人だけ常勤看護職員とし、他はパートタイムの職員を採用し、利用者が増加したらハローワークのキャリアアップ助成金を活用して、常勤とするなどの工夫をします。

1）施設・設備資金の見積り

・事業所

事業所を賃借物件で開設する場合は、賃借料のほかに保証金、権利金、敷金、礼金、不動産会社に支払う仲介手数料、さらに、引き続き借りる場合、契約更新料が必要になってきます。契約時は、後でトラブルのないように専門家に相談して進めることが大切です。

・事業所内装費、改修費、設備・備品費

水道工事、電気工事、光回線敷設工事、コピー機等の事務機器、パソコン、請求ソフトや会計などのシステム、鍵のかかる書庫書棚などが必要な場合の見積りを取ります。

開設の諸経費には、そのほかに訪問看護サービスに必要な車や自転車、訪問カバン、看護用品、記録帳票類、名刺印刷、広告、冷蔵庫等事務所備品などもあります。

2）看護職員等の採用

訪問看護事業の成功は、管理者をはじめ人次第といっても過言ではありません。訪問看護をしたい、地元で役立ちたいという熱意も大事な要素です。

本項で後述する「労務管理」（p.47〜64）にあるように、雇用に際しては、労働者に労働条件として、契約期間、就業場所、従事する業務、始業・就業の時刻、休日、年次有給休暇、賃金の決定、退職、昇給に関する事項、育児休業制度、介護休業制度などを明示する必要があります。そのほか、社会保険や雇用保険、障害保険および福利厚生の内容、研修の機会等も明示して採用を行います。

理学療法士、作業療法士ならびに言語聴覚士は必置ではありませんが、訪問看護に従事できます。同行訪問も試みて個人の適性などを観察し、話し合って納得できることが大切です。

3）請求業務や庶務・経理等のための事務職員雇用

訪問看護サービスを実施して、介護報酬は国民健康保険連合会（国保連）に対してオンライン請求を行います。医療保険の訪問看護療養費の請求も2024年6月からオンライン資格確認およびオンライン請求ができるので、国保連または社会保険診療報酬支払基金に翌月の10日までに請求します。

審査支払機関からは２カ月後に各事業所に報酬が支払われることになっています。請求業務は請求ソフトを活用しますが、適正に行われるように事務職員は請求方法についても知識を得ておく必要があります。訪問看護療養費等の請求関連では、過誤請求や返戻が生じた場合、５年間で請求は無効になりますが、５年間保存されている場合、確認して再請求もあり得ます。また、事務職員は看護補助者として、同行訪問の加算が認められます。

5　組織

法人および訪問看護ステーションの組織図を図1-3-1に例示します。訪問看護ステーション（事業所）は、次のような職員を必要とします。

(1) 訪問看護ステーション管理者（保健師または看護師。訪問看護の事業に支障をきたさない範囲で同一法人の他事業の兼務が可能）

(2) 訪問看護係（2.5人以上の看護職員［管理者を含む］、理学療法士・作業療法士・言語聴覚士は適当数）

(3) 庶務係・経理係（事務職員は訪問看護ステーションの規模に応じて採用）
【主な業務】請求業務、経理・税務、電話対応、来所者対応、職員の給与計算、物品の購入手続き・購入、営繕、医療廃棄物処理等、出勤・休暇等事務処理、文書発送等の取り扱い、文書保存の取り扱い（市町村等との連絡調整に関する記録、指定訪問看護に関する記録、会計・経理の記録、設備・備品等に関する記録の保存）などのほか、看護補助者としての同行訪問

6　運営規程、重要事項説明書、契約書等の作成

運営規程には、まず自分たちの訪問看護をどのような運営方針のもとに実施するか、基準

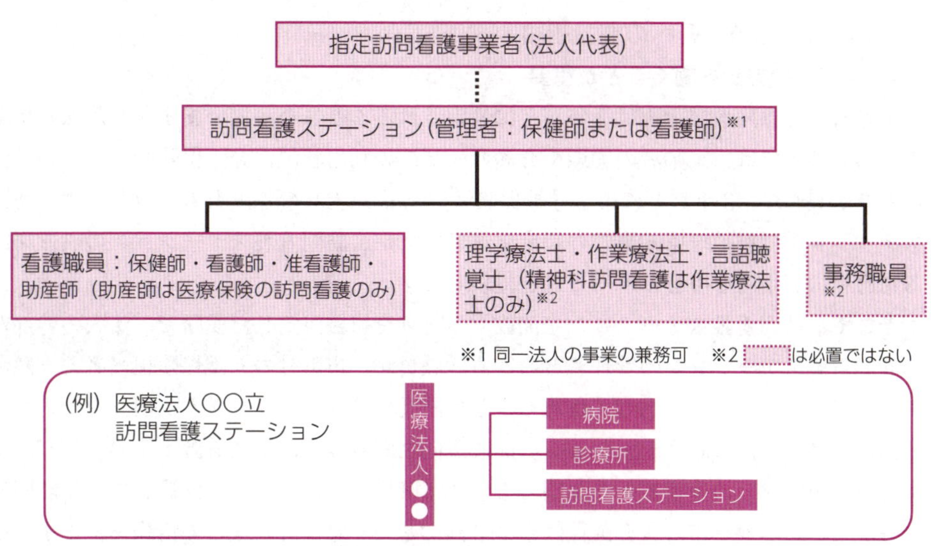

図 1-3-1　訪問看護ステーションの組織図

省令第73条（p.392 資料編 資料3参照）に則って作成します。なお、本章4に具体例（p.68〜92 資料1-4-1〜16参照）を挙げていますので参考にしてください。

7　指定申請書の作成と協議

指定申請書の提出先は都道府県知事、政令市市長または中核市市長です。指定申請書は各自治体のウェブサイトから様式をダウンロードして作成し、提出先の担当者と事前協議を行い、書類の不備などがないか確認した上で本申請となります。ただし、オンライン申請システムの活用ができる自治体では、対面を伴わずに提出できます。

8　開設スケジュールと PR 方法の検討

1）開設スケジュールの立て方

開設の意思を固めて準備を開始し、指定申請が受理されて指定が下りるまでの期間を約6カ月と考えます。

例えば、6月1日開設を目指すとします。1月〜2月で市場調査を終え、開設場所や人員確保の目安を立て、開設予定の市区町村介護保険課に出向き計画案を持参して協議します。3月には運営規程、重要事項説明書、契約書、個人情報同意書などを作成し、賠償責任保険にも加入して訪問看護ステーションの事務所環境を整えます。5月には訪問看護師等を雇用し、訪問看護関連備品の購入、事業計画、研修やマニュアル作成などをともに行います。都道府県知事（または政令市・中核市市長）への指定申請は4月の半ばまでに行います。審査期間が約1カ月〜1カ月半ほどかかりますので、6月1日に指定されることになるでしょう。

2）市町村や都道府県への開設相談

(1)　市町村の方針を聞くことが重要

市町村介護保険事業計画は３年ごとに策定されることになっています。介護保険事業計画のための調査では、高齢者の実態や介護サービスの利用状況、介護保険サービスの整備状況などを調査して、３年ごとに第１号被保険者（65 歳以上）の保険料も決定します。訪問看護ステーションは都道府県知事等の指定事業者ですが、訪問看護ステーションの設置場所のある市町村の利用者を中心にサービスを提供します。

そこで、訪問看護ステーションを開設する方針を組織決定した段階で、法人の幹部とともに訪問看護ステーションの管理者となる看護職員が、市町村の介護保険担当者や高齢者医療の担当者を訪ねます。担当者にはあらかじめ訪問の目的や用件を伝え、面談を予約します。

面談では、訪問看護ステーションの開設意向と開設場所、訪問看護事業の目的や理念、運営方針、市町村との連携などを説明します。市町村からは、すでに開設している訪問看護ステーションの実態や市町村介護保険事業計画に基づく整備計画などの情報を得ます。その地域で十分整備されている場合は、開設場所の再検討となります。

次に、市町村と地域医師会との三者での事前協議の場の設定も望ましく、地域の診療所等との連携についても情報交換をします。

(2)　都道府県（または指定都市・中核市）への事前協議

都道府県等の介護保険担当部署の担当者との面談を行う場合も時間を設定してから訪問し、訪問看護ステーションの開設計画、指定を受ける場合の申請手続きなど必要な情報を得ます。法人の定款に訪問看護事業が明文化されていない場合は、定款変更が必要です。変更後でないとステーションの開設を認めない都道府県等（指定権者）もありますので、注意が必要です。

介護保険の指定事業者の指定により、健康保険法の指定事業者とみなされます。その場合、地方厚生（支）局に対して提出する書類などの事前協議が必要であれば、時間を約束して訪問します。都道府県等は提出書類の修正や実地調査などを求めることがあります。

このような事前協議で注意したい点は、「案」として作成した資料と、事前協議の結果、修正決定した資料を区別して保管したり関係者に配布することです。コピー機が普及しているため「案」の段階のものが多くの人に広がってしまうこともあるからです。後で困惑しないように取り扱いの注意が必要です。なお、オンライン指定のシステムを導入している自治体では、対面での協議は必ずしも必要とされません。

3）訪問看護ステーションの PR

指定事業者の指定を受けた後、名刺や利用者向けのパンフレットを持って、利用者確保のための活動を開始します。訪問看護の利用者がいるかどうかは、居宅介護支援事業所、病院や診療所から常に情報を得ておくように配慮します。サービスの質がよいと利用者の口コミから利用者の拡大につながる場合が多いです。

人間的にも技術的にもまた、経営管理面においても信頼される管理者が全職員に夢をもたせながら事業を展開することが最大の PR です。

9　訪問看護ステーションとは何かを考えた開設準備

さて、訪問看護ステーションの起業に対してイメージできたでしょうか。
訪問看護は介護保険と健康保険等の社会保険、さらに公費負担医療制度による事業です。財源は保険料と税金（介護保険では50%）と利用者負担で、その報酬は公定価格に基づいて定められています。限られた財源を公平に活用するため、営利法人の場合は特に、儲け主義の考え方に巻き込まれないようにしたいものです。

訪問看護ステーションでは介護報酬および診療報酬（訪問看護療養費）が収入のほとんどです。利用者の確保とその利用回数を継続して確保し、必要な加算は適切に算定して、平均1回当たりの訪問の単価を下げないように考えます。例えばターミナルケア状態の利用者ばかりでは、スタッフの負担感が大きくなり、また入院や死亡等で突然利用者がいなくなることも大きなリスクとなります。利用者個々の管理とともに、利用者全体を管理する必要があります。

経費については給与などの人件費が約7～8割です。雇用するスタッフの常勤と非常勤、年齢・経験および専門分野なども考慮する必要があります。経費には家賃や車両費、材料費、研修費等がかかりますが、開設場所も影響します。

サービスの質を向上させて、稼働率を上げるためには、ICT化による記録時間の短縮と、訪問に要する移動時間をできるだけ短時間にする必要があります。移動時間は往復30分以内の範囲での利用者確保が望ましいでしょう。訪問車の活用が多く見られますが、路地の多い地域では自転車が適切です。坂道では電動式自転車を使用して、訪問看護師の体力消耗を軽減するなど交通手段についても検討します。

事業者の社会的責任として、事業を継続し発展させることが重要です。したがって、その地域が起業する場所として適切かどうかの市場調査が必要であり、利用者を継続的に、ある程度の規模で確保でき、地理的にも効率よく訪問看護ができる地域かどうか、他の在宅サービスとチームケアが可能な場所かどうかを判断します。また、市町村や保健センター、保険医療機関などの理解を得ていく努力も求められます。開設後は主治医やケアマネジャー（居宅介護支援事業所、地域包括支援センター）とも密接な情報共有を心がけます。さらに通所ができない日は、ケアマネジャーと相談して訪問看護サービスに切り替えて対応するなど、臨機応変に対応できると利用者の満足度が高くなり、また経営上のリスク軽減につながります。

最初の数カ月間は看護職員が2.5人で利用者数は30人程度を目標としても、地域の関係者から信頼され、安定した心地よい職場環境を整えて看護職員を増やし、規模拡大と事業の安定的経営を目指したいものです。

2　職員の確保に関するポイント

1　訪問看護ステーションの管理者

訪問看護ステーションの管理者は保健師、助産師（健康保険法の指定訪問看護のみ）、看護師で、訪問看護を行うために必要な知識および技能を有することが法的責務として義務づけられています。訪問看護ステーションは管理者次第といっても過言ではありません。

管理者に求められる要件として、訪問看護制度の理解をはじめ、公平性、先を見据えた社会変化・状況変化への対応、的確な実践力、職員への教育的配慮等が挙げられます。単に看護経験が豊富であるだけではなく、経営・戦略、対外的な交渉能力も求められます。また、情緒安定で信念をもっていること、運営方針をスタッフと共有し、目標に向かってリーダーシップを発揮することなども求められます。

管理者への登用はステーション内で養成された優秀な訪問看護師を起用することが通常ですが、外部から的確な人材を管理者に迎え、ステーションの活性化につなげていくことも必要です。

管理者は、訪問看護のミッションを果たしたうえで、訪問看護事業を通じて、働く人達を活かすこと（生計、社会的地位、地域との絆、自己実現の手段）の責任と、地域社会の健康課題の解決に貢献する役割が求められるでしょう。

2　訪問看護師

看護職員の募集手順は、ステーションの就業規程に準じた雇用条件を盛り込んだ求人票をナースセンターまたはハローワークへ登録し、求職者の紹介を受けます。看護職の人員確保が難しい場合、新聞広告などあらゆる手段を検討することも必要です。

求人票には、職種、業務時間と形態、業務内容、給与、福利厚生に関すること、通勤に関することなどを記載します。

採用人数は、その年度の訪問看護事業計画に沿って、必要な人数を決めます。指定を受けるうえで必要な訪問看護に従事する看護職員の配置基準は、管理者を含め常勤換算で2.5人以上となっています。利用者数・訪問回数等によって採用する人数は異なります。訪問看護師１日１人当たりの訪問件数は、１回の訪問時間が１時間程度の場合平均４件ですが、必要とする看護内容や法人等の方針により異なる場合があります。

看護職員については、日本訪問看護財団で実施している訪問看護養成講習会等の修了者が望まれますが、臨床経験が少ない（3年未満）看護師等についても、状況によっては積極的に採用し育成していくこともステーションの役割の一つといえます。

新採用時の研修が重要であり、マニュアルに沿って指導することも大切ですが、各人に合わせて手取り足取り指導することも必要です。また、看護職員全体で協調性をもって指導に当たることが、新人育成のポイントとなります。今後、少子超高齢社会に向けた新卒訪問看護師の人材育成等は、特に規模の大きい機能強化型訪問看護ステーションの大きな役割と考えます。地域の訪問看護ステーションが共同で新人を育成することも考えたいものです。

職員の勤務形態は、常勤職員、嘱託職員、非常勤職員に区分しているところが多いようです。ステーションの事業内容や利用者数等によって、それぞれ職員の適切な配置数が必要です。

訪問看護ステーションでは、看護職員に代わって理学療法士・作業療法士・言語聴覚士が、訪問看護（診療の補助）を業務の一環として提供できます。これは介護保険サービスの「訪問リハビリテーション」ではありません。ただし、看護の機能を発揮するため、看護職員の配置割合としておよそ６割以上は必要でしょう。

3　事務職員

事務職員の主な業務は、月々の介護・診療報酬の請求事務、庶務を含む一般事務、経理全般等があります。さらに看護補助者として同行訪問を行った場合、複数名訪問加算の算定ができます。

ステーションの規模によって事務職員の人数は異なりますが、最初は週3回程度の非常勤職員から始めるとよいでしょう。利用者の増加等に伴い、業務の効率性等から複数の事務職員を配置することもあります。

開設時は看護職員が事務を兼務しているところもありますが、事務と訪問看護の役割を分担することで利用者、関係機関等への連絡調整がスムーズにでき、看護の質の向上につながるなどのメリットがあります。

3　開設場所・物件の選定、必要物品の調達に関するポイント

法人内で開設を決定したら、開設準備に向け「訪問看護ステーション開設プロジェクト」を設置します。そのメンバーには管理者（予定者）も含みます。設置主体により準備方法が異なることもありますが、開設後に管理者となる場合は、準備の段階からかかわりをもつことが大切です。開設に必要な書類の作成、行政との連携、関係機関との連携、事務所の設備等の準備があります。

表 1-3-1　事業所開設に関する準備スケジュール

項　目	1カ月	2カ月	3カ月	4カ月
開設場所の決定	場所決定			開設
事務所建物	設計図作成	建物工事依頼	建物完成	
備品等必要物品の購入	購入リスト作成	購入物品決定、発注	物品納入	
看板作成		看板発注	看板作成	
電話、電気、水道、ガス等手続き		設置手続き実施	設置完了	
開設 PR の実施	PR 方法検討	新聞広告等実施	新聞広告等実施	
あいさつまわり	あいさつリスト作成	開設予定 あいさつ実施		開設 あいさつまわり

注：開設場所決定後（1～2カ月を要する）から目安となる日程予定です。

1　開設場所・物件の選定

「訪問看護ステーション開設プロジェクト委員会」を中心に、開設者と連携して基本構想や進め方について検討します。母体機関が入居している施設や行政が所有している建物の一部を借用できる場合は、開設場所や物件の選定等の準備は不要となります。

独立したステーションを設立する場合は、基本構想に基づいた場所の選定、あるいは物件の選定などの準備が必要です。

場所の選定では、自然災害発生時の安全性も考慮しつつ、母体機関に近い場所、利便性のある場所、駐車場を確保できる場所などが必要条件になります。

また、物件の選定方法として、土地、建物とも財産として所有する場合、土地、建物とも借用する場合、などの選択肢があります。借用する場合は、改修が可能な範囲や、退居する際の原状回復の条件も考慮します。

1）ステーションとして必要なスペースの確保

①事務室、相談コーナー、会議室、研修室、更衣室、シャワーバス、休憩室、倉庫、洗面所、洗濯および消毒のスペースなどですが、特に感染防止のため汚物処理、消毒スペースの確保は必要です。また、保管棚（記録物・福祉用具等）、倉庫室（長期保存資料等）等です。

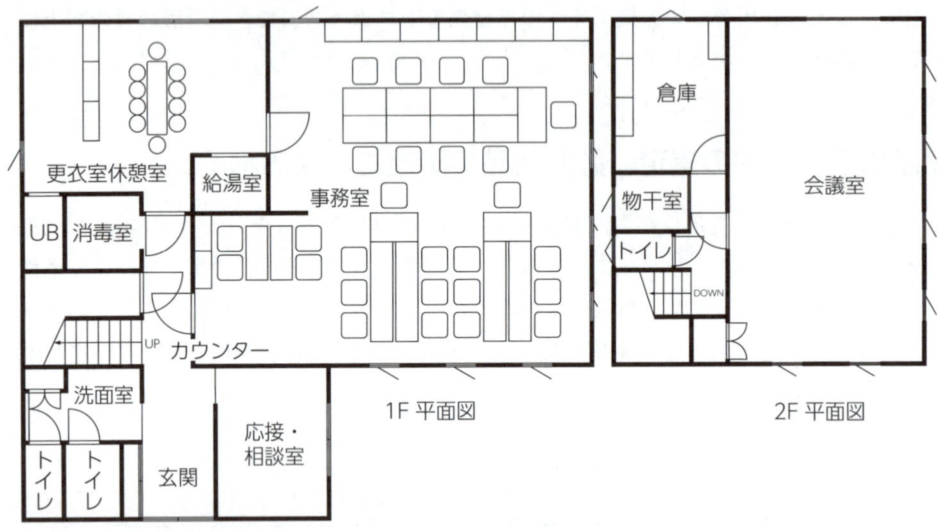

図 1-3-2　「訪問看護ステーションあきた」平面図（実例）

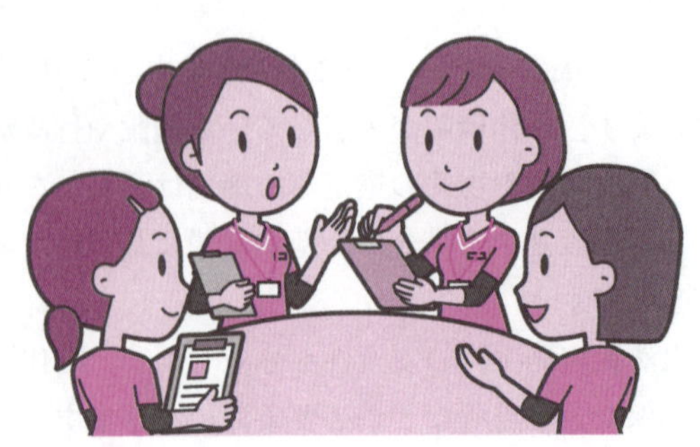

2　必要物品の調達

1）設備備品および車両

品名	数	備考
看板	1	ビル内に入居する場合
案内板	1	ビル内に入居する場合
電話機	2～3	室内の広さ、利用者数による
カメラ付携帯電話またはタブレット（業務用）	必要数	緊急時の対応等
訪問車（公用車）	常勤職員数	非常勤職員は借り上げまたはリース
掃除機	1	
FAX 機	1	使用頻度に応じた設備が必要
事務用机（ビジネス用テーブル可）	人数分	管理者、職員全員
パソコンデスク		事務用デスクに置けない場合
会議用（兼）研修用机		20 人程度の会議、研修用
椅子	人数分	事務用、会議、研修、休憩用
ホワイトボード	2	職員、相談者用、会議室用
ロッカー	人数分	
金庫または手提げ金庫	1	経理システムにより、異なる
扉付戸棚（中が見えないもの）鍵付	1	書類、カルテ等
図書用戸棚	2	文献、テキスト、看護辞典等
看護用品、衛生材料用戸棚（中が見えるもの）	3	事務用品、衛生材料、看護用品
コート掛け、傘立て		来客用、職員用
相談用テーブル	1	相談コーナーに設置
休憩用食卓テーブル	1	広めのテーブル
パソコン		1 人 1 台が望ましい
パソコンソフト	各 1	訪問看護記録等、介護・診療報酬請求等
コピー機	1	リースまたは購入
シュレッダー	1	機能のよいもの
テレビ	1	職員研修、緊急時の情報手段等
デジタルカメラ	2	創傷等、主治医へ情報提供
シャワーバス	1	感染防止等
洗濯機	1	予防着、ユニホーム等の洗濯
乾燥機	1	物干し場がない場合は便利
冷凍冷蔵庫	1	冷却用
電子レンジ	1	弁当等の加熱
ポット、お茶用品一式	2	来客、職員用

2）事務用品、消耗品

品名	数	備考
パンフレット	500 部程度	訪問看護の PR 用
ステーション印	2	名称、郵便番号、住所
名刺	職員数	
所長印（氏名）	1	公印は、法人により異なる

職員氏名印	職員数	
帳票類	必要部数	
記録用紙	必要部数	
ファイル		利用者カルテ用、書類綴り等
筆記用具		ボールペン、鉛筆、マジック等
穴あけ器	3	
ホチキス	3	
ハサミ	3	
コピー用紙		
封筒、切手類	必要枚数	A4、定型等
その他の文房具類	必要量	消耗品の定期的在庫点検をする

3）訪問看護に必要な物品等

品名	数	備考
予防着、エプロン、防護服		職員１人２枚以上
入浴・シャワー用エプロン		職員１人２枚以上
住宅地図	１人１部	事務所に１部は必要
筆記用具		ボールペン等
記録用紙またはタブレット		訪問看護記録等
訪問かばん	１人１個	予備が必要
カルテ用かばん	１人１個	予備が必要
プラスチック・ゴム手袋	１人１箱	
手拭用紙タオル・ウェットタオル	１人１ケース	
マスク（サージカル、N95）	１人１箱	
替え用ソックス	１人３足	感染防止のため
速乾性手指消毒薬	１人１本	
酒精綿	適当	
駆血帯	１人１本	
キシロカインゼリー	１人１本	
血圧計	１人１台	
体温計	１人１本	
パルスオキシメーター	１人１個	
血糖測定器	１人１台	
聴診器	１人１本	
耳鏡セット	２セット	必要時
ストップウォッチ	１人１個	
ペンライト	１人１本	
メジャー	１人１個	
ハサミ	１人１本	
鑷子	１人３本	
膿盆	１人１個	
舌圧子	１人10本	
握力計	２台	必要時
爪切り	１人１個	
体圧測定器	1～2台	褥瘡予防

吸引器（電動式・足踏み式）	3〜5 緊急時	（停電時は足踏み式が便利）
吸引カテーテル	必要数	緊急時の予備等

4）衛生材料・薬品等

品名	数	備考
滅菌ガーゼ、綿球類	2セット	予備必要
滅菌手袋	1箱	感染予防
ビニール袋	10枚	汚物入れなどに使用
創傷保護剤	1箱	突発的な創傷処置用
褥瘡用フィルム剤	1箱	突発的な創傷処置用
テープ類	2箱	
消毒薬：クロルヘキシジングルコン酸塩液剤、ポピドンヨード液、消毒用アルコール	各数本	皮膚、手指の消毒
生理食塩水	数本	創傷の洗浄等

4　労務管理

1　労務管理業務

訪問看護ステーション事業において収益を生み出すのは、訪問看護という営業であり、訪問看護事業そのものです。したがって、その業務遂行のための人員確保・訪問看護の質の向上等にかなりの力を注ぐことになります。一方、職員の採用から退職までの労働条件を定め、教育訓練や人事管理、福利厚生に関する業務等多岐にわたる労務管理業務も重要な仕事です。

しかしながら、実態として労務管理業務を不得手とする管理者が多く、営業を重視するあまり管理面は疎かにされがちです。「営業」と「管理」は車に例えると、車の両輪です。車は両方の車輪の大きさが違ったりすると真っすぐには走れません。バランスのよさが求められます。バランスを維持するのは、管理者の責務です。労務管理業務についての理解と知識が求められます。

労務（人事・総務）の主な業務を整理すると以下のとおりです。

①求人・採用に関する業務

採用計画の立案、求人票の作成、採用試験・面接の実施、雇用条件の提示（募集・雇用条件は他施設と比較して適切か）、採用時提出を求める書類のチェック（自筆履歴書、業務に係る免許証の写し、卒業証明書、健康診断書、その他）

②人事異動・考課に関する業務

昇進・昇格・昇給に関する基準の明確化と考課の実施

③教育訓練に関する業務

年間計画の策定、各職員に必要な知識・技術等を学ぶ機会の提供

④賃金に関する業務

賃金体系の見直し（近隣・業界動向、収益状況により策定）

⑤労使関係に関する業務

就業規則の見直し（現行規則の不備や法改正への対応）、労使協定・労働協約の締結

⑥労働時間に関する業務

残業・休日・休暇等の管理、「三六協定」の締結

⑦職場規律に関する業務

出退勤管理、情報管理、モラル、賞罰

⑧福利厚生・安全衛生に関する業務

定期健診の実施、福利厚生規程の整備

⑨退職・解雇に関する業務

退職届、離職証明書、社保・雇用保険の資格喪失届、退職金の計算

⑩職員家族の異動に関する業務

扶養控除等申告書、健康保険被扶養者異動届の提出等

⑪社会保険・労働保険に関する業務

加入手続き、社会保険標準月額算定届・変更届の提出

社保の控除・納付事務　他

⑫非正規職員に関する業務

非正規職員の就業規則の整備、社保・雇用保険加入の要否の確認等

2　労務管理に関連する労働法

組織を円滑に運営するためには、事業所で働く者に共通の基準が必要です。その基準が「就業規則」をはじめとする諸規則・規程です。組織立ち上げ時には、まず共通の基準「就業規則」などを定めることが労務管理の最初の業務となります。

就業規則などを定める際に注意しなければならないことは、労働基準法など各種の労働法があり、法律に違反する就業規則はできないということです。つまり、規程を作成する場合は、労働法を知らなければ作成できません。

ここでは、労働基準法について概要を説明します。

1）労働基準法

憲法第27条２項に「賃金、就業時間、休息その他の勤労条件に関する基準は、法律でこれを定める」とされ、その具体化のため労働基準法（以下、労基法という）が定められました。

その性格は下記の通りです。

①労働者保護法であること

経済的に優位に立つ使用者（注1）に雇用される経済的弱者である労働者の賃金、就業時間等の労働条件を保護する法律である。

②民法に優先すること

民法と労働基準法上で相反する結論となる場合、労基法が優先する。

③労働条件の最低基準を定めたものであること

経済的弱者である労働者の労働条件を法律で最低条件を定め保護するものであり、労基法に定める基準以下での労働者の雇用はできない。

④強行法規であること

理由の如何にかかわらず遵守を強制される。これに違反した使用者（注1）は刑事罰則を

受ける。

（注 1）**使用者**：社長、取締役、部長、課長、職場責任者などをいい、実質的責任が誰にあるかで決まります。

（1）労基法の概要

労基法は表 1-3-3 の内容となっており、以下その主な項目について説明します。

a. 労働契約の締結（雇用契約書、雇用条件通知書）

労働者を雇用する場合、雇用契約書を締結し、就業場所、業務内容、労働時間（始終業時間）、休憩、休日、休暇、賃金、契約期間等の労働条件について明示しなければなりません。ただし、就業規則がある場合は、就業規則に定められた条項については労働契約の内容となるので就業規則を示せば明示したことになります。

b. 賃金

賃金は、名称の如何を問わず、労働の対価として使用者が労働者に支払うすべてのものをいいます。したがって、基本給のほか諸手当、賞与等も含まれます。

また、賃金は、①通貨で、②その全額を、③毎月 1 回以上、④一定の期日を定めて、⑤直接労働者に支払わなければならないという**賃金の支払原則**があります。

ただし、以下の場合は、賃金の支払原則から除外されます。

通貨払いについて

・労働者の同意のもとに銀行振り込みによる支払（支給日当日の朝、支払可能が条件）
・退職手当は、労働者の同意のもとに銀行振出小切手、支払保証小切手、郵便為替でも支払い可（事業所等の振出小切手は認められない→不渡りの可能性の排除）
・労働組合との労働協約による場合、通貨以外でも可（例：一部を商品等の物品）

全額払いについて

・書面による労使協定がある場合、定めた費目について、控除することができる（定めのない費目については、一切控除は認められない。例：社員への貸付金の給与からの控除）
・法律で定めのある税金・社会保険料等の控除

表 1-3-3　労働基準法の内容

第 1 章	総則	第 8 章	災害補償
第 2 章	労働契約	第 9 章	就業規則
第 3 章	賃金	第 10 章	寄宿舎
第 4 章	労働時間、休憩、休日および年次有給休暇	第 11 章	監督機関
第 5 章	安全及び衛生	第 12 章	雑則
第 6 章	年少者、妊産婦等	第 13 章	罰則
第 7 章	技能者の養成	附則	

毎月・一定日について

・臨時に支払われる賃金、賞与等

c. 労働時間

労働時間とは、休憩時間を除く実働時間です。労働時間は、1 日 8 時間、1 週 40 時間を超えてはいけません。これを法定労働時間（注 1）といいます。

法定労働時間を超える労働（8 時間を超える）、または休日労働をさせる場合は、「時間外労働・休日労働に関する協定届」通称「三六協定」（注 2、3）の締結が必要です。三六協定の締結がない場合は、時間外労働・法定休日労働（注4）をさせることができません。

深夜労働、法定労働時間を超える労働または休日労働をさせた場合は、割増賃金（注5）を支払わなければなりません。

（注1）**法定労働時間**：事業場の規模が10人未満の商業・映画演劇業・保健衛生業・接客娯楽業については、1週間の労働時間が44時間まで認められています。

（注2）**「三六協定」**：法定労働時間を超える労働（8時間を超える）、または休日労働をさせる場合は、就業規則等に時間外労働あるいは休日労働をさせることがある旨を定め、労働者の過半数を代表とする者と労使協定（三六協定）を締結し、所轄の労働基準監督署に届出をしなければなりません。協定は、代表する法人で届出するのではなく、事業場ごとに三六協定を締結し、それぞれの所在地を管轄する監督署長に届出が必要となります。

（注3）**三六協定に定める項目**：①時間外・休日労働をさせる必要がある具体的理由、②業務の種類、③労働者の数、④1日および1日を超える一定の期間について、延長することができる時間または労働させることができる休日、⑤有効期間

協定で定める時間外労働の時間は、以下の基準を超えてはいけません。

期　間	1週間	2週間	4週間	1カ月間	2カ月間	3カ月間	1年間
限度時間	15h	27h	43h	45h	81h	120h	360h

※①ただし、限度時間を延長しなければならない特別の事情が生じたときに限り、限度時間を超える一定の時間まで労働時間を延長することができる旨を定めた「特別条項付協定」を締結・届出することにより一定の期間だけ上記限度時間を超える時間外労働をさせることができます。

※②対象期間が3カ月を超える1年単位の変形労働時間制を適用する場合は、以下の表のとおり限度時間は変わります。

期　間	1週間	2週間	4週間	1カ月間	2カ月間	3カ月間	1年間
限度時間	14h	25h	40h	42h	75h	110h	320h

（注4）**法定休日**：週1回または4週に4回の休日のこと、これ以外は法定外休日といいます。就業規則で、土日祭日など週2日以上の休日を定めている場合は、週1日を法定休日としそれ以外は法定外休日となります。なお、休日労働とは法定休日に労働することで、法定外休日に労働する場合は、労基法で定める休日労働ではありません。ただし、週の労働時間が40時間を超える労働に対しては割増賃金の支払いが必要となります。

（注5）**割増賃金**：事業所が定める1日の所定労働時間が8時間以下の場合は、法定労働時間の8時間までは割増賃金は発生しません。

・1日の労働時間が8時間を超える労働および深夜労働（22時～5時）には割増賃金は25％以上を加算しなければなりません。
・時間外労働が深夜に及ぶ場合は、割増賃金は50％以上を加算しなければなりません。
・休日労働が深夜時間に及んだ場合は、割増賃金は60％以上を加算しなければなりません。
・法定休日に労働する場合は、割増賃金は35％以上を加算しなければなりません。

変形労働時間制について

変形労働時間制とは、事業や業務の内容により繁閑がある場合、単位期間中（1週間、1カ月間、1年間）の特定の日や週について、1日8時間、1週間40時間の法定労働時間を超える所定労働時間を定めることができる制度です。

ただし単位期間の総労働時間は平均して1週間の労働時間を超えないことが条件であり、労使協定や就業規則での定めが必要です。

1カ月単位・1年単位の変形労働時間制やフレックスタイム制などがあります。

記録の保存義務について

労基法では、使用者は、労働者名簿、賃金台帳および雇入、解雇、災害補償、賃金その他労働関係に関する重要な書類は、3年間保存しなければならないと定めています。

労働者名簿：労働者の氏名、雇用年月日、履歴、退職日およびその事由等
賃金台帳：労働者の氏名、賃金計算期間、労働日数、労働時間数、時間外労働時間数、基本給、手当、その他賃金の種類ごとにその額

労働時間の適正な把握は使用者の義務

①使用者は、始業・終業時刻の確認および記録をする義務があります。
②始業・終業時刻の確認および記録の方法としては、原則として次のいずれかの方法によることと定められています。
　ア　使用者が、自ら現認することにより確認し、記録すること。
　イ　タイムカード、ICカード等の客観的な記録を基礎として確認し、記録すること。
③自己申告制による場合、使用者は次の措置を講ずることが求められています。
　ア　自己申告制を導入する前に、その対象となる労働者に対して、労働時間の実態を正しく記録し、適正に自己申告を行うことなどについて十分な説明を行うこと。
　イ　自己申告により把握した労働時間が実際の労働時間と合致しているか否かについて、必要に応じて実態調査を実施すること。
　ウ　労働者の労働時間の適正な申告を阻害する目的で時間外労働時間数の上限を設定するなどの措置を講じないこと。また、時間外労働時間の削減のための社内通達や時間外労働手当の定額払等労働時間に係る事業場の措置が、労働者の労働時間の適正な申告を阻害する要因となっていないかについて確認するとともに、当該要因となっている場合においては、改善のための措置を講ずること。
④労働時間の記録に関する書類は、労働基準法第109条に基づき、3年間保存が義務づけられています。

d. 休憩

休憩は、6時間を超える労働には45分、8時間を超える労働には1時間、労働時間の途中で一斉に与え、休憩時間中は、労働者が自由に利用できなければなりません。また、労働時間の始めや終了時に休憩時間を設けることは原則として認められません。

育児時間について

満1年に達しない生児を育てる女性は、休憩時間のほか、1日2回各々少なくとも30分、その生児を育てるための時間を請求することができる育児時間があります。一般の休憩時間のように、労働時間の途中に与えなければならないという制約がありませんので、始業時刻から30分と終業時刻前30分というように請求することもできます。また、必ずしも2回に分けずに、1回にまとめて1時間取ることも可能です。

休憩時間と待機時間の違いについて

①休憩時間は、労働者が自由利用できる時間であり労働時間には含まれません。
②待機時間は、事業所等に待機させ当該時間が労働者の自由利用を保障されない場合であり労働時間に含まれます。

e. 休日

休日とは、労働契約で労働義務のない日をいいます。1 週間に少なくとも 1 日（または 4 週に 4 回）与えなければならない法定休日と、就業規則等で、祝日・土日・年末年始等を休日と定めた法定外休日があります。法定外休日の勤務は、休日出勤とはなりませんが、当該の週の総勤務時間が法定労働時間を超える場合は割増賃金が発生します。

なお、原則休日は、午前 0 時から午後 12 時の 24 時間としますが、3 交代制勤務などの特殊な場合は、例外的に継続的な 24 時間の休みでもよいとされています。

振替休日と代休の違いについて

①振替休日は、休日に出勤し<u>他の労働日と交換することを、事前に手続き</u>をした場合をいい、休日労働とはなりません。 また、休日振替は 4 週間以内に与えなければなりません。 ②代休は、休日に出勤させ、<u>事後に他の労働日の労働を免除すること</u>。休日労働となり、割増賃金が発生します。また、必ずしも労働の免除をしなくともよいです。

f. 年次有給休暇

①6 カ月間継続勤務し、全労働日（注 1）の 8 割以上出勤した職員に対して、最低 10 日を与えなければなりません。その後は前年の出勤率が 8 割以上であれば、一定日数が加算されます（表 1-3-4）。ただし、週の所定労働日数により異なります（表 1-3-5）。

②年次有給休暇は、それまでの勤務状況により付与されるもので、以後の勤務期間の長さは関係しません。

③労働者からの請求に対し、業務上の支障がない限り時季変更は認められません。

④休暇は 1 日単位で取得するのが原則（労働者が希望し、使用者が同意した場合であれば、労使協定が締結されない場合でも日単位取得の阻害とならない範囲で、半日単位でも可。なお、労使協定を締結すれば、年 5 日を限度として、時間単位で年次有給休暇を与えることができます）。

（注 1）**全労働日**：全労働日とは、対象職員（非正規職員を含む）それぞれの年間の所定労働日数をいいます。

g. 産休

①出産の際、本人からの請求があれば出産前の 6 週間（予定日から起算）は、休暇を与えなければなりません（請求事項）。

②出産後 8 週間は、就業禁止。ただし、産後 6 週間経過後は女性が請求し医師が支障がないと認めた業務に就かせることは可能です（労基法第 65 条第 22 項）。

③休暇中の賃金は労基法では定めがないため、就業規則等で有給か無給かを定めることになります。

h. 就業規則

就業規則は、労働条件や職場規律などについて定めたもので、労基法では、労働者の雇用の際に労働条件の明示を使用者に義務づけています。また、いつでも労働者が閲覧できるよう備え付けまたは交付が義務化されています。詳細は、次項にて説明します。

i. 災害補償

業務遂行上および通勤途上の傷病・死亡の場合、使用者は労災補償を行わなければなりま

表 1-3-4 週5日以上勤務および週の所定労働時間30時間以上の労働者に付与される年次有給休暇

継続勤務年数	0.5年	1.5年	2.5年	3.5年	4.5年	5.5年	6.5年以上
年次有給休暇	10日	11日	12日	14日	16日	18日	20日

表 1-3-5 週の所定労働時間が30時間未満の労働者

週所定労働日数	1年間の所定労働日数	継続勤務年数別の年次有給休暇						
		0.5年	1.5年	2.5年	3.5年	4.5年	5.5年	6.5年以上
4日	169日～216日	7日	8日	9日	10日	12日	13日	15日
3日	121日～168日	5日	6日	6日	8日	9日	10日	11日
2日	73日～120日	3日	4日	4日	5日	6日	6日	7日
1日	48日～72日	1日	2日	2日	3日	3日	3日	3日

表 1-3-6 休暇の種類

(法定休暇) 休暇は、労基法では、年次有給休暇のほかに産前産後休暇、生理休暇が定められています。また、他の法律で子の看護休暇、育児・介護休業について定められています。年次有給休暇を除き、それぞれ有給か無給かは事業所が決めればよいことになっています。
(法定外休暇) 就業規則等で定める休暇としては、結婚・忌引休暇、病気休暇、リフレッシュ休暇、夏期休暇などを特別休暇として設定しているケースが多いと思われます。
(非正規職員の休暇) 法定休暇以外の休暇は、アルバイト等の有期雇用契約者については就業規則で定めのないケースが多いです。

せん。このため労災補償保険制度（労災保険）があります。労災保険は強制加入であり、使用者は事業場に所属する労働者全員を加入させなければなりません。また、保険料は全額使用者負担となります。補償内容は療養・休業・障害・傷病・介護・遺族補償および葬祭料です。なお、業務災害になるか否かの判定は労働基準監督署が行います。

j. 退職・解雇

労働契約の終了、または強制的解除により雇用関係の終了となることです。

退職は、労働契約の終了により労働者の身分を喪失することで、その形態には、任意退職（合意、一方的、退職の勧奨）と、その他の退職（契約期間満了、休職期間満了、定年、結婚・出産、死亡）があります。

解雇は、雇用関係の強制的解除をいいます。解雇には、合理的事由と少なくとも30日前の予告（または、1カ月分給与支払）が必要となります。アルバイト等の有期契約者でも、契約期限前の解雇は予告を必要とします。

就業規則には、「解雇の事由」を規定し（規定がない場合、就業規則の改正を要します）、解雇をする場合は「解雇の事由」を書面の交付により労働者に明示しなければなりません。

なお、**解雇予告には除外されるケース**もあります（表 1-3-7）。さらに、天災事変その他やむを得ない事由で事業の継続が不可能となった場合や、労働者の責に帰すべき事由で解雇する場合（例：横領、傷害、2週間以上の無断欠勤など）は、労働基準監督署長の認定を受ければ解雇が認められます。

k. 非正規職員

非正規職員は、雇用側からすると有期契約であり、季節的労働・補助的労働に有効なこと、

表 1-3-7　もともと解雇予告が除外されている場合

①日々雇い入れられる者	ただし	1カ月	を超えて引き続き雇用されている場合は解雇予告または解雇予告手当の支払いが必要となる
②2カ月以内の期間を定めて使用されている者		契約期間	
③季節的業務に4カ月以内の期間を定めて使用されている者			
④試の使用期間中の者		14日	

また、労働者側も、家庭との両立などの事情から常勤を望まないことがあり、雇用側・労働者側の利害が一致した雇用となっているケースが多いと思われます。ただし、職員と全く同じ業務内容・労働時間のアルバイト等の雇用は認められません。非正規職員を雇用する場合は、正規職員との合理的な差異を明確にし、雇用契約書に条件等を明示することが求められています。

同一労働同一賃金

政府の働き方改革の柱の一つに「正規・非正規間の格差是正」が掲げられています。このための施策として「同一の労働に従事する労働者には同一の報酬を支給する」という「同一労働同一賃金」の施策が2020（令和2）年から大企業で、2021（令和3）年からは中小企業で施行されました。今まで問題になっていた正規雇用と非正規雇用の賃金や待遇の差を埋めることが目的とされています。「同一労働同一賃金ガイドライン」によると基本給だけでなく、賞与や各種手当に関しても言及しています。また「賃金の決定基準・ルールの相違は、職務内容・配置の変更範囲、その他の事情の客観的・具体的な実態に照らして不合理なものであってはならない」とされ、正規職員と非正規職員との差異を明確にすることが求められています。

同一労働同一賃金は、非正規職員の雇用条件を正規職員と全く同じにしなければならないということではありません。非正規職員の採用の際に、正規職員との差異（労働日数・労働時間・業務内容・責任範囲・転勤等の移動などの条件）を雇用契約書等に明記することが必要となり、正規職員との合理的な差異を使用者側は認識し、雇用条件等を定める必要があります。訪問看護業務の円滑な運営には非正規職員なくしては困難と思われますので、今後は現在雇用関係にある非正規職員を含み、雇用条件等を検討するとともに必要な措置（規定の制定・処遇の見直し等）が求められます。

勤務時間が短いことや有期雇用であることは、差別的取扱いを正当化する理由にはなりません。すなわち、「パートタイマーだから」という理由だけで、同じ業務に就いている正規職員より低廉な賃金で働かせるのは違法ということになります。

無論、勤務時間が短い（もしくは有期雇用である）がゆえに、あるいは他の理由があって、業務の内容や責任の程度が正規職員とは異なる場合は、その「業務の内容や責任の程度」に見合った賃金額を設定するのは問題ありません。しかし、そのような場合は、正規職員とパートタイマーとの「業務の内容や責任の程度」を明確に区分しておく必要があります。

また、職員等から説明を求められた場合には説明義務が生じます。事前に「業務の内容や責任の程度」等の差異について説明できるよう準備をしておくことが必要となります。

評価方法として、「要素比較法」や「要素別点数法」といった「職務評価（役割評価）」の手法により、正規職員とパートタイマーの差異について明確にすることも有効です。「要素別点数法」については、厚生労働省「職務分析・職務評価導入支援サイト」に評価手法・導入支援等が紹介されています。

I. アルバイト等

アルバイト等を雇用する際も、原則、職員と同じ基準で就業規則を作成することが必要です。雇用条件（賃金、契約期間、労働時間、職務内容など）は個別に定めることになりますので雇用契約書の取り交しが必要です。

契約時には更新の有無、更新する場合としない場合の判断の基準を明示しなければなりません。また、継続し契約の更新を行った場合、期間満了を理由とした契約の打ち切りは、職員の解雇と同様にみなされます。

特に注意すべきこととして、使用者の責に帰すべき事由により労働者を休業させた場合、使用者は休業手当として平均賃金の100分の60以上の手当を支払わなければなりません。

なお、アルバイト等にも社会保険・労働保険の加入が義務づけされています。保険加入条件等は、「5　社会保険について」に後述します。

無期転換ルール

期間の定めのある労働契約で雇用する職員のうち、2013（平成25）年4月1日以降に開始する有期労働契約の契約期間の通算契約期間が5年を超える職員で、希望する職員は全て期間の定めのない労働契約での雇用に転換することができる「無期転換ルール」が適用されます。

3　就業規則

訪問看護ステーション等の事業所では、訪問看護師・理学療法士・作業療法士・事務職員等の職員（非正規職員を含む）を雇用することになりますが、雇用条件について明確な基準が必要となります。この基準となるものが就業規則です。

1）就業規則等の作成義務

就業規則、給与規則等は、「労働法」による規制がある場合には、定められた基準に違反した規則、規程を作成することはできません。つまり、労働基準法等の労働関係法と同じかそれ以上の規則でなければならないことになります。

就業規則を定めることにより、使用者および労働者双方にとって労働条件や職場規律を統一的・画一的にでき、公正な条件を明確にし労使関係の安定を図ることができます。

また、就業規則は労働基準法をはじめとする各種労働法を基に作成されるものであることから、ほとんどが労働者を保護する内容となっています。一方、使用者にとっても職場規律などにより労働者の義務を明確にすることで、労務管理が効率的に行え職場の秩序を維持できるなどのメリットがあります。

就業規則の作成義務について

○常時10人以上を雇用する事業場では、就業規則を作成し労働基準監督署に届け出なければならない。〈作成義務〉 ○就業規則を定める場合、または規則の変更をする場合は、組合または職員の過半数を代表する者の意見書が必要となる。 ○就業規則の作成義務のない事業場においても、就業規則に準じた規則を作成しておくと雇用の際や処遇の見直し、または、処遇の公正化が図れる。

2）就業規則の記載事項

労基法では、就業規則の記載事項について以下のとおり定めています。

(1) 絶対的必要記載事項

労働時間（始業および終業時間）、休憩時間、休日、休暇、就業時間の交代制をとる場合の就業時転換に関する事項、賃金（決定、計算、支払方法、締切日、支払時期、昇給）、退職に関する事項

(2) 相対的必要記載事項

法律に定めはないが、規則を定める場合記載しなければならない事項：退職手当、臨時の手当（賞与等）、教育訓練、災害補償、表彰・罰則、福利厚生等

(3) 企業が任意に記載する事項

使用者が自由に記載する事項：採用・異動・昇進・休職などの人事に関する事項、出張旅費、職場規律等

3）実務上のポイント

就業規則には、上記記載事項等についてできる限り詳細に規則・規程を定めておくと、判断に迷いが生じないほか、不要な労使問題の発生などのトラブル防止ともなります。すべての規則・規程を就業規則に網羅することも可能ではありますが、一般的には、いくつかの規則・規程に分類する場合が多いです。

規則を定める場合や変更する場合は労働者の意見を十分に聴取し作成することが必要ですが、就業規則は、使用者が作成するものであり、法で定める基準以上であれば、使用者が履行できない規則を定める必要はありません。ただし、人材確保・定着を図るためにも、労働条件についてはできる範囲で関係する労働法以上の条件を就業規則で定めることが必要です。

労働基準監督署に届け出する場合、労働者の意見書は必要ですが、反対意見であっても法で定める基準以上の規則であれば受理されます。ただし、極力労働者の同意を得ることが望まれます。

初めて就業規則を作成する場合、労働基準監督署には就業規則の雛形が用意されているので参考にするとよいでしょう。

参考

職員就業規則の例

第1章　総　則
　第１条（目　的）
　第２条（適用範囲）
　第３条（規則の遵守）
第2章　採用、異動等
　第４条（採用手続き）
　第５条（採用時の提出書類）
　第６条（異動事項の届出）
　第７条（試用期間）
　第８条（人事異動）
　第９条（職員の任免）
第3章　服務規律
　第10条（服　務）
　第11条（遵守事項）
　第12条（セクシャルハラスメントの禁止）
　第13条（職場のパワーハラスメントの禁止）
　第14条（個人情報保護）
　第15条（始業及び終業の時刻の記録）
　第16条（遅刻、早退、外出）
　第17条（欠　勤）
第4章　職員の就業時間及び休日
　第18条（就業時間）
　第19条（本財団の休日）
第5章　時間外勤務及び休日勤務等
　第20条（時間外勤務及び休日勤務）
　第20条の２（当直勤務）
　第21条（深夜業の制限）
　第22条（母性健康管理の措置）
　第23条（所定就業時間の短縮措置等）
　第24条（時間外勤務の制限等）

第６章　休暇等
　第 25 条（休暇の種類）
　第 26 条（年次休暇、病気休暇及び特別休暇の請求等）
　第 27 条（年次休暇）
　第 28 条（年次休暇の単位等）
　第 29 条（病気休暇）
　第 30 条（特別休暇）
　第 31 条（特別休暇中の休日）
　第 32 条（有給休暇）
　第 33 条（非常勤職員についての適用除外）
　第 34 条（産前産後の休業）
　第 35 条（育児休業及び介護休業）
　第 36 条（子の看護休暇及び介護休暇）
　第 37 条（勉学のための休暇）
第 ７ 章　給与等
　第 38 条（給与等）
第 ８ 章　解雇、退職及び休職等
　第 39 条（解　雇）
　第 40 条（定年等）
　第 41 条（自己都合退職）
　第 42 条（身分の喪失）
　第 43 条（休職の事由と効果）
　第 44 条（休職の期間）
第 ９ 章　安全及び衛生
　第 45 条（遵守事項）
　第 46 条（健康診断）
第 10 章　教育研修
　第 47 条（教育研修）
第 11 章　表　彰
　第 48 条（表　彰）
第 12 章　懲　戒
　第 49 条（懲　戒）
　第 50 条（懲戒処分の種類）
　第 51 条（弁明の機会）
第 13 章　福利厚生及び災害補償等
　第 52 条（福利厚生）
　第 53 条（災害補償）
第 14 章　雑　則
　第 54 条（規則変更）
　第 55 条（委　任）

諸規則・規程の例

1　組織運営及び業務分掌規程
2　職員就業規則
3　職員給与規則
4　国内旅費規則
5　海外旅費規則
6　職員退職手当規則
7　職員の福利厚生および慶弔に関する規程
8　育児・介護休業規程
9　会計処理規程
10　事案決裁規程
11　文書規程
12　資産運用規程
13　金庫管理規程
14　物品管理取扱規程
15　契約事務取扱規程
16　個人情報取扱規程
17　非常勤職員就業規程
18　非常勤職員給与規則
19　役員等報酬規程
20　理事会運営規程
21　評議員会運営規程
22　監事監査規程
23　ハラスメント防止に関する規程
24　マイカー通勤規程
25　特定個人情報取扱規程

4　訪問看護事業所における労務管理

訪問看護事業所における訪問看護師の場合、その業務内容から新卒者の採用はごく少数にとどまり、職務経験者の中途採用が主となっています。このため、雇用に際しては、経験・技術等を勘案し、業務量のバランスや処遇面について、不満・不公平感をもたれないよう配慮することが必要です。

また、訪問看護事業には特有の問題等が想定されます。その母体となる法人の「就業規則」だけでは実態に対応できない部分が生じる可能性があるため、訪問看護事業に関する規則（条項）を別途定めたほうがよいと思われます。以下の検討事項を参考にして、各事業所の実態に合わせた規定・マニュアル等を整備するとよいでしょう。

1）勤務体制

24 時間体制に伴う、連絡体制の構築と電話当番・時間外休日出勤など想定される勤務体制の構築や各種手当の整備が必要です。

①営業日（土日の営業）の検討：利用者の需要動向や採算面と人材確保が可能かどうかを検討し営業日の決定をします。

②変形労働時間制等導入の検討：1カ月単位の変形労働制やフレックスタイム制など、必要に応じ始業・終業時間および就業時間見直しの要否を検討します。

③緊急訪問・電話当番等の各種手当の検討：時間外・休日の緊急訪問時の手当/24時間体制の電話連絡対応・待機にかかわる手当等の導入が求められます。

2）安全衛生・危険の防止

職務に関連して懸念される危険を想定し、規程・マニュアルの作成が必要です。

①感染防止：適正な防止策の検討（手袋・マスク・衣服の洗浄、滅菌処理）、マニュアルの作成

②医療廃棄物の管理（処理・廃棄）：医療廃棄業者への委託、利用者宅からの持ち帰り処分手段の検討

③夜間訪問・勤務：緊急訪問時の交通手段・防犯対策のマニュアル作成

④利用者等からの暴力：家族の協力・2名での訪問等、対応策マニュアルの作成

⑤採用時および定期的な健康診断の実施：健康上の理由で発生する無用な事故の防止

⑥災害発生時の対応：震災・台風などの災害発生時の連絡体制・行動マニュアルの作成

⑦交通事故：交通事故発生時のマニュアル作成（訪問看護は、車・バイク・自転車等での移動が日常的で、事故に遭遇する可能性が大きいため、事故防止の教育とともに事故発生時の対処マニュアルの作成が望まれます）

⑧その他：保険への加入（訪問看護事業所は、賠償責任保険への加入が義務となっています。その他、上記リスク管理および職員への福利厚生の充実の観点から、傷害保険・感染見舞金補償・個人情報漏えい賠償保険等の保険加入の検討もすすめます）

3）教育訓練

業務知識・技術の向上は、ミス・トラブルの発生防止のほか、事業所の対外信用の向上につながります。ミス・トラブルに対処する体制等のシステムを構築すると同時に、技術向上のため研修・カンファレンス等での教育を実施していきましょう。

4）情報管理

事業所においては、職員や利用者に関する情報を保護しなければなりません。何より、利用者の個人情報の漏えいはあってはなりません。管理体制の構築は不可欠です。そのため、業務遂行上行われる、情報の持ち出し（文書・FAX・メール等）は、情報取扱基準・規程等の作成が必要です。また、職員の情報管理に関する教育・指導の徹底が必要です。

マイナンバー制度

当面は、法令で定められた下記に限定し利用されますが、今後、利用の拡大が予定されています（最新制度の詳細は、内閣府・国税庁等のWEBサイト参照）。

所属する役職員や個人への報酬・謝金・家賃等の支払先などの法定調書等への記載が求められ個人番号（マイナンバー）の取得・管理等は法人の責任となります。

また、マイナンバーは特定個人情報とされ、なりすましなどのトラブルの防止のため厳格な取扱いとともに情報の漏えい防止策（取扱区域・保管方法・担当者を限定するなど）の徹底が求められています。このため、特定個人情報取扱規程の制定をはじめ、事務取扱責任者・事務取扱担当者の選任、法定調書等作成に係る事務フロー、特定個人情報取得・利用・廃棄等の記録簿を作成するなどの準備も必須となります。万一、漏えいした場合には罰則が科せられます。

さらに、介護保険では、各種申請・届け出を行う際に、被保険者のマイナンバーの記載のある書類を提出しなければならないケースもあります。その際に、被保険者やその家族から手続き等を事業者が委任され、マイナンバーの記載のある書類を行政の窓口等に提出することなどが想定されます。事業者がマイナンバーを収集するわけではありませんが、マイナンバーの記載のある書類の取扱いをすることになりますので、委任状の取得や漏えい防止のための取扱い等の規則等を定めるなどの準備が必要となります。

2015（平成27）年12月には、厚生労働省から事務連絡・介護保険最新情報等により介護事業者における介護保険関係事務等の内容や留意点について示されています。

5）非正規雇用

事業所において、非正規職員を雇用する大きな要因として、業務量の増減に合わせ人員配置できることがあります。

訪問看護師が行う業務では、その性格から常勤職員と非正規職員での業務内容の違いはほとんどないといえます。したがって、労働時間・日数の差が主となり、常勤職員と全く同じ業務内容・労働時間での非正規職員の雇用はできません。

また、非正規職員の就業規則等の作成が必要となります。賃金は、時給単価を設定する方法と訪問1件当たりの単価を設定する方法などがあります。

6）「紹介予定派遣」導入の検討

「紹介予定派遣」は、必要な人材（経験・技術等）の派遣条件を前提としていることから条件に合致した人材を紹介されることが期待できます。また、雇用予定者の能力・人物・本人の希望の確認が雇用開始前にできること、双方が希望しなければ、雇用契約の締結とならないシステムであることから、雇用の場合は、定着率が高くなるなどメリットがあります。

ただし、雇用契約締結の場合、派遣企業に対して紹介料（採用者の年収の15～30％程度）の支払いが発生するためコストは高くなります。

7）給与の決定

職員（嘱託、パート・アルバイトを含む）を雇用する際の重要な条件に賃金があります。母体となる法人がある場合は、定められた賃金体系を適用することになると思われますが、新たに賃金を定める場合、一般的には、周辺の事業所や業界などの状況を調査し決定することになると思われます。

訪問看護における人件費は事業収入の80％前後を占めており、収益確保の観点からも給与水準の決定には、十分な検討が必要です。

8）コミュニケーション

業務を円滑に遂行するためには、コミュニケーションは重要な要素です。

表 1-3-8　業務取組姿勢の要因

	利用者の反応	目標への取り組み	勤務態度
プラス要因	評価された	達成	能動的
マイナス要因	評価されない	中途半端	受動的

業務報告の励行、担当者間の連絡・ミーティングの実施や、定期的な会議の開催が有効です。ただし、無為・無駄の排除のため、回数・内容については十分な検討が必要です。また、提案・意見が受け入れられ、発言できるような職場環境の整備も求められます。

9）業務取組姿勢

業務取組姿勢（表 1-3-8）は、職場環境や個々の労働者の性格など、さまざまな要素により変化することがあります。業務取組姿勢により能力とは関係なく、期待する成果が得られない場合があります。管理者にとって、職員のモチベーション維持・向上も重要な業務です。

また、業務における責任の範囲・役割・権限および必要な能力・資格について明示することが必要です。本人の自覚を促し業務遂行を円滑にします。あいまいな指示は、責任逃れなどを誘発することになります。

10）経営・運営に関する関心

訪問看護事業は、法人が運営する収益事業であり、収益の確保は、事業継続のためにも働く職員の給与等を保障するためにも絶対条件です。

また、ミスやトラブルに対する体制等のシステム構築の必要性や、人材確保の問題点など経営・運営に関する適切な情報を職員に公開することにより、経営・運営に関心をもってもらい、ともに改善策を検討できる職場環境づくりが必要です。

11）職務責任と職務内容

組織図と職務分担表を作成し、職員に明示することが必要です。

組織図は、指揮・命令系統を明確にするものです。職務分担表は、各職員の職務分担と職務内容を示します。業務を遂行する際に的確な指示・命令ができ、各自の職務に対する責任への自覚が期待できます。

5　社会保険について

労働者は、病気・負傷による長期休職や死亡・失業などの事由で、賃金が減額されたり支払われなかったりすることがあります。社会保険制度は、それらの事由で労働者の生活が困難となることを一定の給付を行うことにより救済し、労働者の生活安定を図る目的でできた制度です。社会保険には、法人格をもつ事業所はすべて加入しなければならず、訪問看護事業所は法人が開設者ですので、当然加入することになります（表 1-3-9）。

表 1-3-9　社会保険および児童手当拠出金

社会保険	健康保険	本人および家族が日常生活において病気、けが、出産などの場合、給付される。 加入条件：常勤者および常勤者の 3/4 以上勤務の労働者（被保険者） 保険料：事業主と被保険者が折半
	介護保険	被保険者が介護状態になった場合、給付される。 加入条件：常勤者および常勤者の 3/4 以上勤務の労働者で 40 歳以上の者 保険料：事業主と被保険者が折半
	厚生年金	老齢、障害死亡（遺族）などの場合、給付される。 加入条件：常勤者および常勤者の 3/4 以上勤務の労働者 保険料：事業主と被保険者が折半
労働保険	雇用保険	働く意思があっても失業した場合、給付される。 加入条件：週 20 時間以上勤務の労働者 保険料：失業手当と、雇用安定のための能力開発等の保険料があり、失業手当の保険料は事業主と被保険者が折半。雇用安定のための能力開発等の保険料は、事業主が全額負担
	労災保険	業務中や通勤途上、事故に遭遇しけがや死亡した場合などに、給付される。 加入条件：事業所に勤務する労働者全員 保険料：事業主が全額負担
児童手当拠出金		育児を支援するため各種サービスの充実を図る資金として活用される。（児童手当） 加入条件：厚生年金加入者 保険料：事業主が全額負担

社会保険の適用範囲が拡大されています。詳細は厚生労働省ホームページ（https://www.mhlw.go.jp/tekiyoukakudai/pdf/chirashi_jigyonushi.pdf）を参照ください。

6　労務担当（管理者）の役割

事業所は、事業の目的達成のため、また、事業を円滑に実施するため、それぞれ役割をもった人の集まりです。訪問看護事業所は、小規模ではありますが、数人から数十人の職員（管理者、訪問看護師、理学療法士、事務職員など）が在籍する事業所です。

十人十色といわれるように、経営者・管理者・一般職員それぞれが同じ価値観・基準をもつことは理想ではあっても、現実にはあり得ません。経営者や管理者は、質の高い・効率的な訪問看護を期待しながらも、事業継続のため収益確保や事故防止を重視し、一方、職員は、利用者に満足を与えられる看護を目指しながらも、事業所には労働の対価としての賃金、働き甲斐のある職場環境、労働条件を求めます。

就業規則は、さまざまな価値観・基準をもつ経営者・管理者・一般職員の、ある意味において妥協点を示す指標ともいえます。就業規則が指標であれば、その指標に従い目的・目標に向かってスムーズな舵を取ることが労務管理であり、管理者・担当者の務めでもあります。

一方で、人員不足、残業問題など規程・規則だけでは解決できないさまざまな問題も事業所では発生します。

次に示す事例は、事業所で起こり得る解決しなければならない問題の一例です。これらの問題が発生してしまうと、解決には関係者との調整・協議のために多大な時間が必要となり、通常業務にまで影響を及ぼすことがあります。

事業所で発生する規程・規則だけでは解決しない問題事例

○必要人員の確保をしたいが人材がいない。
○人員不足から過剰な労働・残業時間の増加となり恒常化している。
○職員に期待していた能力が不足しており、業務遂行に不安がある。
○管理者と一般職員との意思疎通が図れていないため職場の雰囲気が殺伐としている。
○職員同士の仲がよくないため業務の連携に不安がある。
○業務に対する責任感が欠けている。
○責任の所在がはっきりしない。
○管理者の責任逃れが多い。
○指示が曖昧でどうすればよいのかわからない。
○指示待ちの傾向があり、能動的ではない。
○家庭上・友人関係で悩みがあり仕事に身が入らない。

日頃からのコミュニケーションづくり、職場規律を徹底する指導、向上心のある職場風土の醸成努力、外部研修への積極的な参加の促進、職場内研修の定期開催、そして事業所の事業目的を理解させ、組織の一員としての自覚を促し経営者・管理者・職員それぞれが事業所を支えているという意識をもたせることが重要であり、問題発生の防止策となります。

不幸にも何らかの問題が発生した場合、迅速な対応・公正な判断が求められます。特に訪問看護事業所では、労務担当者は専任ではないことが多いと思われます。決して 1 人だけで判断・結論を出さず、管理者などとも対応策について協議することが必要です。また、問題対策を協議する委員会などを事前に設けておくことは有効です。

労務を担当する管理者・担当者に求められるのは、規則・規程を遵守する姿勢とともに最も必要な資質は調整能力であり、問題等への対処能力です。事業所内で発生するさまざまな労務問題に対し当事者間の意見や主張を調整する能力と、公正な判断に基づく解決策を提示する対処能力とが求められます。

参考

法人設立にかかわる諸官庁への届出について

1. 税金に関する届出
　1）税務署
　　①法人設立届出書（税務署所定の用紙）　提出期限 2 カ月以内
　　　添付書類：会社謄本、定款の写し、株主名簿（社員名簿）、設立時の貸借対照表、
　　　　　　　　本店所在地の略図
　　②給与支払事務所等の開設届出書（税務署所定の用紙）　提出期限 1 カ月以内
　　③源泉所得税の納期の特例の承認に関する申請書（税務署所定の用紙）
　　　従業員が 10 人未満の場合、通常毎月収める源泉所得税を半年に一度の納期とする特例の承認
　　④青色申告の承認申請書（税務署所定の用紙）
　　　提出期限は、会社設立の日以後 3 カ月経過日と最初の事業年度終了日のうちいずれか早い日の前日まで
　　⑤棚卸資産の評価方法の届出書（税務署所定の用紙）
　　　提出期限は、最初の事業年度の確定申告書の提出期限まで
　　⑥減価償却資産の償却方法の届出書（税務署所定の用紙）
　　　提出期限は最初の事業年度の確定申告書の提出期限まで
　2）市町村役場および税事務所への届出
　　　住民税や事業税などの税金に関する届出
　　　東京都 23 区内と他の道府県で届出様式と提出期限が異なる（要確認）
2. 保険に関する届出
　1）労働基準監督署
　　①保険関係成立届（労働基準監督署所定の用紙）10 日以内
　　②概算保険料申告書（労働基準監督署所定の用紙）50 日以内
　　　労災保険の加入手続き、提出期限は従業員を雇用した日の翌日から 10 日以内
　　　添付書類：会社の謄本、従業員名簿、賃金台帳、出勤簿

③適用事業報告（労働基準監督署所定の用紙）
2）ハローワーク
①適用事業所設置届（ハローワーク所定の用紙）
②資格取得届（ハローワーク所定の用紙）
③保険関係成立届（労働基準監督署の受付印のあるもの）
提出期限は従業員を雇用した日の翌日から10日以内
添付書類：雇用従業員が以前雇用保険の被保険者であったときは被保険者証
会社の登記簿謄本、従業員名簿、賃金台帳、出勤簿
労働保険関係成立届の控え（労働基準監督署の受付印あるもの）
3）年金事務所
①新規適用届（所定の用紙）
②新規適用事業所現況書（所定の用紙）
③被保険者資格取得届（所定の用紙）
④被扶養者（異動）届（所定の用紙）
提出期限は従業員を雇用した日の翌日から5日以内
添付書類：会社の登記簿謄本、賃貸契約書の写し、従業員名簿、賃金台帳、出勤簿源泉所得税の領収書、預金口座振替依頼書

訪問看護業務に関する保険の例

1. 賠償事故
1）ステーション賠償責任保険（あんしん総合保険制度）
業務の遂行に伴い、利用者やその家族等にケガをさせたり、財物を損壊させてしまった場合に法律上の損害賠償責任を補償します。
2. 傷害事故
1）業務従事者傷害保険（あんしん総合保険制度）
業務従事者の職務に従事中（通勤途上を含む）、急激かつ偶然な外来事故が原因のケガを補償します。
2）労災保険（労働基準法及び労働者災害補償保険法に基づく災害補償制度）
3. 感染事故
1）感染症見舞金補償（あんしん総合保険制度）
業務従事者への災害補償制度をより充実させるための補償です。業務従事者が、業務の遂行に起因して対象となる感染症に罹患した場合、感染症補償規定に基づき、事業者が業務従事者に対して支払った見舞金を保険金として保険会社から事業者へ支払います。
4. 情報漏えい事故
1）サイバーセキュリティ保険（あんしん総合保険制度）
偶然の事由による情報漏えいを起因とした損害賠償に関する補償です。
5. その他の事故
1）什器・備品損害補償（あんしん総合保険制度）
所有または使用している建物内に収容の什器・備品について、火災・落雷や不測かつ突発的な事故等で生じた損害を補償します。
6. 交通事故
1）自賠責保険（自動車損害賠償責任保険）
2）任意保険

育児・介護休業法について

育児・介護休業法は、1歳未満の子を養育しなければならない労働者および要介護状態にある対象家族を介護しなければならない労働者の保護のために、休職制度を制定することにより休職の取得を容易にすること、また、休職期間終了後の雇用保障（給与・職務等）をする法律です。

2009（平成21）年の育児・介護休業法で、育児のための所定外労働の免除および所定労働時間の短縮措置、介護休暇の制度などが新設されました。

1. 育児休業
①休業対象は、日々雇用の者を除く労働者で一定の範囲の期間雇用者を含む
②1歳未満の子を養育するため休業すること（原則）
③子1人につき1回（原則）
④子が1歳に達するまでの連続した期間（誕生日の前日まで）（原則）
⑤子が1歳を超えても休業が必要と認められる一定の場合には、子が1歳6カ月に達するまで
※1歳6カ月まで育児休業を認められるのは、次の（1）、（2）のいずれかのケース
（1）保育所に入所を希望しているが、入所できない場合

(2) 子の養育を行っている配偶者で、1歳以降子を養育する予定であった者が、死亡、負傷、疾病等の事情で子を養育することが困難になった場合

⑥子が1歳6カ月を超えても休業が必要と認められる下記の事由に該当する場合、2歳に達するまで

(1) 保育所等に入所を希望しているが、入所できない場合

(2) 職員の配偶者であって育児休業の対象となる子の親であり、1歳6カ月以降育児に当たる予定であった者が死亡、負傷、疾病等の事情により子を養育することが困難になった場合

⑦申請は1カ月前の日までに

⑧小学校就学の始期に達するまでの子を養育する労働者の申出により1年間に5日（子が2人以上の場合は10日）まで、子の病気やけがの看護をする場合や予防接種・健康診断を受ける場合などに、休暇を取得することができる（子の看護休暇）

⑨法定時間外労働の制限

小学校就学の始期に達するまでの子を養育する労働者から請求があった場合、1カ月24時間、1年150時間を超える残業をさせてはならない

⑩深夜業の制限

小学校就学の始期に達するまでの子を養育する労働者から請求があった場合、午後10時～午前5時（深夜）において労働させてはならない

⑪勤務時間の短縮措置

3歳に満たない子を養育する労働者（日々雇用を除く）であって育児休業をしない場合（1日の所定労働時間が6時間以下である労働者を除く）には、1日の所定労働時間を原則として6時間とする措置を含む措置を講ずる義務がある

上記の労働者について所定労働時間の短縮措置を講じないとするときは、次のいずれかの措置を講じなければならない

○勤務時間の短縮、始業・終業時間の繰上げ・繰下げ、残業の免除、その他の措置

※育児休業に定める一定の範囲の期間雇用者

申出時点で次の（1）、（2）いずれにも該当する労働者

(1) 同一の事業主に引き続き雇用された期間が1年以上であること

(2) 子が1歳に達する日（誕生日の前日）を超えて引き続き雇用が見込まれること（子が1歳に達する日から1年を経過する日までに労働契約期間が満了し更新されないことが明らかな者を除く）

2. 介護休業

①休業対象は、日々雇用の者を除く労働者で一定の範囲の期間雇用者を含む

②要介護状態にある対象家族を介護するために休業すること

③対象家族：配偶者・父母・子・配偶者の父母および同居し、かつ扶養している祖父母・兄弟姉妹・孫

④申請は2週間前の日までに

⑤休業の期間は、対象家族一人につき通算して93日まで

⑥対象家族1人につき、要介護の状態に至るごとに1回

⑦要介護状態にある対象家族その他の世話を行う労働者の申出により1年間に5日（対象家族が2人以上の場合は10日）まで、休暇を取得することができる（介護休暇）

⑧法定時間外労働の制限

要介護状態にある対象家族を介護する労働者から請求があった場合、1カ月24時間、1年150時間を超える残業をさせてはならない

⑨深夜業の制限

要介護状態にある対象家族を介護する労働者から請求があった場合、午後10時～午前5時（深夜）において労働させてはならない

⑩勤務時間の短縮措置

常時介護を要する対象家族を介護する労働者（日々雇用を除く）に関し、対象家族を介護する労働者について、対象家族一人につき1要介護状態ごとに連続する93日（介護休業した期間および別の要介護状態で介護休業等をした期間があれば、それと合わせて93日）以上の期間において短縮、始業・終業時間の繰上げ・繰下げ、残業の免除、その他の措置を講じなければならない

※介護休業に定める一定の範囲の期間雇用者

申出時点で次の（1）、（2）いずれにも該当する労働者

(1) 同一の事業主に引き続き雇用された期間が1年以上であること

(2) 介護休業開始予定日から93日を経過する日（93日経過日）を超えて引き続き雇用が見込まれること（93日経過日から1年を経過する日までに労働契約期間が満了し更新されないことが明らかな者を除く）

※労使協定の締結により対象から外すことができる者（適用除外者）

育児休業：①雇用開始から1年未満の者　②申出日から1年以内に退職する者　③週の所定労働日数が2日以下の者　④業務の性質または業務の実施体制に照らして、所定労働時間の短縮措置を講ずることが困難と認められる業務に従事する労働者

介護休業：①雇用開始から1年未満の者　②93日以内に雇用関係が終了する者　③週の所定労働日数が2日以下の者

育児休業・介護休業法は以下のポイントが改正されることとなり、2025（令和7）年4月1日以降、段階的に施行されます。詳細は厚生労働省ホームページ（https://www.mhlw.go.jp/content/11900000/001259367.pdf）を参照ください。

○柔軟な働き方実現のための措置に関する事業主の義務○所定外労働の制限対象の拡大○育児のためのテレワーク導入の努力義務○子の看護休暇の見直し○仕事と育児の両立に関する個別の意向聴取及び配慮についての事業主の義務　等

4 指定申請手続および運営規程等の作成

1 介護保険法と健康保険法の指定申請

訪問看護事業者の指定には、都道府県知事（または指定都市・中核市市長）による居宅サービス事業者および介護予防サービス事業者としての指定（**介護保険法**）と、地方厚生（支）局長による訪問看護事業者としての指定（**健康保険法**）とがあります。

介護保険法の居宅サービス事業者等としての指定を受けると、みなし規定により健康保険法の訪問看護事業者としての指定を受けられます。

介護保険法の指定のみを受けたい場合は、「指定訪問看護事業を行わない旨の申出書（様式第2)」を地方厚生（支）局長へ提出します。

健康保険法のみを受ける場合は、実施できる者として、法律（健保法第89条）で規定する法人（地方公共団体、医療法人、社会福祉法人）と厚生労働大臣が定める者（独立行政法人、看護協会、医師会等)、および厚生労働大臣が訪問看護事業者として適当と認定した者（財団法人、NPO法人、株式会社等）とがあります。

申請から指定までの標準処理期間は30日程度を要します。開設後は6年ごとに更新を受けなければその効力を失います。

同一法人が複数の訪問看護事業所を経営する場合は、事業所（サテライト事業所・介護保険の出張所等）ごとに所在地の指定権者に指定申請をする必要があります。

2 指定要件

指定を受けるには、次の要件を満たしていることが必要です。

①法人であること

法人格を有する団体であること

②訪問看護の提供にあたる従業者の人員基準を満たしていること

保健師、看護師又は准看護師（以下「看護職員」という）を常勤換算で2.5名以上確保すること（1名は常勤)。常勤換算方法は、従業者の勤務延長時間数を常勤従業者が勤務すべき時間数で割る（p.18参照)。理学療法士、作業療法士または言語聴覚士は実情に応じた適当数を配置すること

管理者として常勤の保健師または看護師を配置すること

③設備および備品

専用の事務室（または区画）を設け必要な設備および備品を備えること

④運営基準に従い適正な運営ができること

事業内容および手続きの説明および同意書等に関する基準を満たすこと

サービス困難時の対応、居宅介護支援事業者等との連携、主治医との連携、訪問看護の具

体的取り扱い方針、看護師等（准看護師除く）が、訪問看護師に代わって訪問する理学療法士等の訪問の情報も一体的に含むものとして訪問看護計画書および報告書を作成すること

3　介護保険法と健康保険法による指定および申請書一覧

	介護保険法	健康保険法※
指定申請先	都道府県知事（または指定都市・中核市市長）	地方厚生（支）局長
指定名称	指定居宅サービス事業者（訪問看護） 指定介護予防サービス事業者（介護予防訪問看護）	指定訪問看護事業者
申請書類	①指定（許可）申請書（別紙様式第一号（一））資料 1-4-1 ②訪問看護・介護予防訪問看護事業所の指定に係る記載事項（付表第一号（三））資料 1-4-2・3	①認定法人等認定申請書（別記様式）（NPO 法人など） ②指定訪問看護事業者の指定申請書（様式第 1）資料 1-4-7
添付書類	③申請者の登記事項証明書または条例等の写し ④従業者の勤務の体制及び勤務形態一覧表（標準様式 1）資料 1-4-4 ⑤管理者の免許証の写し ⑥事業所の平面図（参考様式 3） ⑦運営規程　資料 1-4-12 ⑧利用者からの苦情を処理するために講ずる措置の概要（標準様式 5）資料 1-4-5 ⑨誓約書（標準様式 6）資料 1-4-6	③定款、条例等の写し ④申請者が開設する訪問看護ステーション、介護老人保健施設・病院・診療所または特別養護老人ホーム等の社会福祉施設の概要を記載した書類（パンフレット等） ⑤訪問看護ステーションの平面図・設備・備品等の概要を記載した書類 ⑥利用者の予定数を記載した書類 ⑦管理者の住所・経歴を記載した書類 ⑧その他の職員の氏名・経歴を記載した書類 ⑨看護師等の免許証の写し ⑩運営規程　資料 1-4-12 ⑪職員の勤務の体制・勤務形態を記載した一覧表 ⑫収支予算書　資料 1-4-8 ⑬保健、医療、福祉サービスとの連携状況を明らかにした書類 ⑭訪問看護事業に係る資産の状況を明らかにした書類 ⑮事業者の事業の概要、収支状況を記載した書類（大臣認定）

※健康保険法のみの指定を受ける場合。介護保険法の指定を受けた場合、みなし規定により健康保険法の指定も受けられる。

4　指定申請に係る添付書類の記載方法

書類（p.68～92 資料 1-4-1～16 参照）は原則として A4 判で統一します。

上記の申請書一覧に記載した介護保険法の指定申請書類①②（資料 1-4-1～3）に関しては、資料の備考に書き方、注意事項が書かれているので、参考にします。

③申請者の登記簿謄本または条例等の写し

申請法人の登記簿謄本等の写しを添付し、原本証明をします。また、法人の事業目的の中で、介護保険法に基づく事業が読み取れなければなりません。

④従業者の勤務体制及び勤務形態一覧表（資料 1-4-4）

管理者および従業者全員の、毎日の勤務すべき時間数（4 週間分）を記入します。

職種の分類は、管理者以下必要とされる職種を明記し、兼務関係も明確にしておきます。

必要に応じて、資格証等の写しを記入した氏名順に添付します。常勤の従業員については、雇用契約書、辞令等、当該従業員と法人との雇用関係が証明できる書類の写しも添付します。また、事業所の組織図を添付します。

⑤管理者の免許証の写し

管理者自身の情報（管理者の住所、氏名、電話番号、生年月日、主な職歴等）も簡単にまとめた上で、免許証の写しを添付します。

⑥事業所の平面図

用途、面積を明示したA4判またはA3判のものを添付します。既存の図面等があればそれを添付してかまいません。事業所の外観および内部の状態がわかる写真も添付します。事業所が賃借物件である場合は、賃貸借契約書類の写しを添付します。

⑦運営規程（資料1-4-12）

次の1～7のように、事業の運営について重要事項に関する規程を定め、添付します。

1. 事業の目的および運営の方針
2. 従業者の職種、職員数および職務の内容
3. 営業日および営業時間
4. 指定訪問看護の内容および利用料、その他の費用の額
5. 通常の事業の実施地域
6. 虐待防止に関する事項
7. 身体拘束適正化に関する事項
8. 緊急時における対応方法
9. その他運営に関する重要事項

⑧利用者からの苦情を処理するために講じる措置の概要（資料1-4-5）

例えば、利用者等からの相談または苦情等に対応する常設の窓口（連絡先）、担当者の設置、円滑かつ迅速に苦情処理を行うための処理体制・手順などについて具体的にわかりやすく記載します。

⑨介護保険法第70条第2項各号の規定に示される誓約書（資料1-4-6）

申請者およびその役員等または管理者が、欠格事由に該当しない旨を誓約するものです。

以上の他、健康保険法では前記の申請書一覧にある通りの添付書類が必要となります。

5　変更届、休止・廃止・再開届

指定訪問看護事業者は開設場所、開設者、管理者、運営規程等、指定申請事項に変更が生じた場合、10日以内に都道府県知事等（地方厚生（支）局長）に対し、変更の届出を行います。

なお、休止・廃止・再開の場合、介護保険では1カ月前に届出が必要です（様式は資料1-4-10・11参照）。

資料 1-4-1　指定（許可）申請書

別紙様式第一号（一）

指定居宅サービス事業所
介護保険施設
指定介護予防サービス事業所

指定（許可）申請書

年　　月　　日

知事（市長）殿

所在地
申請者　名称
代表者職名・氏名

介護保険法に規定する事業所（施設）に係る指定（許可）を受けたいので、下記のとおり、関係書類を添えて申請します。

法人番号														

申請者	フリガナ						
	名称						
	主たる事務所の所在地	（郵便番号　　－　　） 都道府県　　市区町村					
	連絡先	電話番号	（内線）		FAX番号		
		Email					
	法人等の種類						
	代表者（開設者）の職名・氏名・生年月日	職名		フリガナ / 氏名		生年月日	
	代表者（開設者）の住所	（郵便番号　　－　　） 都道府県　　市区町村					
法人の吸収合併又は吸収分割における指定（許可）申請時に☑					☐		

指定（許可）を受けようとする事業所・施設の種類		同一所在地において行う事業等の種類	共生型サービス申請時に☑	指定（許可）申請対象事業等（該当事業に○）	既に指定（許可）を受けている事業等（該当事業に○）	指定（許可）申請をする事業等の開始予定年月日	様式
	指定居宅サービス	訪問介護	☐				付表第一号（一）
		訪問入浴介護					付表第一号（二）
		訪問看護					付表第一号（三）
		訪問リハビリテーション					付表第一号（四）
		居宅療養管理指導					付表第一号（五）
		通所介護	☐				付表第一号（六）
		通所リハビリテーション					付表第一号（七）
		短期入所生活介護	☐				付表第一号（八）（九）（十）
		短期入所療養介護					付表第一号（十一）
		特定施設入居者生活介護					付表第一号（十二）
		福祉用具貸与					付表第一号（十三）
		特定福祉用具販売					付表第一号（十四）
	施設	介護老人福祉施設					付表第一号（十五）
		介護老人保健施設					付表第一号（十六）
		介護医療院					付表第一号（十七）
	指定介護予防サービス	介護予防訪問入浴介護					付表第一号（二）
		介護予防訪問看護					付表第一号（三）
		介護予防訪問リハビリテーション					付表第一号（四）
		介護予防居宅療養管理指導					付表第一号（五）
		介護予防通所リハビリテーション					付表第一号（七）
		介護予防短期入所生活介護	☐				付表第一号（八）（九）（十）
		介護予防短期入所療養介護					付表第一号（十一）
		介護予防特定施設入居者生活介護					付表第一号（十二）
		介護予防福祉用具貸与					付表第一号（十三）
		特定介護予防福祉用具販売					付表第一号（十四）

介護保険事業所番号											（既に指定又は許可を受けている場合）
医療機関コード等											（保険医療機関として指定を受けている場合）

（表面）

資料 1-4-1　（つづき）

備考　1　「指定（許可）申請対象事業等」及び「既に指定（許可）を受けている事業等」の欄は、該当する欄に「○」を記入してください。
2　保険医療機関、保険薬局、老人保健施設又は訪問看護ステーションとして医療機関コード等が付番されている場合には、そのコードを「医療機関コード等」欄に記載してください。複数のコードを有する場合には、適宜様式を補正して、その全てを記載してください。
3　居宅サービス事業所又は介護予防サービス事業所のいずれか一方の指定を受けている事業所について、他方の居宅サービス事業所又は介護予防サービス事業所の指定を受ける場合であって、届出事項に変更がないときは、「事業所の名称及び所在地」、「申請者の名称及び主たる事務所の所在地並びにその代表者の氏名、生年月日、住所及び職名」、「当該申請に係る事業の開始予定年月日」、「欠格事由に該当しないことを誓約する書面」、「介護支援専門員の氏名及び登録番号」及び「その他指定に関し必要と認める事項」を除いて届出を省略できます。
4　法人等の種類は、「社会福祉法人（社協以外）」、「社会福祉法人（社協）」、「医療法人」、「社団・財団」、「営利法人」、「非営利法人（NPO）」、「農協」、「生協」、「その他法人」、「地方公共団体（都道府県）」、「地方公共団体（市町村）」、「地方公共団体（広域連合・一部事務組合等）」、「非法人」、「その他」のいずれかを記入してください。
5　様式右上の申請者の所在地と様式中央の申請者欄の主たる事務所の所在地は必ず一致させる必要はありません。また、申請者欄の主たる事務所の所在地は、原則として、登記事項証明書の内容を記載してください。ただし、建物名や部屋番号を追記することも可能です。
6　指定（許可）を受けようとする事業所（施設）の種類に応じた付表と必要書類を添付してください。

（裏面）

資料 1-4-2　訪問看護・介護予防訪問看護事業所の指定に係る記載事項

付表第一号（三）　訪問看護・介護予防訪問看護事業所の指定等に係る記載事項

事業所	法人番号				
	フリガナ				
	名　称				
	所在地	(郵便番号　－　) 都道府県　市区町村			
	連絡先	電話番号	(内線)	FAX番号	
		Email			
事業所種別		☐ 病院	☐ 診療所	☐ 訪問看護ステーション	
管理者	フリガナ		住所	(郵便番号　－　)	
	氏　名				
	生年月日				
	当該事業所で兼務する他の職種（兼務の場合のみ記入）				
	他の事業所、施設等の職務との兼務（兼務の場合のみ記入）	兼務先の名称、所在地			
		兼務先のサービス種別、兼務する職種及び勤務時間等			
利用者の推定数		人			

○人員に関する基準の確認に必要な事項

従業者の職種・員数	看護師		保健師		准看護師		理学・作業療法士、言語聴覚士	
	専従	兼務	専従	兼務	専従	兼務	専従	兼務
常　勤（人）								
非常勤（人）								
※常勤換算後の人数（人）								
添付書類	別添のとおり							

（訪問看護・介護予防訪問看護事業を事業所所在地以外の場所で一部実施する場合）

事業所	フリガナ				
	名　称				
	所在地	(郵便番号　－　) 都道府県　市区町村			
	連絡先	電話番号	(内線)	FAX番号	
		Email			

備考　1　記入欄が不足する場合は、適宜欄を設けて記載するか又は次頁の記入欄不足時の書類を添付してください。
2　※欄は、訪問看護ステーションの場合のみ記入してください。
3　病院又は診療所が行うものについては、法第 71条第1項の規定により指定があったものとみなされるので、本申請の必要はありません。
4　管理者の兼務の状況については、添付資料にて確認可能な場合は記載を省略することが可能です。
5　当該事業を事業所所在地以外の場所（いわゆる出張所）で一部実施する場合、下段の表に所在地等を記載してください。また、従業者については、上段の表に出張所に勤務する従業者も含めて記載してください。

資料1-4-3　訪問看護・介護予防訪問看護事業所の指定に係る記載事項 添付書類・チェックリスト

（別添）

付表第一号（三）　訪問看護・介護予防訪問看護事業所の指定等に係る記載事項　添付書類・チェックリスト

必要書類の添付漏れがないか確認（☑を記載）し、付表と合わせて提出してください。

	添付書類	標準様式	新規指定申請（※1）	更新申請（※2）	備考
1	登記事項証明書又は条例等		□ 添付	□ 添付 □ 添付省略	
2	病院・診療所の使用許可証等の写		□ 添付	□ 添付 □ 添付省略	
3	従業者の勤務体制及び勤務形態一覧表	標準様式1	□ 添付	□ 添付 □ 添付省略	
4	訪問看護ステーション管理者の免許証の写		□ 添付	□ 添付 □ 添付省略	
5	平面図	標準様式3	□ 添付	□ 添付 □ 添付省略	
6	運営規程		□ 添付	□ 添付 □ 添付省略	
7	利用者からの苦情を処理するために講ずる措置の概要	標準様式5	□ 添付	□ 添付 □ 添付省略	
8	誓約書	標準様式6	□ 添付	□ 添付	

※1　新規指定申請の際は、全ての添付書類を提出してください。

※2　更新申請の際は、届出済みの内容から変更がない場合、添付を省略することが可能です。
添付を省略する場合には、「添付省略」にチェックを付けてください。
届出済みの内容が不明確な場合には、必要書類一式を提出してください。

※3　2「病院・診療所の使用許可証等の写」は、病院・診療所において行う場合添付してください。この場合、4「訪問看護ステーション管理者の免許証の写」を添付する必要はありません。

提出者（問合先）

事業所名	
担当者名	
電　話	
ﾒｰﾙｱﾄﾞﾚｽ	

資料 1-4-4　従業者の勤務の体制及び勤務形態一覧表

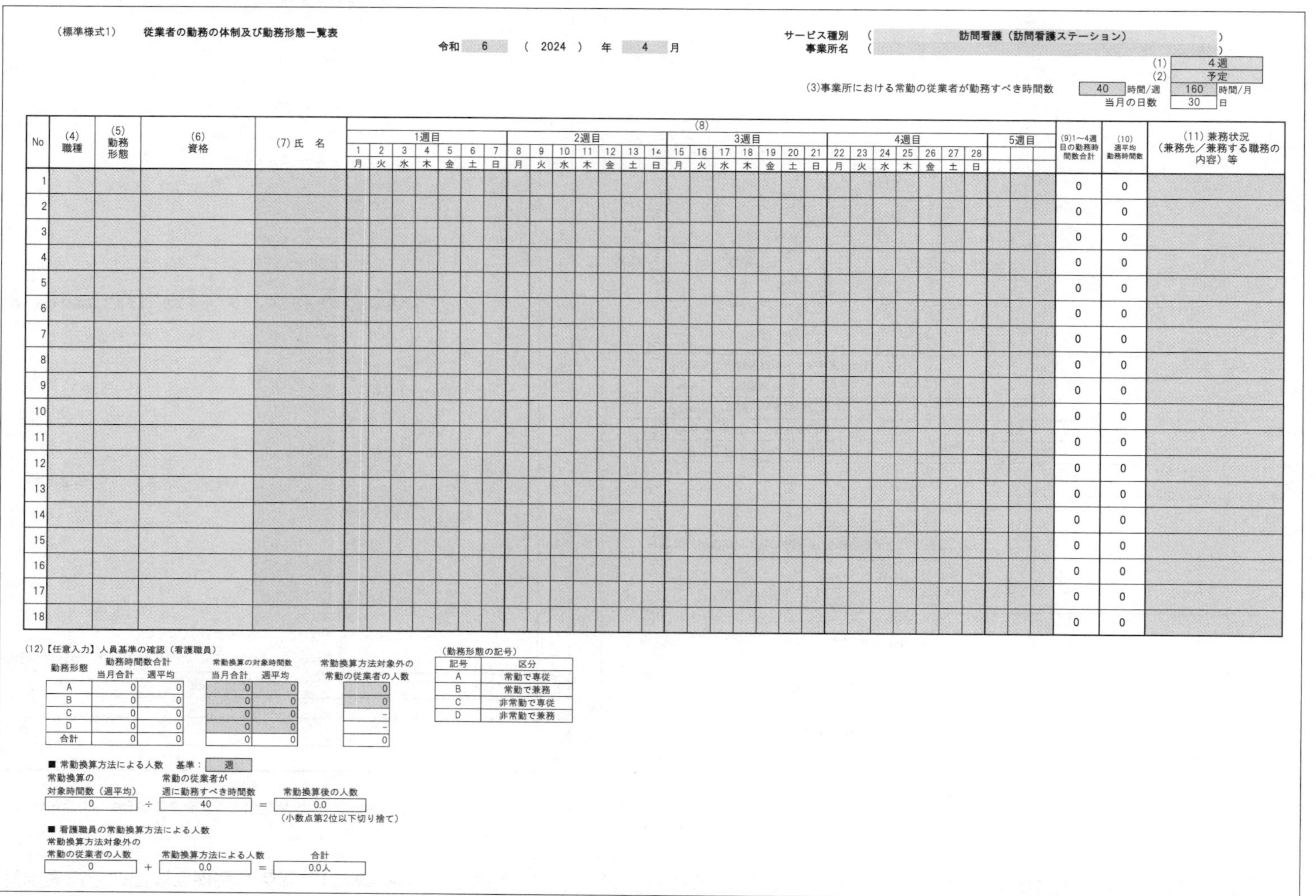

（標準様式1）　従業者の勤務の体制及び勤務形態一覧表

令和 6 （ 2024 ） 年 4 月

サービス種別 （ 訪問看護（訪問看護ステーション） ）
事業所名 （ ）

(1) 4週
(2) 予定

(3)事業所における常勤の従業者が勤務すべき時間数 40 時間/週 160 時間/月
当月の日数 30 日

No	(4) 職種	(5) 勤務形態	(6) 資格	(7) 氏 名	(8) 1週目							2週目							3週目							4週目							5週目			(9)1～4週目の勤務時間数合計	(10) 週平均勤務時間数	(11) 兼務状況（兼務先／兼務する職務の内容）等
					1	2	3	4	5	6	7	8	9	10	11	12	13	14	15	16	17	18	19	20	21	22	23	24	25	26	27	28						
					月	火	水	木	金	土	日	月	火	水	木	金	土	日	月	火	水	木	金	土	日	月	火	水	木	金	土	日						
1																																				0	0	
2																																				0	0	
3																																				0	0	
4																																				0	0	
5																																				0	0	
6																																				0	0	
7																																				0	0	
8																																				0	0	
9																																				0	0	
10																																				0	0	
11																																				0	0	
12																																				0	0	
13																																				0	0	
14																																				0	0	
15																																				0	0	
16																																				0	0	
17																																				0	0	
18																																				0	0	

(12)【任意入力】人員基準の確認（看護職員）

勤務形態	勤務時間数合計 当月合計	勤務時間数合計 週平均	常勤換算の対象時間数 当月合計	常勤換算の対象時間数 週平均	常勤換算方法対象外の常勤の従業者の人数
A	0	0	0	0	0
B	0	0	0	0	0
C	0	0	0	0	-
D	0	0	0	0	-
合計	0	0	0	0	0

（勤務形態の記号）

記号	区分
A	常勤で専従
B	常勤で兼務
C	非常勤で専従
D	非常勤で兼務

■ 常勤換算方法による人数　基準：週

常勤換算の対象時間数（週平均） 0 ÷ 常勤の従業者が週に勤務すべき時間数 40 ＝ 常勤換算後の人数 0.0
（小数点第2位以下切り捨て）

■ 看護職員の常勤換算方法による人数

常勤換算方法対象外の常勤の従業者の人数 0 ＋ 常勤換算方法による人数 0.0 ＝ 合計 0.0人

資料 1-4-5　利用者からの苦情を処理するために講ずる措置の概要

（参考様式 5）

利用者からの苦情を処理するために講ずる措置の概要

事業所又は施設名	
申請するサービス種類	

措置の概要
1　利用者からの相談又は苦情等に対応する常設の窓口（連絡先）、担当者の設置
2　円滑かつ迅速に苦情処理を行うための処理体制・手順
3　苦情があったサービス事業者に対する対応方針等（居宅介護支援事業者の場合記入）
4　その他参考事項

備考 上の事項は例示であり、これにかかわらず苦情処理に係る対応方針を具体的に記してください。

資料 1-4-6　介護保険法第 70 条第 2 項各号の規定に該当しない旨の誓約書

（標準様式6）

誓 約 書

年　　月　　日

○○　　都道府県知事　殿

申請者　（名称）

（代表者の職名・氏名）

申請者が別紙のいずれにも該当しない者であることを誓約します。

	別紙①：居宅サービス事業所向け
	別紙②：介護老人福祉施設向け
	別紙③：介護老人保健施設向け
	別紙④：介護医療院向け
	別紙⑤：介護予防サービス事業所向け

（該当に○）

（次頁につづく）

資料 1-4-6　（つづき）

（別紙①：居宅サービス事業所向け）
介護保険法第 70 条第 2 項

一　申請者が都道府県の条例で定める者でないとき。

二　当該申請に係る事業所の従業者の知識及び技能並びに人員が、第七十四条第一項の都道府県の条例で定める基準及び同項の都道府県の条例で定める員数を満たしていないとき。

三　申請者が、第七十四条第二項に規定する指定居宅サービスの事業の設備及び運営に関する基準に従って適正な居宅サービス事業の運営をすることができないと認められるとき。

四　申請者が、禁錮以上の刑に処せられ、その執行を終わり、又は執行を受けることがなくなるまでの者であるとき。

五　申請者が、この法律その他国民の保健医療若しくは福祉に関する法律で政令で定めるものの規定により罰金の刑に処せられ、その執行を終わり、又は執行を受けることがなくなるまでの者であるとき。

五の二　申請者が、労働に関する法律の規定であって政令で定めるものにより罰金の刑に処せられ、その執行を終わり、又は執行を受けることがなくなるまでの者であるとき。

五の三　申請者が、社会保険各法又は労働保険の保険料の徴収等に関する法律（昭和四十四年法律第八十四号）の定めるところにより納付義務を負う保険料、負担金又は掛金（地方税法の規定による国民健康保険税を含む。以下この号、第七十八条の二第四項第五号の三、第七十九条第二項第四号の三、第九十四条第三項第五号の三、第百七条第三項第七号、第百十五条の二第二項第五号の三、第百十五条の十二第二項第五号の三、第百十五条の二十二第二項第四号の三及び第二百三条第二項において「保険料等」という。）について、当該申請をした日の前日までに、これらの法律の規定に基づく滞納処分を受け、かつ、当該処分を受けた日から正当な理由なく三月以上の期間にわたり、当該処分を受けた日以降に納期限の到来した保険料等の全て（当該処分を受けた者が、当該処分に係る保険料等の納付義務を負うことを定める法律によって納付義務を負う保険料等に限る。第七十八条の二第四項第五号の三、第七十九条第二項第四号の三、第九十四条第三項第五号の三、第百七条第三項第七号、第百十五条の二第二項第五号の三、第百十五条の十二第二項第五号の三及び第百十五条の二十二第二項第四号の三において同じ。）を引き続き滞納している者であるとき。

六　申請者（特定施設入居者生活介護に係る指定の申請者を除く。）が、第七十七条第一項又は第百十五条の三十五第六項の規定により指定（特定施設入居者生活介護に係る指定を除く。）を取り消され、その取消しの日から起算して五年を経過しない者（当該指定を取り消された者が法人である場合においては、当該取消しの処分に係る行政手続法第十五条の規定による通知があった日前六十日以内に当該法人の役員（業務を執行する社員、取締役、執行役又はこれらに準ずる者をいい、相談役、顧問その他いかなる名称を有する者であるかを問わず、法人に対し業務を執行する社員、取締役、執行役又はこれらに準ずる者と同等以上の支配力を有するものと認められる者を含む。第五節及び第二百三条第二項において同じ。）又はその事業所を管理する者その他の政令で定める使用人（以下「役員等」という。）であった者で当該取消しの日から起算して五年を経過しないものを含み、当該指定を取り消された者が法人でない事業所である場合においては、当該通知があった日前六十日以内に当該事業所の管理者であった者で当該取消しの日から起算して五年を経過しないものを含む。）であるとき。ただし、当該指定の取消しが、指定居宅サービス事業者の指定の取消しのうち当該指定の取消しの処分の理由となった事実及び当該事実の発生を防止するための当該指定居宅サービス事業者による業務管理体制の整備についての取組の状況その他の当該事実に関して当該指定居宅サービス事業者が有していた責任の程度を考慮して、この号本文に規定する指定の取消しに該当しないこととすることが相当であると認められるものとして厚生労働省令で定めるものに該当する場合を除く。

六の二　申請者（特定施設入居者生活介護に係る指定の申請者に限る。）が、第七十七条第一項又は第百十五条の三十五第六項の規定により指定（特定施設入居者生活介護に係る指定に限る。）を取り消され、その取消しの日から起算して五年を経過しない者（当該指定を取り消された者が法人である場合においては、当該取消しの処分に係る行政手続法第十五条の規定による通知があった日前六十日以内に当該法人の役員等であった者で当該取消しの日から起算して五年を経過しないものを含み、当該指定を取り消された者が法人でない事業所である場合においては、当該通知があった日前六十日以内に当該事業所の管理者であった者で当該取消しの日から起算して五年を経過しないものを含む。）であるとき。ただし、当該指定の取消しが、指定居宅サービス事業者の指定の取消しのうち当該指定の取消しの処分の理由となった事実及び当該事実の発生を防止するための当該指定居宅サービス事業者による業務管理体制の整備についての取組の状況その他の当該事実に関して当該指定居宅サービス事業者が有していた責任の程度を考慮して、この号本文に規定する指定の取消しに該当しないこととすることが相当であると認められるものとして厚生労働省令で定めるものに該当する場合を除く。

六の三　申請者と密接な関係を有する者（申請者（法人に限る。以下この号において同じ。）の株式の所有その他の事由を通じて当該申請者の事業を実質的に支配し、若しくはその事業に重要な影響を与える関係にある者として厚生労働省令で定めるもの（以下この号において「申請者の親会社等」という。）、申請者の親会社等が株式の所有その他の事由を通じてその事業を実質的に支配し、若しくはその事業に重要な影響を与える関係にある者として厚生労働省令で定めるもの又は当該申請者が株式の所有その他の事由を通じてその事業を実質的に支配し、若しくはその事業に重要な影響を与える関係にある者として厚生労働省令で定めるもののうち、当該申請者と厚生労働省令で定める密接な関係を有する法人をいう。以下この章において同じ。）が、第七十七条第一項又は第百十五条の三十五第六項の規定により指定を取り消され、その取消しの日から起算して五年を経過していないとき。ただし、当該指定の取消しが、指定居宅サービス事業者の指定の取消しのうち当該指定の取消しの処分の理由となった事実及び当該事実の発生を防止するための当該指定居宅サービス事業者による業務管理体制の整備についての取組の状況その他の当該事実に関して当該指定居宅サービス事業者が有していた責任の程度を考慮して、この号本文に規定する指定の取消しに該当しないこととすることが相当であると認められるものとして厚生労働省令で定めるものに該当する場合を除く。

七　申請者が、第七十七条第一項又は第百十五条の三十五第六項の規定による指定の取消しの処分に係る行政手続法第十五条の規定による通知があった日から当該処分をする日又は処分をしないことを決定する日までの間に第七十五条第二項の規定による事業の廃止の届出をした者（当該事業の廃止について相当の理由がある者を除く。）で、当該届出の日から起算して五年を経過しないものであるとき。

七の二　申請者が、第七十六条第一項の規定による検査が行われた日から聴聞決定予定日（当該検査の結果に基づき第七十七条第一項の規定による指定の取消しの処分に係る聴聞を行うか否かの決定をすることが見込まれる日として厚生労働省令で定めるところにより都道府県知事が当該申請者に当該検査が行われた日から十日以内に特定の日を通知した場合における当該特定の日をいう。）までの間に第七十五条第二項の規定による事業の廃止の届出をした者（当該事業の廃止について相当の理由がある者を除く。）で、当該届出の日から起算して五年を経過しないものであるとき。

八　第七号に規定する期間内に第七十五条第二項の規定による事業の廃止の届出があった場合において、申請者が、同号の通知の日前六十日以内に当該届出に係る法人（当該事業の廃止について相当の理由がある法人を除く。）の役員等又は当該届出に係る法人でない事業所（当該事業の廃止について相当の理由があるものを除く。）の管理者であった者で、当該届出の日から起算して五年を経過しないものであるとき。

九　申請者が、指定の申請前五年以内に居宅サービス等に関し不正又は著しく不当な行為をした者であるとき。

十　申請者（特定施設入居者生活介護に係る指定の申請者を除く。）が、法人で、その役員等のうちに第四号から第六号まで又は第七号から前号までのいずれかに該当する者のあるものであるとき。

十の二　申請者（特定施設入居者生活介護に係る指定の申請者に限る。）が、法人で、その役員等のうちに第四号から第五号の三まで、第六号の二又は第七号から第九号までのいずれかに該当する者のあるものであるとき。

十一　申請者（特定施設入居者生活介護に係る指定の申請者を除く。）が、法人でない事業所で、その管理者が第四号から第六号まで又は第七号から第九号までのいずれかに該当する者であるとき。

十二　申請者（特定施設入居者生活介護に係る指定の申請者に限る。）が、法人でない事業所で、その管理者が第四号から第五号の三まで、第六号の二又は第七号から第九号までのいずれかに該当する者であるとき。

資料 1-4-7　指定訪問看護事業者の指定申請書

様式第１　　　　　　　　　　　　　　　　　　　　　　　　　　　　　　　　　　　（別紙）

（表　面）

※ 番　号			
※ 指定訪問看護ステーションコード			
① 訪問看護ステーション	名　称		
	所　在　地		
② 申請者氏名・法人代表者氏名	名　称		
	主たる事業所の所在地		
	法人代表者氏名		
③ 管　理　者	氏　名		
	保健師・助産師・看護師	保健師籍、助産師籍又は看護師籍の登録番号	
	他の事業所又は施設との兼務	無　・　有　※裏面も記載すること	
④ 指定を受けた場合の当該指定に係る訪問看護等の事業の開始予定年月日	年　月　日		
⑤ ①の主たる所在地以外の場所で一部実施する事業所	名　称		
	所　在　地		
	代表者氏名		
⑥ 健康保険法第８９条第４項第４号から第７号までのいずれか（指定欠格事由）に該当	有　・　無	該当する法律名	
		内　容	
		該当年月日	
		処分権者等	

上記のとおり申請します。

年　月　日　　　　　　　　　　　　　申請者の名称及び主たる事業所の所在地

地方厚生（支）局長　殿　　　　　　　代表者の職名及び氏名

連絡先　担当者氏名：(　　　　)　電話番号：(　　　　)

（裏　面）

他の事業所又は施設との兼務

名称	所在地	介護保険サービス等の種類	兼務する職種	勤務時間等

・　勤務時間等には、勤務日数や勤務時間を記載すること。

記入上の注意
1　③の欄は、該当する文字を○印で囲むこと。
2　⑥の欄は、指定欠格事由に該当しない場合（平成18年10月1日前にした行為により罰金又は禁錮以上の刑に処せられた場合を含む。）は無を○で囲み、有を○で囲んだ場合は次の該当する法律名を記載すること。
　また、内容欄には、指定欠格事由の内容及び非該当となる年月日を記載すること。
　該当法律
- 健康保険法
- 船員保険法
- 医師法
- 歯科医師法
- 保健師助産師看護師法
- 医療法
- 私立学校教職員共済法
- 国家公務員共済組合法
- 国民健康保険法
- 医薬品、医療機器等の品質、有効性及び安全性の確保等に関する法律
- 薬剤師法
- 地方公務員等共済組合法
- 高齢者の医療の確保に関する法律
- 再生医療等の安全性の確保等に関する法律
- 臨床研究法

※印の欄には記入しないこと。

資料 1-4-8　収支予算書

収支予算書

収入の部

科　目	予算額	内　訳
介護保険収入		介護保険利用にかかわる訪問看護収入
医療保険収入		医療保険利用にかかわる訪問看護収入
保険外収入		
Ⅰ事業収入合計（A）		

支出の部

科　目	予算額	内　訳
常勤職員給与		常勤給与・賞与・諸手当
		通勤交通費
法定福利費等（常勤）		社会保険料等法定福利費
非常勤職員給与		非常勤給与・賞与・諸手当
		通勤交通費
法定福利費等（非常勤）		社会保険料等法定福利費
		福利厚生費
人件費合計（a）		
材料費		衛生材料費・医薬品等
旅費交通費		訪問交通費・出張にかかわる
車両費		ガソリン代・修理代
研修費		研修会費等研修にかかわる
賃借料		家賃・管理費・駐車料
消耗品費		消耗品費・消耗什器備品
減価償却費		訪問用の車輛
その他管理費		上記費用のいずれにも該当しないもの（損害賠償保険料など）
管理費合計（b）		

Ⅱ　事業費用合計 （B=a+b）		
Ⅲ　事業収支 （C=A－B）		

※健康保険法の指定に係る添付書類

［日本訪問看護財団作成］

資料 1-4-9　指定訪問看護事業を行わない旨の申出書

様式第２　　（別紙）

受理番号	

①　訪問看護ステーション	名　称	
	所　在　地	
②　事業者名・代表者氏名等	名　称	
	主たる事業所の所在地	
	代表者氏名及び住所	

上記のとおり、指定訪問看護等の事業を行わない旨を申し出ます。

年　月　日　　申請者の名称及び主たる事業所の所在地

地方厚生（支）局長　殿　　代表者の職名及び氏名

連絡先　担当者氏名：（　　）　電話番号：（　　）

備考：「受理番号」欄には、記入しないこと。

資料 1-4-10　訪問看護事業変更届

参考様式１

訪問看護事業変更届

指定訪問看護事業者	名　称	
	所在地	
訪問看護ステーション	名　称	
	所在地	

変更の事由	変更の内容
□ 訪問看護ステーションの名称・所在地の変更 □ 開設者（法人等）の名称・所在地の変更 □ 法人等の代表者の氏名・住所の変更 □ 法人等の定款・寄附行為・条例の変更 □ 法人等が他に開設している介護老人保健施設等の名称・所在地・施設内容の変更，廃止 □ 管理者の変更（交替），氏名・住所の変更 □ 管理者の他事業所の兼務及び兼務先の変更 □ 運営規程の変更	（変更前） （変更後）
変更の年月日	年　月　日

上記のとおり変更の届け出をします。

年　月　日

指定訪問看護事業者の

名称・所在地

代表者の氏名

連絡先　担当者氏名：（　　　　　）

電話番号：（　　　　　）

地方厚生（支）局長殿

（注）次の変更事由の場合は，それぞれに掲げる書類を添付すること。

1　開設者（法人等）の名称・所在地の変更，代表者の氏名・住所の変更または定款・寄附行為・条例の変更の場合は，変更後の定款・寄附行為・条例の写し

2　開設者（法人等）が他に開設している介護老人保健施設等の名称・所在地・施設内容の変更の場合は，変更後の介護老人保健施設等の概要表

3　管理者の変更の場合は，その者の看護師等の免許証の写し

4　運営規程の変更の場合は，変更後の運営規程

この変更届は，変更の事由が生じたときから 10 日以内に提出すること。

資料 1-4-11　訪問看護事業の休止・廃止・再開届

参考様式２

訪問看護事業の休止・廃止・再開届

指定訪問看護事業者	名　称	
	所在地	
訪問看護ステーション	名　称	
	所在地	
届け出の事由	休止・廃止・再開	
休止・廃止理由		
休止・廃止・再開年月日	年　月　日	
休止の場合その予定期間	年　月　日まで（　　月間）	
休止・廃止の場合，利用者に対してとった措置等		

上記のとおり変更の届け出をします。

年　月　日

指定訪問看護事業者の

名称・所在地

代表者の氏名

連絡先　担当者氏名：（　　　　　）

電話番号：（　　　　　）

地方厚生（支）局長　殿

資料 1-4-12　運営規程の例

令和6年6月改定版

○○○○訪問看護ステーション運営規程

（事業の目的）

第1条　この規程は、○○法人（以下「本事業者」という。）が設置・運営する○○○○訪問看護ステーション（以下「本事業所」という。）の適正な運営を確保するために必要な人員および運営管理に関する事項を定め、本事業所の看護師その他の従業者（以下「看護師等」という。）が、医療保険の指定訪問看護若しくは介護保険の指定訪問看護・指定介護予防訪問看護（以下「訪問看護」という。）を適正に提供することを目的とする。

（運営の方針）

第2条　本事業所の看護師等は、利用者の心身の特性を踏まえて、可能な限りその居宅において、その有する能力に応じ自立した日常生活を営むことができるよう、その療養生活を支援し、心身の機能の維持回復を目指すものとする。

2　医療保険の訪問看護は、利用者の心身の特性を踏まえて、利用者の療養上妥当適切に行い、日常生活の充実に資するとともに、漫然かつ画一的なものとならないよう、療養上の目標を設定し、計画的に行うものとする。

3　介護保険の介護予防訪問看護は要介護状態になることへの予防、訪問看護は要介護状態の軽減若しくは悪化の防止に資するよう、療養上の目標を設定し計画的に行い、評価・改善を図るものとする。

4　利用者の意思及び人権を尊重し、常に利用者の立場に立ったサービスの提供に努めるものとする。

5　訪問看護の実施にあたっては、必要に応じ、主治医、地域包括支援センター若しくは居宅介護支援事業所、関係市町村、地域の保健・医療・福祉機関との密接な連携を図り、総合的なサービスの提供に努めるものとする。

6　訪問看護の提供の終了にあたっては、利用者又は家族に対して適切な指導を行うとともに主治医へ情報提供する。介護保険の訪問看護では地域包括支援センター若しくは居宅介護支援事業所へ情報提供を行うものとする。

（事業の運営）

第3条　本事業の運営を行うにあたっては、主治医の訪問看護指示書（以下「指示書」という。）に基づく適切な訪問看護の提供を行うものとする。

2　訪問看護を提供するにあたっては、本事業所の看護師等によってのみ訪問看護を行うものとし、第三者への委託によっては行わないものとする。

3　感染症や非常災害の発生時においては、本事業を継続的に実施するため、及び、非常時の体制が早期の業務再開を図るために、次の措置を講ずるものとする。

（1）業務継続計画の策定

（2）研修・訓練の実施

（3）必要に応じて業務継続計画の見直し、変更

（事業所の名称及び所在地）

第4条　事業を行う事業所の名称および所在地は、次のとおりとする。

（1）名　称　○○○○訪問看護ステーション

（2）所在地　××市　・・・・・・

（職員の職種、員数、および職務の内容）

第5条　本事業所に勤務する職種、員数、職務内容は次のとおりとする。

ただし、介護保険法等関連法規に定める基準の範囲内において適宜職員を増減することができるものとする。

（1）管理者：看護師若しくは保健師　1名

所属職員を指揮・監督し、適切な事業運営が行われるように管理・統括する。但し、管理上支障がない場合は、本事業所の他の職務に従事し、又は、同一法人の他の事業所、施設等の職務に従事することができるものとする。

（2）職　員：保健師・看護師は常勤換算2.5名以上（うち1名は常勤）を配置する。

訪問看護を担当する。

理学療法士・作業療法士又は言語聴覚士は必要に応じて配置する。

看護師等と連携し訪問看護の範疇でリハビリテーションを提供する。

（3）その他の職員：事務職員を1名以上配置する。

事業所の運営に必要な事務を担当する。

（営業日及び営業時間、利用時間・回数）

第6条　本事業所の営業日および営業時間は、次に定めるものとする。

（1）営業日：通常、月曜から金曜までとする。

ただし、国民の祝日、12月29日から1月3日までを除く。

（2）営業時間：午前9時から午後5時までとする。

（3）連絡体制：24時間常時、電話等による連絡・相談等が可能な体制とし、必要に応じた適切な対応ができる体制とする。

（4）利用時間・回数は医療保険適用を除き、居宅サービス計画または介護予防サービス計画に定める。

（訪問看護の提供方法）

第7条　訪問看護の提供方法は次のとおりとする。

（1）訪問看護の開始については、主治医から訪問看護指示書の交付を受け、看護師等のアセスメント及び利用者の意思に沿って、訪問看護計画書を作成し、利用者に提供して訪問看護を実施する。

（2）介護保険利用者にあっては、訪問看護指示書の他、居宅サービス計画書、若しくは介護予防サービス計画書に沿って、看護師等のアセスメント及び利用者の意思に基づき、訪問看護計画書を作成して利用者に提供し訪問看護を実施する。

（3）訪問看護計画書及び訪問看護報告書は保健師・看護師と理学療法士等が連携し一体的に含むものとして作成する。

（4）利用希望者に主治医がいない場合は、訪問看護ステーションから地域包括支援センターや地域の医師会等に、主治医の選定および調整を依頼する。

（指定訪問看護の内容）

第8条　訪問看護の内容は次のとおりとする。

（1）心身の状態、病状・障害・日常生活の状態や療養環境のアセスメント

（2）清潔の保持、睡眠、食事・栄養および排泄等療養生活の支援及び介護予防

（3）褥瘡の予防・処置

（4）日常生活・社会生活の自立を図るリハビリ

テーション
(5) 人生の最終段階における看護
(6) 認知症・精神障害者の看護
(7) 療養生活や介護方法の相談・助言
(8) 服薬管理、カテーテル等医療器具使用の管理
(9) その他医師の指示による医療処置および検査等の補助
(10) 日常生活用具の選択・使用方法の訓練
(11) 居宅改善の相談・助言
(12) 入退院（所）時の共同指導等

（利用料等）
第 9 条　本事業所は、基本利用料として医療保険関係法及び介護保険法に規定する厚生労働大臣が定める額の支払いを利用者から受けるものとする。
　また、利用者や家族に対し、費用の内容及び金額については別途定める料金表によって説明を行い、同意を得るものとする。
(1) 医療保険
　健康保険法または高齢者の医療の確保に関する法律に基づく額を徴収する。
(2) 介護保険
　介護保険で居宅サービス計画書若しくは介護予防サービス計画書に基づく訪問看護の場合は、介護報酬告示上の額の利用者負担割合を徴収する。
　但し、居宅サービス支給限度額を超えた場合は、全額利用者の自己負担とする。
2　本事業所は、基本利用料のほか訪問看護の提供が次の各号に該当する時は、その他の利用料として、別表の額の支払いを利用者から受けるものとする。但し、居宅サービス計画書に基づくものを除く。
(1) 第 6 条第 1 項（1）で定めた営業日外に利用者の選定に基づき訪問看護を行った場合（医療保険利用者のみとする）
(2) 訪問看護の提供時間が 1 時間 30 分を超えた場合であって、長時間訪問看護加算を算定しない場合（介護保険利用者・医療保険利用者）
(3) 訪問看護と連続して行われる死後の処置
3　本事業所は、次条に定める通常の業務の実施地域を超えた場合の交通費はその実費を徴収する。
4　本事業所は、利用者より基本利用料、その他の利用料の支払いを受けるに際し、その内容を明確に区分した請求書、領収書を交付する。

（通常の訪問看護の実施地域）
第 10 条　通常の訪問看護実施地域は××市の区域とする。

（緊急時等における対応方法）
第 11 条　訪問看護の提供を行っているときに利用者に病状の急変、その他緊急事態が生じたときは、必要に応じて臨機応変の手当てを行うとともに、速やかに主治医に連絡し指示を求める等の必要な措置を講じ、管理者に報告するものとする。主治医への連絡が困難な場合は、救急搬送等の必要な措置を講じるものとする。
2　利用者に対する訪問看護の提供により事故が発生した場合は、区市町、当該利用者の家族等（介護保険利用者の場合は、当該利用者にかかる居宅介護支援事業者）に連絡するとともに、必要な措置を講じるものとする。
3　利用者に対する訪問看護の提供により賠償すべき事故が発生した場合には、損害賠償を速やかに行うものとする。
4　本事業者は、前項の緊急事態や事故の状況並びに緊急事態及び事故に際して執った処置について記録するものとする。

（衛生管理等）
第 12 条　看護師等の清潔の保持及び健康状態の管理を行うとともに、事業所の設備及び備品等の衛生的な管理に努めるものとする。
2　感染症の発生・蔓延防止のための措置を講ずるものとする。
(1) 指針の整備
(2) 感染対策委員会の開催
(3) 研修及び訓練の実施

（苦情処理）
第 13 条　訪問看護の提供に係る利用者からの苦情に迅速かつ適切に対応するために、必要な措置を講じるものとする。
2　本事業所は、提供した訪問看護に関し、介護保険法第 23 条の規定により市町村が行う文書その他の物件の提出若しくは提示の求め又は当該市町村の職員からの質問若しくは照会に応じ、市町村が行う調査に協力するとともに、市町村から指導又は助言を受けた場合は、当該指導又は助言に従って必要な改善を行うものとする。
3　本事業所は、提供した訪問看護に係る利用者からの苦情に関して国民健康保険団体連合会の調査に協力するとともに、国民健康保険団体連合会から指導又は助言を受けた場合は、当該指導又は助言に従って必要な改善を行うものとする。
4　本事業所は前項の苦情内容を記録し、訪問看護終了の日から 2 年間保存する。

（個人情報の保護）
第 14 条　本事業所は、利用者の個人情報について「個人情報の保護に関する法律」及び厚生労働省が策定した「医療・介護関係事業者における個人情報の適切な取り扱いのためのガイドライン」を遵守し、適切な取り扱いに努めるものとする。
2　事業者が得た利用者の個人情報については、医療・介護サービスの提供以外の目的では原則的に利用しないものとし、外部への情報提供については必要に応じて利用者又はその代理人の了解を得るものとする。

（身体的拘束等の適正化に関する事項）
第 15 条　訪問看護の提供に当たっては、利用者や他の者の生命または身体を保護するために緊急やむを得ない場合を除き、身体拘束等を行わないこととする。
2　前項の身体拘束等を行う緊急やむを得ない理由として切迫性、非代替性、一時性の要件を満たすことの確認や手続きを本事業所として慎重に行うこととする。
3　身体拘束等をやむを得ず行う場合は、その態様及び時間、その際の利用者の心身の状態、やむを得ない理由を記録する。

（虐待防止に関する事項）
第 16 条　本事業所は、利用者の人権の擁護・虐待等の発生または再発防止のため次の措置を講ずるものとする。
(1) 虐待防止のための委員会の定期的な開催と結果の職員への周知（テレビ電話活用等）
(2) 虐待を防止するための従業者に対する研修の定期的な実施
(3) 虐待防止のための指針の整備

(4) 虐待防止の担当者の配置
(5) その他虐待防止のために必要な措置
2　本事業所は、サービス提供中に、当該事業所従業者又は養護者（利用者の家族等高齢者を現に養護する者）による虐待を受けたと思われる利用者を発見した場合は、速やかに、これを市町村に通報するものとする。

（カスタマーハラスメントへの対応）

第 17 条　事業所の職員に対して、暴言、暴力、嫌がらせ、誹謗中傷、セクシャルハラスメントなどのハラスメント行為などが発生した場合、関係者間で協議した結果、解決困難で健全な信頼関係を築く事ができないと判断した場合は、行政及び居宅介護支援事業所に相談の上、サービスの中止や契約を解除する場合もある。

（私費の訪問看護の利用料）

第 18 条　医療保険・介護保険の制度対象外の訪問看護は別表に定めた運営規程に基づき利用料を徴収する。交通費は別途実費徴収とする。

（その他運営についての留意事項）

第 19 条　看護師等は、社会的使命を十分認識し、職員の資質向上を図るため研究・研修の機会を設け、業務体制を整備する。
2　本事業所の従業者は、退職後においても業務上知り得た秘密を漏らすことがないよう、必要な措置を講ずるものとする。
3　本事業所は、訪問看護に関する記録を整備し、訪問看護終了の日から２年間保管するものとする。
4　この規程に定める事項のほか、運営に関する重要事項は、本事業者と本事業所の管理者との協議に基づいて定めるものとする。

附則
この規程は令和３年４月１日より遡及して運用する。
令和４年４月１日　　一部改正
令和６年６月１日　　一部改正

第1章

(別表)

その他の利用料及び差額費用

運営規程

【目　的】
在宅療養生活の継続と QOL の向上を図るために、利用者の選定（希望）による医療保険・介護保険給付対象外の訪問看護サービス等を提供することを目的とする。

【方　針】
利用者の選定に基づく訪問看護等の提供であって、訪問看護ステーションの都合では行わない。訪問看護の必要性から判断して、安全で適切な対応を行う。

【利用料】
実費負担の利用料の内容及び料金、利用者の選定に基づく差額費用として、下表のとおり支払いを受ける。

■実費負担の利用料について

訪問にかかる交通費	医療保険	訪問は公共交通機関利用の実費相当額 夜間等時間外の訪問で公共交通機関・タクシー等を利用した場合は実費負担
	介護保険	××市内（営業地域）は不要 営業地域以外は、公共交通機関利用の実費相当額
ご遺体のケア料	16,500 円	
キャンセル料※	2,000 円	

※訪問看護サービスの利用中止について、利用者からの連絡が前日の午後５時までの場合は予定されたサービスを変更・中止することができ、キャンセル料は発生しない。前日の午後５時以降の連絡は、キャンセル料が発生する。

■利用者の選定に基づく差額費用（利用料）について

平日	営業時間内	9：00〜17：00	10,000 円/1 時間
	夜　間	17：00〜22：00	12,500 円/1 時間
	深　夜	22：00〜6：00	15,000 円/1 時間
	早　朝	6：00〜9：00	12,500 円/1 時間
土、日、祝日		一　律	15,000 円/1 時間

備考）上記料金は、介護保険又は医療保険で支払われる看護サービス料を参考に設定しております。交通費やその他の料金は、別途実費で請求させていただきます。

資料 1-4-13　訪問看護利用料料金表（介護保険）の例

令和６年６月改定版

○○訪問看護ステーション料金表【介護保険】

Ⅰ．基本利用料［単位数×地域単価（10.84 円）×負担割合（1～3 割）］

訪問看護費の報酬項目	単位数	□１割	□2割 □3割
20 分未満（訪問看護 1） ※ 24 時間体制があり、週１回は 20 分以上の定期的訪問看護が行われている場合に算定可能	314	341 円/回	
30 分未満（訪問看護 2）	471	511 円/回	
30 分以上 60 分未満（訪問看護 3）	823	893 円/回	
60 分以上 90 分まで（訪問看護 4）	1,128	1,223 円/回	
理学療法士等による訪問			
○１回 20 分以上　6 回/週まで	294	319 円/回	
○１回 40 分以上（20 分×2 回）3 回/週まで	588	638 円/回	
○１回 60 分以上（20 分×3 回）2 回/週まで ※１日３回以上の場合は３回ともに 90/100 の単位数：265	795	862 円/回	
夜間・早朝加算　※夜間：18 時～22 時、早朝：6 時～8 時		基本単位の 25％増	
深夜加算　※深夜：22 時～6 時		基本単位の 50％増	
定期巡回・随時対応型訪問介護との連携型訪問看護			
○訪問看護費（月１回）	2,961	3,265 円	
○サービス提供体制強化加算（月１回）	50		
○要介護度５の利用者の加算	800	868 円	
サービス提供体制強化加算（Ⅰ）☆1	6	7 円/回	
緊急時訪問看護加算（Ⅰ）☆2	600	651 円/月	
特別管理加算　※特別な管理を要する利用者、適用項目に○をつける			
（Ⅰ）在宅麻薬等注射指導管理、在宅腫瘍化学療法注射指導管理、又は在宅強心剤持続投与指導管理、在宅気管切開患者指導管理を受けている状態、気管カニューレを使用している状態、留置カテーテルを使用している状態	500	542 円/月	
（Ⅱ）在宅自己腹膜灌流指導管理、在宅血液透析指導管理、在宅酸素療法指導管理、在宅中心静脈栄養法指導管理、在宅成分栄養経管栄養法指導管理、在宅自己導尿指導管理、在宅持続陽圧呼吸療法指導管理、在宅悪性腫瘍患者指導管理、在宅自己疼痛管理指導管理、在宅肺高血圧症患者指導管理、在宅気管切開患者指導管理を受けている状態、人工肛門、人工膀胱を設置している状態、真皮を越える褥瘡がある状態、点滴注射を３日以上行う必要があると認められた状態	250	271 円/月	
ターミナルケア加算☆3　※医療保険との通算が可能	2,500	2,710 円	
長時間訪問看護加算　※特別管理加算の対象者、１時間 30 分超	300	326 円/回	
複数名訪問加算（Ⅰ）☆4　※看護師等との同時訪問			
○ 30 分未満	254	276 円/回	
○ 30 分以上	402	436 円/回	
複数名訪問加算（Ⅱ）☆4　※看護補助者との同時訪問			
○ 30 分未満	201	218 円/回	
○ 30 分以上	317	344 円/回	
専門管理加算☆5	250	271 円/月	
初回加算（Ⅰ）☆6　※新規利用者、月１回、退院日の訪問	350	380 円/回	
初回加算（Ⅱ）　※新規利用者、月１回	300	326 円/回	

	退院時共同指導加算　※月1回、特別管理加算対象者は月2回。初回加算を算定した場合は算定不可	600	651円/回	
	看護・介護職員連携強化加算☆7	250	271円/回	
	看護体制強化加算（Ⅱ）☆8 口腔連携強化加算☆9	200 50	217円/月 55円/月	

※特別管理加算の「在宅麻薬等注射指導管理、在宅腫瘍化学療法注射指導管理、又は在宅強心剤持続投与指導管理」とは、がん末期・ALS又は筋ジストロフィー・緩和ケアを要する心不全又は呼吸器疾患の末期の利用者への麻薬注射に関する指導管理、悪性腫瘍利用者に対する抗がん剤注射に関する指導管理、強心剤の持続投与を輸液ポンプ等を用いて行った場合の指導管理をいう。

【加算について】

☆1　**サービス提供体制強化加算（Ⅰ）**：下記①～④に適合している事業所に算定されます。
① 全ての看護師等ごとに研修計画を作成し、計画に従って研修（外部における研修を含む）実施または実施を予定していること
② 利用者に関する情報もしくはサービス提供に当たっての留意事項の伝達または当該指定訪問看護事業所における看護師等の技術指導を目的とした会議が定期的に開催されていること
③ 全ての看護師等に対し、健康診断を定期的に実施すること
④ 看護師の総数のうち、勤続年数7年以上の者の占める割合が100分の30以上であること

☆2　**緊急時訪問看護加算**：24時間いつでも看護師への電話連絡が可能で、必要時には休日や時間外でも緊急訪問をします。契約をいただく方には、専用の電話番号をお知らせします。計画外の緊急訪問を行った場合は、所要時間に応じた所定単位を算定します。一月のうち2回目以降に、早朝・夜間・深夜に訪問看護を行った場合、夜間・早朝加算または深夜加算を算定します。

☆3　**ターミナルケア加算**：ご自宅で終末期を過ごしたい方のご意思を尊重して、少しでも安心して楽にお過ごしいただけるように、24時間連絡が取れる体制や、主治医との連携のもとに心身の緩和ケアなどのターミナルケアを行います。他の医療及び介護関係者とも連携を図るよう努めます。これらの支援体制について、ご利用者及びご家族等の方に十分に説明し、同意を得て行います。死亡日を含む14日以内に2日以上の訪問看護を実施していることが要件になっています。ご意向の変化やご不明な点があればいつでも話し合います。

注　**サービス提供体制強化加算・緊急時訪問看護加算・特別管理加算・ターミナルケア加算**は、区分支給限度基準額の算定対象外となります。

☆4　**複数名訪問加算**：下記①～③の方が対象となり、ご利用者の同意を得て算定します。
① 利用者の身体的理由（体重が重いなど）により、1人の看護師等による訪問看護が困難と認められる場合
② 暴力行為、著しい迷惑行為、器物破損行為等が認められる場合
③ その他利用者の状況から判断して、①または②に準ずると認められた場合

☆5　**専門管理加算**：緩和ケアなど、専門性の高い看護師が計画的な管理を行う場合に算定します。

☆6　**初回加算（Ⅰ）**：新規に訪問看護計画書を作成し、かつ退院日に看護師が訪問した場合に算定します。要介護者等のより円滑な医療から介護への在宅移行を、訪問看護サービスとして推進するものです。
初回加算（Ⅱ）：新規に訪問看護計画書を作成した時に算定します。
退院時共同指導加算：病院や介護老人保健施設に入院、入所中の方が退院または退所するにあたって、訪問看護師が施設に出向き、医師・看護師等と共同して、居宅における療養上必要な指導を行って内容を記載した文書をお渡しした場合に算定します。

☆7　**看護・介護職員連携強化加算**：訪問介護員が医師の指示のもとに行う、痰の吸引等が円滑に実施できるように訪問介護事業所と連携して支援等を行った場合に算定します。

☆8　**看護体制強化加算（Ⅱ）**：下記①～③に適合している事業所に算定されます。
① 算定日が属する月の前6月間において、事業所における利用者総数のうち、緊急時訪問看護加算を算定した利用者の占める割合が100分の50以上であること
② 算定日が属する月の前6月間において、事業所における利用者総数のうち、特別管理加算を算定した利用者の占める割合が100分の20以上であること
③ 算定日が属する月の前12月間において、事業所におけるターミナルケア加算を算定した利用者が1名以上であること
④ 訪問看護を提供する常勤換算従事者の総数に占める看護職員の割合が6割以上であること

☆9　**口腔連携強化加算**：歯科医療機関及び介護支援専門員にご利用者の口腔の健康状態の評価（様式に記載）を提供した場合、1事業所のみ算定します。

第1章

Ⅱ．その他の費用
1．交通費等の費用

訪問にかかる交通費	○○市・△△市・□□市は不要 その他の地域は、ステーション規定に基づく実費相当額
ご遺体のケア料	16,500円　※材料費は別になります。

2．キャンセル料
サービスの利用をキャンセルされる場合、キャンセルの連絡をいただいた時間に応じて、下記によりキャンセル料を請求させていただきます。ただし、ご利用者の病状の急変や急な入院等の場合には、キャンセル料は請求いたしません。

前日までにご連絡があった場合	キャンセル料は不要です
当日訪問までにご連絡があった場合	2,000円を請求いたします
訪問するまでご連絡がなく提供不可の場合	1提供当りの料金の100%を請求いたします

3．ご請求及びお支払い
利用料、利用者負担額（各種保険適用）及びその他の費用について、ご請求及びお支払いは下記の要領にてお願いいたします。なお、お支払いについて、正当な理由がないにもかかわらず、支払い期日から３月以上遅延し、さらに支払いの督促から１カ月以内にお支払いがない場合には、サービス提供の契約を解除した上で、未払い分をお支払いいただきます。

ご請求	ア　利用料利用者負担額及びその他の費用の額はサービス提供ごとに計算し、利用月ごとの合計金額により請求いたします。 イ　上記にかかわる請求書は、利用明細を添えて利用月の翌月15日前後にお渡しします。
お支払い	ア　請求内容をご確認のうえ、下記のいずれかの方法によりお支払い下さい。 ●利用者指定口座からの自動振替：当該月の利用料は翌々月１日に毎月振替えます。 ●現金支払い：請求書をお渡しし、訪問時に集金します。 イ　お支払いの確認をしましたら、支払い方法の如何によらず、領収書をお渡ししますので、必ず保管されますようお願いします。※医療費控除の還付請求の際に必要となることがあります。

Ⅲ．１カ月のご利用料の目安

サービス内容	回数　／　月	金　額
基本報酬		
訪問看護（　　　　）分未満	回	
訪問看護（　　　　）分未満	回	
理学療法士等（　　　分/1回）	回	
理学療法士等（　　　分/1回）	回	
定期巡回・随時対応型訪問介護看護連携	有　　　　無	
加算		
サービス提供体制強化加算	回	
緊急時訪問看護加算	651円/月	
特別管理加算(Ⅰ)・(Ⅱ)	542円/月　・　271円/月	
専門管理加算	271円	
初回加算(Ⅰ)・(Ⅱ)	380円/月　・　326円/月	
退院時共同指導加算１回・２回	651円/1回/月	
看護体制強化加算	217円/月	
合計		

※1　月により、訪問回数が変わりますので、料金も変動します。
※2　ご提示の金額は目安になりますことをご了承ください。
※3　公費負担医療制度等が適用される方は負担金が軽減されます。

約　　　　　　　　　　円

資料 1-4-14　訪問看護利用料料金表（医療保険）の例

令和 6 年 6 月改定版

○○訪問看護ステーション料金表【医療保険】

Ⅰ．訪問看護の利用料について

各種医療保険証に記載された一部負担金の割合により、訪問看護の費用の 1 割～3 割となります。マイナ保険証をお持ちの方は、モバイル端末機で読み取り資格情報を確認させていただきます。

ア）後期高齢者医療被保険者証をお持ちの方

一般所得の方	訪問看護に要する費用の 1 割
一定以上所得の方	訪問看護に要する費用の 2 割
現役並み所得の方	訪問看護に要する費用の 3 割

イ）その他の医療保険証をお持ちの方

被保険者証に記載されている一部負担金の割合（1 割～3 割）。公費負担医療制度が適用される方は負担金が軽減されます。

Ⅱ．訪問看護の費用について

1．訪問看護基本療養費

訪問看護基本療養費（Ⅰ）			
看護師・保健師		週 3 日目まで　5,550 円	週 4 日目以降　6,550 円
理学療法士・作業療法士・言語聴覚士		5,550 円	
悪性腫瘍者の利用者の緩和ケア又は褥瘡ケアに係る専門の研修を受けた看護師※		12,850 円/月	
訪問看護基本療養費（Ⅱ）同一建物居住者で同一日複数利用者			
看護師・保健師	同一日 1 人ないし 2 人	週 3 日目まで　5,550 円	週 4 日目以降　6,550 円
	同 3 人以上	同　2,780 円	同　3,280 円
理学療法士・作業療法士・言語聴覚士	同一日 1 人ないし 2 人	5,550 円	
	同 3 人以上	2,780 円	
悪性腫瘍者の利用者の緩和ケア又は褥瘡ケアに係る専門の研修を受けた看護師※		12,850 円/月	
訪問看護基本療養費（Ⅲ）※　入院患者の外泊中の訪問看護			
		8,500 円	

表中の※について、同一日に訪問看護管理療養費は算定できません。また、別表第 7（介護保険対象でも訪問看護は医療保険給付）及び別表第 8（特別管理加算の対象）は回数制限がありません。

【参考 1】特掲診療料の施設基準等「別表第 7」

・末期の悪性腫瘍・多発性硬化症・重症筋無力症・スモン・筋委縮性側索硬化症・脊髄小脳変性症・ハンチントン病・進行性筋ジストロフィー症・パーキンソン病関連疾患（進行性核上性麻痺、大脳皮質基底核変性症、パーキンソン病（ホーエン・ヤールの重症度分類がステージ 3 以上であって生活機能障害度がⅡ度又はⅢ度のものに限る））・多系統萎縮症（線条体黒質変性症、オリーブ橋小脳萎縮症、シャイ・ドレーガー症候群）プリオン病・亜急性硬化性全脳炎・ライソゾーム病・副腎白質ジストロフィー・脊髄性筋萎縮症・球脊髄性筋委縮症・慢性炎症性脱髄性多発神経炎・後天性免疫不全症候群・頸髄損傷・人工呼吸器を使用している状態

【参考 2】特掲診療料の施設基準等「別表第 8」

Ⅰ　在宅麻薬等注射指導管理、在宅腫瘍化学療法注射指導管理、在宅強心剤持続投与指導管理を受けている、もしくは在宅気管切開患者指導管理を受けている状態にある者、又は気管カニューレ、留置カテーテルを使用している状態

Ⅱ　在宅自己腹膜灌流指導管理、在宅血液透析指導管理、在宅酸素療法指導管理、在宅中心静脈栄養法指導管理、在宅成分栄養経管栄養法、在宅自己導尿指導管理、在宅人工呼吸指導管理、在持続陽圧呼吸療法指導管理、在宅自己疼痛管理、在宅肺高血圧症患者指導管理を受けている状態、人工肛門・人工膀胱を設置している状態、真皮を超える褥瘡の状態、在宅患者訪問点滴注射管理指導料を算定されている状態

2．訪問看護管理療養費

月の初日……7,670 円　／　月の 2 日目以降……3,000 円

※ 1　別表第 7 及び別表第 8 の対象者は、週 4 日以上の訪問看護が可能です。
※ 2　週 3 日（精神科訪問看護の場合：退院後 3 カ月は週 4 日）の回数制限のある方に対して、急性増悪等により頻回の訪問看護を行う必要がある旨の特別訪問看護指示を医師から交付された場合、指示の日から 14 日を限度として一月につき週 4 日以上の訪問看護が可能です。
※ 3　介護保険の訪問看護利用者で「気管カニューレを使用している状態」及び「真皮を超える褥瘡の状態」の方には、特別訪問看護指示書が月 2 回まで交付が可能です。その期間中は、医療保険の訪問看護となります。

3. 加算、訪問看護情報提供療養費、ターミナルケア療養費

	サービス内容	加　算
	緊急訪問看護加算 ※利用者の緊急の求めで診療所・在宅支援病院の指示により緊急訪問を行った場合に算定。主治医が対応しない夜間等において、連携する医療機関の指示での緊急訪問の場合も算定可能。	月 14 日目まで 2,650 円/日
	難病等複数回訪問看護加算	
	○ 1 日 2 回目まで	4,500 円
	○ 1 日 3 回目以上	8,000 円
	長時間訪問看護加算（1 時間 30 分を超える場合） ※特別管理加算の対象者及び特別訪問看護指示書による訪問看護の期間は 1 回/週。15 歳未満の（準）超重症児、15 歳未満の小児であって、別表第 8 に掲げる者は 3 回/週まで可能。	5,200 円/回
	乳幼児加算	
	6 歳の誕生日の前日まで	1,300 円
	6 歳未満の乳幼児で（準）超重症児、別表第 7、別表第 8 に掲げる者	1,800 円
	複数名訪問看護加算	
	看護師と訪問（1 日/週まで）	4,500 円
	看護師等または看護補助者と訪問（3 回/週まで）　※下記④⑤⑥の場合	3,000 円
	看護師等または看護補助者と訪問（毎日複数回訪問が可能）※下記①②③の場合	
	○ 1 回/1 日	3,000 円
	○ 2 回/1 日	6,000 円
	○ 3 回/1 日以上	10,000 円
	※加算の対象者：①厚生労働大臣が定める疾病等の者、②特別管理加算の対象者、③特別訪問看護指示書による訪問看護を受けている者、④暴力行為・著しい迷惑行為・器物破損行為等が認められる者、⑤1 人での看護が困難である場合、⑥その他状況判断で①～⑤に準ずると認められる者	
	夜間・早朝訪問看護加算　※夜間：18 時～22 時、早朝：6 時～8 時	2,100 円/日
	深夜訪問看護加算　※深夜：22 時～6 時	4,200 円/日
	24 時間対応体制加算 ※看護師等の勤務体制を確保して、休日や夜間・早朝・深夜帯でも電話等に常時対応でき、緊急時訪問看護を必要に応じて行う場合	6,800 円/月
	退院時共同指導加算（1 回、がん末期等は 2 回まで） ※病院や介護老人保健施設に入院、入所中の方が退院、退所されるにあたって、医師・訪問看護ステーションの看護師等が病院へ出向き、共同して居宅における療養上必要な指導を行った場合	8,000 円/回
	特別管理指導加算 ※特別管理加算の対象者の場合、退院時共同指導加算に上乗せ	2,000 円/回
	退院支援指導加算	
	※厚生労働大臣が定める疾病等、厚生労働大臣が定める状態にある利用者が、保険医療機関から退院した日に看護師が療養上の指導を行った場合	6,000 円
	※ 90 分を超える長時間（複数回訪問含む）の場合	8,400 円
	在宅患者連携指導加算（月 1 回）	3,000 円
	在宅患者緊急時等カンファレンス加算（月 2 回まで）	2,000 円

	特別管理加算　※特別な管理を要する利用者	
	（Ⅰ）在宅麻薬等注射指導管理、在宅腫瘍化学療法注射指導管理、在宅強心剤持続投与指導管理を受けている、もしくは在宅気管切開患者指導管理を受けている状態にある者、又は気管カニューレ、留置カテーテルを使用している状態	5,000円/月
	（Ⅱ）在宅自己腹膜灌流指導管理、在宅血液透析指導管理、在宅酸素療法指導管理、在宅中心静脈栄養法指導管理、在宅成分栄養経管栄養法、在宅自己導尿指導管理、在宅人工呼吸指導管理、在宅持続陽圧呼吸療法指導管理、在宅自己疼痛管理、在宅肺高血圧症患者指導管理を受けている状態、人工肛門・人工膀胱を設置している状態、真皮を超える褥瘡の状態、在宅患者訪問点滴注射管理指導料を算定されている状態	2,500円/月
	専門管理加算 ※緩和ケアに係る専門の研修を受けた看護師が計画的な管理を行う場合	2,500円/月
	DX情報活用加算 ※オンライン資格確認による利用者の診療情報を訪問看護の計画的な管理に活用	50円/月
	訪問看護情報提供療養費1（市町村または指定特定相談支援事業者等） ※厚生労働大臣が定める疾病等の利用者、18歳未満の児童	1,500円
	訪問看護情報提供療養費2（保育所等・義務教育諸学校・高等学校等） ※18歳未満の厚生労働大臣が定める疾病等の利用者	1,500円
	訪問看護情報提供療養費3（主治医、求めにより入院・入所先に写しを提供） ※入院・入所により在宅から療養場所を変更する訪問看護利用者	1,500円
	訪問看護ターミナルケア療養費　（介護保険との通算可能） ※死亡日及び死亡前14日以内に2日以上のターミナルケアを行った場合・退院支援指導加算の算定に係る指導日を含む。終末期を自宅で過ごしたい方や家族と話し合い、利用者の意思を尊重して他職種との連携の上で対応する。訪問看護の支援体制（担当者、連絡先、緊急時の注意事項等）を説明してターミナルケアを行う。	25,000円
	訪問看護ベースアップ評価料　（訪問看護管理療養費の加算） ※物価高騰の折から賃上げの方針の下、医療従事者の賃金についても改善を図ることを目的とした加算	780円/月

※特別管理加算の「在宅麻薬等注射指導管理、在宅腫瘍化学療法注射指導管理、又は在宅強心剤持続投与指導管理」とは、がん末期・ALS又は筋ジストロフィー・緩和ケアを要する心不全又は呼吸器疾患の末期の利用者への麻薬注射に関する指導管理、悪性腫瘍利用者に対する抗がん剤注射に関する指導管理、強心剤の持続投与を輸液ポンプ等を用いて行った場合の指導管理をいう。

Ⅲ．長時間・時間外・休日訪問料金等について（実費自己負担になります）

訪問内容	単位	金額
営業時間内（9：00～17：30）で90分を超える訪問 ※長時間訪問看護加算の対象外の場合	60分毎	10,000円
週3日を超える訪問 ※訪問回数に制限のある方の場合	1回	8,500円

Ⅳ．その他の費用について

1．交通費等の費用

訪問にかかる交通費	○○市・△△市・□□市は不用 その他の地域は、訪問看護ステーション規定に基づく実費相当額
ご遺体のケア料	16,500円 ※材料費は別になります。

2．キャンセル料

サービスの利用をキャンセルされる場合、キャンセルの連絡をいただいた時間に応じて、下記によりキャンセル料を請求させていただきます。ただし、ご利用者の病状の急変や急な入院等の場合には、キャンセル料は請求いたしません。

前日までにご連絡があった場合	キャンセル料は不要です
当日訪問までにご連絡があった場合	2,000円を請求いたします
訪問するまでご連絡がなく提供不可の場合	1提供当りの料金の100%を請求いたします

3. ご請求及びお支払い

利用料、利用者負担額（各種保険適用）及びその他の費用について、ご請求及びお支払いは下記の要領にてお願いいたします。なお、お支払いについて、正当な理由がないにもかかわらず、支払い期日から３月以上遅延し、さらに支払いの督促から１カ月以内にお支払いがない場合には、サービス提供の契約を解除した上で、未払い分をお支払いいただきます。

ご請求	ア　利用料利用者負担額及びその他の費用の額はサービス提供ごとに計算し、利用月ごとの合計金額により請求いたします。 イ　上記にかかわる請求書は、利用明細を添えて利用月の翌月 15 日前後にお渡しします。
お支払い	ア　請求内容をご確認のうえ、下記のいずれかの方法によりお支払い下さい。 ●利用者指定口座からの自動振替：当該月の利用料は翌々月１日に毎月振替えます。 ●現金支払い：請求書をお渡しし、訪問時に集金します。 イ　お支払いの確認をしましたら、支払い方法の如何によらず、領収書をお渡ししますので、必ず保管されますようお願いします。※医療費控除の還付請求の際に必要となることがあります。

V．１カ月あたりのお支払額の目安

○基本

日数	基本療養費	管理療養費	24 時間対応体制	特別管理加算	合　計	１割	２割	３割
1	5,550	7,670	6,800	0	20,020	2,000	4,000	6,010
2	11,100	10,670	6,800	0	28,570	2,860	5,710	8,570
3	16,650	13,670	6,800	0	37,120	3,710	7,420	11,140
4	22,200	16,670	6,800	0	45,670	4,570	9,130	13,700
5	27,750	19,670	6,800	0	54,220	5,420	10,840	16,270
6	33,300	22,670	6,800	0	62,770	6,280	12,550	18,830
7	38,850	25,670	6,800	0	71,320	7,130	14,260	21,400
8	44,400	28,670	6,800	0	79,870	7,990	15,970	23,960
9	49,950	31,670	6,800	0	88,420	8,840	17,680	26,530
10	55,500	34,670	6,800	0	96,970	9,700	19,390	29,090
11	61,050	37,670	6,800	0	105,520	10,550	21,100	31,660
12	66,600	40,670	6,800	0	114,070	11,410	22,810	34,220

○特別管理加算Ⅰ付き

日数	基本療養費	管理療養費	24 時間対応体制	特別管理加算	合　計	１割	２割	３割
1	5,550	7,670	6,800	5,000	25,020	2,500	5,000	7,510
2	11,100	10,670	6,800	5,000	33,570	3,360	6,710	10,070
3	16,650	13,670	6,800	5,000	42,120	4,210	8,420	12,640
4	22,200	16,670	6,800	5,000	50,670	5,070	10,130	15,200
5	27,750	19,670	6,800	5,000	59,220	5,920	11,840	17,770
6	33,300	22,670	6,800	5,000	67,770	6,780	13,550	20,330
7	38,850	25,670	6,800	5,000	76,320	7,630	15,260	22,900
8	44,400	28,670	6,800	5,000	84,870	8,490	16,970	25,460
9	49,950	31,670	6,800	5,000	93,420	9,340	18,680	28,030
10	55,500	34,670	6,800	5,000	101,970	10,200	20,390	30,590
11	61,050	37,670	6,800	5,000	110,520	11,050	22,100	33,160
12	66,600	40,670	6,800	5,000	119,070	11,910	23,810	35,720

〇特別管理加算Ⅱ付き

日数	基本療養費	管理療養費	24時間対応体制	特別管理加算	合　計	1割	2割	3割
1	5,550	7,670	6,800	2,500	22,520	2,250	4,500	6,760
2	11,100	10,670	6,800	2,500	31,070	3,110	6,210	9,320
3	16,650	13,670	6,800	2,500	39,620	3,960	7,920	11,890
4	22,200	16,670	6,800	2,500	48,170	4,820	9,630	14,450
5	27,750	19,670	6,800	2,500	56,720	5,670	11,340	17,020
6	33,300	22,670	6,800	2,500	65,270	6,530	13,050	19,580
7	38,850	25,670	6,800	2,500	73,820	7,380	14,760	22,150
8	44,400	28,670	6,800	2,500	82,370	8,240	16,470	24,710
9	49,950	31,670	6,800	2,500	90,920	9,090	18,180	27,280
10	55,500	34,670	6,800	2,500	99,470	9,950	19,890	29,840
11	61,050	37,670	6,800	2,500	108,020	10,800	21,600	32,410
12	66,600	40,670	6,800	2,500	116,570	11,660	23,310	34,970

資料 1-4-15　重要事項説明書（訪問看護・介護予防訪問看護）の例

重要事項説明書

訪問看護の提供開始にあたり、厚生労働省令第 37 号の第 8 条に基づいて、事業者が説明すべき重要事項は次のとおりです。

1. 事業者概要

事業者名称	医療法人△△
所在地	□□県◇◇市☆☆ 4 丁目 5 番 6 号
代表者名	理事長　○　○
電話番号	電話　00-0000-0000　　ファックス　00-0000-0000
URL	

2. 事業所概要

事業所名称	○○訪問看護ステーション
指定番号	●□□県指定　第 1234567 号
所在地	〒000-0000　□□県◇◇市☆☆ 1 丁目 2 番 3 号
電話番号	電話　00-0000-0000　　ファックス　00-0000-0000
URL	

3. 事業の目的と運営方針

事業の目的

居宅において、主治医が訪問看護の必要を認めた利用者に対して、
適切な訪問看護を提供することを目的とします。

運営の方針

(1) ○○訪問看護ステーション（以下、本事業所という。）の看護師その他の従業者は、利用者の特性を踏まえて、可能な限りその居宅において、要介護状態の軽減又は悪化防止に資するように、療養上の目標を設定して支援します。
(2) 事業の実施にあたっては、医療機関、居宅介護支援事業所、地域包括支援センター、関係区市町村、地域の保健・福祉機関との密接な連携を図り、総合的なサービスの提供に努めます。
(3) 本事業所は、必要なときに必要な訪問看護が行えるよう、事業実施体制の整備に努めます。

4. 本事業所の職員体制（令和 6 年 6 月 1 日現在）

職種	常勤	非常勤
管理者（看護師）	1 名	＼
看護師・保健師	4 名	5 名
事務員	1 名	

5. 営業時間

営業日・営業時間	月曜日～金曜日（祝・休日、12 月 29 日～1 月 3 日を除く） 午前 9 時から午後 5 時 30 分（ただし通常の訪問看護を行う時間は午前 9 時 30 分～午後 5 時）

6. 営業地域

通常の地域	A 市・B 市・C 市

（注）上記以外の地域への訪問看護では交通費は実費の扱いとなります。

7. 利用料

○利用料として、介護保険法第 41 条に規定する居宅介護サービス費の支給対象となる費用にかかる額の支払いを利用者から受けるものとします。
○利用者は、○○訪問看護ステーション料金表（別紙）に定めた訪問看護サービスに対する所定の利用

料および、サービスを提供するうえで別途必要になった費用を支払うものとします。
○利用料の支払い方法
　毎月、15日前後に前月分の請求書をお渡しいたします。
1）利用者の指定の口座から、自動振替の場合
　利用料は1カ月単位とし、当該月の利用料は、翌々月1日に利用者が指定する口座から毎月1日に振替えます。（1日が土・日・休日の場合は、その翌日）
2）現金払いの場合
　利用料は1カ月単位とし、当月分を翌月中旬までにご請求させていただきます。訪問時に集金し、領収証を発行いたします。
※キャンセル料
　訪問看護の利用中止については、前日までにご連絡をいただけば、予定されたサービスを変更または中止することができます。

ご連絡をいただく時間	キャンセル料
前日までにご連絡をいただいた場合	不要です。
当日、訪問までのご連絡の場合	2,000円を請求いたします。
訪問までにご連絡がなく訪問時に提供不可だった場合	1提供あたりの料金の100%を請求いたします。

※ただし、ご利用者の急な入院等の場合には、キャンセル料は請求いたしません。

8．緊急時等の対応の方法
　サービス提供にあたり事故、体調の急変等が生じた場合は、事前の打ち合わせに基づき、家族、主治医、救急機関、居宅介護支援事業所等に連絡します。

ご家族　　氏名　　　　　　　　　　続柄

　　　　　連絡先（昼）

　　　　　連絡先（夜）

主治医　　医療機関名　　　　　　　医師名

　　　　　電話番号

居宅支援事業所　　　　　　　　　　担当者

　　　　　電話番号

9．事故発生時の対応
（1）訪問看護の提供により事故が発生した場合は、速やかに利用者の家族等、市町村に連絡を行うとともに、必要な措置を講じます。
（2）利用者に対する訪問看護の提供により賠償すべき事故が発生した場合には、損害賠償を速やかに行います。

10．感染症蔓延及び災害等発生時の対応
（1）感染症蔓延及び災害等発生時は、その規模や被害状況により通常の業務を行えない可能性があります。災害時の情報、被害状況を把握し安全を確保したうえで、利用者の安否確認や支援、主治医や関係機関との連携、必要時の訪問を行います。
（2）指定感染症蔓延時には通常の業務を行えない可能性があります。
　感染症の拡大状況を把握し、予防対策を講じて、必要な訪問を行います。

11．秘密の保持
　本事業所の職員は、当該事業を行う上で知りえたご利用者およびその家族に関する秘密を正当な理由なく、第三者に漏らしません。この秘密を保持する義務は、契約が終了した後も継続します。

12．利用者への不適切な対応防止
　本事業者は、利用者等の人権の擁護のため、また虐待等ハラスメントの防止・カスタマーハラスメントの防止等のために、次に掲げるとおり必要な措置を講じます。

(1) 研修を通じて、職員の人権意識の向上や知識技術の向上に努めます。
(2) 居宅サービス計画の作成など適切な支援の実施に努めます。
(3) 職員が支援にあたっての悩みや苦労を相談できる体制を整えるほか、職員がご利用者等の権利擁護に取り組める環境整備に努めます。

13. 苦情申し立て窓口

○○訪問看護ステーション 担当者　△△	所 在 地 電　　話 F　A　X 受付時間
◇◇市健康福祉部 福祉事務所高齢施策課	所 在 地 電　　話 F　A　X 受付時間
健康福祉サービス 苦情調整委員会	所 在 地 電　　話 F　A　X 受付時間
A 市健康福祉部高齢介護課	所 在 地 電　　話 F　A　X 受付時間
B 市健康福祉部高齢福祉課	所 在 地 電　　話 F　A　X 受付時間
□□県国民健康保険団体連合会	所 在 地 電　　話 F　A　X 受付時間

令和　　年　　月　　日

指定訪問看護の開始にあたり、ご利用者に対して重要事項説明書に基づいて、
重要事項を説明いたしました。

指定居宅サービス事業者
所在地　〒000-0000　□□県◇◇市☆☆１丁目２番３号
○○訪問看護ステーション

(説明者) 氏名　　　　　　　　(管理者) ○○　□□

私は、本書面により、本事業者から訪問看護の利用に際し、重要事項の説明を受けました。

利用者　　住所

氏名

家族（代理人）住所

氏名

※電子メールによる方法等では押印は不要です。

資料 1-4-16　訪問看護契約書の例

訪問看護　契約書

＿＿＿＿＿＿＿＿様（以下、「利用者」とします）と、○○訪問看護ステーション（以下「本事業所」とします）は、訪問看護のご利用について次のとおり契約します。

（契約の目的）
第１条　本事業所は利用者に対し、介護保険法等関係法のもとに、利用者が居宅においてその能力に応じ自立した日常生活を営むことができるように適正な訪問看護を提供し、利用者は本事業所に対してそのサービスにかかる利用料を支払うことを契約の目的とします。

（契約期間）
第２条　この契約期間は令和　　年　　月　　日～令和　　年　　月　　日までとします。なお、利用者から契約終了の申し出がない場合は、自動的に更新します。また、入院・入所等で３カ月以上ご利用がない場合は、契約を終了させていただきます。

（訪問看護の内容）
第３条　本事業所は、利用者の希望をうかがい、心身の状態を判断して、主治医の指示書及び介護支援専門員の作成した居宅サービス計画書（介護保険の場合）に沿って、訪問看護計画書を作成します。利用者及びその家族に訪問看護計画書を提供します。
　２　利用者は訪問看護計画書に沿って、別紙「重要事項説明書」のとおりサービスを利用します。
　３　サービス内容や利用回数等はサービス担当者会議等で検討し、利用者と介護支援専門員との合意により変更できます（介護保険の場合）。
　本事業所は、利用者から訪問看護内容の変更の申し出があった場合は、第１条の規定に反するなど、変更を拒む正当な理由がない限り変更します。

（訪問看護の利用料）
第４条　利用者は介護保険法等関連法に定める料金を支払います。
　２　本事業所は利用者から料金の支払いを受けた場合はその領収書及び明細書を発行します。
　３　本事業所は、利用者に料金の変更がある場合は事前に説明し同意を得ます。
　４　本事業所は、介護保険法等関連の適用を受けない訪問看護サービスがある場合は、予めその利用料について説明し同意を得ます。
　５　利用者は利用料の変更に応じられない場合は、本事業所に対し文書で通知し契約を解約することができます。

（利用料の滞納）
第５条　利用者が正当な理由無く利用料を３カ月以上滞納した場合は、本事業所は１カ月以内の期限を定めて督促し、なお払わないときは契約を破棄します。
　２　本事業所は前項を実施した場合には、利用者担当の介護支援専門員、利用者の居住区である市町村等に連絡するなど必要な支援を行います。

（本事業所の責任によらない事由によるサービスの実施不能）
第６条　本事業所は本契約の期間中、地震・台風等の自然災害、指定感染症の蔓延、その他自己の責任に帰すべからざる事由により業務を実施できなくなった場合には、利用者に対し、既に実施した訪問看護の利用料を除いて、所定の利用料金の支払いを請求いたしません。

（契約終了）
第７条　利用者は、本事業所に対し、５日間以上の予告期間をおいてこの契約の解除ができます。
　２　本事業所は、利用者が正当な理由無く又は故意に指定訪問看護の利用に関する指示に従わず、要介護状態を悪化させた場合、又は常識を逸脱する行為をなし、改善しようとしないなどの理由で、契約の目的が達せられないと判断したときは１カ月以内の文書による予告期間をもって契約終了とします。
　３　その他次のいずれかの事由に該当する場合は契約を終了します。
　　○　利用者が死亡、入院・入所又は転出した場合
　　○　利用者の病状、要介護度等の改善により、訪問看護の必要を認められなくなった場合

○　本事業所が正当な理由無く適切なサービスを提供しない場合
○　本事業所が守秘義務に反したり、常識を逸脱する行為を行った場合
○　カスタマーハラスメントが生じ、解決困難な場合
○　その他解約せざるを得ない状況が生じた場合

（賠償責任）
第８条　本事業所は、訪問看護の提供に伴い、利用者又は家族の生命・身体・財産に損害を及ぼした場合は利用者に対し速やかに損害を賠償します。

（秘密保持）
第９条　本事業所及びその従業員は、訪問看護を提供するうえで知り得た利用者又はその家族の秘密を守ることを義務とします。
２　本事業所は、サービス担当者会議等において利用者又はその家族の個人情報を提供する場合は事前に同意を得ます。
３　本事業所及びその従業員は退職後も在職中に知り得た利用者又はその家族の秘密を守ることを義務とします。

（苦情対応）
第10条　本事業所は、利用者又はその家族から苦情の申し出があった場合は速やかに対応します。
２　本事業所は利用者又はその家族が苦情申立機関に苦情申し立てを行った場合、これを理由としていかなる不利益、不公平な対応もいたしません。

（感染症及び災害等発生時）
第11条　本事業所は、災害等発生時には、その規模や被害状況により通常の業務を行えない可能性があります。災害時の情報、被害状況を把握し安全を確保したうえで、利用者の安否確認や支援、主治医や関係機関との連携、必要時の訪問を行います。
２　本事業所は、指定感染症蔓延時には通常の業務を行えない可能性があります。感染症の拡大状況を把握し、予防対策を講じて、必要な訪問を行います。

（連携）
第12条　本事業所は訪問看護の提供にあたり、主治医及び介護支援専門員、その他保健・医療・福祉サービスを提供する者との連携を密に行います。
２　本事業所は、当該契約の変更又は終了に際し速やかに利用者担当の介護支援専門員等にも連絡します。

（契約外条項）
第13条　利用者及び本事業所は信義誠実をもってこの契約を履行します。
２　本契約に規定のない事項については、介護保険法等関係法の規定を尊重し、利用者及び本事業所の協議に基づき定めます。

契約年月日　　令和　　年　　月　　日

医療法人○○訪問看護ステーション
□□県◇◇市☆☆☆１丁目２番３号
訪問看護ステーション管理者氏名　○○　□□　印

利用者（又は代理人）

住所＿＿＿＿＿＿＿＿＿＿＿＿＿＿＿＿

氏名＿＿＿＿＿＿＿＿＿＿＿＿＿＿＿印

5 訪問看護ステーションのPR方法と介護サービス情報の公表

1 介護保険による居宅サービス事業者としての公示と情報提供

訪問看護ステーションが居宅サービス事業者としての指定を受けると、都道府県知事は、その旨に関する情報を作成し市町村に送付します。それは、被保険者のサービスの選択と居宅支援事業者のケアプラン作成時に必要となるためです。また、独立行政法人福祉医療機構の情報ネットワークシステム（WAM NET）による指定事業者情報の提供を行います。提供される情報は、都道府県の指定事業者管理台帳システムに連動し、インターネットによって、誰でもが情報を得ることができるシステムとなっています。

2 訪問看護ステーションのPR方法

訪問看護ステーションのPRに制限はありません。ただし、PRには次の目的があります。

- ●利用者や地域住民の意識の変化を意図する。
- ●訪問看護の利用を動機づける。
- ●訪問看護ステーションの存在を知ってもらい、サービス内容をアピールする。

①PRの内容

訪問看護ステーションの設立法人名、訪問看護ステーションの名称、住所・電話番号・ウェブサイト、管理者氏名、職種別訪問看護従業者数、営業日と営業時間、サービス内容、利用料の内容、24時間対応の有無、特別管理加算に係る看護等を提示します。

特に訪問看護サービスと介護サービスとの違い、いつどこで何をどのようにしてもらえるかなど、わかりやすい表現で提示しましょう。

②広告の方法

- ・看板（ステーション以外にも設置可能なら交渉をしましょう）
- ・名刺のひと工夫（顔写真・資格・文字・色・ステーションのロゴ・地図）
- ・バスなど公共交通機関への広告掲載のほか、自動車・自転車へステーション名や連絡先などを入れる方法もあります。ただし、地域によっては、訪問看護を受けているのを知られたくないなど、名前入りの自動車を家の前に駐車されたくない利用者もいることを考慮しましょう。
- ・病院・診療所、施設、居宅介護支援事業所、地域包括支援センター、保健福祉事務所、介護保険課担当者、民生委員などに挨拶回りするとともにパンフレット（図1-5-1）を置かせてもらいます。
- ・訪問看護の開始後は利用者による口コミがもっとも重要なPRとなります。質の高いサービスこそが次の利用者につながります。

訪問看護でやさしい社会
サービスの特長
簡　単
お申込みは訪問看護ステーションまたは、主治医やケアマネジャー・相談支援専門員にご相談下さい。
信　頼
訪問看護ステーションの保健師、看護師・理学療法士などは、豊かな実務経験をもった優秀なスタッフです。
安　心
各種保険対応、医療費控除の対象です。また主治医や関係機関と連絡をとり合い、症状に応じたケアや入退院のご相談に応じます。
広がり
ご希望によって市町村や保健所、福祉・医療機関などと連携をはかり療養に必要なサービスの輪を広げます。認知症グループホームの健康管理も行います。
介護保険利用の場合
● 地域包括支援センター
・総合相談・支援（社会福祉士）
・介護予防ケアマネジメント（保健師等）
・包括的・継続的マネジメント（主任ケアマネジャー）
（要支援者）
● 居宅介護支援事業所（ケアマネジャー）
（要介護者）
サービスのシステム
申込み・相談・支援
医療保険
介護保険等
訪問看護
お客さま
受診・往診
申込み
申込み
連携
連絡・指示・報告
訪問看護ステーション
保健師・助産師・看護師・准看護師・理学療法士・作業療法士・言語聴覚士
主治医
在宅ケアを支える機関
● 市区町村、保健所、保健センター
● 病院（在宅療養支援病院）、診療所（在宅療養支援診療所）
● 地域包括支援センター
● 相談支援事業者（障害福祉サービス・計画相談）
● 居宅サービス事業所
● 通所施設、入所施設など
連絡・調整
おもなサービス内容
日常生活の看護
◎健康状態の観察、疾病予防・悪化防止の支援
◎栄養・食事摂取のケア
◎排泄のケア
◎清潔のケア
◎療養環境の整備
・療養生活助言
◎ねたきり・床ずれ予防
◎コミュニケーション
の支援
医療的処置・管理
◎チューブ類の管理
◎服薬管理
◎床ずれ・創傷の処置・予防
◎医療機器の管理
◎その他医師の指示による
処置・管理など
リハビリテーション
◎日常生活動作の訓練・指導
◎関節拘縮の予防・訓練
◎機能訓練・指導
◎外出への工夫
認知症の看護や精神・心理的看護
◎認知症・精神科疾患のある人の看護
◎生活リズムの調整方法
◎事故防止のアドバイス
◎服薬管理
◎社会参加への相談
小児訪問看護
◎人工呼吸器管理
◎経腸栄養管理
◎家族支援
◎学校等との連携
エンドオブライフケア
◎緩和ケア・看取り
◎本人の意思の尊重（人生会議の開催など）
◎精神的支援
◎療養環境の整備など
家族等介護者の支援
◎日常の健康相談
◎看護・介護方法に関する相談
◎不安やストレスの相談
◎家族等介護者の休養に関する
相談
◎介護用品の相談など
各種在宅サービスの相談
◎福祉機器の選定相談
◎住宅改修に関する相談
◎市区町村などの公的なサービスの相談
◎民間の各種在宅関連サービスの相談
◎その他保健・医療・福祉に関する
サービスの相談
◎利用できる制度の紹介など

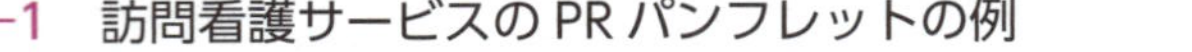

図 1-5-1　訪問看護サービスの PR パンフレットの例　［日本訪問看護財団作成］

・介護者への介護講習会、健康教室、地域のイベントや催し物に積極的に参加して、訪問看護ステーションを身近な存在として印象づけましょう。
・マスコミ、テレビ、新聞、雑誌など多様な媒体を活用しましょう。
・ホームページやブログを活用しましょう。

3 訪問看護ステーションの評価と認知度を高めるための活動

○調査・研究などの協力および共同研究を実施する
○研究発表・学会発表・学会誌等へ投稿する
○地域ケア会議へ積極的に参加する
○委員会や協議会などの委員や役割を積極的に受ける
○介護関係者・看護学校などへの研修会講師を受ける
○実習生を受け入れる
○市民健康相談や介護相談を受ける

4 介護サービス情報の公表制度を広報活動につなげる

介護サービス情報の公表は、介護サービス事業所で行われているサービスの内容および運営状況に関する情報を事前調査用紙に基づき、調査員が実地調査するシステムです。要介護者等が適切かつ円滑に介護サービスを利用することができる機会を確保するために、客観的情報をインターネット等で公表する制度です。介護サービスの利用者が主体的に事業者を選択できます。また、情報公表することにより事業者のサービスの質改善への取り組みに期待ができます。

介護サービス事業者が報告しなかった場合、虚偽の報告をした場合、調査を受けなかった場合、調査の実地を妨害した場合には、指定の取消しや事業の一部を停止されることがあります。

①基本情報

介護サービス情報に掲載される基本情報（運営法人の概要、事業所の概要、職員の体制、利用料金等、サービス内容等）の中で、最も訪問看護ステーションの体制や特徴を表しているのは、サービス内容です。「緊急時訪問看護の実施の有無」「特別な医療処置等を必要とする利用者の受け入れ状況」「在宅での看取り（ターミナルケア）の対応の有無」「認知症への対応（研修の受講者数、研修の種類）」などに示されています。当然これらの体制が整っているほうが、ステーションとして利用者やケアマネジャーから選ばれるステーションということになるでしょう。

②調査項目

調査項目の特徴は、マニュアルの有無や研修の実施記録、教育などです（表1-5-1）。

表 1-5-1　介護サービス情報

調査項目		
〈契約書関連〉	〈記録関連〉	〈マニュアル関連〉
・重要事項説明書	・訪問看護記録書 1 基本情報	・認知症および認知症ケアに関するマニュアル
・利用者との契約書・同意書	・訪問看護記録書 2 経過記録・実施記録	・プライバシー保護、個人情報保護に関するマニュアル
〈規程関連〉	・情報収集項目（アセスメントツール）	・業務マニュアル
・倫理規程	・会議録（ケアサービス会議）	・サービス提供手順書
・情報管理規程	・介護保険の請求書	・医療処置マニュアル
・個人情報保護規程・秘密保持規程	・情報提供の文書（他機関や他職種との連携）	・苦痛緩和マニュアル
〈運営関連〉	・相談・苦情等対応記録	・相談・苦情等に対するマニュアル
・職員心得	・訪問看護報告書	・事故防止・対応マニュアル
・事業計画または年次計画	・業務改善会議等の会議録	・非常災害時マニュアル
・財務内容に関する資料	・新人従事者教育計画・育成記録	・感染症廃棄物取扱いマニュアル
・運営規程	・指導記録・同行訪問実施指導記録	・職員の健康管理マニュアル
・組織規程・組織図	・感染事例記録・食中毒事例記録	・業務マニュアル
・職務権限規程	・ヒヤリ・ハット事例記録	〈教育関連〉
・就業規則	・利用者満足度調査結果および検討録	・認知症および認知症ケアに関する研修の実施記録
・緊急連絡網	・自己評価結果	・プライバシー保護、個人情報保護に関する教育
・利用者ごとの緊急連絡先一覧	・マニュアル見直し会議録	・事故防止・対応教育実施記録
		・教育計画（1 カ年のスケジュール）
		・研修記録
		・指導要綱

5　開所式で地域にアピール

①目的

訪問看護ステーションとしてのオープンセレモニーです。地域の方や関連機関の方を招いて、ステーションの PR をしましょう。

②効果

関係機関に訪問看護ステーションの名称を知ってもらえます。また、訪問看護ステーションの内容や必要性を理解してもらえ、管理者やスタッフの顔を覚えてもらえます。

③方法

オープンセレモニーにふさわしい会場を予約して、招待者を選びましょう。

・日程・時間・会場は、招待者に合わせて準備しましょう。

・招待者は、これから地域で訪問看護ステーションを運営していくうえで大事な方を考えましょう。地域住民、市長、地域の医師会長、施設関係者、行政関係者、関連企業など、これからおつき合いをしていくうえで必要な、より多くの方々にステーションの存在を知ってもらう、よい機会です。

・開所式では、ステーションの見学（見学ができない場合は、動画やスライド使用）やスタッフの紹介、今後どのようなステーションを目指すかなどをアピールします。特に来賓のご挨拶は、地域でのステーションへの期待でもあります。

・記念品については、いつも身近に訪問看護ステーションのことを思い出してもらえるようなもので、開所式においでになった方にお渡しできるとよいでしょう。

・訪問看護ステーションのウェブサイトの開設と更新も忘れないようにしましょう。

6 個人情報の保護規程

「個人情報の保護に関する法律（平成15年法律第57号）」が2003年に制定され、2005（平成17）年4月1日から全面施行されています。訪問看護ステーションにおいても、2004（平成16）年12月24日に厚生労働省が公表した「医療・介護関係事業者における個人情報の適切な取扱いのためのガイドライン」と2006（平成18）年4月の通知に沿って実施することになっています。なお、2010（平成22）年にも「老人訪問看護制度」等の文言整理の改定がありました。なお、2017（平成29）年に「医療・介護関係事業者における個人情報の適切な取扱いのためのガイダンス」が厚生労働省個人情報保護委員会から公表されています（2020〔令和2〕年10月一部改正）。

1 個人情報とその取扱いについて

法律でいう「個人情報」とは、生存する個人に関する情報であって氏名・性別・生年月日・住所等により特定の個人を識別できる情報です。この法律は、個人の権利・利益を保護することを目的として制定されており、適正に取り扱われなかった場合には罰則規定もあります（6カ月以下の懲役または30万円以下の罰金）。

1 訪問看護従事者・その他職員の守秘義務

訪問看護ステーションの保健師・看護師・准看護師は、保健師助産師看護師法第42条の2および第44条の3に基づき守秘義務が課せられています（助産師は刑法第134条、理学療法士・作業療法士は理学療法士及び作業療法士法第16条）。

さらに、就業規則の中で、離職後も含めて守秘義務が適用されることになっています。

2 訪問看護実施上の個人情報の取扱い

介護保険、医療保険ともに訪問看護の事業の人員、設備および運営に関する基準の中で、「業務上知り得た秘密を漏らしてはならない」となっており、すでに、介護保険制度ではケアマネジャーが召集する「サービス担当者会議」での個人情報の提供などは文書で同意を得て実施しています。医療保険の訪問看護療養費においても、訪問看護情報提供書を市町村や保健所に提供する場合は利用者の同意を得て行うことになっています。

3 訪問看護ステーションで実施すること

個人情報を安全に取り扱う必要があるため、個人情報保護方針や個人情報管理規程などを作成して、訪問看護の提供に関する個人情報の利用目的（利用範囲）を定め、他の目的で使用する場合は同意を得て行うこと（生命にかかわる場合等は別）や看護情報の提供、記録等の開示について明記します。さらに、訪問看護の提供に関する諸記録（以下、訪問看護記録）があり、利用者に訪問看護記録の開示を求められた場合には記録をありのまま開示することが原則です。訪問看護記録そのものの質が問われることになります。

2　訪問看護ステーションでの情報の取扱いの具体例

訪問看護ステーションにおける利用者の「個人情報」とは、訪問看護指示書、訪問看護計画書・報告書、訪問看護経過記録、報酬請求書、サービス提供票、ケアカンファレンスの事例、利用者のメモ等であり、保管または廃棄に十分注意する必要があります。

居宅介護支援事業所を併設している場合の利用者に関する「個人情報」とはケアプラン、実績・給付管理表、サービス提供票、利用票、サービス担当者会議録等です。

個人情報の管理責任者は指定訪問看護事業者です。個人情報取扱い責任者は訪問看護ステーションの管理者が適切で、個人データの漏えい・盗難・紛失の防止、また、不要となった個人データの廃棄・消去等の管理を適正に行うこととします。

指定訪問看護事業者は、個人情報保護に関する方針（p.100 資料1-6-1）を作成し掲示します。さらに個人情報の取扱い規程を作成するとともに従業者の教育を行います。また、利用者に配布する文書や、個人情報の第三者提供に関する本人の同意書（p.101 資料1-6-2）などの様式も作成しておく必要があります。取扱い上の留意点を次に挙げます。

1　個人情報の利用目的の公表

訪問看護の業務に照らして、利用する必要のある個人情報を特定し、そのことを事業所内に掲示したり、利用者に知らせておきます。訪問看護の場合、本人・家族が来所する機会は少ないと考えられるので、文書で手渡すことが望ましいでしょう。

特定された利用目的の達成に必要な範囲を超えて、個人情報を取り扱う場合は、必ず、あらかじめ本人の同意を得ることとします。

2　適正な取得と正確性の確保

指定訪問看護事業者は、利用目的の達成に必要な範囲内において個人データを正確かつ最新の内容に保つよう努め、保管しておきます。保有している個人情報については、利用者から訂正や利用の停止、第三者への提供の停止などの求めがあった場合は、その要求が適正か（事実かどうか、利用目的の達成に必要な範囲を超えているか、本人の同意を得て第三者に提供したかどうかなど）を遅滞なく必要な調査のうえ、判断して対応します。訂正などを行った場合は本人に対し、遅滞なくその内容を通知します。

資料 1-6-1　個人情報保護に関する方針の例

○○○訪問看護ステーション個人情報保護に関する方針

○○○訪問看護ステーションは、個人情報保護に関する法律を遵守して、個人の権利・利益を保護するために次のとおり個人情報保護に関する方針を定めて実施します。

①個人情報は適正な取得に努めます。

②個人情報の安全管理体制を整備します。万が一、漏洩、紛失、不正アクセス、破壊など問題発生時には速やかに対処します。

③従業者への個人情報保護に関する教育を徹底します。また雇用契約時に離職後も含めて守秘義務を遵守させます。

④個人情報は利用目的の達成に必要な範囲を超えて取り扱うことはありません。利用目的を達成するためには正確・最新の内容を保ちます。
通常必要と考えられる個人情報の範囲は訪問看護の提供に必要な情報です。
なお、利用目的の中で同意しがたい事項がある場合は、いつでも変更しますので意思表示をしていただきます。意思表示がない場合は同意が得られたものとします。

⑤個人情報を第三者に提供する際は、予めご本人の同意を文書で得ます。
ただし、他の事業者ではあるが、都道府県等外部監査機関など第三者に該当しないため同意を文書で得ないことがあります。

⑥個人情報の開示を求められた場合は、当訪問看護ステーションの情報提供の手続きに従って開示します。

⑦ご質問やご相談は、下記担当者がお受けします。
相談窓口担当＿＿＿＿＿＿＿＿

○○法人
○○○訪問看護ステーション
管理者＿＿＿＿＿＿＿＿

3　安全管理体制

①指定訪問看護事業者は、個人情報保護に関する規程を整備し、利用者等への文書による交付、事業所内への掲示やホームページへの掲載を行うなどして周知徹底を図ります。
②指定訪問看護事業者は、取扱い責任者の責任において、不要になったものを廃棄、焼却やシュレッダーで処理するなど復元不可能な形で廃棄処分させます。
③万が一個人データの漏えい等の問題が発生した場合における連絡体制を整備します。
④物理的にも安全に管理する措置を講じます。
・盗難等に対する予防対策を講じる。事務所内に必ず鍵のかかる場所や書庫などを確保して保管する。
・訪問看護記録等を持ち出す必要がある場合は紛失・盗難の防止を行う。
・訪問看護予定表等にも利用者の個人情報が含まれており、従業者以外の来訪者の目に触れないように掲示場所に注意する。
⑤技術的にも安全に管理する措置を講じます。
・個人データアクセス管理（ID やパスワードによる認証等によってアクセスできる人を特定

資料 1-6-2　個人情報の第三者提供等に関する同意書の例

ご利用者の個人情報の保護に関する同意書

年　　月　　日

○○○訪問看護ステーション　様

私（利用者及び家族）の個人情報については、下記の必要最小限の範囲で使用することを同意します。

記

1. 個人情報の利用目的

(1) サービスの申し込み及びサービスの提供を通じて収集した個人情報が、諸記録の作成、私へのサービス提供及び状態説明に必要な場合

(2) サービスの提供に関することで、第三者への個人情報の提供を必要とする場合主治医の所属する医療機関、連携医療機関、連携居宅サービス事業所や居宅介護支援事業所若しくは介護予防支援事業所からの私のサービス等に関する照会への回答

(3) サービスの提供に関すること以外で、以下のとおり必要がある場合
医療保険・介護保険請求事務、保険者への相談・届出、照会の回答、会計・経理
損害賠償保険などに係る保険会社等への相談又は届出等
※学生等の実習・研修協力（事前に確認し、私の同意を得る）
※学会や学会誌等での発表（匿名化が困難な場合には私の同意を得る）

2. 個人情報の保護

収集した私の個人情報は、保存方法、保存期間及び廃棄処分については、適用される法律のもとに処分すること。

サービスご利用者
住所
氏名＿＿＿＿＿＿＿＿＿＿＿＿＿＿＿＿＿＿＿＿(印)

サービスご利用家族
住所
氏名＿＿＿＿＿＿＿＿＿＿＿＿＿＿＿＿＿＿＿＿(印)

するなど安全に管理する）
・個人データに対するアクセス記録を保存するなど。

4　従業者の監督、罰則規定

①指定訪問看護事業者は、安全管理措置を遵守させるよう、従業者に対して必要かつ適切な監督をしなければなりません。なお、従業者とは医療資格者のみならず、事務職員等も含みます。

②雇用契約や就業規則において離職後も含めた守秘義務を課すなど、規程を整備し徹底を図ります。

5　個人情報の第三者への提供

あらかじめ本人の同意を得ないで個人情報を第三者に提供してはなりませんが、第三者への情報提供のうち、医療機関等への情報提供については、患者の傷病の回復等を含めた患者への医療の提供に必要であり、かつ、訪問看護業務に通常必要とされる利用目的を事業所内掲示や文書配布等により明らかにしている場合は、患者から留保の意思表示がなければ黙示による同意が得られていると考えられます。

6　苦情対応

指定訪問看護事業者は個人情報の取扱いに関する苦情への対応を行う窓口の設置や対応の手順を定めるなど必要な体制の整備に努めなければなりません。また、そのような体制が整備されていることを利用者等へ周知を図ります。担当する職員は個人情報に関する知識や事業所内の規則を十分理解し、相談内容の守秘義務を徹底します。

7　個人データが漏えいした場合の対応

事故が発生した場合は、迅速に事業者及び管理者に報告し事業所内で原因を調査して、利用者等に対して、事故の説明とお詫び、行政やケアマネジャーへの報告を行います。再犯防止を徹底します。日本訪問看護財団の「あんしん総合保険制度」では、情報漏えい賠償責任保険も取り扱っています。

3　個人情報の取扱いに関する心構え

訪問看護サービスでは、利用者と訪問看護従事者がサービスのプロセスを共有することにより、互いに信頼関係が育まれます。一方、訪問看護ステーションは、訪問看護サービスの提供に関して、医療機関の主治医等との連携も不可欠で、両者の信頼関係もまた重要です。

訪問看護ステーションが24時間体制をとる場合は、パスワードを設定した端末機器を活用しますが、常時電話で看護相談を受ける体制にあって、やむを得ず個人の住所や連絡先、主治医の連絡先などの一覧を自宅に持ち帰り、電話当番をするといったことも生じます。個人情報に関する記録類は、原則、持ち出し禁止とし、どうしても持ち出さなければならない場合は、盗難や置き忘れに十分注意することはもちろん、万が一の場合を考慮して、匿名化や暗号化することも考える必要があります。

利用者情報の提供等で、ファックスサービス、メールサービス、最近ではSNS（インターネット上の交流）を使うことがありますが、相手の連絡先を間違えたり、誤送信をすることがないように、ダブルチェックや下書きをしてから確認して送信するなど注意が必要です。

誰もが自分自身の個人情報を大事に扱われたいと思うように、訪問看護利用者の個人情報を大切に扱い、個人の尊厳を護るという基本的な姿勢を忘れてはなりません。

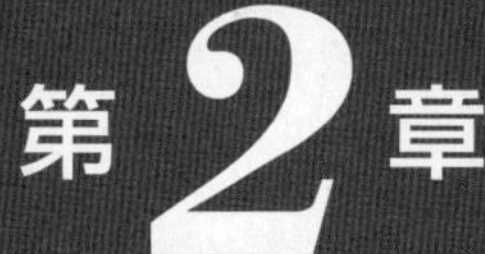

第2章

訪問看護サービスの提供を円滑に運営するために

1 訪問看護サービスの流れ

1 申し込みの受理

1 「訪問看護とはどんなサービス？」から始まる

訪問看護は、利用者の住まいを訪問して看護を提供し、本人および家族も含めて、人々のもてる力を引き出して在宅生活の継続を支援する看護サービスです。利用者は、2025（令和7）年以降には75歳以上高齢者が全利用者の7割以上となります。

介護保険制度が創設されて以来、訪問介護や通所介護、通所リハビリテーション、短期入所、さらに福祉用具のレンタルなど種々の在宅サービスが充実してきました。介護保険制度では、各利用者には要介護度別の支給限度基準額が設定されており、キーパーソンであるケアマネジャー（介護支援専門員）が給付管理とサービス管理を行うという権限、役割を担っています。

ケアマネジャーはまず利用者のアセスメントを行い、種々のサービスを組み合わせ、サービス担当者とカンファレンスを開催し、利用者の希望を尊重したケアプラン（居宅サービス計画書）を作成します。したがって、訪問看護が必要な状態であるかの判断が的確に行われるように、退院後など訪問看護師が要所要所で積極的にかかわり、ケアマネジャーと協働することが求められるでしょう。

そのためには、訪問看護の専門性や利用の仕方などを地域のケアマネジャーをはじめ訪問介護事業所や診療所等の医師など、関係者に理解してもらうことから始める必要があります。

地域では「訪問看護ってどんなサービス？」、「訪問介護とどこが違うの？」という認識レベルです。訪問看護サービスを利用したことのない住民がほとんどで、あまり知られていないと考えたほうがよいでしょう。

同じ看護職であっても職場が異なると、例えば病棟の看護師にも訪問看護について絶えず情報提供する必要があります。退院患者や家族が自信をつけながら、安心して在宅療養生活を継続するためには、入院期間中から看護師が日常生活の維持を図るとともに、早期から訪問看護と連携することが不可欠です。

地域の住民の理解を深めるためのPR活動も大事です。利用者のケアカンファレンスにおいては、看護の視点から積極的に発言する姿勢が求められます。

2 介護保険と医療保険で異なるサービスの導入手順

訪問看護サービスを提供するに当たって必要なことは、医療保険の利用者か、介護保険の利用者かを確認することです。介護保険法が健康保険法等より優位にある法律のため、介護保険の訪問看護が行われる場合は医療保険では提供できません。ただし、介護保険の利用者であっても、がん末期や神経難病、人工呼吸器を使用している状態など（末期の悪性腫瘍その他別に厚生労働大臣が定める疾病等）および急性増悪等による特別訪問看護指示期間、精神科訪問看護の対象者（認知症除く。ただし精神科在宅患者支援管理料算定の認知症は医療保険）、さらに外泊中の入院患者については、介護保険の訪問看護は受けられないので医療保険となります。

介護保険の訪問看護は、要介護者等に対する訪問看護指示書の交付と、ケアマネジャーによりケアプランが作成されていることが必要です。

医療保険では、介護保険のケアマネジャーにあたる職種が制度上位置づけられていないため、主治医との連携で訪問看護指示書に基づき訪問看護を提供します（p.11 図1-1-1参照）。利用者が在宅療養に必要な情報を市町村や保健福祉センター、相談支援事業所、保育所等と義務教育諸学校、入院先医療機関、老人保健施設、介護医療院に提供します。

2 情報収集

1 情報収集はなぜ行うか

医療・介護保険の種別を問わず、訪問看護の必要が認められ導入が決定した場合は、住まいに訪問して訪問看護計画を作成します。

「収集した情報をアセスメントして在宅療養生活上のニーズを判断し、在宅療養者や家族の希望を受け入れながら看護計画を立てて、看護を実施し経過を評価する」という一連のプロセスが訪問看護です。その看護過程を対象者や家族と訪問看護師が共有することによって、相互の信頼関係が築かれ、自立支援につながります。

訪問看護師は、現状を判断し、今後起こり得る病状や療養生活の変化を予測するためにアセスメントを行い、予防的にかかわる視点が重要です。

病院と在宅では医療的環境に大きな相違があります。病院は治療するところ、医学的管理下にあり緊急対応が容易ですが、依存的になりやすく、機能低下を起こしやすい環境です。在宅は医療が断続的で緊急対応に不安がありますが、自立が向上するなど、生活の場です。家族や近隣、友人や親族、地域社会、職場あるいは通学施設等でその人なりの人間関係が築かれています。また、居住環境や衣生活、食生活、経済状況によって生活スタイル・生活習慣もさまざまです。まさに一人ひとりの人生そのものとつき合うのが訪問看護です。

訪問看護師による情報収集が、心身の健康状態や障がい、病状のみに偏らないように、その人の思いや希望を知ることから始まり、生活全般を観察して、健康を阻害する因子（あるいは向上させる因子）を見出すこと、本人や家族の自らもっているケア力を引き出すことが重要です。生活目標の達成に向けて支えます。

また、地域の社会資源として、保健医療福祉サービスなど公的なサービスだけでなく、住民同士の互助的なサービスや購入可能なサービスや私的なサービスなどの情報を把握し、利用条件や制約等も具体的に知っておく必要があります。

2　主な情報源

訪問看護の利用者についての情報源は、本人・家族はもとより主治医・医療機関、ケアマネジャー・居宅介護支援事業所、その他在宅サービス関係者・機関にあります。

訪問看護過程におけるアセスメントは、利用者の QOL の向上を目指し、訪問看護師が自らの専門分野の知識、技術を提供する観点から行います。情報源としては、主治医が交付する訪問看護指示書があり、介護保険利用者の場合はケアマネジャーからのケアプランもあります。家庭訪問により生活の場を見て、感じて得る情報（五感を駆使して得る看護観察）と、本人・家族等身近な関係者と面談して得る情報のほかに、次のようなサービス提供機関から得ることができますし、各提供機関の力量も知ることができます。

1）退院患者の場合は病棟訪問

訪問看護師が病院に出向いて、入院中から退院後の生活を予測して在宅での生活のイメージをもって看護を行ってもらうために早期から病棟看護師と連携する必要があります。退院時のケアカンファレンスに参加したり、退院時共同指導（p.112 資料 2-1-1）によって病棟看護師から情報を得て患者に退院後の療養生活や訪問看護の支援などを共有します。

特に疼痛コントロール、中心静脈栄養法などの管理が必要で医療ニーズの高い患者が退院する際は、在宅療養に安心して移行するために療養上の留意点や医療器材の取扱いなど訪問看護師が引き継いでおく必要があります。退院直後から数週間は病状も不安定であり、訪問看護の必要性が高い時期です。退院当日の訪問、退院直後を事由とした特別訪問看護指示書で 2 週間毎日（1 日複数回）訪問して支援することが可能です。訪問看護師が病棟に出向くことで利用者のセルフケア力や他サービス導入の必要性を総合的にアセスメントできます。

2）地域の診療所・病院の主治医の訪問看護指示書等からの情報収集

主治医からの情報は訪問看護指示書（p.112～114 資料 2-1-2～6）や面談、電話、ファックス、電子媒体から得られます。訪問看護指示書には疾病、服薬等治療、医療器具装着の状況、療養上の留意点、リハビリテーションや処置の指示、緊急連絡先等が記載されています。訪問看護師は指示書から利用者が介護保険の訪問看護か医療保険かを見極めます。主治医から治療方針、病状・検査データや治療の状況に関する情報を得ることができ、主治医はどんな情報を必要としているかを確認します。利用者に訪問看護を提供しながら適宜情報を共有することが重要です。

3）居宅介護支援事業所のケアマネジャーからの情報

ケアプランには利用者のケア目標とその他居宅サービスの実施計画が記載されています（p.115 資料 2-1-7）。訪問看護計画書はそのケアプランに沿って作成することとなっており、ケアプランは重要な情報源の一つです。また、ケアマネジャーと密に連携して情報交換を行うことが義務づけられています。ケアマネジャーが訪問看護計画書の提供を求める場合は提供しなければなりません。

●コラム●　介護職員による喀痰吸引等の実施について

2011（平成 23）年 6 月 22 日に交付された「介護サービスの基盤強化のための介護保険法等の一部を改正する法律」の施行に伴い、2012（平成 24）年 4 月から介護職員等が痰の吸引等医行為を実施することになりました。

◆介護職員等による喀痰吸引等の内容と実施場所

介護職員等ができる行為の範囲は、痰の吸引（口腔内、鼻腔内、気管カニューレ内部）と経管栄養（胃ろう・腸ろう・経鼻）となっています。

一定の追加研修を終了した介護職員等が、看護職員だけでは十分なケアができない介護関係施設や、医師・看護師と介護職員の適切な連携・協働のもとに在宅で実施します。

在宅の場合には、喀痰吸引等を行う訪問介護事業所は都道府県知事に登録特定行為事業者の登録をします。その事業所に所属する介護職員で喀痰吸引等の研修を修了して都道府県知事から認定特定行為業務従事者の認定証を交付されている介護職員が実施します。

◆研修機関と研修内容

研修を実施する喀痰吸引等研修機関は都道府県知事の登録が必要です。

研修課程は介護職員ができる行為のすべてを行う第 1 号研修、行為のうち選択して実地研修を行う第 2 号研修、そして特定の者に対し特定の者に必要な行為の研修を行う第 3 号研修の 3 種類があります。

研修の実施基準では、医師、保健師、助産師または看護師が講師となることが定められていますので、各都道府県等では医師や看護師に対して指導者研修を行います。ただし実地研修は必ずしも指導看護師でなくてもよいとされています。

◆介護福祉士の場合

社会福祉士及び介護福祉士法の一部改正によって、介護福祉士は一定の条件の下で喀痰吸引等を実施することができます。

◆喀痰吸引を実施するうえでの手順

主治医は、「介護職員等喀痰吸引等指示書」を用いて指示を行い、介護職員は実施内容に関する計画書・報告書の作成・提出により連携します。医師や看護師とは対象者の心身状態を定期的に確認し情報を共有することや、急変等に備え、緊急時の医師・看護職員への連絡方法をあらかじめ定めておきます。

◆連携する訪問看護ステーションの対応

在宅では施設のようにマニュアル化されにくく緊急時対応も遅れることが予測されます。喀痰吸

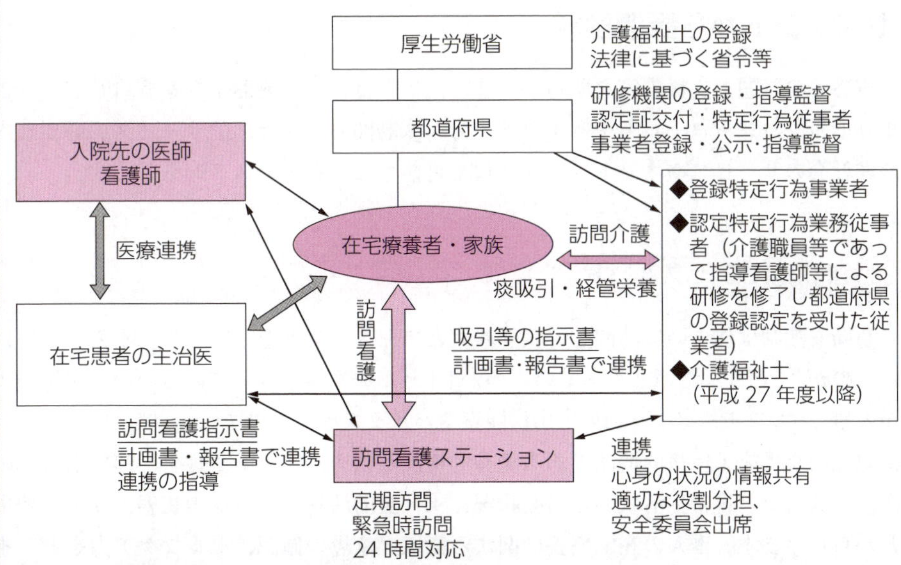

参考　「介護職員等による喀痰吸引等」連携のイメージ

引等の必要な利用者ごとに看護職員と介護職員の役割分担と連携、ケア提供体制を構築する必要があるでしょう。このような訪問看護ステーションに対する連携の評価として「看護・介護職員連携強化加算」が算定できます。

訪問看護師は介護職員が安心して技術提供ができるように支援することと、医療従事者である看護師が行わなければならない吸引等は自ら実施しながら、呼吸ケア全体のマネジメント力を発揮し医師やケアマネジャー、介護職員とのつなぎ役となります。

4）訪問介護、通所介護等在宅サービス機関からの紹介・連携

訪問介護サービスの従事者から、情報提供、相談や助言を求められることが多い訪問看護ステーションになることを目指したいものです。介護サービスの実施者から情報を得て看護計画に反映させることもできます。

例えば入浴介助に入っているホームヘルパーから、「入浴後の疲労が激しい」というような情報を得ると、入浴介助の前後のバイタルサインをモニターして負荷がかかり過ぎていると判断した場合はケアの方法を「清拭」に変更し、訪問看護師が当分の間実施します。その後、特に予測される問題が生じないと判断した場合は、ホームヘルパーが主体的に清潔保持の介護を行うことにするなどの調整は、状態の変化を見極めて安定した療養生活に導くために必要なケアのマネジメントにかかわる看護師の重要な役割です。ホームヘルパーが安心して介護業務に専念できるように看護師がかかわります。また、訪問介護や短期入所生活介護、訪問入浴介護が利用者の看取り期に対応する場合は、訪問看護との連携が要件とされています。

5）訪問看護事業所、保健福祉センター、社会福祉協議会などからの紹介

介護保険にかかわらず訪問看護ニーズのある対象者について紹介を受けたり、他の訪問看護ステーションからも情報提供を受けることで、訪問看護のネットワーク活用につなげたいものです。

3　アセスメントから課題検討

療養上の課題や支援内容を明らかにするためには、①本人および家族自らできること、つまりセルフコントロール力やセルフケア力、②訪問看護等専門的サービスの必要な内容、③地域社会のサービスやネットワーク活用で可能なことをアセスメントします。

1　利用者のアセスメント

訪問看護師は住まいに訪問して状態観察とアセスメントを行います。本人は「何に困っているのか」「どうしたいと思っているのか」「どんな希望をもっているのか」を把握することが大事です。アセスメントは、①病状観察やバイタルサインのチェック等身体的機能と状態、②認知的な機能・情緒的機能である精神的機能と状態、③会話や食事、起床から就床までの生活リズムなど日常生活状態と活動状況、④社会的活動への参加の状態、⑤その他生活歴などから行います。本人の在宅療養に関する意欲・意思の確認、セルフケア力をどこまで引き出せるかの見極めも必要です。

アセスメントは初回から定期的に行う場合と、特定の時点でニーズを把握し経過を追い予測を立てるためにする場合など必要に応じて行いますが、記録に残すことが重要です。

なお、主治医から交付される訪問看護指示書（p.112〜114 資料 2-1-2〜6）と、介護保険利用者の場合はさらにケアマネジャーの作成したケアプランがあります。それらを総合的にとらえて本人の状況をアセスメントすることになります。

2　家族のアセスメント

家族との同居により在宅医療が成り立っていることが多い現状では、家族の介護状況（介護時間、知識、技術、健康、協力関係等）のアセスメントは欠かせません。家族形態から主たる介護者の心身の状況、経済的状況、家族が持っているケア力まで必要な情報をアセスメントします。介護する意思の確認も重要です。そして家族を支援するためには何が必要か、どんな働きかけがよいかなどを分析して、家族の訴えを受け止め、訪問看護師は本人と家族間のパイプ役や、医師や介護職員、ケアマネジャーなど社会資源と家族との調整役になることもあります。訪問看護師の価値観で問題視しないように注意します。

3　環境（住居など）のアセスメント

安心して在宅療養が継続されるように、療養環境を整えるために十分なアセスメントを行います。本人の状態に応じて、生活空間を療養しやすい環境にするための調整も必要になってきます。

人工呼吸器など医療器具を使用しての在宅療養であれば、停電等に備えたバッテリーの補充や発電機などの器材の調達、医療廃棄物の処理についても調整する必要があります。

4　訪問看護計画

訪問看護計画書は、在宅療養者のアセスメントから得られたニーズを充足するために看護実施の計画を記載するもので、利用者に提供する書類の一つです。介護保険制度の利用者においては、ケアプランに沿って訪問看護計画書を作成し計画書を利用者に提供します。訪問看護ステーションに理学療法士等の配置がある場合は、共同して計画書を作成します。介護保険では作成者氏名・職種を記載します。

在宅療養者および家族とともに療養上のニーズを明確にして、ニーズを充足させるために、訪問看護では療養上の課題・支援内容を決定して、いつまでにそれぞれの課題を解決するかの目標を設定して実施します。実施状況を評価し、次回計画とします。

設置した目標や評価は本人・家族と共有できる内容とします（p.115〜118 資料 2-1-7・8・10・12）。

5　訪問看護実施

訪問看護計画に則って訪問看護を実施します。利用者の病状や治療・在宅療養の自己管理が円滑に実施されているかどうかを観察し、本人の思いや希望を受け止めながら自立支援を図ります。家族のケア力についても、実施状態からアセスメントして家族を支援します。在宅療養者の状態に合わせて必要時にアセスメントを行い、訪問看護の適正な活用の視点から、ケアマネジャーや主治医に看護の情報を提供することで、ケアプランや訪問看護指示書の変更もあるので十分に考慮します。医療保険の対象者では、市町村等に情報提供も行います。

看護内容では、病状観察をはじめとし医療処置を伴う看護、リハビリテーション、認知症・精神科看護、緩和ケア、療養上の支援など（p.19　表1-1-6参照）があります。

訪問看護を実施した後は、提供した日、サービスの内容、利用者の心身の状況などを記録します（p.111、p.119～121　資料2-1-14～17参照）。

6　訪問看護の終了と評価のポイント

サービスが看護目標に向けて計画どおり遂行されているか評価を行い、訪問看護報告書を作成します。理学療法士等が訪問看護を行った場合は、訪問看護報告書に理学療法士による訪問看護の詳細を別添します。定期的に報告書を作成して医師との連携を図ります（p.116～118　資料2-1-9・11・13参照）。利用者のニーズは変化することも多く、ニーズが満たされていない状況では、計画の変更のために再アセスメントを行う必要があります。

訪問看護では、利用者の療養生活全体を把握することが重要で、家族の状況や種々の在宅サービスも含めて適切に進んでいるかをモニタリングします。

1　評価を行う時期と機会

看護目標の設定期間に合わせて、2週間、1カ月、3カ月、6カ月などに定期的に評価します。また入院等により看護提供の場が移行する時期、あるいは病状等の変化によっては評価が必要です。経過記録のチェック、所内ケアカンファレンス、ケアマネジャー等多職種が集まったサービス担当者会議での評価、利用者や家族本位のケアカンファレンスなども評価の機会となります。

2　評価のポイント

設定した目標に向けて、どのように改善（あるいは維持）が図られたかを2時点で評価します。

例えば利用者が在宅療養に関する知識や技術を習得できたか、歩行・移動・食事、トイレや入浴が自立できたか、服薬管理ができるようになったか、疼痛や創傷、褥瘡が改善したか、コミュニケーションがとれるようになったか、外出が1人でできるようになったかなど、個々のニーズ・課題の解決や改善がどのように図られたかを評価します。

一方、状態が悪化している場合や、依存的になっている場合、家族・本人の人間関係が良好でない場合、緊急訪問が多く入退院が頻回で、在宅療養生活に不安がある場合は、医師やホームヘルパー・ケアマネジャーなど、チームメンバーと本人・家族も交えたケアカンファレンスを開催して、今後の対策を検討することも考えます。訪問看護サービスは、漫然と行うことのないように、また１人で抱え込まないようにして必要十分なサービスの提供を常に心がけます（第４章　訪問看護サービスの評価 p.319 参照）。

アセスメントがしっかり行われることで、訪問看護によって生活目標がどれだけ達成されたか、症状や障がいの維持・改善が図られたかの成果の評価ができます。

●参考　訪問看護記録書の例

日々の訪問看護記録

利用者氏名（　　　　　　）　年齢（　　歳）　

訪問日時		年　月　日（　）曜日　定期・緊急	年　月　日（　）曜日　定期・緊急
担当者氏名		職種	職種
訪問時間		〜　　〜	〜　　〜
訪問時アセスメント・状態観察	循環	・BP：　／　・体温：　℃ ・P：　回／分　・性状	・BP：　／　・体温：　℃ ・P：　回／分　・性状
	呼吸	・R：　回／分　・SpO2：　% ・分泌物の吸引状態 ・気管カニューレ	・R：　回／分　・SpO2：　% ・分泌物の吸引状態 ・気管カニューレ
	栄養	・内容・量　食べ方（　） ・経鼻　・胃瘻　・静脈（　）	・内容・量　食べ方（　） ・経鼻　・胃瘻　・静脈（　）
	睡眠	・状態　・生活リズム ・服薬	・状態　・生活リズム ・服薬
	排泄	・排尿　回／　日　・性状　・量 ・排便　回／　日　・性状　・量 ・留置カテーテル	・排尿　回／　日　・性状　・量 ・排便　回／　日　・性状　・量 ・留置カテーテル
	皮膚	・皮膚・口腔粘膜・頭髪・陰部の状態	・皮膚・口腔粘膜・頭髪・陰部の状態
	その他		
計画に基づく看護			
	家族等支援		
備考			
連携等			
		次回訪問日時：　月　日　時　分〜　時　分	次回訪問日時：　月　日　時　分〜　時　分

［日本訪問看護財団作成］

第２章

資料 2-1-1　退院時共同指導の文書の例

退院時共同指導説明書

病院・介護老人保健施設名, 病棟名等	
退院時共同指導実施日	月　日　：　～　：
共同指導実施者（訪問看護師以外）	□ 医師　（氏名　　　） □ 看護師　（氏名　　　） □ その他：
退院後の療養生活に係る指導	□ 清潔： □ 排泄： □ 食事： □ その他：
退院後の診療の継続に係る指導	□ 服薬管理： □ チューブ・ドレーン等： □ 医療機器・医療処置等： □ 点滴静脈注射・中心静脈栄養： □ 創傷・人工肛門の処置等： □ その他：
初回訪問の予定 （退院予定日　月　日）	□　月　日 □ 後日連絡します
その他 （緊急時の連絡方法・ 在宅医療を担当する医師名を含む）	

年　月　日

以上の内容で、（入院中・入所中）の主治医・看護師等と共同で退院指導を行いました。

訪問看護ステーション名
住　所　〒
電話番号
管理者名
指導担当者名

私は、上記の内容の退院指導を受けました。
ご利用者・ご家族等名

［日本訪問看護財団作成］

資料 2-1-2　訪問看護指示書

（別紙様式 16）

訪　問　看　護　指　示　書
在宅患者訪問点滴注射指示書

※該当する指示書を○で囲むこと

訪問看護指示期間　（　年　月　日　～　年　月　日）
点滴注射指示期間　（　年　月　日　～　年　月　日）

患者氏名		生年月日　年　月　日 （　歳）	
患者住所	電話（　）　－		
主たる傷病名	（1）	（2）	（3）
傷病名コード			
現在の状況（該当項目に○等） 病状・治療状態			
投与中の薬剤の用量・用法	1. 3. 5.	2. 4. 6.	
日常生活自立度 寝たきり度	J1　J2　A1　A2　B1　B2　C1　C2		
日常生活自立度 認知症の状況	Ⅰ　Ⅱa　Ⅱb　Ⅲa　Ⅲb　Ⅳ　M		
要介護認定の状況	要支援（ 1 2 ）　要介護（ 1 2 3 4 5 ）		
褥瘡の深さ	DESIGN-R2020 分類　D3　D4　D5　　NPUAP分類　Ⅲ度　Ⅳ度		
装着・使用医療機器等	1．自動腹膜灌流装置　2．透析液供給装置　3．酸素療法（　1／min） 4．吸引器　5．中心静脈栄養　6．輸液ポンプ 7．経管栄養　（経鼻・胃瘻：サイズ　、　日に１回交換） 8．留置カテーテル（部位：　サイズ　、　日に１回交換） 9．人工呼吸器　（陽圧式・陰圧式：設定　） 10．気管カニューレ（サイズ　） 11．人工肛門　12．人工膀胱　13．その他（　）		

留意事項及び指示事項

Ⅰ　療養生活指導上の留意事項

Ⅱ　1．理学療法士・作業療法士・言語聴覚士が行う訪問看護
　　1日あたり（　）分を週（　）回
　2．褥瘡の処置等
　3．装着・使用医療機器等の操作援助・管理
　4．その他

在宅患者訪問点滴注射に関する指示（投与薬剤・投与量・投与方法等）

緊急時の連絡先
不在時の対応

特記すべき留意事項（注：薬の相互作用・副作用についての留意点、薬物アレルギーの既往、定期巡回・随時対応型訪問介護看護及び複合型サービス利用時の留意事項等があれば記載して下さい。）

他の訪問看護ステーションへの指示
（無　有：指定訪問看護ステーション名　）
たんの吸引等実施のための訪問介護事業所への指示
（無　有：訪問介護事業所名　）

上記のとおり、指示いたします。

年　月　日

医療機関名
住　所
電　話
（FAX.）
医師氏名　印

事業所　殿

資料 2-1-3　訪問看護指示書（介護保険施設退所時）

訪 問 看 護 指 示 書

訪問看護指示期間　（　　年　月　日 〜　　年　月　日）

入所者氏名		生年月日　　年　　月　　日（　　歳）	
入所者住所		電話（　　）　−	
主たる傷病名	（1）　　（2）　　（3）		
現在の状況（該当項目に○等）	病状・治療状態		
	投与中の薬剤の用量・用法	1.　　2. 3.　　4. 5.　　6.	
	日常生活自立度	寝たきり度	J1　J2　A1　A2　B1　B2　C1　C2
		認知症の状況	I　IIa　IIb　IIIa　IIIb　IV　M
	要介護認定の状況	要支援（ 1　2 ）　要介護（ 1　2　3　4　5 ）	
	褥瘡の深さ	NPUAP分類　III度　IV度　DESIGN分類　D3　D4　D5	
	装着・使用医療機器等	1. 自動腹膜灌流装置　2. 透析液供給装置　3. 酸素療法（　1／min） 4. 吸引器　5. 中心静脈栄養　6. 輸液ポンプ 7. 経管栄養　（経鼻・胃瘻：サイズ　、　日に1回交換） 8. 留置カテーテル（部位：　サイズ　、　日に1回交換） 9. 人工呼吸器　（陽圧式・陰圧式：設定　） 10. 気管カニューレ（サイズ　） 11. 人工肛門　12. 人工膀胱　13. その他（　）	

留意事項及び指示事項
I　療養生活指導上の留意事項

II　1. リハビリテーション
（理学療法士・作業療法士・言語聴覚士が訪問看護の一環として行うものについて
1日あたり 20・40・60・（　　）分を週（　　）回）
2. 褥瘡の処置等
3. 装着・使用医療機器等の操作援助・管理
4. その他

緊急時の連絡先
不在時の対応

特記すべき留意事項（注：薬の相互作用・副作用についての留意点、薬物アレルギーの既往、定期巡回・随時対応型訪問介護看護及び複合型サービス利用時の留意事項等があれば記載して下さい。）

他の訪問看護ステーションへの指示
（ 無　有 ： 指定訪問看護ステーション名　　）
たんの吸引等実施のための訪問介護事業所への指示
（ 無　有 ： 訪問介護事業所名　　）

上記のとおり、指示いたします。
年　月　日

介護保健施設名
住　所
電　話
（FAX.）
介護保健施設医師氏名

事業所名　　殿

資料 2-1-4　特別訪問看護指示書

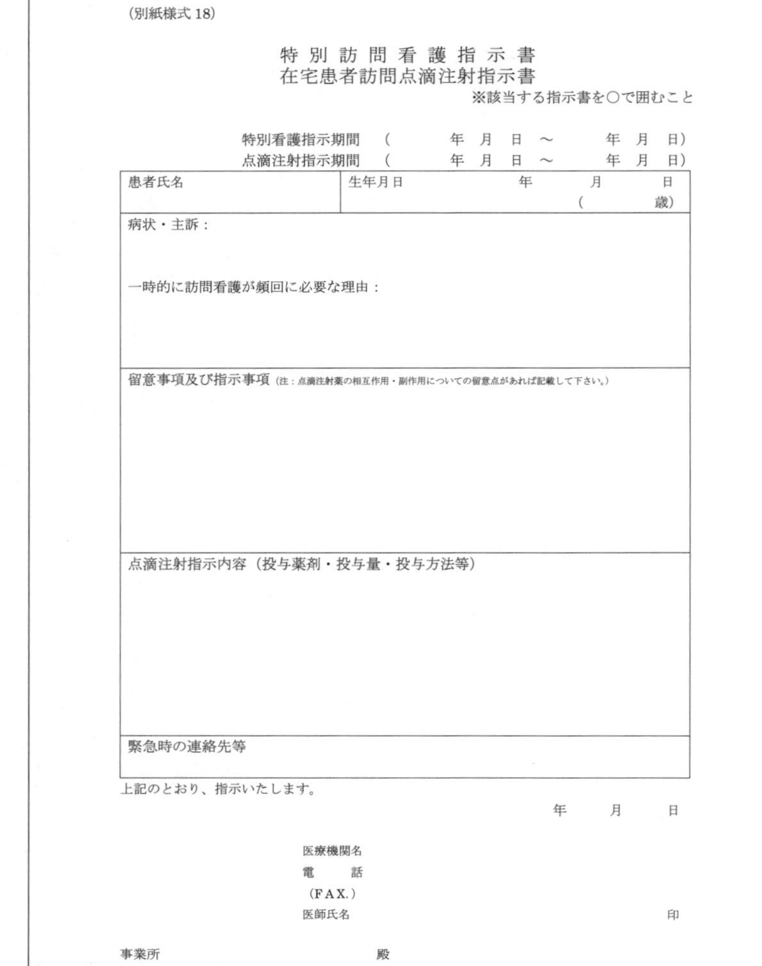

（別紙様式 18）

特 別 訪 問 看 護 指 示 書
在宅患者訪問点滴注射指示書
※該当する指示書を○で囲むこと

特別看護指示期間　（　年　月　日 〜　年　月　日）
点滴注射指示期間　（　年　月　日 〜　年　月　日）

患者氏名	生年月日　年　月　日（　歳）
病状・主訴： 一時的に訪問看護が頻回に必要な理由：	
留意事項及び指示事項（注：点滴注射薬の相互作用・副作用についての留意点があれば記載して下さい。）	
点滴注射指示内容（投与薬剤・投与量・投与方法等）	
緊急時の連絡先等	

上記のとおり、指示いたします。
年　月　日

医療機関名
電　話
（FAX.）
医師氏名　　印

事業所　　殿

資料 2-1-5　精神科訪問看護指示書

（別紙様式 17）

精神科訪問看護指示書

指示期間　（　　年　月　日～　　年　月　日）

患者氏名		生年月日　　年　月　日 （　　歳）	
患者住所	電話（　）　－	施設名	
主たる傷病名	（1）	（2）	（3）

現在の状況（該当項目に○等）		
	病状・治療状況	
	投与中の薬剤の用量・用法	
	病名告知	あり　・　なし
	治療の受け入れ	
	複数名訪問の必要性	あり　・　なし 理由： １．暴力行為、著しい迷惑行為、器物破損行為等が認められる者 ２．利用者の身体的理由により一人の看護師等による訪問看護が困難と認められる者 ３．利用者及びその家族それぞれへの支援が必要な者 ４．その他（　　）
	短時間訪問の必要性	あり　・　なし
	複数回訪問の必要性	あり　・　なし
	日常生活自立度	認知症の状況　（ Ⅰ　Ⅱa　Ⅱb　Ⅲa　Ⅲb　Ⅳ　M ）

精神訪問看護に関する留意事項及び指示事項
1　生活リズムの確立
2　家事能力、社会技能等の獲得
3　対人関係の改善（家族含む）
4　社会資源活用の支援
5　薬物療法継続への援助
6　身体合併症の発症・悪化の防止
7　その他

緊急時の連絡先
不在時の対応法
主治医との情報交換の手段
特記すべき留意事項

上記のとおり、指定訪問看護の実施を指示いたします。
年　月　日
医療機関名
住　所
電　話
（FAX.）
医師氏名　　印
指定訪問看護ステーション　　殿

資料 2-1-6　精神科特別訪問看護指示書

（別紙様式 17 の２）

精神科特別訪問看護指示書
在宅患者訪問点滴注射指示書
※該当する指示書を○で囲むこと

特別看護指示期間　（　年　月　日　～　年　月　日）
点滴注射指示期間　（　年　月　日　～　年　月　日）

患者氏名	生年月日　　年　月　日 （　　歳）

病状・主訴：

一時的に訪問看護が頻回に必要な理由：

留意事項及び指示事項（注：点滴注射薬の相互作用・副作用についての留意点があれば記載して下さい。）
（該当する項目に○をつけてください）
複数名訪問の必要性　あり　・　なし
理由：１．暴力行為、著しい迷惑行為、器物破損行為等が認められる者
２．利用者の身体的理由により一人の看護師等による訪問看護が困難と認められる者
３．利用者及びその家族それぞれへの支援が必要な者
４．その他（　　）
短時間訪問の必要性　あり　・　なし
理由：（　　）

特に観察を要する項目（該当する項目に○をつけてください）
1　服薬確認
2　水分及び食物摂取の状況
3　精神症状（観察が必要な事項：　）
4　身体症状（観察が必要な事項：　）
5　その他（　）

点滴注射指示内容（投与薬剤・投与量・投与方法等）

緊急時の連絡先等

上記のとおり、指示いたします。
年　月　日
医療機関名
電　話
（FAX.）
医師氏名　　印
事業所　　殿

資料 2-1-7　介護保険による訪問看護利用者のケアプランの例（居宅サービス計画書）

ご利用者 No.		ご利用者名	A・Y　様	記入者名	N・S	作成年月日	R6 年 3 月 30 日

ケア優先順位	生活全般の解決すべき課題（問題点・ニーズ）	援助目標 長期の目標（期間）	援助目標 短期の目標（期間）	援助内容 サービス内容（ケア項目）	保険の適否*1	サービス種別と事業所	担当職種	頻度	期間
1	介護者（長男の妻）が病気の知識・症状に理解がなく、精神的ストレスがある。	介護の援助・助言を受けながら、介護者が病期・症状を理解し受容でき、穏やかな対応・介護ができる（6 カ月）	1　介護者が病気・症状を正しく理解できる 2　ストレスなく介護できる（3 カ月）	①病気・症状が理解できるように助言、指導 ②介護者の悩み、訴えを聞き、適切な助言、必要時の援助 ③介護者の休息	○ ○ ○	居宅療養管理指導（主治医） 訪問看護ステーション 居宅介護支援事業所 ショートステイ（F 事業所）	医師 看護師 ケアマネジャー	1 回/2 週 1 回/週 適宜	3 カ月 3 カ月
			3　介護者が介護から解放され、自分の時間ができる。ゆとりをもって対応できる（3 カ月）	④訪問看護師の訪問時、介護者の外出 ⑤A・Y さんが友人グループとの食事会へ参加 ⑥他の人との交流 ⑦入浴	○ ○ ○ ○	訪問看護ステーション 友人グループ 通所介護（デイサービス A） 通所介護（デイサービス B）	看護師 友人 D	1 回/週 1 回/月 2 回/週 1 回/週	3 カ月 3 カ月 3 カ月 3 カ月
2	記憶障害、判断力の低下があり、専門職による状態の観察・把握が必要である	症状の安定を図ることができる（6 カ月）	1　治療が継続できる 2　症状の変化を早期に発見でき、声かけ、誘導、援助で、身辺の整理・整頓ができる（1 カ月）	⑧受診・健康チェックと管理指導 ⑨通院介助 ⑩服薬管理、声かけ確認 ⑪身辺の整理整頓（声かけ援助を通して、理解力、残存能力を観察して症状の変化を知る）	○ ○ ○ ○	居宅療養管理指導（主治医） 訪問看護ステーション 孫 訪問看護ステーション 長男の妻 訪問看護ステーション 孫・長男の妻	医師 医師 看護師 家族 看護師 家族	1 回/2 週 1 回/週 1 回/週 1 回/週 毎日 1 回/週 毎日	1 カ月 1 カ月 1 カ月
	口腔や皮膚の清潔が保てていない	口腔や皮膚の清潔が保持できる（6 カ月）	3　援助により、爪、口腔が清潔に保てる（1 カ月）	⑫爪を切る ⑬歯みがき誘導声かけ	○	訪問看護ステーション 長男の妻	看護師	1 回/週	1 カ月
3	「物忘れ」の自覚からくる不安がある	社会参加ができ、他者との交流で楽しく過ごすことができる（6 カ月）	1　通所介護に参加する（1 カ月） 2　旧友との親交を復活させる	⑭レクリエーションへの参加 ⑮友人グループとの食事会	○	通所介護 友人グループ	担当者 友人 D	2 回/週 1 回/週	1 カ月

1～2 カ月に 1 回対象のショートステイ（宅老所：介護保険対象外）の利用
*1「保険給付対象か否かの区分」について、保険給付対象内サービスについては○印を付す

［日本訪問看護財団作成］

資料 2-1-8　訪問看護計画書（介護保険）

別紙様式 1

訪問看護計画書

利用者氏名		生年月日	年　月　日（　）歳
要介護認定の状況	要支援（1　2）　要介護（1　2　3　4　5）		
住　所			
看護・リハビリテーションの目標			
年 月 日	療養上の課題・支援内容		評価
衛生材料等が必要な処置の有無			有 ・ 無
処置の内容	衛生材料（種類・サイズ）等		必要量
備考(特別な管理を要する内容、その他留意すべき事項等)			
作成者①	氏名：	職種：看護師・保健師	
作成者②	氏名：	職種：理学療法士・作業療法士・言語聴覚士	

上記の訪問看護計画書に基づき指定訪問看護又は看護サービスの提供を実施いたします。

年　月　日

事業所名
管理者氏名

殿

第2章

資料 2-1-9　訪問看護報告書（介護保険）

別紙様式２

訪問看護報告書

利用者氏名		生年月日	年　月　日（　）歳
要介護認定の状況	要支援（１　２）　要介護（１　２　３　４　５）		
住　所			
訪問日	年　月 1 2 3 4 5 6 7 8 9 10 11 12 13 14 15 16 17 18 19 20 21 22 23 24 25 26 27 28 29 30 31 年　月 1 2 3 4 5 6 7 8 9 10 11 12 13 14 15 16 17 18 19 20 21 22 23 24 25 26 27 28 29 30 31 訪問日を○で囲むこと。理学療法士、作業療法士又は言語聴覚士による訪問看護を実施した場合は◇、特別訪問看護指示書に基づく訪問看護を実施した日は△で囲むこと。緊急時訪問を行った場合は×印とすること。 なお、右表は訪問日が２月にわたる場合使用すること。		
病状の経過			
看護の内容			
家庭での介護の状況			
衛生材料等の使用量および使用状況	衛生材料等の名称：（　　） 使用及び交換頻度：（　　） 使用量：（　　）		
衛生材料等の種類・量の変更	衛生材料等（種類・サイズ・必要量等）の変更の必要性：　有　・　無 変更内容		
特記すべき事項			
作 成 者	氏 名：	職 種： 看護師・保健師	

上記のとおり、指定訪問看護又は看護サービスの提供の実施について報告いたします。

年　月　日

事業所名

管理者氏名

殿

（つづき）

別紙様式２－(1)　理学療法士、作業療法士又は言語聴覚士による訪問看護の詳細　別添

利用者氏名	
日常生活自立度	自立　J1　J2　A1　A2　B1　B2　C1　C2
認知症高齢者の日常生活自立度	自立　Ⅰ　Ⅱa　Ⅱb　Ⅲa　Ⅲb　Ⅳ　M
理学療法士、作業療法士又は言語聴覚士が行った訪問看護、家族等への指導、リスク管理等の内容	

評価		項目	自立	一部介助	全介助	備考
	活動	食　事	10	5	0	
		イスとベッド間の移乗	15	10 ←監視下		
				座れるが移れない→ 5	0	
		整容	5	0	0	
		トイレ動作	10	5	0	
		入　浴	5	0	0	
		平地歩行	15	10 ←歩行器		
				車椅子操作が可能→ 5	0	
		階段昇降	10	5	0	
		更　衣	10	5	0	
		排便コントロール	10	5	0	
		排尿コントロール	10	5	0	
		合計点		／100		
		コミュニケーション				
	参加	家庭内の役割				
		余暇活動（内容及び頻度）				
		社会地域活動（内容及び頻度）				
		終了後に行いたい社会参加等の取組				
	看護職員との連携状況、看護の視点からの利用者の評価					
特記すべき事項						
作 成 者	氏 名：		職 種： 理学療法士・作業療法士・言語聴覚士			

資料 2-1-10　訪問看護計画書（医療保険）

別紙様式１

訪問看護計画書

ふりがな 利用者氏名		生年月日	年　月　日（　）歳
要介護認定の状況	自立　要支援（１　２）　要介護（１　２　３　４　５）		
住　所			
看護・リハビリテーションの目標			
年 月 日	療養上の課題・支援内容		評価
衛生材料等が必要な処置の有無			有　・　無
処置の内容		衛生材料（種類・サイズ）等	必要量
訪問予定の職種（※当該月に理学療法士等による訪問が予定されている場合に記載）			
備考			

上記の訪問看護計画書に基づき指定訪問看護又は看護サービスの提供を実施いたします。

年　月　日

事業所名
管理者氏名　印

殿

資料 2-1-11　訪問看護報告書（医療保険）

別紙様式２

訪問看護報告書

ふりがな 利用者氏名		生年月日	年　月　日（　）歳
要介護認定の状況	自立　要支援（１　２）　要介護（１　２　３　４　５）		
住　所			
訪問日	年　月 1 2 3 4 5 6 7 8 9 10 11 12 13 14 15 16 17 18 19 20 21 22 23 24 25 26 27 28 29 30 31 　保健師、助産師、看護師又は准看護師による訪問日を○、理学療法士、作業療法士又は言語聴覚士による訪問日を◇で囲むこと。特別訪問看護指示書に基づく訪問看護を実施した日を△で囲むこと。１日に２回以上訪問した日を◎で、長時間訪問看護加算を算定した日を□で囲むこと。 　なお、右表は訪問日が２月にわたる場合使用すること。	年　月 1 2 3 4 5 6 7 8 9 10 11 12 13 14 15 16 17 18 19 20 21 22 23 24 25 26 27 28 29 30 31	
病状の経過			
看護・リハビリテーションの内容			
家庭での介護の状況			
衛生材料等の使用量および使用状況	衛生材料等の名称：（　） 使用及び交換頻度：（　） 使用量：（　）		
衛生材料等の種類・量の変更	衛生材料等（種類・サイズ・必要量等）の変更の必要性：　有　・　無 変更内容		
情報提供	訪問看護情報提供療養費に係る情報提供先：（　） 情報提供日：（　）		
特記すべき事項（頻回に訪問看護が必要な理由を含む）			

上記のとおり、指定訪問看護の実施について報告いたします。

年　月　日

事業所名
管理者氏名　印

殿

資料 2-1-12　精神科訪問看護計画書

別紙様式３

精神科訪問看護計画書

ふりがな 利用者氏名		生年月日	年　月　日（　）歳
要介護認定の状況	自立　要支援（１　２）　要介護（１　２　３　４　５）		
住　所			

看護の目標		
年 月 日	療養上の課題・支援内容	評価
衛生材料等が必要な処置の有無		有・無
処置の内容	衛生材料（種類・サイズ）等	必要量
訪問予定の職種（※当該月に作業療法士による訪問が予定されている場合に記載）		
備考		

上記の訪問看護計画書に基づき指定訪問看護を実施いたします。

年　月　日

事業所名

管理者氏名　　　　印

殿

資料 2-1-13　精神科訪問看護報告書

別紙様式４

精神科訪問看護報告書

ふりがな 利用者氏名		生年月日	年　月　日（　）歳
要介護認定の状況	自立　要支援（１　２）　要介護（１　２　３　４　５）		
住　所			

訪問日	年　月 1 2 3 4 5 6 7 8 9 10 11 12 13 14 15 16 17 18 19 20 21 22 23 24 25 26 27 28 29 30 31 年　月 1 2 3 4 5 6 7 8 9 10 11 12 13 14 15 16 17 18 19 20 21 22 23 24 25 26 27 28 29 30 31 保健師、看護師又は准看護師による訪問日を○、作業療法士による訪問日を◇で囲むこと。精神科特別訪問看護指示書に基づく訪問看護を実施した日を△で囲むこと。１日に２回以上訪問した日を◎で、長時間精神科訪問看護加算を算定した日を□で囲むこと。30分未満の訪問看護を実施した日に✔印をつけること。 なお、右表は訪問日が２月にわたる場合使用すること。
病状の経過	
看護の内容	
家族等との関係	
衛生材料等の使用量および使用状況	衛生材料等の名称：（　） 使用及び交換頻度：（　） 使用量：（　）
衛生材料等の種類・量の変更	衛生材料等（種類・サイズ・必要量等）の変更の必要性：　有・無 変更内容
情報提供	訪問看護情報提供療養費に係る情報提供先：（　） 情報提供日：（　）
特記すべき事項（頻回に訪問看護が必要な理由を含む）	GAF 点（　年　月　日） （※月の初日の指定訪問看護時の値を記載）

上記のとおり、指定訪問看護の実施について報告いたします。

年　月　日

事業所名

管理者氏名　　　　印

殿

資料 2-1-14　訪問看護記録書（Ⅰ）の例

参考様式1

訪問看護記録書Ⅰ

No.1

利用者氏名		生年月日	年　月　日（　）歳
住　所		電話番号	（　）　－
看護師等氏名		訪問職種	保健師・助産師・看護師・准看護師 理学療法士・作業療法士・言語聴覚士
初回訪問年月日	年　月　日（　）　時　分～　時　分		
主たる傷病名			
現病歴			
既往歴			
療養状況			
介護状況			
生活歴			

家族構成	氏名	年齢	続柄	職業	特記すべき事項

主な介護者	
住環境	

資料 2-1-14　（つづき）

No.2

訪問看護の依頼目的							
要介護認定の状況	自立　要支援（1　2）　要介護（1　2　3　4　5）						
ADLの状況 該当するものに○	移動	食事	排泄	入浴	着替	整容	意思疎通
自立							
一部介助							
全面介助							
その他							

日常生活自立度	寝たきり度	J1　J2　A1　A2　B1　B2　C1　C2
	認知症の状況	Ⅰ　Ⅱa　Ⅱb　Ⅲa　Ⅲb　Ⅳ　M
主治医等	氏名	
	医療機関名	
	所在地	
	電話番号	

緊急時の主治医・家族等の連絡先

指定居宅介護支援事業所、特定相談支援事業所、障害児相談支援事業所の連絡先

関係機関	連絡先	担当者	備考

保健・福祉サービス等の利用状況

第2章

資料 2-1-15　訪問看護記録書（Ⅱ）の例

参考様式２

訪問看護記録書Ⅱ

利用者氏名		看護師等氏名	
		訪問職種	保健師・助産師・看護師・准看護師 理学療法士・作業療法士・言語聴覚士
訪問年月日	年　月　日（　）　時　分～　時　分		
利用者の状態（病状） バイタルサイン　体温　℃　脈拍　／分　呼吸　／分　血圧　／			
実施した看護・リハビリテーションの内容			
その他			
備考			
次回の訪問予定日	年　月　日（　）　時　分～		

資料 2-1-16　精神科訪問看護記録書（Ⅰ）の例

参考様式３

精神科訪問看護記録書Ⅰ

No.1

利用者氏名		生年月日	年　月　日（　）歳	
住　所		電話番号	（　）　－	
看護師等氏名		訪問職種	保健師・看護師・准看護師 作業療法士	
初回訪問年月日	年　月　日（　）　時　分～　時　分			
主たる傷病名				
現往歴				
病識				
療養状況				
介護状況				
生活歴				
家族構成　氏名	年齢	続柄	職業	特記すべき事項
主な介護者又はキーパーソン				
住環境				

資料 2-1-16 （つづき）

No.2

訪問看護の依頼目的				
日常生活等の状況		援助の要否	備考	
	食生活	要・否		
	清潔	要・否		
	排泄	要・否		
	睡眠	要・否		
	生活のリズム	要・否		
	部屋の整頓	要・否		
	服薬状況	要・否		
	金銭管理	要・否		
	作業等の状況	要・否		
	対人関係	要・否		
	その他：			
主治医等	氏名			
	医療機関名			
	所在地			
	電話番号			
緊急時の主治医・家族等の連絡先				
指定居宅介護支援事業所、特定相談支援事業所、障害児相談支援事業所の連絡先				
関係機関	連絡先	担当者	備考	
保健・福祉サービス等の利用状況				

資料 2-1-17 精神科訪問看護記録書（Ⅱ）の例

参考様式4　　精神科訪問看護記録書Ⅱ

利用者氏名		看護師等氏名	
		訪問職種	保健師・看護師・准看護師 作業療法士
訪問年月日	年　月　日（　）　時　分～　時　分		
訪問先	自宅 障害福祉サービスを行う施設 福祉ホーム		
食生活、清潔、排泄、睡眠、生活リズム、部屋の整頓等			
精神状態			
服薬等の状況			
作業、対人関係について			
実施した看護内容			
備考		GAF	
		点 （※月の初日の指定訪問看護時に記載）	
次回の訪問予定日	年　月　日（　）　時　分～		

第2章

2 訪問看護サービスにおける基本姿勢・留意点

1 訪問看護ステーションの訪問看護

訪問看護師は多くの場合１人で出向いて、利用者の住まいで看護を行います。病院のように、緊急体制、看護・医療器具、衛生材料等が整っているわけではありません（表 2-1-1）。訪問という形態ですから医療の提供は断続的になりますが、途切れないように、オンコール体制などを整備し、訪問看護師が来ない間は利用者や家族ができるだけ自立して療養生活を過ごせるよう支援します。

そのためには、利用者自身の主体性を最大限尊重して、看護のプロセスを利用者も看護師も共有することが大切です。訪問看護師だけではありません。主治医もホームヘルパーもケアマネジャーもケアチームとして利用者を支えています。そこで看護の役割をしっかり果たすことが重要です。

表 2-1-1　利用者から見た入院と在宅の違い

入院
●継続的・医療管理が容易 ●他の患者からの感染の危険・不安 ●治療・看護・検査等の優先 ●同病者間の連帯感・励まし ●家族生活、日常生活からの隔離（QOL の低下）、長引く依存的状態、ADL 低下、うつ状態、無力感 ●プライバシーの侵害 ●入院費等の経済的負担
在宅
●断続的医療、急変時対応に不安 ●感染の危険・不安が少ない ●生活主体、生活の中の医療 ●閉じこもりの不安 ●生活の場での療養・生活機能の維持（QOL の向上）、なじみ、自己決定可、安心な場、自立保持 ●家族の介護負担 ●地域の社会資源の活用、在宅ケアチームによる在宅療養の継続 ●通院・介護サービス等在宅療養にかかる経済的負担

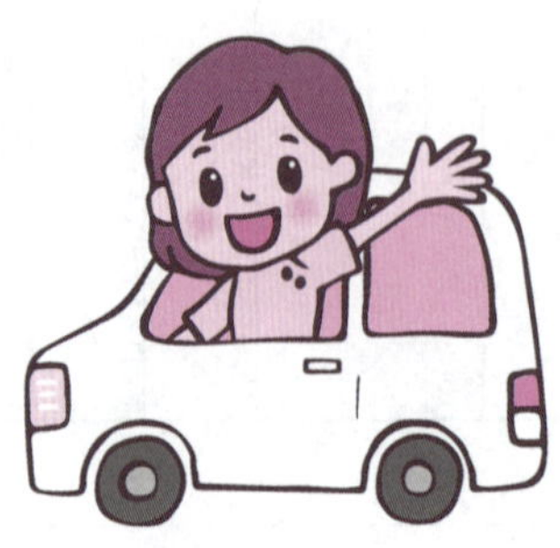

2 訪問看護師に求められること

訪問看護師は専門的な知識・技術を活用して、利用者の希望や思いを傾聴することから始め、心身の状態、療養生活環境をアセスメントし、治療等の状況と療養生活およびケア状態等を結びつけて必要な看護を判断しながら看護を行います。

さらに、訪問看護は人と人との間で成り立つサービスであり、一人ひとりの人生そのものにかかわらせていただく訪問看護師には、社会性と人間性を豊かにすることが求められます。

1　訪問看護師の基本姿勢

○何よりも自分の仕事に誇りをもっている。そして仕事が好きで、苦労もやり甲斐と感じ、むしろ楽しみながら仕事をする姿勢がある。
○強い責任感と協調性がある。同僚に対しても利用者に対しても地域社会の人々ともコミュニケーションをよくして、公平にかつ良好な人間関係が維持できる。
○看護師としての社会的責任をまっとうできる。
○社会人としての視野を広くもつことができる。
○社交的要素がある。誰でも好きになれる（好みや性格は変えられないが、行動は変えることができる）。どんな人にも分け隔てなく接し、どんな人にもある長所やできることに目が向けられる。
○常に研修や文献等での自己研鑽に努める。研究心がある。
○地域ケアにおける訪問看護の役割を認識し、事業を発展させるための積極的な姿勢がある。
○プロトコール、マニュアル等を整備し、質の改善と看護の専門性を向上させるために活用する。
○ 24 時間支援体制を確保する。
○在宅医療・看護・介護の役割を明確にしたケアプランのもと、連携を密にする（いわゆる“ホウ・レン・ソウ”［報告・連絡・相談］の重要性）。
○地域ケア会議、研修会等に参加し、在宅医療関連情報を共有する。

2　訪問看護の利用者に対する基本姿勢

○利用者および家族の立場や意思・主体性を尊重して、サービスが自分流の押し付けにならないこと。
○利用者の尊厳を最期まで、亡くなった後も守る。
○インフォームド・コンセント（相手の状態に合わせて説明を工夫し、話を十分聞き、相手が納得するまで対応する）を徹底し、知り得た秘密は決して漏らさない（守秘義務）。
○訪問看護に関するリスクを予測して防止策を講じ予防できる。
○時には損得抜きで利用者の立場に立ってニーズに応えた援助を考え工夫する。
○在宅療養者および家族の不安、希望、できること等をよく聴き、主体性を尊重する。在宅医療のプロセスを共有する（利用者も家族も在宅療養・ケアチームのメンバーです）。
○安全性の高い機材等を積極的に活用する。

3　マナー

1）挨拶

まず朝の挨拶には「今日１日の仕事がうまくいきますように、みんなで頑張りましょう」という願いがこもっています。さわやかな挨拶が飛び交う職場は気持ちがいいものです。

また、挨拶はこれから始まる人間関係の入り口です。まずは相手をリラックスさせること。相手が自分を受け入れてくれたという感じを抱いて次の段階に進むのです。

自分がどんな不愉快な思いをしているときでも、笑顔で挨拶しましょう。「人は悲しいから泣くのではない。泣くから悲しくなるのだ」というアメリカの心理学者 W. ジェームズとデンマークの生理学者 C. G. ランゲの言葉（ジェームズ＝ランゲ説）に象徴されるように、笑顔で楽しく振る舞うことで、自分の気持ちも和らぎ、相手を思いやる余裕も出て、何に困っているのか、どんな看護サービスを提供すればよいかが見えてくるでしょう。

●響きのよい挨拶言葉

○こんにちは。「―――」の具合はいかがですか？
○ありがとうございました。
○いつもお世話になります。
○お待たせいたしました。
○よくいらっしゃいました。
○ご安心ください。
○いつでもご相談ください。　　　　　　　　　　など

2）応対

看護師の仕事は「人との出会いに始まり、出会いの中に終わる」その繰り返しです。応対の基本は「相手の立場に立つこと」です。

ステーションに電話をかけられたり、事務所を訪問されたり、行きがかりに声をかけられることがあります。私たち看護師が**お役に立てる**ということ、**わざわざ向こうから来ていただいた、お電話いただいた**という点だけでも歓迎と感謝をしたい気持ちになります。「安心して何でもおっしゃってください」という気持ちをこめた笑顔で応対しましょう。

笑顔は万国共通のパスポートであり、笑顔が自分自身の気持ちを豊かにして、健康を増進させ、活動力を生みます。そして人と人とのつながりを育んでくれます。

利用者が「何を私たちに期待しているか」を知ることも大切です。そのためには、温かいリラックスした雰囲気をつくることです。応対した訪問看護師一人ひとりがステーションを代表している、さらに訪問看護サービスを広めているという自覚をもちたいものです。自分で処理できないときは、知ったかぶりを決してしないこと。生半可な答えを出さないで、しかるべき人に連絡したり相談したり自分で確かめて応えます。

（1）聞き上手

熱心に心を開いて相手の話を聞くことで、相手の信頼や好意が得られます。それは同時に自分自身のためでもあるのです。相手への強い説得力となり精神的なサポートになります。「はい」「わかります」「そうですね」「ええ」「なるほど」……。うなずきにより、相手は「受け入れられた」と感じます。また、相手は自分の本当に話したいこと、援助して欲しいことの整理ができます。適宜質問をし、確認をすることで相手が困っていることや、「どうしたいのか」が見えてきます。

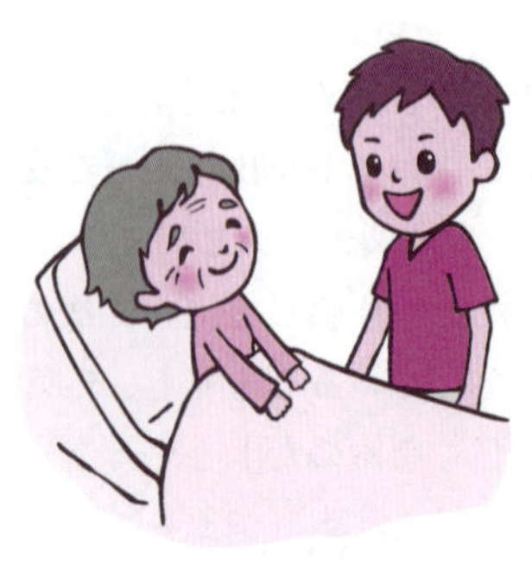

(2) 話し上手

相手に快い感じを与える14のポイントを紹介します。

●話し上手の14のポイント

○同じ目線で誠意をもって話す。 ○明るい態度、明るい声で話す。 ○適当な大きさの声で、適度な速さで、発音は明瞭に、語尾をはっきりと話す。 ○敬語を正しく使う。 ○品のよいことばで話す。 ○ことばグセを直す。 ○同じことをくどくど繰り返さない。 ○言い訳がましいことばは避ける。 ○ユーモアを交える。 ○順序を組み立て、要点をはっきりさせる。 ○相手の理解度を確認しながら話す。相手の言葉を待つ時間・姿勢が大切。 ○自分の主観や興味、感性をみだりに加えない。 ○また来てもらいたいと思っていただくように、帰りぎわは笑顔で応対する。 ○ぐちをこぼしたり、陰口、悪口、噂話は、言っている本人をおとしめるだけである（周囲を不快にし、悪い雰囲気へと自己暗示してしまう）。

第2章

(3) 電話

電話での応対は、相手が見えません。しかし、笑顔で話すと話し声の調子も明るくなり、好感をもっていることが自ずと伝わります。また誠意ある態度が、相手に姿は見えなくても声の調子で伝わります。

●電話での応対のポイント

○電話をかけるときは、相手の名前や名乗りを確かめてから自分を名乗る。 ○用件を切り出す前に「今よろしいでしょうか」と相手の都合を確かめる。 ○電話の無記録性を補う工夫をする。 用件の復唱確認、伝言メモ…など「誰から誰に・何の用件か・本人にどう伝えて欲しいか」。 ○終わりの挨拶を丁寧にして、相手が受話器を置いたことを確かめてから電話を切る。 ○まわりで聞かれていることへの配慮が必要な場合がある。 ○取り次ぐ相手がいない場合は、相手の意向を聞きそれに従う。 ○「あのう～」「え～と」「もしもし」ということばは使わない。 ○用件はわかりやすく簡潔に3分間程度で済ます。 ○2～3度目のベルで受話器を取り、事業所名をはっきり伝える。 ○電話を受けたとき、来客中あるいは急ぎの仕事をしている場合は改めてかけてもらう、又は折り返し電話する（自分がせかせかしていると十分に聞けない。相手も話したい気持ちが失せてしまう）。

(4) 身だしなみ

病気や障がい、悩みをもちながらも力いっぱい生きようとしている人々へのサービスを行う訪問看護師が、顔色も悪く病人のようでは受ける方がますます落ち込んでしまいます。心身ともに健康でいることが最も大切です。また、清潔を保つことは感染防止対策としても有効です。

●身だしなみのポイント

○清潔感を前面に出して、化粧は、相手に快い感じを与える程度にすることが基本。 ○清潔な制服、服装、機能性の高い靴。靴下は、汚れや匂い、ほころびがなく、しわやたるみのない履き方をする。 ○髪は、清潔にして業務に邪魔にならないように整える。 ○爪は短くする。訪問時と帰宅時の手洗いを徹底する。 ○寒いときには、看護師は手を暖めておく。 ○感染防止対策にマスクや使い捨て手袋、手指消毒剤を携行する。

(5) 連絡の仕方

訪問看護導入時や、利用者の状態の変化によって医師に連絡したり、医師の治療方針を聞き指示を受けたり、実施事項の報告をします。また、市町村・福祉施設などの関係者とも、利用者のことで話し合ったり、連絡をとることが必要になります。それぞれの立場やスケジュールを尊重して、お互いに都合のよいときに、適切な方法でコンタクトできるように調整を図りましょう。

あらかじめ、都合のよい曜日と時刻・時間を聞いておきます。また、電話、文書、面接などの方法についても打ち合わせしておくとよいでしょう。

ステーションへの連絡についても、緊急連絡は別として都合のよい時間を知らせておきましょう。利用者にも前もって伝えておくことが大切です。

●連絡の仕方のポイント

○大切なことは復唱する。
○最後まできちんと聞き、あいまいな点は質問する。
○必ずメモをとる。
○実行可能かどうか、どう実施するか必ず返事をする。
○実施計画と実施したことについては記録に残し、関係者にも報告する。

「**ホウ・レン・ソウ**」が大切だとよくいわれます。ホウは報告、レンは連絡、ソウは相談です。なかでも報告が重要で、どんな業務でも終えたら必ず報告をします。報告には中間報告や、早く伝えたいときは口頭による報告もありますが、文書にすることが大切です。簡潔に結論と経過をまとめます。

最近はSNSの進化により、リアルタイムにつながる多職種連携ツール（MCS、LINE WORKSなど）も活用されています。個人情報を共有する場合には、セキュリティ対策にも気を配ることが重要です。

3　訪問看護師へのメッセージ

看護を実践して、直接、看護の評価が得られるため、責任もあるがやりがいもあるのが訪問看護です。しかも1日に数人程度の利用者に個別にかかわって看護を提供することも魅力です。病院と違って、在宅は生活の場。在宅療養生活を支援するためのさまざまな看護（訪問、通所、短期入所、療養相談、患者・家族会等）を工夫し、実践できるのも訪問看護ステーションならではの発想でしょう。

訪問看護を実践してその対価により、事業を経営する楽しさを味わうこともできます。これからは、がん末期患者等への適切な疼痛緩和ケアが実施され、看取りの看護も重要となります。そのような意味では、積極的に研究的に取り組めば地域における「看護サービス」は実践・研究の宝庫であり続けるでしょう。

でも、毎日、訪問の繰り返しで果たして自分の技術が向上しているのだろうか……と不安になったり、くじけそうになったら、日本訪問看護財団の電話相談をご活用ください。訪問看護師の方々をサポートするため、スタッフ一同、現場からの声をお待ちしております。一緒に考えていきましょう。

3 訪問看護師の育成

1 訪問看護師の育成方法

訪問看護師の育成というテーマの前提として、ここでは対象を“初めて訪問看護に従事する看護師実務経験のある看護師（准看護師）”と定義します。その根拠として訪問看護業界においては新卒で従事する看護師は相対的にまだ非常に少なく、病院などいくつか別の職場を経験してから訪問看護ステーションに転職・異動することがほとんどのためです（新卒訪問看護師についてはあとの項目で改めて触れます）。

そのように、初めて訪問看護に従事するといってもその看護師たちのこれまでの経験はさまざまです。以前は10年病棟などで研鑽を積まないと訪問看護はできない、といったイメージももたれていましたが、これからの在宅医療拡充のために、すでにさまざまな関連団体や現場で、若手の看護師たちにも訪問看護に従事することが十分可能であることのPRや、受け入れていく努力を各事業所も続けてきています。そのような地道な取り組みが実を結び、近年、訪問看護師の中には必ずしもベテランだけでなく、看護実務経験1-2年程度で従事するケースも増えています。したがって、経験年数や技術が一定でなくとも、さまざまなバックグラウンドをもっていることを前提に、むしろ育成を支援する側がそこに合わせていく姿勢がスタート地点となるのではないでしょうか。

さらに、“経験年数は質に直結しない”ことも踏まえておくことが重要です。「クリニカル・ラダー」などの基本として、日本でもよく知られているパトリシア・ベナーが定義した看護師のレベル5段階（第1段階 初心者、第2段階 新人、第3段階 一人前、第4段階 中堅、第5段階 達人）のうち第1段階の「初心者レベル」では、「その状況に適切な対応をするための実務経験がない」[1]というレベルとされ、既卒であっても経験したことのない科の患者を扱う時はケアの目標や手段に慣れていなければ、その実践はこのレベルと考えられます。

つまり、いかなる経験を積んできても、訪問看護が初めてであればまずはこの第1段階の「初心者レベル」であることを、新人も育成を支援する側も認識することが重要だと考えます。そして、さらに各レベルについて知っておくと、継続教育において例えば日本看護協会のラダーを用いる場合や、あるいは独自のラダーを構築する場合などでも有用だと思います。もちろん過去の経験が訪問看護に活かされないという意味では決してなく、看護師のこれまでの経験は“強み”であり、そのうえで訪問看護は“新たな領域”でもあることをスタート地点とすることが要点であると伝えておきたいと思います。

訪問看護師の育成は改めてこれら各レベルに沿って行っていくことが望ましいと考えますが、筆者のステーションにおいては、「①訪問看護の実務」「②在宅領域の看護過程・看護展開」「③主体性と協働」といった大きく3つの観点を縦軸に、各レベルを横軸にしたマトリクスで自分たちのラダーおよび学習を考慮しています。

①訪問看護の実務

例えば新人においては、「名刺交換」「電話の対応（敬語）」「介護保険と医療保険の違い」「訪問看護指示書とは」「ケアマネジャーや医師など多職種との関係性」「訪問看護計画書と報告書とは」といった現場での実務的・作業的な工程を十分に理解して実行ができるか、また例えば「清拭・入浴介助」「尿道カテーテルの交換」「口腔ケアや嚥下訓練」「排痰ケア・呼吸介助」「福祉用具の知識」など訪問時のケア技術や知識もここに含めます。

前者の実務的・作業的なことにおいては訪問看護に初めて従事するたいていの看護師は戸惑いながら学習することになるかもしれません。なぜならこれまでの臨床経験では名刺をもつことも、また一般的な尊敬語や謙譲語で電話に出る経験もほとんどなく、法律や保険制度に実務で触れることもなかったでしょうから、その意味でのギャップは大きいと考えられます。ただしこれらの学習コンテンツ（セミナーや動画教材や本など）は巷にたくさんあり、それらをうまく組み合わせて活用することをぜひおすすめします。

また、後者のケア技術や知識は、基本的看護技術に類するものですが、これは看護師のキャリア等によりそれぞれ異なるため、入職時にきちんとヒアリングを行い、確認しておくことが必要です。例えば入浴介助について、事業所側としては「できて当たり前」と決めつけがちですが、ICUにのみ従事していた看護師などの場合は経験がないこともあり得るため、まずはともに確認し、もし経験のない技術があれば、それらを習得できるように計画することが必要でしょう。

なお、①の観点についてはレベルが上がるほど「サービス担当者会議」「退院調整会議」「夜間のオンコール」「新規の導入」「後輩の教育やサポート」などの内容が加わってきます。これらも各事業所が考える習熟度レベルに対応した学習教材やシミュレーション、OJTを検討するとよいでしょう。また特に第１段階の目標は、独り立ちした訪問件数が１カ月あたりで何件になるか、受け持ち数が何名になるか、など定量的な目標を設定し、１カ月ごとに進捗を確認、3-6カ月程度振り返りをしながら伴走するとよいと思います。たいていの場合、それくらいのペースで第１段階はクリアできると考えます。

②在宅領域の看護過程・看護展開

主に急性期病院とは違う個別的な生活の場で看護を展開するためには、まずその在宅療養者の生活ルールや習慣、家の中での作法などを踏まえたうえで、限られた資源の中で行う必要があることを理解することから始まります。また病院とは違い、患者を管理しようとする介入はたいていの場合うまくいかず、本人や家族の強みをつかみながらセルフケア能力を高めたり病との折り合いをつけるための支援を行うことなど、基本的な看護態度を身につけていく必要があります。

また、訪問看護は利用者との契約関係の中でサービス提供を行い、利用者本人や家族と信頼関係を構築していくため、コミュニケーションについてもステップに盛り込むことが必要だと考えます。さらに今後レベルアップを図っていく際には、次の２点における看護展開の視点が広がるように育成を考慮することが重要です。

一つは利用者を中心とした社会的な広がりの視点で、はじめは利用者のことしか考えられない看護師が、徐々にその家族のこと、かかわる他職種のこと、近隣のこと、地域の社会的資源のことなどについて関心をもてたり看護展開に盛り込めたりすることです。そして、もう一つは時間軸での広がりの視点であり、訪問時の30分や60分のケアだけをとにかく安全に行えるというレベルから、「次の訪問まで無事に過ごせそうか」という今後の症状変化の予測および症状マネジメント、さらにはACP（Advance Care Planning；アドバンス・ケア・プランニング）を含むその利用者のこれからの人生の幸福やQOL（生活の質）に関心をもち展開していけるかどうかの視点のことです。

これら社会的視点および時間的視点という2点の範囲を、先に述べた在宅看護における基本的看護態度のうえにどう広げていけるかが重要であり、レベルに合わせて振り返りや学習支援、OJTを組んでいく必要があります。王らは在宅看護において求められる訪問看護師の能力として「利用者の生活場面で看護過程を展開する能力」「利用者の家族との関係を構築する能力」「家族のケア能力を構築する能力」「他職種との連携による問題解決能力」[2)]を挙げており、これらを網羅するように看護師レベルや学習支援の段取りを構築していくとよいでしょう。

③主体性と協働

「主体性」と「協働」は、社会人として組織（チーム）で働く際に当たり前に求められることです。特に訪問看護師は分散して単独で訪問し看護を提供するため、自立あるいは自律的な能力が求められるとよく言われます。しかし、ここで強調したいのは何もかも独力で問題解決を図ろうとすることではないという点です。むしろそのような態度は訪問看護師としてあまり推奨できません。自分のわからないことや弱い部分などは積極的に助言を求めたり、うまくいかない時にヘルプを出したり、同じステーション内や他職種を適切に頼ることが自律した専門職として求められる能力だと考えます。相談すべきことをせずに、利用者の不利益となるようなことは何より避けなければなりません。

なお、周囲を頼れといっても、何でもかんでもというのではもちろん困りますが、看護師として利用者へのケアの責任を果たすために、あくまでその責任は自分にあるということも併せて肝に銘じてほしいと思います。逆に自分が得意なことについては周囲をサポートすることが必要で、それがステーションでチームとして働く訪問看護師に求められるのです。その意味でも、訪問看護師育成にあたっては、組織のメンバーとして“働く態度”も重視したい育成内容といえます。

2 新卒訪問看護師の育成と活用

前項で訪問看護師の量的な確保に向け、業界全体として即戦力となるベテランの人材だけでなく若手においても進んでいると述べましたが、そこには新卒看護師も含まれます。ただし2018（平成30）年現在、過去5年以内に新卒看護師を採用した訪問看護ステーションは3.4%とわずかでした[3)]。しかし受け入れを行っている事業所は年を追って徐々に増えている印象があり、さらに看護学生側にもその選択肢があることが知られてきています。

筆者のステーションでも新卒訪問看護師を2017（平成29）年に採用しましたが、長期的な視点でみた時に“看護師として看護展開を行うプロ”の育成は病院でも在宅でも全く変わらずに育成が可能であると実感しています。なぜなら現にその看護師は他に病院から転職してきた看護師たちと比肩しても劣らず、むしろより高度な実践も十分に行っているからです。しかし、それでも成長の過程で、新卒および実務経験の浅い看護師については、病院とも違う育成プロセスや環境などによる困難感を当事者も育成側も感じたり抱えたりすることがあります。

岡田は新卒訪問看護師の就業上の困難における特徴として、「看護技術の習得や実践に関すること」「利用者やその家族と援助的人間関係を構築して看護介入すること」「単独訪問」「他職種連携や電話対応をすること」「職場の人間関係」「教育支援体制」を報告しています[4)]。具体的には病院と違い同じ診療科や治療プロセスの患者を迅速に何度も看ることができないため、ケア技術や機器の取り扱いの反復練習機会が少なかったり、シミュレーション機会がもてなかったりといった実践についての不安感、訪問先と訪問看護ステーションとの物理的な距離（病院では受け持ち病室とナースステーションは走ればすぐにかけつけられる）、同期がいない（あるいは少ない）年齢層の大きな違いのある組織、ステーション側の資金や学習環境の資源の違いなどが困難な特徴へと繋がっていると考えられます。

しかし、これらの異なる点や不安・困難に陥りそうな点があらかじめわかっているため、逆にそのための準備や計画を行えばクリアすることが可能ともいえます。また、ロールモデルが少ないことを踏まえたうえで、あえてチャレンジして入職してくる新卒看護師たちも上記について折り合いをつけながら実践を行っていくため、受け入れる事業所側もそれに応えて進んでいくことが肝要です。

新卒看護師についてネガティブな側面が大きいように思えますが、事業所にとってはこれまでの看護体制や学習支援のしくみを再構築する機会になったり、結果的に“新卒も採用できるほど体制整備されたステーション”として既卒看護師への採用活動への信頼感につながったりと、事業運営においてはコスト以上に得るものがあります。訪問看護界全体を考えても、看護師のキャリアの多様性を考えても新卒訪問看護師が増えていくことは望ましく、さらに筆者は、新卒訪問看護師たちが 3～5 年後に今度は病院に転職し、病棟看護師や退院調整看護師として従事する従来と逆パターンのキャリアが増えていけば、病院における患者利益や看護のよりよい変化に大きく貢献できるのではないかと期待しています。

3　人材の育成から組織、そして地域の成長へ

訪問看護というサービスはその地域で長期的に提供されるべき住民生活のインフラに近いサービスだと筆者は考えています。水道やガス、電気、道路などのインフラは日常的になくてはならないものでありながら、その存在はあまり意識されないものでもあります。ただし一度支障が生じれば、生活を大きく損なう方向に変化してしまいます。

だからこそ訪問看護事業所としての運営において、所属する看護師たち自身が“プロフェッショナル”として看護を提供できるように、育成・学習環境を可能な範囲で（多くの周りの資源も十分に活用しながら）構築していくことは、訪問する利用者利益に直結し、その積み重ねはインフラ的な地域の良いサービスとして存在し続けることになるのではないでしょうか。

事業所運営は管理者のみが行うものではなく、個々の看護師やリハビリテーション専門職が質の高いケアを継続的に提供していくための経済的な合理性の意味でも、そこに所属する人たち全員が目を背けずに地道にケアを追求していくことが地域へ積み上げる利益になっていくと考えます。

引用文献

1) パトリシア・ベナー著/井部俊子監訳(2005)：ベナー看護論 新訳版 初心者から達人へ, p.17, 医学書院.
2) 王麗華, 木内妙子, 小林亜由美他 (2008)：在宅看護現場において求められる訪問看護師の能力：群馬パース大学紀要, (6), 91-99.
3) 全国訪問看護事業協会 (2018)：平成 29 年度　厚生労働省老人保健事業推進費等補助金老人保健健康増進等事業　訪問看護事業所が新卒看護師を採用・育成するための教育体制に関する調査研究事業報告書. https://www.zenhokan.or.jp/wp-content/uploads/h29-2.pdf
4) 岡田理沙(2020)：新卒訪問看護師の就業上の困難, 日本在宅看護学会誌, Vol. 8, No. 2, p.51～59.

参考文献

・訪問看護推進連携会議(2015) 訪問看護アクションプラン 2025—2025 年を目指した訪問看護. https://www.jvnf.or.jp/2017/actionplan2025.pdf

第2章

4 プラスαの活動で利用者を増やす

1 小児訪問看護の活動

1 小児訪問看護の現状

地域共生社会の実現のため、小児訪問看護の拡充が必要です。2016（平成 28）年の調査によると、小児訪問看護を実施する事業所は 882 カ所（43.6%）と少なく、利用児数 4,272 人、うち、経管栄養、吸引、気管切開、在宅酸素療法、人工呼吸療法の順に多い医療的ケアを必要とする医療的ケア児は、3,094 人（72.4%）、医療的ケア児以外の小児が 1,178 人（27.6%）でした[1)]。

同年の「障害者の日常生活及び社会生活を総合的に支援するための法律及び児童福祉法の一部を改正する法律」では、重症心身障害児等の定義に該当しない「医療的ケア児」が位置づけられました。そして 2021（令和 3）年には「医療的ケア児及びその家族に対する支援に関する法律」（いわゆる「医療的ケア児法」）[2)] が施行され、2022（令和 2）年には医療的ケア児は 20,385 人 となり[3)]、この 6 年間で 6.5 倍に増加しています。

地域包括ケアは、高齢者のみならず障がい児・者を含む地域共生社会の実現を目指しており、保健・医療・福祉、教育・就労等を含む支援体制の整備と、小児訪問看護の担い手の量と質の担保が求められています[3)]。

2 あすか山訪問看護ステーションの小児訪問看護の現状

公益財団法人日本訪問看護財団立あすか山訪問看護ステーション（以下、当ステーション）の 2023（令和 5）年 3 月までの小児期由来疾患の全実利用児・者は 194 人となり、利用開始時年齢 0～18 歳未満 163 人、うち 6 歳以下が 121 人です。成長し成人期を迎えた方も多くなり、小児期由来疾患の利用者は現在 47 人で、医療的ケアのある方が 62%です。疾患別では神経・筋疾患 60%、染色体または遺伝子変化 13%、心疾患 9%、低出生体重児 8%、精神および行動障害 4%と続きます。現在、18 歳未満の超重症児 5 人、準超重症児 6 人が利用しており、さらに 18 歳以上になった超重症者 10 人、準超重症者 5 人と、医療依存度は増しています。また、精神・発達障がい児の利用も近年増加しています。

活動地域には、小児中核病院、小児地域医療センター[4)]、そして療育医療センターがあり、地域連携室を通して NICU（Neonatal Intensive Care Unit：新生児集中治療室）、GCU（Growing Care Unit：新生児回復期治療室）、小児病棟からの退院移行支援がなされ、訪問看護依頼があります。乳幼児期から医療依存度の高い状態で利用が開始されたのち長期に利用する児や、学齢期には通園・通学中心の生活となり訪問看護利用を終了した児も、成長とともに二次障害による医療的ケアや重症度が増し、訪問看護や訪問リハビリの利用を再開するケースもあります。成長に伴い親の高齢化やダブル介護など、養育・介護負担増加の問題もあり、小児期に限らずその後のライフステージに合わせた看護実践が必要です。小児訪問看護の実践が、地域の中で長期にわたる障がい児・者および取り巻く家族の訪問看護利用へと広がるともいえます。

小児訪問看護では、在宅生活の中で多職種と協働しながら、「生命の安全」を基盤に「健康の維持」「社会生活」を支え[5)]、児と家族の成長をサポートします。

「生命の安全」では医師との連携が重要です。小児の在宅診療は訪問看護同様にまだ少なく、拡充に向けた事業が展開されており[6)]、当ステーションでも地域の在宅診療医との連携を大切にしています。医療依存度の高い児の場合は入浴介助や家族が外出時の留守番などに訪問看護ニーズが高いです。看護師のみならず福祉職にかかる重圧も大きく、安全なケアが統一できるよう手順書の作成や同行指導、救急情報シートや急変時のプロトコルの作成、小児のBLS学習などを行っています。医療的ケアの必要な重症児者および医療的ケア児に対し、家族等の一時休息やリフレッシュを図る目的で訪問看護師が一定時間見守りを行う「重症心身障害児者等在宅レスパイト事業」に登録し、希望者が利用できるよう訪問調整の努力をしています。

「健康の維持」では、在籍するPT（理学療法士）、OT（作業療法士）と協働しながら、感覚統合として五感に働きかけ、抗重力姿勢を積極的に取り入れながらケアを行い、成長発達を促し、耐久性のある身体づくりに努めます。そして「社会生活」では、併設する相談支援事業所の相談支援専門員と先の見通しをもって協働します。就園就学を見据え、早期より児童発達支援や障害児保育園などへの通所を開始し、集団の中での養育と家族のレスパイトを支援します。医療依存度や病状にとらわれず、当たり前の生活が送れるよう、家族での外出や旅行などのイベントも積極的にすすめ、そのための物品準備、移動手段の工夫、旅行先での医療デバイスの手配について家族と医師とともに検討します。小児訪問看護では多職種との連携が重要であり、情報共有ツールとしてICTを積極的に利用しています。

当ステーションの小児訪問看護は、経験者のみによる実践ではありません。提供開始の契機は、2007（平成19）年、9カ所のステーションに断り続けられていた7歳児の母親からの相談電話でした[7)]。

小児看護の経験が浅いながらも提供できる2名の看護師から開始し、その後入職したNICUや小児病棟、重症児訪問看護経験者などの指導と相談、また、外部研修への積極的な参加により、どのスタッフも段階的に小児訪問看護の知識、技術、経験を積む努力をしています。成人の神経難病や遷延性意識障害者への訪問看護での、人工呼吸器や排痰装置など多くの医療デバイスの管理や、福祉サービスとの多職種協働、介護職員等による喀痰吸引や経管栄養の実地研修等の指導経験を活かし、医療的ケア児への訪問看護の実践へとステップアップしていきます。

一方で、小児経験しかないスタッフには、成人利用者の看護を丁寧に同行指導します。小児は、受診、学校や通所施設の行事、ショートステイ、家族の都合等でキャンセルも多く、空き枠対策が必要で、全年齢の訪問看護を提供できることを目標とします。

近年、報酬面でも改善がみられています。乳幼児加算（6歳未満）が1日1回の訪問に算定可能です。移行期は頻回の看護やリハビリの介入が必要な場合も多く、特別訪問看護指示書では週4日以上、1日3回以上、また、厚生労働大臣が定める疾病・状態等（別表7・8）

第2章

該当児も週4日以上の訪問が可能で、大きな増収となり得ます。その他、厚生労働大臣が定める状態等（別表8）該当児の長時間訪問看護加算は週3回可能で、退院支援指導加算による退院当日の訪問も行うことができます。医療的ケア児の情報を相談支援事業者、保育・教育機関、医療機関等に提供した場合、訪問看護情報提供療養費の算定が可能です。また、機能強化型訪問看護管理療養費Ⅰの算定要件には、「超重症児・準超重症児の利用者数を合計した数が常時6人以上」等があります。

3　地域の中でつながり育てる取り組み

児と家族を中心に、地域の中で関係機関と多職種の連携を大切にしています。2012年、区内小児在宅療養の支援を強化する取り組みとして「小児連携会議」を発足しました。区内のみならず近隣の医療施設の連携室看護師、地域の小児科医、訪問診療医、薬剤師、リハビリテーション専門職、および特別支援学校や行政の職員、保健師、通所事業所の看護師、福祉職など、医療のみならず多職種、そして当事者として親の会からも参加があり、顔の見える連携の場となっています。

また、同年、北区訪問看護ステーション連携協議会では「北区の小児訪問看護を支える会SUKU♡SUKU」を立ち上げ、取り組むステーションの増加と質の向上を目的とし、ステーション間の連携、学習会や事例検討会、地域の小児通所施設見学など、年度目標を掲げ活動しています。また、利用児の在籍する特別支援学校とのつながりを大切にしています。担任教師との連携、超重症児の校外学習への同行支援や現地ボランティア、文化祭の見学などに積極的に参加し、その結果、北特別支援学校運営協議会の委員に当ステーションの所長が就任、式典に来賓出席できるようになりました。児と家族を中心に、地域の中でのつながりを大切に、信頼を得て利用されるステーションをめざしています。

2　精神科訪問看護の活動

1　はじめに

2004（平成16）年9月に厚生労働省精神保健福祉対策本部が提示した「精神保健医療福祉の改革ビジョン」（以下、改革ビジョン）では、「国民意識の変革」「精神医療体系の再編」「精神保健医療福祉施策の基盤強化」という柱が掲げられ、「入院医療中心から地域生活中心へ」という方策を推し進めていくことが示されました。この改革ビジョンに基づき、現在まで精神保健・医療・福祉施策のさまざまな改革が行われています[8)]。また、2012（平成24）年度診療報酬改定により精神科訪問看護基本療養費が新設されました。

2　当ステーションの精神科訪問看護の動き

社会の流れに沿って、当ステーションでも精神科訪問看護が増加し、2009（平成21）年度には年間利用者数の11％でしたが、2015（平成27）年度には30％を超え、2023（令和5）年度には43％を占めるようになっています。

利用者像としては約半数が統合失調症ですが、他にうつ病、双極性障害、発達障害、アルコール依存症などもあります。また、母親に精神障害があり虐待の可能性があるケースや、性別違和からくるうつ病などの依頼もあり、多岐にわたっています。その中で、心神喪失者等医療観察法制度による訪問看護も実施していました。

3　当ステーションの心神喪失者等医療観察法制度による訪問看護

2007（平成19）年に、医療観察法の対象にはならなかったものの、法制度（表2-4-1）に準じてケア会議を実施してきたケースが1件ありました（2020（令和2）年12月の入院で終了）。

医療観察法に基づく訪問看護は、2011（平成23）年9月から2022（令和4）年3月までに4件ありました。そのうち観察期間中に転居したケースが2件（1件は実家へ、もう1件は更生施設へ転居）。3年間の観察期間が終了したケースが2件。2件とも現在は終了していますが、地域で生活していく上での課題が多く、観察期間が終了した後も地域の支援者によって観察期間とほぼ同様のケア会議が開かれていました。

指定通院医療機関が遠い場合もあり、ケア会議のために移動時間も含めて半日がかりで出席することもあります。しかし、利用者さんを含めて関係者が顔を合わせて会議を行うことで、利用者さんはこれだけの人に支えられているという安心感をもち、関係者は「顔の見える関係」につながり、その後の連携がスムーズになります。

表2-4-1　心神喪失者等医療観察訪問看護のしくみ

①心神喪失者等医療観察訪問看護とは

心神喪失者等医療観察訪問看護（以下、医療観察訪問看護）とは、心神喪失等の状態で重大な他害行為を行って、通院医学管理のもと通院している対象者に対して、指定医療機関の主治医の指示に基づき、本人または家族の了解を得て訪問し、看護または必要な療養上の指導を行うことです。

法務省所管の保護観察所に配置されている社会復帰調整官を中心とした地域処遇に携わる関係機関との連携が重要になります。

②医療観察訪問看護の従事者

保健師、看護師または作業療法士であって、精神病棟等の勤務経験者か、精神科訪問看護の経験者、精神保健福祉センター等で精神保健に関する業務経験者、精神保健および医療観察法制度に関する研修修了者とされています（※准看護師は看護師等と同時訪問のみ従事可能）。「医療観察訪問看護基本料に係る届出書」によって管轄地方厚生局長に従事者の届け出が必要です。

③医療機関の指定

医療観察訪問看護を行うステーションは管轄地方厚生局長に届け出し、訪問看護事業型指定通院医療機関の指定を受ける必要があります。

④診療報酬

診療報酬は通常の医療保険とは異なり、医療観察訪問看護基本料の点数に、医療観察訪問看護管理料、医療観察訪問看護情報提供料を加えた点数で、交通費は患家の負担となります。

［公益財団法人日本訪問看護財団（2010）:「医療観察訪問看護」について（2010年4月20日）https：//www.jvnf.or.jp/kansatsu100420.pdf をもとに作成］

地域での連携機関は、医療観察期間中の保護観察所に加え、病院、保健所、訪問介護事業所、通所事業所（地域活動センター、就労支援事業所、デイケアなど）、警察、などです。

医療観察法の対象になるケースは、困難事例が多いため大変ではありますが、その経験がスタッフの力になります。また、地域の連携機関からの信頼を得られれば紹介が増えることによって利用拡大にもつながります。

4　当ステーションと病院との相互研修事業

当ステーションでは、2013（平成25）年度から東京都教育ステーション事業の委託を受けており、その一環として病院と訪問看護ステーションの相互研修事業を行っています。その中には地域の精神科病院も含まれており、訪問看護師が病院の様子を見学することももちろんですが、病院の看護師にとってはなかなか機会のない退院後に地域に戻った利用者さんの姿を見ることができます。この事業を利用して当ステーションに来られた看護師の方から、病院とは違う利用者さんの姿を見て、退院支援に力を入れたいと言われたこともあり、大きな効果を感じています。

5　おわりに

精神疾患を有する患者の数は増加傾向にあり、2020（令和2）年には約500万人となり、誰もが経験しうる身近な疾患となっています。現在、精神障害の有無や程度にかかわらず、誰もが地域の一員として安心して自分らしい暮らしをすることができるよう、医療、障害福祉・介護、住まい、社会参加（就労）、地域の助け合い、教育が包括的に確保された「精神障害にも対応した地域包括ケアシステム」の構築に向けた取り組みが行われています[9)]。

訪問看護では利用者が精神疾患という場合だけでなく、家族が精神疾患の場合もあり、さまざまな対応が必要です。訪問看護だけで抱えるのではなく、地域の社会福祉資源を活用して、多職種で利用者やその家族を支えることが大切です。精神疾患を特別と思わず、多くの訪問看護ステーションが多職種と連携しながら精神疾患の利用者を受け入れ、皆が地域で安心して暮らせる社会になるように、当ステーションも微力ながら寄与していきたいと考えます。

3　認定看護師（皮膚・排泄ケア）の活動

1　はじめに

皮膚・排泄ケア認定看護師（以下、WOCN）は、訪問看護ステーションでの実践者は少なく、多くが病院に所属しています。地域でもWOCNが活動することで利用者の皮膚と排泄の状態は改善し、生活全体の質は向上するのではないかと考えます。

訪問看護を利用する多くの高齢者は、スキントラブル（褥瘡や失禁関連皮膚炎、ドライスキン、痒みなど）を抱えています。

訪問看護師は、利用者の皮膚の観察と心身のアセスメントを行い、スキントラブルがある場合は速やかに解消すること、皮膚を健康な状態に保つ予防的スキンケアを日々の生活に組み込むことが大切です。

また、日常の生活に支援が必要となった高齢者は、排泄にかかわる身体機能の低下や、排泄動作困難から、失禁や頻尿、便秘などの問題が起こりやすくなり、家族にとっては排泄に関する大きな介護負担が生じます。特に訪問看護への排便援助のニーズは高く、訪問看護師が行う看護内容のうち、浣腸や摘便は服薬管理に次いで多い看護内容です。

浣腸や摘便は有害事象も報告されており、定時的な使用はすべきでない[10)]とされますが、訪問看護師は家族の介護負担を軽減することを重要視し、セルフケアの可能性の有無にかかわらず習慣的に浣腸や摘便を実施している現状があります[11)]。便秘の根本的解決を目指し、食事や睡眠、運動など生活習慣の改善をサポートする体制づくりや、苦痛の少ない排便援助を考えていくことが訪問看護において重要な課題であると考えます。

以上のことから訪問看護においてスキンケアや排泄ケアのニーズは高く、より質の高いケアを利用者に提供するためには、看護学の知識だけではなく、より専門的な知識や理論、技術が必要であると考えます。

2 WOCNとしての活動の実際

1）所内の褥瘡対策

病院と比較すると在宅の褥瘡有病率は高く、国も在宅褥瘡に対して重点的な施策を行っていました。2014（平成26）年度診療報酬改定では、訪問看護管理療養費の算定要件として、日常生活自立度が低い利用者につき、褥瘡に関する危険因子の評価を行い、褥瘡に関する危険因子のある患者およびすでに褥瘡を有する患者については、適切な褥瘡対策の看護計画を作成し実施評価を行うことが義務づけられました。筆者は所内で褥瘡対策について勉強会を開き、全利用者の褥瘡リスクアセスメントと計画立案状況のチェックを行い、有病率等の動向を示しました。

褥瘡の直接要因は外力（圧迫とずれ力）です。介護基盤の脆弱化が進む在宅において自力体位変換が困難な利用者に体位変換を十分に行うことは難しく、褥瘡予防においては適切な体圧分散寝具の導入が不可欠です。しかし介護保険制度でレンタルできる体圧分散寝具は種類も豊富で、具体的にどの製品を選択したらよいかわからないとの相談が多く、誰もが具体的な製品名まで導き出せるマットレスの選択ツールを自作し、初回契約書類に加えました。訪問看護開始の初動で全ての利用者に適切なマットレスを導入することが可能になりました。このような取り組みにより、2015（平成27）年7月褥瘡有病率7.2%、褥瘡発生率4%が、2020（令和2）年7月、褥瘡有病率1.3%、褥瘡発生率1%へ減少しました。

2）地域に向けた活動

当ステーションは東京都より教育ステーション事業を委託されています。その事業の一つに教育ステーションの指導者がコンサルテーションを希望するステーションへ出張し、先方の利用者宅へ同行訪問を行うことができる出張同行訪問事業があります。これまで褥瘡やストーマ、癌の自壊創、足潰瘍などの相談を受け出張同行訪問を行いました。

特に多い相談内容は、脊髄損傷患者の坐骨や尾骨の重症褥瘡です。患者は身体に合っていない車椅子で過ごしており、60歳を節目に筋力が低下し、お尻を強く引きずっての移動や、これまで頻繁に行っていたプッシュアップが減ることなどにより褥瘡が発生し、重症化したところでの相談となっています。

相談者がWOCNに期待することは、局所の処置方法であったとしても、問題は処置方法ではなく生活にあります。相談者にまずそれを認識してもらうことから始まります。身体に合った車椅子シーティングが重要であり、当ステーションの作業療法士にも協力を得ます。

しかし生活を整えるといっても簡単ではありません。医療従事者でない家族や福祉職、または医療職でも、知識、経験、技量、教育的背景や文化の違いが問題となり混乱を招くことがあります。多職種がうまく連携しケアの統一がなされるように、信頼関係の構築を行いながら根気よくかかわります。

3　おわりに

ステーションのWOCNと病院のWOCNとの大きな違いは生活を直接看ていることです。在宅療養者のケアにおいては、家族や福祉職を含めた多職種協働が不可欠であり、WOCNが継続的にかかわり家族や多職種の信頼を得ることや、ケアの追加・修正を迅速に行い、多職種連携のコーディネーターとしての役割を果たすために、ステーションにおいてWOCNを活用することは訪問看護の質の向上、さらに利用者と家族のQOLの向上に寄与するものと考えます。

4　地域支援活動

1　作業療法士がイベントプロデュース！

当ステーションでは作業療法士が中心となって、利用者さんやご家族が楽しめるさまざまなイベント企画を行っています。毎年開催している「あすか山祭り」には、赤ちゃんからお年寄りまで、また病気や障がいのある方など、地域の方々に大勢参加いただいています。スタッフによるお笑い芸やフラダンス、利用者さんの感動体験談、利用者さんが結成したバンドの演奏など盛りだくさんの内容により、おかげさまで大好評のイベントとなっています。

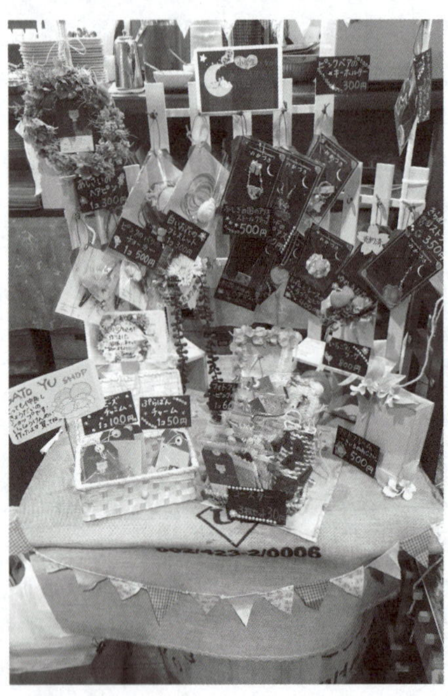

写真 2-4-1　利用者さんたちの素敵な作品を、地元の喫茶店で販売しました！

その他にも「温泉バス旅行」「訪問看護の写真展」「利用者さんの作品販売」「広報誌の発行」など、常に新しい企画を提案し続けています。作業療法士がプロデュースする、面白くて楽しい社会参加への取り組み、私たちの「地域支援活動」について紹介します（**写真 2-4-1**）。

2　「つながり」を応援したい、安心して地域に出てほしい

イベントを企画する前は、個人情報などの配慮から利用者さん同士の横のつながりというものはほとんどありませんでした。同じ疾患を抱える方、同じ趣味をもつ方、同じ悩みをもつ方々が出会えたらきっと大きな力になるだろう、ぜひ会ってほしいという気持ちが強くなっていきました。デイサービスに通うことだけが「社会参加」ではなく、お互いのつながりを感じたり、誰かの役に立っていると感じたり、その人がいきいきと輝く場があることが「社会参加」だと思います。

利用者さんやご家族が安心して外に出て、お互いに楽しく交流できる場が必要で、それがないなら自分たちで作ってしまおう！という乗りで始まったこの企画ですが、利用者さんやご家族と固い信頼関係で結ばれ、地域とも連携できる訪問看護ステーションにこそできる役割ではないかと強く感じたのです。

3　イベント企画がもたらした効果

イベントに参加してくださった利用者さん、ご家族、医療福祉関係の学生さん、地域の方々からは、毎回たくさんの嬉しいメッセージが寄せられます。そのうちのいくつかを紹介します。

「ホントに面白かった！夏祭りも、秋祭りも、冬祭りも、春祭りもやって欲しい」

「障がい児を育ててきた体験を、これから障がい児を育てる若いお母さんたちに伝えたい」

「学校に行きたくないと思っていたけど、学校に行く元気をもらいました！」

「利用者さんバンドの歌声、演奏に魂がふるえました」

「その人に寄り添うケアが何かわかったような気がします。一緒に笑える医療職を目指します」

入院中のベッドの上で販売用のストラップを一生懸命作ってくれた男の子、病気で片手を失っても残った片手と足の指でアクセサリーを作ってくれた女の子、お子さんとのバリアフリー旅行の体験を手作りの絵本にしてくれたご家族、利用者さんたちの全身全霊の頑張りや思いにスタッフもぐいぐい背中を押されます。

イベント参加がその方の目標になり、イベントでの成功体験が次の活動への意欲につながっていきます。知り合いになった利用者さんやご家族がお互いに連絡を取り合うようになり、イベントの企画にも加わってくださるようになりました。イベントで多くの人たちに助けていただき、医療関係者、障がい者団体、地域の方々とボランティアの方々とのネットワークもさらに深まりました。一緒に楽しみたいと気軽に始めた地域支援活動でしたが、その予想以上の反響や効果に驚いています。

4　活動のポイント

1）一緒に楽しむ、一緒に作り上げるスタンス

担当の訪問看護師がフラダンスに出演する！それだけで利用者さんは応援したくなります。スタッフ自身が楽しんで利用者さんを巻き込んでいく。「何だか面白そう」と思ってもらえたら、すでに社会参加の一歩を踏み出したといえます。事業所が主体にならないように、利用者さんやご家族、地域の方々が企画メンバーとして参加し、一緒に楽しみながら作り上げるスタンスが大切だと思っています。

2）その人の想いを地域に発信

利用者さんやご家族の得意なこと、興味のあることをいつも見つけるようにしています。その方の体験や思い、作品をより伝わりやすい魅力的な方法で発信。利用者さん一人ひとりの思いを『大切な宝物』として地域の人たちの『心』にお届けするように心がけています。具体的には、スライドショーや写真、エッセイ、短編ビデオ等に編集して、広報誌、WEBサイト、ブログなどから発信します。インターネットが苦手な利用者さんにはDVDで見てもらうのもよいと思います。

学会発表でも、積極的に地域支援活動の様子を発信するようにしています。本名ではなくペンネームを使うことで、一般の方も見やすくなります。利用者さんやご家族の作品は、その人のオリジナルブランドを立ち上げて、プライスタグやラッピングなどにもこだわって販売し、そして売り上げはすべて作者へ還元します。作品販売は、利用者さんやご家族のモチベーションアップにつながります。

5　今後の地域支援活動

2020（令和2）年はコロナ禍の中、何とYouTubeライブ配信に挑戦しました！　配信後2週間でアーカイブの再生回数は1,000回を超えました。より多くの人たちに思いを伝えられるオンライン発信は、今後の活動の強力なツールになっていくと思います。利用者さんとスタッフが一緒に歌って踊るダンス動画、アニメのコスプレ大会など、今後も利用者さんたちからの希望、楽しいことをどんどん実現していきます。他の訪問看護ステーションとも連携して、合同でイベントを企画することも考えています。

みんなの力を合わせれば大きなことができます！　地域支援活動はそれ自体から大きな収益を得ることは難しいですが、確実に利用者さんやご家族に喜ばれます。これから訪問看護ステーションを立ち上げたい、また利用者さんの社会参加を応援したいと考えている方々にぜひ興味をもっていただけたら嬉しいです。

引用文献

1）沢口恵，山路百合，大田えりか，田村正徳（2019）：訪問看護を利用している小児の利用者数と医療的ケアの実態，日本在宅ケア学会誌，23（1），p.47-53.

2）こども家庭庁（2021）：医療的ケア児及びその家族に対する支援に関する法律の全体像. https://www.cfa.go.jp/assets/contents/node/basic_page/field_ref_resources/5218c3a3-

610e-4925-8596-a9116889756f/03ac0201/20231013-policies-shougaijishien-care-ji-shien-000801674.pdf
3）こども家庭庁（2021）：医療的ケア児について．https://www.cfa.go.jp/assets/contents/node/basic_page/field_ref_resources/5218c3a3-610e-4925-8596-a9116889756f/1b69cbe5/20240221-policies-shougaijishien-care-ji-shien-000981371.pdf
4）厚生労働省（2020）：小児医療について．https://www.mhlw.go.jp/content/10800000/000584472.pdf
5）前田浩利編（2015）：地域で支えるみんなで支える実践!! 小児在宅医療ナビ，p.17-23，南山堂．
6）中村知夫（2020）：医療的ケア児に対する小児在宅医療の現状と将来像，Organ Biology，27（1），p.21-30.
7）田中道子（2016）：小児在宅ケアの実践は“地域づくり”の中で取り組みたい，コミュニティケア，18（7），p.15-21.
8）厚生労働省（2009）：政策レポート，精神障害者の方の地域生活への移行支援に関する取り組み．https：//www.mhlw.go.jp/seisaku/2009/07/03.html
9）精神障害にも対応した地域包括ケアシステムの構築に係る検討会（2021）：「精神障害にも対応した地域包括ケアシステムの構築に係る検討会」報告書　令和3年3月18日．https：//www.mhlw.go.jp/content/12201000/000755200.pdf
10）日本消化器病学会関連研究会慢性便秘の診断・治療研究会編（2017）：慢性便秘症診療ガイドライン，p.80，南江堂．
11）岡本有子他（2006）：訪問看護師の排便援助に関する研究：排便問題を抱える要介護高齢者と排便介助のできない家族介護者に対して，千葉看護学会会誌，12（1），p.100-106.

第2章

参考文献

・厚生労働科学研究分担研究班（2009）：心神喪失者等医療観察法　通院処遇ハンドブック．https://www.ncnp.go.jp/nimh/chiiki/documents/05-10.pdf
・法務省保護局，厚生労働省社会・援護局障害保健福祉部（2005）：地域処遇ガイドライン．https://www.mhlw.go.jp/content/12601000/000529731.pdf
・法務省 WEB サイト：医療観察制度Q＆A．http://www.moj.go.jp/hogo1/soumu/hogo_hogo11-01.html
・関東信越厚生局 WEB サイト：心神喪失者等医療観察法関係．https://kouseikyoku.mhlw.go.jp/kantoshinetsu/gyomu/bu_ka/iji/shinshin.html

5 訪問看護における関係機関・多職種連携と24時間体制

1 訪問看護を取り巻く状況

訪問看護利用者の多様化　寝たきり高齢者の日常生活援助から始まった訪問看護は、さまざまな制度改正の変遷を経て、時代の要請に応じた訪問看護事業へと発展し、現在14,829カ所（2022〔令和4〕年統計）の訪問看護ステーションが活動しており、すべての都道府県において急激に増加しています。

1992（平成4）年の医療法、1994（平成6）年の健康保険法の改正に伴い、在宅も「医療提供の場」と位置づけられてから、対象者は高齢者のみならず乳幼児も含めて広がり、ハイテク医療器具の使用、重度の難病や障がい、統合失調症、うつ病等精神疾患など、さまざまな医療ニーズの高い療養者や、最期を「家」でと望むターミナル期の利用者も増加しています。当然のことながら看護の専門性と独自性の発揮が求められ、生活に根ざした在宅医療、看護が期待されるようになりました。

また、慢性的な障がいや疾病を抱える高齢者支援として、2000（平成12）年から始まった介護保険制度は、全国的な格差はありますが、2020年には要支援および要介護の利用者数が680万人と近年急速に増加しており、その結果、さまざまなケースが掘り起こされ、訪問看護の需要は必然的に高まってきております。

地域包括支援センターの制度化と地域密着型サービス　2006（平成18）年4月の介護保険制度見直しの中で、①地域における医療と介護の包括的、継続的マネジメント、②医療ニーズの高い重度者の在宅生活を支援するサービスのあり方、③施設と在宅サービスにおける医療と介護の連携が課題となり、地域包括支援センターが制度化され、2021（令和3）年4月末で全国に5,351カ所設置され、ブランチ等を含めると7,386カ所になります[1)]（図2-5-1）。

また、同じく2006年に創設された地域密着型サービスについては、2011（平成23）年6月に成立した改正介護保険法と関連法を受け、地域包括ケアシステムの一翼を担うサービスとして「定期巡回・随時対応型訪問介護看護」、小規模多機能型居宅介護と訪問看護を組み合わせた「複合型サービス（看護小規模多機能型居宅介護）」等が新たに生まれました。今後、地域包括ケアシステムが進展していく中で、医療、看護、介護が連携してサービスを提供していく必要性がますます高まり、多職種連携はより複雑化してきます（p.144 表2-5-1、図2-5-2・3）。

地域支援事業と地域ケア会議　2015（平成27）年から、介護予防訪問介護と介護予防通所介護は、地域支援事業の介護予防・日常生活支援総合事業となり、介護保険の予防給付から切り離され、2018（平成30）年3月末で市区町村に移行されることになりました。さらに、2017（平成29）年の介護保険法改正により、これまで地域包括支援センターの運営であった包括的支援事業に、①在宅医療、介護連携の推進、②認知症施策の推進、③生活支援サービスの体制整備が加わり、厚生労働省通知にとどまっていた「地域ケア会議」が地域の

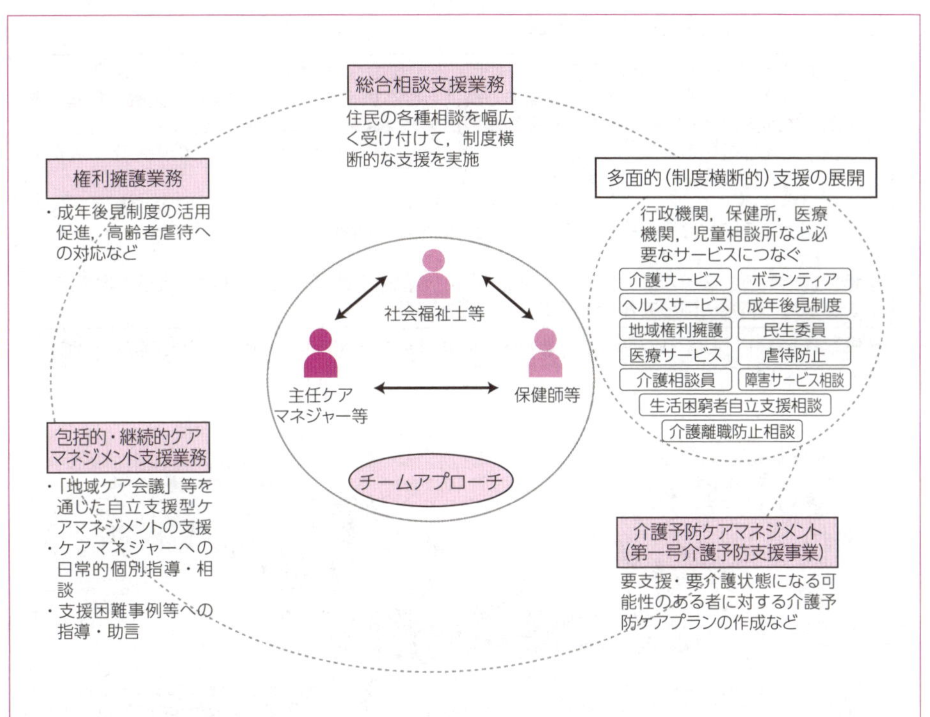

図 2-5-1　地域包括支援センターについて
［厚生労働省資料（2020）：地域包括支援センターについて/地域包括支援センターの設置状況．https://www.mhlw.go.jp/content/12300000/000756893.pdf］

ネットワークのツールとして制度化されました。

その地域ケア会議は、下記に示すような役割を担うことになっています。

- ・サービス担当者会議における個別事例の検討（多職種協働によるケアマネジメント）
- ・地域特有の課題に関する地域包括支援センターレベルの会議による事例検討
- ・多職種間での個別事例検討の積み重ねによる地域課題の発見と地域づくり

この会議の参加者は、地域包括支援センターの職員、自治体職員、ケアマネジャー、介護事業者、医師、歯科医師、看護師、介護福祉士、社会福祉士等の専門職の他、自治会役員や民生委員、NPO・ボランティア等です。今後の地域包括ケアシステムの構築において、多職種・多機関のかかわりがたいへん重要になってきます。

ケアマネジャーとの連携　医療保険制度と介護保険制度に基づきサービスを実施する訪問看護ステーションは、地域の看護活動の拠点として、地域包括ケアシステムを熟知し医療の進歩と社会の変化に対応できるようなサービスを提供する役割があります。

また、介護保険制度では、利用者、家族のニーズに沿ったケアプランの作成が義務づけられているため、訪問看護ステーションは利用者家族のみならず、ケアマネジャーにも選ばれなければサービス提供が難しくなりました。

多職種で構成されているケアマネジャーの中には、利用者のニーズとデマンドを同一にとらえる場合もあり、自分の所属する事業所内のサービスに偏っているなどの、真の意味でのケアプランになっていない問題が指摘されているところです。

そのような現状の中で先駆的に在宅ケアを実践してきた訪問看護ステーションは、教育的

表 2-5-1　地域包括ケアシステム

○団塊の世代が 75 歳以上となる 2025 年を目途に、重度な要介護状態となっても住み慣れた地域で自分らしい暮らしを人生の最後まで続けることができるよう、**住まい・医療・介護・予防・生活支援が一体的に提供される地域包括ケアシステムの構築を実現**していきます。
○今後、認知症高齢者の増加が見込まれることから、認知症高齢者の地域での生活を支えるためにも、地域包括ケアシステムの構築が重要です。
○人口が横ばいで 75 歳以上人口が急増する大都市部、75 歳以上人口の増加は緩やかだが人口は減少する町村部等、**高齢化の進展状況には大きな地域差**が生じています。

地域包括ケアシステムは、**保険者である市町村や都道府県が、地域の自主性や主体性に基づき、地域の特性に応じて作り上げていく**ことが必要です。

[厚生労働省資料：http://www.mhlw.go.jp/stf/seisakunitsuite/bunya/hukushi_kaigo/kaigo_koureisha/chiiki-houkatsu/]

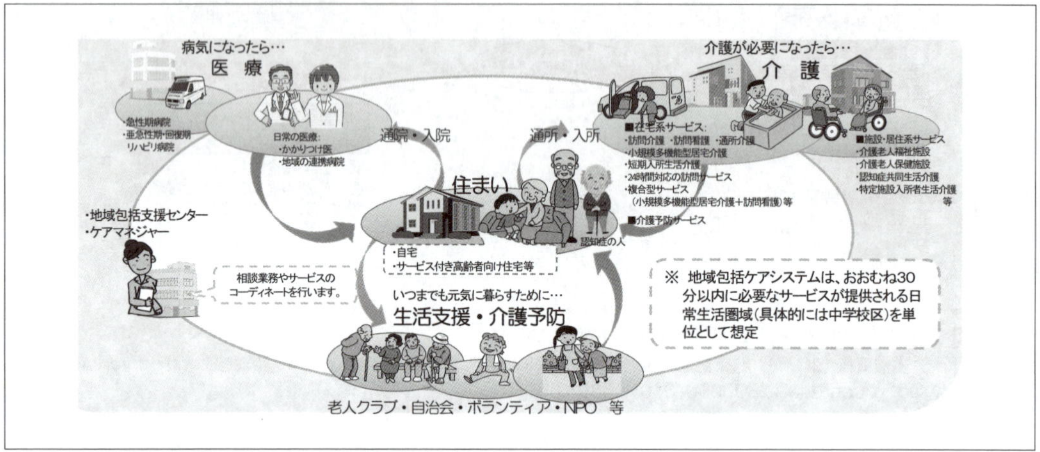

図 2-5-2　地域包括ケアシステムの姿

[厚生労働省資料：http://www.mhlw.go.jp/stf/seisakunitsuite/bunya/hukushi_kaigo/kaigo_koureisha/chiiki-houkatsu/]

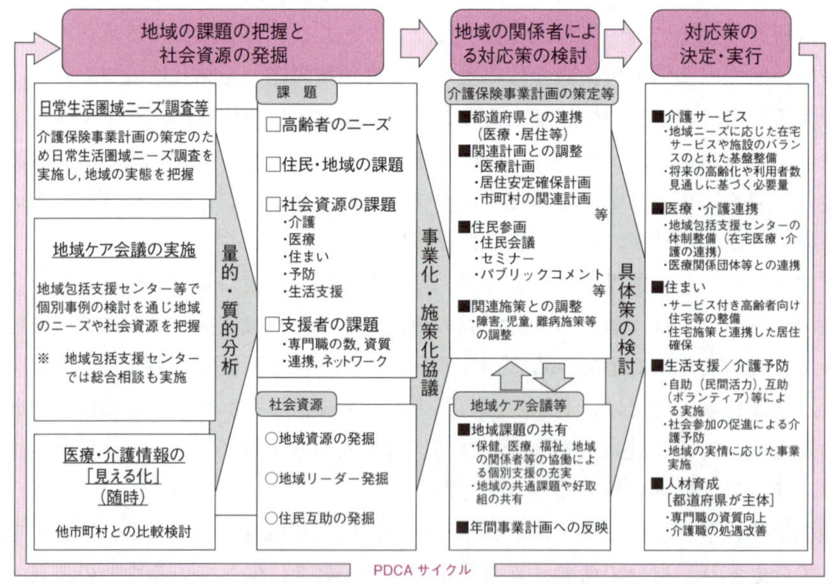

図 2-5-3　市町村における地域包括ケアシステム構築のプロセス（概念図）

[厚生労働省資料：http://www.mhlw.go.jp/seisakunitsuite/bunya/hukushi_kaigo/kaigo_koureisha/chiiki-houkatsu/dl/link1-6.pdf]

な視点も含め担当者会議の場などに積極的に参加し意見を述べ、調整を図りながら連携していかなければなりません。また、制度の枠組みの関係で必要なサービスが組み入れられない場合は、初回訪問時に科学的な根拠に基づいたアセスメントを行い、医師、ケアマネジャー等と連携をとりながら、利用者家族に看護サービスの必要性の理解が得られるような働きかけが必要です。

同時に利用者の「生活の質の向上」を図るため、担当者会議の中で情報を共有し、ケアプランの妥当性について話し合い、そのことから利用者の自立支援や介護度の悪化を防ぐことができるよう、かかわるすべての人と連携をとることが重要です。

2　地域包括ケアシステムについて

2006（平成 18）年の 4 月から、地域住民の保健医療の向上および福祉の増進を包括的、継続的に支援することを目的に、地域包括支援センターが地域ケアの中核拠点として以下の 4 つの事業を一体的に実施する役割を担ってきました。

①介護予防事業のマネジメント

②介護保険外のサービスを含む高齢者等の家族に対する総合的な相談・支援

③高齢者等に対する虐待の防止、早期発見等の権利擁護

④支援困難ケースへの対応など介護支援専門員への支援

しかし、地域にはさまざまな機関が存在しており、その機関内だけで完結しているケースが少なくありません。国の推進している在宅医療を含む地域包括ケアシステムには多職種連携が欠かせないため、課題や目標の共有化を図り、専門職の力と地域の力をつなげる必要があります。

生活習慣病や認知症、うつ病等の精神疾患、がん、難病、重度障害等、さまざまな健康問題を抱えている現代社会の中で、医療の一端を担う訪問看護ステーションは、在宅療養者にかかわる保健、医療、福祉の多職種の人々と連携をとらなければなりません。そのためにも在宅ケアの概念を踏まえ連携する各職種の役割を尊重し、相互理解を深めながら地域における支援体制の重要性を広く地域住民、サービス提供者、利用者、家族に伝え、在宅療養を継続できるようにマネジメントをしていかなければなりません。

急速な高齢社会に突入したわが国において、今後人口構成や世帯構成が変化していく中で団塊の世代が 75 歳以上になる 2025 年を目途に「住まい」「医療」「介護」「予防」「生活支援」の 5 つの構成要素が相互に関係しながら、一体的に提供される姿が地域に必要であると考えられ、前述のように地域包括ケアシステムのあり方が検討され、2011（平成 23）年の介護保険制度の改正により「国及び地方公共団体は、被保険者が、可能な限り、住み慣れた地域でその有する能力に応じ自立した日常生活を営むことができるよう、保険給付に係る保健医療サービス及び福祉サービスに関する施策、要介護状態等となることの予防又は要介護状態等の軽減若しくは悪化の防止のための施策並びに地域における自立した日常生活の支援のための施策を、医療及び居住に関する施策との有機的な連携を図りつつ包括的に推進するよう努めなければならない」（介護保険法第 5 条第 3 項）という条文が加えられました。

さらに 2017（平成 29）年 5 月、「地域包括ケアシステムの強化のための介護保険法等の一部を改正する法律」が成立し、高齢者の自立支援と要介護状態の重度化防止、地域共生社会

の実現を図るとともに制度の持続可能性を確保することに配慮し、サービスを必要とする人に必要なサービスが提供されるよう提言しました。

訪問看護は在宅看護の主要な方法として展開されており、保健師、助産師、看護師、その他理学療法士、作業療法士等が地域に基盤をおき、利用者、家族を対象として在宅や施設に出向いて行う看護活動であることから、さらに保健医療、福祉との連携を深め、あらゆる面から生活の質を高めていかなければなりません。

3　訪問看護ステーションにおける連携

訪問看護ステーションがかかわる機関、職種は一般的に図 2-5-1 に示すとおりですが、地域によってさまざまです。

在宅における利用者の大半が医療と福祉の両面にかかわるため、①特定機能病院、一般病院、精神科病院、在宅療養支援診療所、診療所・クリニック（開業医）等の医療機関、および地域医師会、薬剤師会、歯科医師会等の医療機関、②都道府県および市町村における保健福祉事務所、精神保健センター、児童福祉施設、障害者福祉施設、生活保護等の部門に係る行政機関、③介護老人保健・福祉施設、居宅介護支援事業所、各介護サービス事業所、④社会福祉協議会、民生委員、自治会、地域住民の自主組織、ボランティア等と多岐にわたるため、そこに所属する関係職種のすべての人と連携を図ります。

- **連携とは**……相手と目標を共有し、協働しながら活動すること。
- **地域医療連携とは**……地域におけるさまざまな医療機関が、できる限り地域の医療状況に応じ、利用者家族の合意を得ながら、医療における機能の分担を進め、専門性を高めて、円滑な連携を図ること。利用者が地域で継続性のある医療を受けられるようにするシステムで、訪問看護ステーションはそこに属する機関として機能。

4　訪問看護師の役割と連携

①ケースとかかわるすべての保健、医療、福祉、行政の専門職や、地域住民等と連携し、医療面、生活面、福祉面、社会面の問題を明らかにしながら利用者、家族を支援します。
②地域における、在宅ケアシステムの情報を把握し、地域住民の病気の悪化予防、自立支援、安心、安全な療養生活が送れるような支援体制の確立を行っていきます。
③利用者および家族に必要な情報の提供を行い、自己選択、自立支援へのサポートを行います。
④在宅ケアチームにかかわる多職種が、その役割を担いながら効果的なサービスを提供できるよう目標設定し、連携をとりながら協働していきます。
⑤地域における在宅ケアにかかわる多職種間の事例検討会、ケアカンファレンスを開催し、かかわる専門職の研鑽の場を作ります。
⑥保健医療福祉以外のサービス（ボランティア等）の導入、紹介、制度利用の宣伝、市民活動への参加をしながら連携を図ります。
⑦行政への提案および開発への働きかけを行います。
⑧地域における効果的、効率的なサービス提供システムの構築を目指します。
⑨自分たちの活動拠点における地域住民に医療介護の橋渡し役を担います。

5　在宅における各専門職の役割と連携

医師（医師法、厚生労働大臣免許）

・診療
・在宅における医療の提供、管理、指導、訪問看護ステーションとの協働、指示書の発行
・居宅療養管理指導（月 1～2 回の訪問診療）、他職種への情報提供、指導
・在宅療養支援診療所における 24 時間体制の協力機関との連携（連携医、訪問看護ステーション他）

歯科医師（歯科医師法、厚生労働大臣免許）

・訪問歯科診療
・老人歯科保健事業の健康教育、相談指導

保健師（保助看法、厚生労働大臣免許）

・地域ケアのコーディネート
・介護予防生活支援、要介護認定業務
・地域に開かれた行政の窓口として住民への保健指導、健康相談、健康教育
・難病患者への対応、生活支援および家族指導、サービス事業者への教育、インフォーマルサービスの導入

看護師（保助看法、厚生労働大臣免許）

・主治医と連携のもと、指示による在宅医療処置、病状の観察、バイタルサインチェック、精神的支援
・看護ケアの提供、家族への療養指導、相談、精神的な支援、介護負担の軽減
・環境調整、福祉用具の紹介、社会資源の紹介
・入退院の調整、他職種との情報交換、連携

薬剤師（薬剤師法、厚生労働大臣免許）

・医師の指示による処方箋で薬剤の提供および在宅での訪問服薬指導、管理
・疼痛コントロールのための麻薬の管理。服薬指導、副作用の有無の確認、医師への報告
・持続点滴、IVH（中心静脈栄養）等の薬剤の準備、管理、指導

理学療法士・作業療法士・言語聴覚士（理学療法士及び作業療法士法、言語聴覚士法、厚生労働大臣免許）

・訪問リハビリ指導による日常生活動作の拡大、自立支援、言語訓練など
・家屋の改善、住宅改修、福祉用具の導入
・外出支援等の社会参加への働きかけ

栄養士（栄養士法、都道府県知事登録）

・寝たきり老人や障害、難病、ターミナル期療養者の栄養指導、食事指導
・訪問看護師との協働による在宅療養者への食事療法の指導

社会福祉士（社会福祉士法及び介護福祉士法、厚生労働省登録）

・福祉に関する相談、助言、指導、援助
・居宅介護支援、相談業務、入退院の調整、社会資源の紹介、権利擁護

介護福祉士（社会福祉士法及び介護福祉士法、厚生労働省登録）

・在宅介護ケアの提供、相談、訪問看護ステーションとの協働
・福祉サービスとの協働

ホームヘルパー（ホームヘルパー研修課程修了登録）

・食事、排泄、保清等の身体介護および調理、清掃、買物等の生活支援

介護支援専門員（介護保険法、県知事登録）

・在宅での自立した生活の継続と、要介護状態の悪化の予防のため適切な介護サービスを計画作成し、その計画に基づいてサービスが提供されるよう居宅サービス事業者と連絡調整

その他：成年後見人（法人後見制度、任意後見制度）、弁護士、司法書士

6 関係機関・関係施設との連携

1　病院と地域の連携

1）退院支援

患者、家族が退院後も継続が必要な医療処置や病状の変化への対応や日々の介護の方法について十分理解できるよう指導し、安心して退院できるよう支援すること。

2）退院調整

患者の自己決定を実現するために患者、家族の望む必要な制度や地域における医療看護、介護サービスの提供や活動に向けて、地域の関係機関と調整すること。

※ 2007（平成 19）年（第５次）医療法改正で退院支援は病院の責務であると明言されており、診療報酬においても退院調整看護師や社会福祉士を配置して多職種で行う退院支援が評価されるようになりました。

※ 2012（平成 24）年の診療報酬改定で「退院支援計画書」の必要な患者の要件（退院困難な要件）９項目が評価されました。

①悪性腫瘍、認知症または誤嚥性肺炎などの急性呼吸器感染症
②緊急入院をした患者の場合
③介護保険が未申請の場合（特定疾患を有する 40 歳以上 65 歳未満および 65 歳以上）
④入院前に比べ ADL が低下し退院後の生活様式の再編が必要である場合
⑤排泄に介護を要する場合
⑥同居者の有無にかかわらず必要な介護を十分提供できる状態でない場合
⑦退院後に医療処置が必要な場合
⑧入退院を繰り返している場合
⑨その他、患者の状態から判断して①～⑧に準ずると認められた場合

退院前カンファレンス

病院の医師または看護師が入院中の患者に対して同意を得て退院後の在宅での療養上必要な説明および指導を在宅の医師または看護師と共同して行い情報提供した場合、診療報酬で退院時共同指導料が算定できる。

内容・今後の治療方針および病状変化の予測と注意点
　　・患者、家族の病状、病名に対する理解の確認
　　・在宅における療養生活上の課題と目標の共有
　　・サービス内容とかかわる職種の役割分担
　　・退院日の決定、次回受診日の確認

2 医療施設との連携

1）特定機能病院

一般の病院、診療所などから紹介された高度先端医療を必要とする患者に対応し、一般の病院としての設備に加えて集中治療室、無菌病室、医薬品情報管理室を備え、500床以上、10科以上の診療科、来院患者の紹介率が20％以上であることを条件としています。そのため紹介状を持たない初診患者の受診は追加料金が請求されます。1992（平成4）年6月の医療法改正により制度化され、2024（令和6）年10月現在、全国の88カ所の病院施設が承認されています。

2）一般病院、診療所

在宅療養支援診療所（診療報酬上の制度）：高齢者ができる限り住み慣れた家庭や地域で療養しながら生活を送れるように、また身近な人に囲まれて在宅で最期を迎えることを選択できるよう2006（平成18）年4月に制度化されました。

要件としていくつか規定されていますが、その中で関連するものは、その診療所においてまたは他の保険医療機関、訪問看護ステーション等の看護職員との連携により、患家の求めに応じて、当該診療所の医師の指示に基づき24時間対応の訪問看護の提供が可能な体制を確保し、訪問看護の担当職員の氏名、担当日等を文書で患家に提供すること、また他の保険医療機関との連携により在宅療養患者の緊急入院を受け入れる体制を確保する等が義務づけられています。と同時に、医療サービスと介護サービスとの連携を担当するケアマネジャーと連携し、毎年看取り数を報告することなどが要件になっています。

3 医療法の定義から

医療法の第1条に「この法律は、医療を受ける者による医療に関する適切な選択を支援するために必要な事項、医療の安全を確保するために必要な事項、病院、診療所及び助産所の開設及び管理に関し必要な事項、並びにこれらの施設の整備並びに医療提供施設相互間の機能の分担及び、業務連携を推進するために必要な事項を定めること等により、医療を受ける者の利益の保護及び良質な医療を効率的に提供する体制の確保を図り、もって国民の健康保持に寄与する事を目的とする」、また「病院又は診療所の管理者は、医療計画の達成の推進に資するため、居宅等において医療を提供し、または福祉サービスとの連携を図りつつ、居宅等における医療の提供に関し、必要な支援を行うよう努めるものとする」と明記されており、医療機関が医療と福祉の連携や施設医療と在宅医療の連携を強化することが謳われています。

この改定によって病院における医療の方向性が明らかになり、医療費抑制に伴う入院期間の短縮化は地域との連携なくしては実施することが困難になってきました。

また、2004（平成16）年の改定でも亜急性期入院医療管理料が新設され、一定の入院期間に在宅復帰を目的として行う入院医療管理が評価されることになりましたが、その施設基準の中に「専任の在宅復帰支援を担当する者が1名以上配置されること」と明記されており、現実にその役割を担う人材を確保し、退院調整を専任で従事させていた病院は、全国においても一部の病院に限られていました。しかし、最近ではかなりの病院で退院支援サービスが検討されはじめ、退院調整を行うスタッフの専任化が確立してきました。

複雑化した社会の中でさまざまな問題を抱えているケースの在宅支援を行うためには、施設完結型ではできないことを認識し、地域におけるサービスの実態を調べ、訪問看護制度、介護保険制度、福祉制度などについて熟知し継続することが求められます。

さらに、地域と連携するためのコミュニケーション能力、コーディネーション能力、情報収集、分析能力が、施設内看護職にも要求されるようになりました。

1）医療機関との連携のあり方（図 2-5-4・5）

①在宅においても適切な医療が受けられるようなシステムづくり（病診連携）
②継続的な医療、看護、介護の支援をするための情報提供（サマリーの活用、退院共同指導の開催、看看連携）
③多職種、多機関との連携に必要な情報の共有（担当者会議の開催）
④病院内における退院調整ナース、地域連携室との連携活用、退院のための相談・計画

今後の連携の課題	
	①入院時から退院時に向けての指導（退院支援） ②在宅移行準備期間の確保と退院共同指導の設定（少なくとも退院１週間前）→地域連携加算 ③インフォームドコンセントの徹底 ④病診連携の役割分担の明確化（退院前の一時外泊、退院当日の看護師の訪問） ⑤連携のための情報の共有化（ケアプラン前の担当者会議の実施） ⑥緊急時対応の確立（後方支援病院の確保） ⑦看取り支援（24 時間対応の在宅医療） ⑧在宅での緩和ケア ⑨看護小規模多機能型居宅介護の新設（看護と介護が受けられるシステム）→通所、宿泊、訪問等の看護と介護が受けられるシステム

2）介護保険法における施設等と地域の支援活動

①**介護老人保健施設**：介護保険法に基づく開設許可を都道府県から受け施設サービス計画に基づいて、医学的管理の下で、看護、機能訓練その他必要な医療、日常生活の世話を行います。

②**指定介護老人福祉施設**：老人福祉法に制定されている特別養護老人ホームが、介護保険制度で指定介護老人福祉施設になりました。65 歳以上の高齢者（第１号被保険者）だけではなく、40 歳以上 64 歳未満の要介護者（第２号被保険者）も対象になり、施設サービス計画に基づいた日常生活上の世話、介護、機能訓練、健康管理を行います。

③**介護医療院**：長期にわたり療養が必要な要介護者を対象として「日常的な医学管理」や「看取り、ターミナル」等の機能と「生活施設」として新たな介護保険施設を創設しました（2018〔平成 30〕年）。

④**認知症対応型共同生活介護**：認知症のある要介護者の介護、その他日常生活上の世話を家庭的な環境で行い、尊厳を守りながら自立した共同生活を送ることによって、認知症の進行を防ぎ、介護する家族の支援を目的とする施設です。

⑤**看護小規模多機能型居宅介護**：医療依存度の高い居宅要介護者の心身の状況や、置かれている環境に応じて、厚生労働省令に基づき指定されたサービスの拠点として通い・泊まり・訪問・看護の機能をもち、介護その他の日常生活の世話をします。また馴染みの関係の中で看護職・介護職が自宅を訪問し施設同様介護に当たります。

⑥**通所介護**：在宅にいる要介護者がデイサービスセンター等に通い、施設内で入浴、食事の

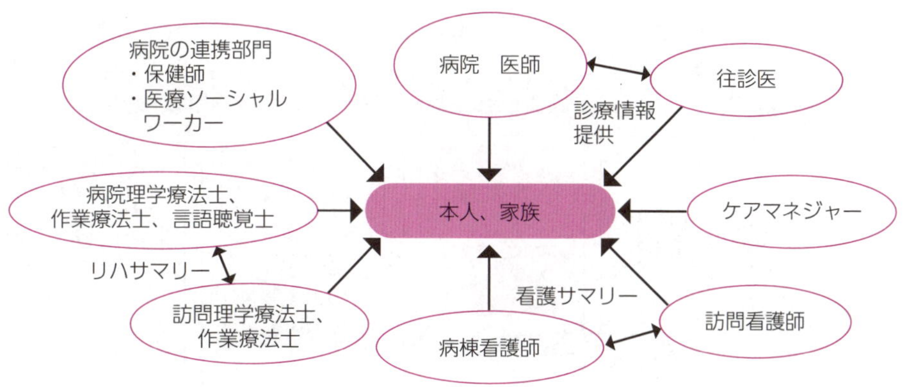

図 2-5-4　退院時の共同指導の例

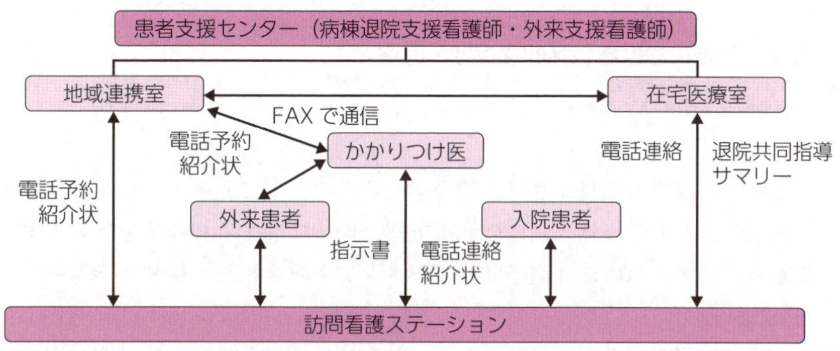

図 2-5-5　大学病院との連携方法の例

提供、日常生活上の世話、相談、機能訓練等を行い、在宅での生活の継続、心身の向上、社会的孤立感の解消を図り、家族の介護負担を軽減するようにします。医療ニーズのある重度者には療養通所介護があります。

⑦**通所リハビリテーション**：在宅にいる要介護者が、介護老人保健施設などに通い、理学療法士、作業療法士などにより心身の機能維持、回復を図り、日常生活動作の改善に必要なリハビリテーションを行い自立を図ります。

⑧**短期入所療養介護**：在宅にいる要介護者が介護老人保健施設、その他療養病床をもつ病院に短期間入所、入院し、医学的管理のもとで介護および機能訓練その他必要な医療を行います。

⑨**特定施設入居者生活介護**：有料老人ホーム、軽費老人ホームに入所している要介護、要支援の老人に対し、ホームのサービス計画に基づいて行われる日常生活上の世話、療養上の世話をします。

⑩**居宅介護支援事業**：介護保険制度により創設された事業所で、所属する介護支援専門員が利用者のニーズを踏まえ必要なケアプランを作成し、サービスを提供します。自立支援、要介護状態の悪化の防止、自己選択を目標とし、契約を原則としています。

⑪**地域包括支援センター**：地域の高齢者が住み慣れた家や地域で自分らしく生活を送れるよう、保健・福祉・介護予防、生きがい活動、介護支援専門員の教育・指導等に関する相談

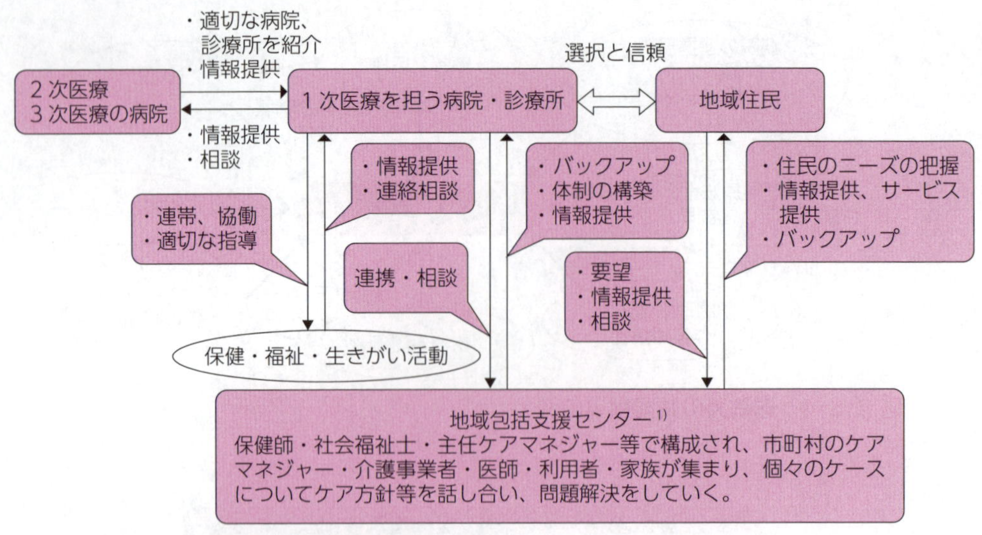

図 2-5-6　地域における包括的な保健・医療
地域包括支援センターの設置数は 2021（令和 3）年 4 月末現在で 5,351 カ所であり、さらに、ブランチが 1,688 カ所、サブセンターが 347 カ所ある[1]

や支援を、専門の職員が受ける総合的な窓口で、主に介護予防事業、判断能力が十分でない高齢者への成年後見人制度の利用支援、虐待に関する相談等を行います。公正中立な立場から、地域における介護予防マネジメントや総合相談、権利擁護等を担う中核機関です（図 2-5-6）。

⑫**社会福祉協議会**：営利を目的としない社会福祉活動を推進する民間組織で、社会福祉法に基づき設置されており、地域のさまざまな社会資源とネットワークをもち、相談活動、ボランティア、市民活動の支援等多くの人々と協働し、活動をしています。

7　利用者と家族が安心して在宅療養を継続するために

人口の高齢化、疾病構造の変化、女性の就労等による家族の扶養意識の変化、医療技術の進歩、IT 化に伴う医療情報の入手等により、医療を取り巻く状況はめまぐるしく変化してきています。

そのような状況の中で、社会で生活していた人がある日突然、病気や障害等で入院を余儀なくされ治療を受けなければならなくなります。しかし、社会の中で生きていた人が再び社会に戻るという視点を、医療従事者はなかなかもつことができません。人はどんな状況下に置かれても、本人が望む生活を送れるよう願っています。訪問看護は在宅において、その人の心身の苦痛の緩和および QOL を高められるようなケアを提供しなければなりません。同時に家族の方にも十分なサポートを行い、介護負担を取り除き、最後まで継続ができるような支援が必要です。それらを通して、地域社会全体が、病んでいる人々に手を差し伸べられるようシステム化していかなければなりません。

特に在宅における、重度障害者、難病、精神疾患、がん末期等のターミナル期の人々は、そのほとんどが、医療ニーズと、介護ニーズを併せもっています。そのため、医師、保健師、訪問看護師、薬剤師、栄養士、介護福祉士、ケアマネジャー、ホームヘルパー等、多職種で連携しながらケアに当たらなければなりません。

それと同時に、利用者、家族が安心して在宅療養を継続するためには、いつでも訪問できる体制が必要になります。特に、在宅での看取りを希望される場合は、24時間対応ができる医療、看護の連携が必須です。医師と訪問看護師の連携が十分に行われれば、急変時の対応や、死亡時のさまざまな手続処置等で、家族が悩まず、安心して、臨終までの在宅療養を継続することができます。

しかし、現在の法制度においては、訪問看護ステーションの開設は、常勤看護師が2.5人で認可されることから、少人数での24時間体制の構築は非常に厳しい状況です。2006（平成18）年4月の改定で新しく制定された、在宅療養支援診療所の在宅看取りに対する報酬決定は、国民の全死亡例の80%以上が、病院、施設死であることを改善するための施策であると同時に、グループホーム、ケアハウス等をはじめとする他の介護老人保健施設や、介護老人福祉施設、有料老人ホーム等においても、看取りが可能であることを位置づけています。

また、在宅療養の場における医療処置が増加したことで訪問看護の役割は重要です。さまざまな医療器具を装着しながら利用者自らが医療処置を行う等、本人・家族の負担は増加しています。退院指導の医療処置の継続は訪問看護の専門的なサポートです。そのためにも24時間の対応は在宅医療にとって欠かすことができません。

8　24時間対応の訪問看護について

利用者のニーズに合わせたサービスの広がり　地域包括ケアシステムを確立していくうえで、訪問看護はその根幹を成す在宅医療のサービスの1つであることから医療ニーズのある中重度の利用者、家族を支え、住み慣れた地域での在宅生活を支援する役割があります。厚生労働省「介護給付費実態調査」によれば、介護度別の訪問看護利用回数は重度になるほど増え、医療処置に係る看護内容が必要な利用者数も増加傾向にありましたが、2015（平成27）年の介護報酬改定により算定率が高くなったことで、利用者のニーズに合わせたサービスが以前に比べ確保できるようになりました。

機能強化型訪問看護ステーションへの期待　2014（平成26）年度の診療報酬改定で新設された機能強化型訪問看護ステーションは図2-5-7に示すように、24時間対応、ターミナルケア、重症度の高い患者を受け入れていることや、居宅介護支援事業を設置していること等から機能の高い訪問看護ステーションとして評価されてきましたが、さらに2020（令和2）年度の診療報酬改定で24時間対応（夜間、深夜、早朝、休日、祝日等）、看護職員の数、割合、ターミナルケアの実施や、重症児の受け入れ等を積極的に行う手厚い体制について評価されました。また、機能強化型以外の訪問看護ステーションに比べると、「他施設、他職種との地域連携」「かかわっている事例以外に関する相談対応」「実習生の受け入れ」等の人材育成にかかわっていることや地域における会議・勉強会等の企画運営等を行っており、幅の広い活動が行われています。

今後の課題として　24時間ケアサービスとして注目されてきた「定期巡回・随時対応型訪問介護看護」は伸び悩んでおり、サービスそのものの本質が理解されていなかったり、介護職の人材不足などで、夜間帯に訪問できる介護事業所が非常に少ないなど、問題は山積しています。

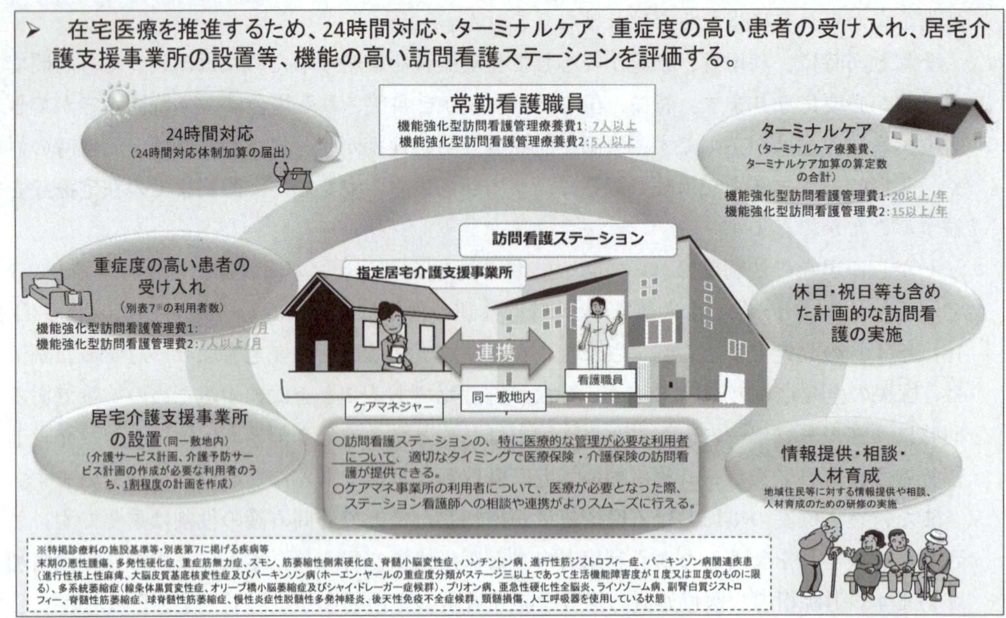

図 2-5-7　機能強化型訪問看護ステーションの評価
[厚生労働省保険局医療課：平成 26 年診療報酬改定の概要（在宅医療関連），平成 26 年 3 月 5 日版]

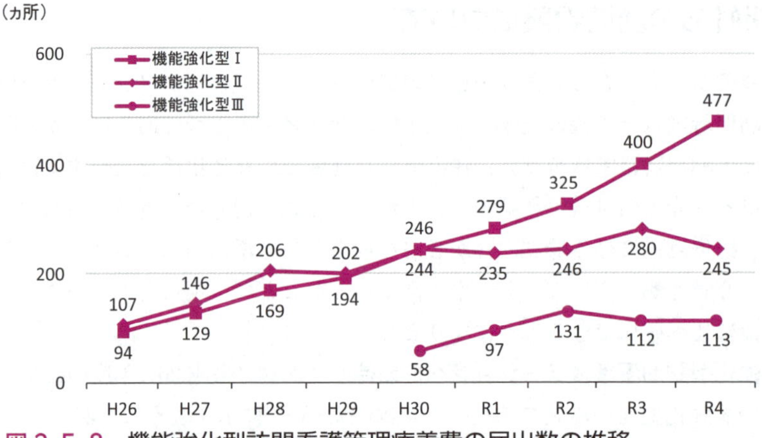

図 2-5-8　機能強化型訪問看護管理療養費の届出数の推移
[厚生労働省（2023）：中央社会保険医療協議会総会（第 549 回）資料，令和 5 年 7 月 12 日，p.79 より一部改変　https://www.mhlw.go.jp/content/12404000/001120008.pdf]

老々介護や認知症、独居の高齢者を支えるための相談、見守り、清潔の援助、食事の援助、排泄の援助等、まさに日常生活支援が必要な利用者へのサービスが不十分であることを考えると、中小規模の事業所だけで抱えるのではなく、地域の中で他の事業所との連携、協力をしていくことが今後の課題です。

引用文献

1）厚生労働省資料（2021）：地域包括支援センターについて/地域包括支援センターの設置状況. https://www.mhlw.go.jp/content/12300000/000756893.pdf

6 訪問看護ステーションの多機能化

1 訪問看護ステーションは地域の看護サービスの拠点

介護保険制度施行後、地域では訪問介護や通所介護、通所リハビリテーションなどの居宅サービスが急速に広がっています。サービス利用者数も年々増加し、特に軽度の要介護者の増加が目立っており、2006（平成18）年度の介護保険法改正では、介護予防重視型の新規メニューが盛り込まれ、介護予防に視点をおいたケアマネジメントや介護予防訪問看護サービスも創設されました。

さらに医療保険制度の改正で、2008（平成20）年4月から生活習慣病の早期発見・予防、悪化防止の保健事業を各種保険者からの委託を受けた事業者が実施することになっています。訪問看護ステーションが相談室を併設し、保健師がこの保健事業の委託を受けることも可能です。

訪問看護ステーションでは「居宅介護支援事業所」や「訪問介護事業所」が併設されて、訪問看護ステーションの管理者がすべての事業を管理している、いわゆる多角経営も見られます。一方、訪問看護ステーションの看護を多機能化する、つまり地域の看護ニーズに応えるために、看護の提供方法を訪問に限らず、通所や一時入所などに形態を変えること、夜間を含めた長時間滞在型や巡回型の訪問看護など、多様な看護の形態があります。看護の内容から見た場合も、介護予防・生活習慣病予防の助言や末期がん患者の健康相談、介護教室や病児の一時預かりなど看護のもつ多機能を活用することができます。また、提供の場についても居宅に限らず職場や通学施設などが考えられます。

高齢化が進むにつれて、介護度は重度化し終末期を迎える高齢者も多くなり、2040年には多死社会のピークを迎えます。現在、高齢者のおよそ7割強が病院で亡くなっている実態から、今後は病院以外の場所、在宅で、あるいはグループホームや介護老人福祉施設等での看取りを視野に入れ、医療と介護の連携強化が課題とされています。

看護師は、看護の知識・技術に不安のある施設等において、例えばターミナルケアや感染管理、褥瘡予防、認知症ケアなどの指導に積極的に取り組む必要があるでしょう。また、平均在院日数の短縮化が進むため、病院と地域の看護師が連携して、看護の必要な人はどこにいてもどんな方法でも24時間対応の看護が利用できるように地域の看護サービスを一層充実させたいものです。

訪問看護ステーションが通所室を併設して、訪問看護と一体的に8時間ほど通所サービスを提供して、利用者の状態の改善と家族のレスパイト（休息）を得ることで在宅生活の継続支援になる「療養通所介護」も、介護保険法の通所介護の一類型として2006（平成18）年4月からスタートしました。また2012（平成24）年4月には、地域密着型サービスとして、医療ニーズを伴う要介護者が利用できる「定期巡回・随時対応型訪問介護看護」と「複合型サービス（現・看護小規模多機能型居宅介護）」が創設されました。

以下では、これら訪問看護ステーションの多機能化の取り組みから誕生した各サービスについて述べます。

2　訪問看護ステーションの多機能化から始まった通所サービス「療養通所介護」

日本訪問看護財団では、2001（平成13）年度および2002（平成14）年度に社会福祉医療事業団（現・独立行政法人福祉医療機構）の研究助成を受けて、地域で看護を必要としている人に訪問看護ステーションがどう応えるかを模索してきました。重度障害児が通う養護学校への訪問看護や養護老人ホームへの訪問看護、また出産前の母親学級の開催、町の保健室の併設などを試みてきました。その中で、愛媛県の東松山訪問看護ステーションでは、訪問看護の利用者を訪問看護ステーション併設の通所室で看護するいわゆる「通所看護」を試行して成果を上げました。折しも、介護保険制度施行５年後の見直しに向けて厚生労働省では全国に呼びかけ、介護保険サービスに取り込むべく新しい試みを募集していました。財団ではぜひこの「通所看護」を実践検証したいと申請して、2003（平成15）年度および2004（平成16）年度において、「未来志向研究プロジェクト」の研究費補助をいただき、各地の訪問看護ステーションの協力を得て、重度の要介護者や医療・看護ニーズの高い在宅療養者を受け入れる通所サービスの実践検証を行いました。

この未来志向研究プロジェクトでは、「訪問看護ステーションの利用者に対して、訪問看護ステーション併設の静養室への通所により、訪問看護の延長線上で、よく状態を把握した看護師が専門的・継続的看護を提供することによって、重度要介護者等の状態改善と安定化および社会参加、家族など介護者のレスパイト（休息）を図り、在宅生活の継続を支援すること」としました。

2005（平成17）年度は「介護保険サービスにおける看護提供体制のあり方に関する調査研究事業」として、「療養通所介護」（図 2-6-1）の制度化に向けた基礎データを得るために、検討委員会を設置し、全国の18訪問看護ステーション等で実践検証を行いました。104人の利用者の疾患別では、脳血管疾患等が８割で、0.7割ががん末期、２割が難病の方でした。要介護度は3～5で、９割が服薬管理や医療処置を要する医療ニーズと介護ニーズを併せもつ中重度者でした。これらのデータをもとに、2006（平成18）年の介護報酬の改定で、通所介護の一類型として「療養通所介護」が創設され、介護報酬が設定されました。

９人以内の利用者で送迎時に体調を確認して、個別に看護を提供することで、利用者と家族にとって安全で満足度の高いサービスとなりました。なお、2012（平成24）年４月より、都道府県知事等の指定を受けた療養通所介護事業者は、主に重症心身障害児・者の障害福祉サービスとして、療養通所介護の利用定員が６人以上の場合、５人を定員とした児童福祉法等が定める「児童発達支援事業等」の指定が受けられ、「児童発達支援事業」や「多機能型事業（児童発達支援＋生活支援）」「放課後等デイサービス」を行うことができるようになりました。この事業には、脳性まひ、てんかん、染色体異常、水頭症、先天性代謝異常、ミオパチーなど医療的ニーズが高い重症心身障害児（0～18歳未満）の生活を支援することによりQOLの向上と家族などのレスパイトを推進する「児童発達支援事業」と、18歳以上の重症心身障害者では障害者総合支援法による障害福祉サービス（生活介護事業）があります。た

○利用定員：18 人まで（がん末期、難病、認知症、脳血管疾患後遺症等中重度者）
○利用者 1.5 人に対して看護・介護職員 1 人（うち看護師 1 人専従）
○床面積：1 利用者当たり 6.4 平方メートル以上
○管理者：看護師（訪問看護の経験を有することが望ましい）
○安全・サービス提供管理委員会：6 カ月に 1 回以上開催
○運営推進会議：12 カ月に 1 回以上

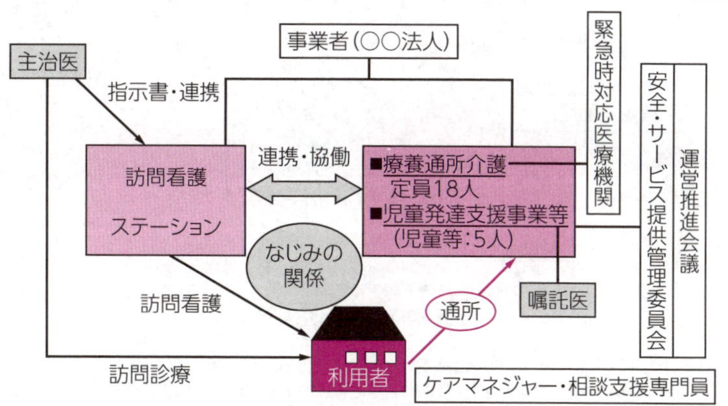

図 2-6-1　療養通所介護と児童発達支援事業等のしくみ

だし、療養通所介護事業者は「児童発達支援事業」、または「放課後等デイサービス」、もしくは児童発達支援事業と生活介護事業を合わせた「多機能型サービス」の指定を受けて、重症心身障害児・者にサービスを行います。児童発達支援事業等の利用者が定員に満たない場合は、療養通所介護の定員枠の中で、介護保険利用者を受け入れることもできます。

配置人員は、看護師 1 人以上、児童指導員または保育士 1 人以上、機能訓練担当員 1 人以上、児童発達支援管理責任者（管理職兼務可）1 人以上で、療育面での強化が求められます。在宅医療を推進するためには、訪問看護と一体的に提供する療養通所介護を地域の中重度者を支えるサービスとして健全に普及させることが重要です。

介護保険制度外の宿泊サービスを行う場合は届出が必要となりました。2016（平成 28）年度には地域密着型サービスへの移行に伴い「運営推進会議」を設置するなど新たな基準が設けられています。2021（令和 3）年度には、送迎や入浴ケア加算も含めた、月単位の包括報酬単位数が新設されました。入浴介助を行わない場合やサービス提供が平均的に過少である場合、利用定員を超えた場合などの減算があります。

3　定期巡回・随時対応型訪問介護看護

2012（平成 24）年度に新たなサービスとしてスタートした定期巡回・随時対応型訪問介護看護（図 2-6-2）は、地域密着型サービスで、日中・夜間を通して訪問介護と看護が密接に連携してサービスを提供します。1つの事業所で訪問介護と訪問看護を一体的に提供する「介護・看護一体型」と訪問介護事業所が訪問看護事業所と連携する「介護・看護連携型」の 2 類型があります（法第 8 条 15 項）。サービス付き高齢者住宅と当該サービスの組み合わせが想定されますが、周りの利用者へも提供することが進められています。

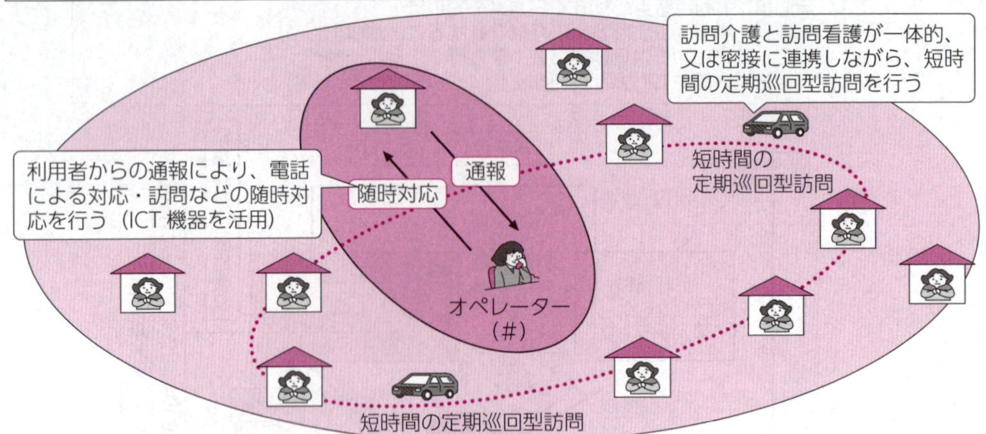

※　1 つの事業所から訪問介護・訪問看護を一体的に提供する、または、外部の訪問看護事業所と緊密な連携を図って訪問介護を実施するなど、訪問介護と訪問看護の密接な連携を図りつつ実施する。
※　在宅療養支援診療所等、地域の医療機関との連携も重要となる。
※　市町村（保険者）が主体となって、圏域ごとに整備する地域密着型サービスである。
#　オペレーターについては、単独事業所に駐在している場合のほか、複数の事業所について一括で対応する場合、24 時間体制の既存施設と兼務する場合、単独事業所で携帯電話等を所持した職員が対応する場合等がある。夜間（18 時～ 8 時）に必ずしも事業所にいる必要はない。
#　介護報酬は要介護 1 ～ 5 の単位数が設定されており、一体型では介護のみ利用と介護と訪問看護利用の場合がある。なお、連携して訪問看護を行う場合は介護のみ利用の報酬となる。

図 2-6-2　定期巡回・随時対応型訪問介護看護のイメージ
[厚生労働省資料 http://www.mhlw.go.jp/stf/shingi/2r9852000001jjvr-att/2r9852000001jk1c.pdf を一部改変]

1　介護・看護一体型の場合

提供するサービスは、定期巡回サービス（巡回による日常生活の世話）、随時対応サービス（あらかじめ心身の状況、環境等を把握したうえで、随時利用者からの通報を受け、相談援助または訪問介護員等の訪問または看護師等による対応の要否等を判断）、随時訪問サービス（安否等の判断に基づき訪問して行う日常生活上の世話）、訪問看護サービス（療養上の世話・必要な診療の補助）です。従業者は、

①オペレーター（看護師、介護福祉士等で提供時間帯を通じて 1 人以上、施設等の併設事業所では当該施設職員をあてることも可）
②定期巡回を行う訪問介護員（訪問頻度等を勘案した必要な員数）
③随時訪問を行う訪問介護員（提供時間帯を通じて 1 人以上）
④訪問看護サービスを行う看護師等（看護職員を常勤換算方法で 2.5 人以上となる員数で 1 人以上は常勤の保健師または看護師、理学療法士等は適当数）

です。

提供時間帯を通じて看護職員との連絡体制を確保し、定期巡回・随時対応型訪問介護看護計画作成責任者として、看護師、介護福祉士等のうち 1 人以上をおくことになっています。管理者は常勤専従で 1 人配置しますが、事業所の管理上支障がない場合には、当該事業所内の他の職務、または同一敷地内にある事業所、施設等の職務に従事することができます。事

業の基本取り扱い方針として、利用者の要介護状態の軽減または悪化防止に資するように目標を設定して計画的に行うことや、自ら提供するサービスの質の評価を行うとともに定期的に外部の評価を受けて質改善を図ることが挙げられています。

主治医との関係では、訪問看護サービスの提供に際し指示を文書で受け、主治医に訪問看護利用者に係る「定期巡回・随時対応型訪問介護看護計画書」および訪問看護報告書を提出して連携します。事業者は緊急時対応医療機関を確保し、利用者の病状急変等に備え臨時応急の手当てを行うとともに、速やかに主治医に連絡することになっています。

事業所ごとに事業の勤務体制を定めておきます。他の訪問介護事業や夜間対応型訪問介護事業に事業の一部を契約に基づき行わせることで効果的運営が期待されています。介護・医療推進連携会議を設置し、利用者、地域住民代表者、地域包括支援センター、医療関係者等で構成される協議会をおおむね3カ月に1回以上開催して要望・助言等を得ます。

2　介護・看護連携型の場合

訪問看護に係る基準、訪問看護サービスに係る運営基準は適用しません。指定訪問看護事業所との連携契約に基づき、当該連携指定訪問看護事業者から必要な協力を得ます。協力内容には、利用者のアセスメント、随時対応サービスの提供にあたっての連絡体制の確保、介護・医療連携推進会議への参加、当該事業の提供にあたっての必要な指導および助言などがあります。

4　看護小規模多機能型居宅介護

2012（平成24）年度に新たなサービスとしてスタートした複合型サービス（現・看護小規模多機能型居宅介護）（図2-6-3）は、小規模多機能型居宅介護と訪問看護の組み合わせで行うサービスです。地域密着型サービスとして、医療ニーズの高い要介護者本人とその家族に対し、そのニーズに応じて、「通い」「訪問（看護・介護）」「泊まり」「ケアマネジメント」のサービスを提供します。

従業者は、日中通いサービスでは利用者3人に対し1以上（常勤換算）、1以上は看護職員です。「訪問」サービスでは2以上（常勤換算）、1以上は看護職員とします。「泊まり」サービス（夜間・深夜）は時間帯を通じて1以上、宿直職員を必要数以上とします。従業者のうち看護職員2.5人以上（常勤換算）で、訪問看護事業所との兼務が可能です。

管理者は常勤専従とし、事業所の管理上支障がない場合には、当該事業所内の他の職務に従事し、または同一敷地内にある事業所、施設等の職務に従事することができます。要件は3年以上認知症ケアの経験があり研修を修了している者、または保健師もしくは看護師です。

利用定員は登録定員として29人以下です。通いサービス利用定員は登録定員の1/2～18人まで、宿泊サービス利用定員は通いサービスの利用定員の1/3～9人までとなっています。

設備および備品等として、居間、食堂、台所、宿泊室、浴室、消火設備その他必要な設備および備品を備えます。1宿泊室の面積は7.43 m^2（病院等は6.4 m^2）に1人とします（個室）。プライバシーが確保されることが要件です。さらに、利用者の家族や地域住民との交流の機会が確保されること、などがあります。

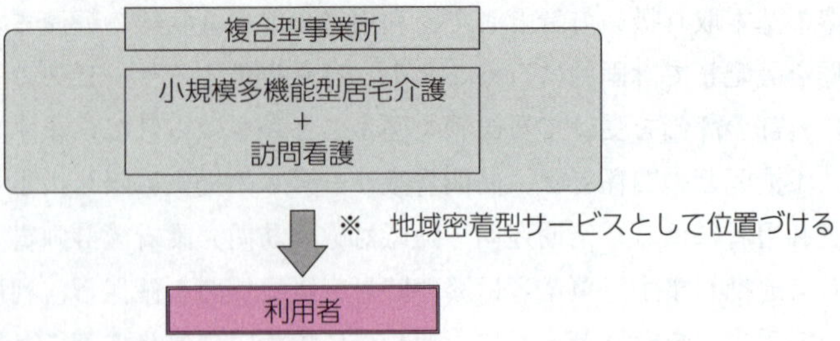

○　１つの事業所から、サービスが組み合わされて提供されるため、サービス間の調整が行いやすく、柔軟なサービス提供が可能。
○　小規模多機能型居宅介護と訪問看護を一体的に提供する複合型事業所の創設により、医療ニーズの高い要介護者への支援を充実することが可能。
○　訪問看護のみなし指定事業所として医療保険の訪問看護も提供可。
○　サテライト看護小規模多機能型居宅介護は、定員を18人以下とし、本事業所と一体的運営･管理者等の兼務を可として開設できる。
○　報酬は月単位の包括報酬単位数で要介護１～５の単位が同一建物居住者かそれ以外かで分かれている。別に短期利用居宅介護費が１日単位の報酬設定となっている。

図 2-6-3　看護小規模多機能型居宅介護のしくみ
［厚生労働省資料 http://www.mhlw.go.jp/stf/shingi/2r9852000001jjvr-att/2r9852000001jk1c.pdf を一部改変］

主治医からは看護サービスの提供に際し指示を文書で受け、主治医に「看護小規模多機能型居宅介護計画書」および「看護小規模多機能型居宅介護報告書」を提出して連携します。介護支援専門員がサービス計画書を作成し、看護師等は報告書を作成します。なお、介護支援専門員は看護師等と密な連携を図り計画書を作成して利用者に公布します。

5　訪問看護ステーションを一層活性化するために

介護保険制度は2006（平成18）年度から再出発をしました。予防の視点をもつ訪問看護は、利用者一人ひとりの潜在能力を最大限に活用して、健康の側面から支援できます。

また、医療ニーズが高く、重度の要介護状態になったときこそ介護保険を利用するときであり、介護保険制度の通所サービスが利用できない場合は在宅生活の継続が困難となります。保健・医療・福祉の一体的提供を目指している介護保険制度において、地域で看護の必要な人へのサービスが手薄になってはいないでしょうか。

1992（平成4）年4月に訪問看護がスタートして約30年経った今、地域ケアの動向を見極めつつ、「看護とは何か」という原点に立って、看護職の本来もっている機能を積極的に活用することが必要です。

1）訪問看護ステーションの規模拡大

月の平均利用者数が100人を超すステーションは20.2%（約3,000カ所）あります（令和4年介護サービス施設・事業所調査の概況）。24時間体制で、看取りも含めて活動するためには、訪問看護師も10人程度は必要です。看護師の定着化が図られ、看護師の質向上にもつながる教育機能をもつため、規模拡大が求められます。1法人当たり複数のステーションを運営している場合、それぞれのステーションの管理者とは別に統括所長を配置して、全体の管理体制を整えることが安定化につながるのではないでしょうか。

2014（平成26）年の診療報酬改定で新設された機能強化型の訪問看護ステーションが拠点となって、新人研修・同行訪問の受け入れや訪問看護の質向上のための活動を行うこともよいでしょう。地域の看護サービスの拠点となって、医療・介護のコーディネーター、地域住民への健康相談などを引き受けることも可能です。

2）訪問看護ステーションのネットワーク化

各ステーションが地域でネットワーク化し、相互に情報交換したり、利用者への頻回な訪問を分かちあって協力できると、各ステーションの負担軽減につながるでしょう。

3）病院と訪問看護ステーションの連携

2016（平成28）年の診療報酬改定では病院から在宅医療への流れを一層促進させ、在宅復帰率を高めることになりました。2016（平成28）年から地域包括ケア病棟が在宅支援病院と位置づけられています。退院患者が安心して自宅または居住系施設へ退院できるように、訪問看護ステーションとの連携は不可欠です。利用者が訪問看護ステーションにつながることで在宅生活にスムーズに移行させることができます。訪問看護師が地域のネットワークを活用して在宅移行支援を積極的に行いたいものです。

また、在宅療養者においては、病院・診療所からの訪問看護・指導と訪問看護ステーションの訪問看護療養費が同一日算定できないこと（専門の研修を受けた看護師との同行訪問、入院先医療機関からの退院後訪問指導との同行を除く）、がん末期の療養者や難病患者など、同一月で日を変えれば訪問看護が共同できること、ターミナルケアに係る訪問看護の報酬は訪問看護ステーションまたは病院・診療所のいずれか1カ所しか算定できないなど整理されており、相互に目標の設定や計画立案、実施および評価を共有する必要があります。

4）訪問看護ステーションの併設事業

訪問看護を柱として、居宅介護支援事業所やホームヘルパーステーションの併設、さらに通所サービスや入所サービスも視野に入れた事業展開が考えられます。サービス付き高齢者向け住宅や居住系サービスとの委託契約、行政の訪問指導の担い手、看護必要物品の販売などです。これからは病院完結型医療から地域完結型医療へ、そして病院での看取りから、自宅あるいは居住系施設での看取りへと転換が図られようとしています。

看護は多機能です。資格法上も可能性を多くもっているにもかかわらず、制度上活用されていないのが現状です。看護職はもっと視野を広く持ち、高齢者医療など社会の要請にどう応えるかを考えて、積極的に実践して、成果を社会にアピールしてほしいと思います。

引用・参考文献

・川越博美他（2005）：訪問看護経営管理，p.71．日本看護協会出版会．
・松野かほる他（2005）：在宅看護論，p.46，53，65，239～246，医学書院．
・川村佐和子（2002）：在宅ケア高度実践術，p.170～171，188～189，195～198，200．日本看護協会出版会．
・川越博美（2002）：在宅ターミナルケアのすすめ，p.110～118．日本看護協会出版会．
・高瀬義昌他（2005）：ホームドクターからのメッセージ，コミュニティケア Vol.7，No.13，p.12～32.

第2章

・高齢者介護研究会報告会報告書概要（2003）：2015年の高齢者介護，コミュニティケア Vol.5, No.10, p.30～38, 日本看護協会出版会.
・渡辺裕子（2001）：在宅ケアの成否をわける「家族」へのアプローチ，コミュニティケア Vol.3, No.6, p.20～32.
・柳澤愛子（2006）：地域連携室における看護職の役割と課題，コミュニティケア Vol.8, No.3, p.12～29.
・宇都宮宏子（2004）：特定機能病院における地域連携と専任の退院計画調整看護師の役割，看護展望，Vol.29, No.9, p.20～30.
・日本訪問看護振興財団（2011）：訪問看護 OJT ガイドブック.
・日本訪問看護財団（2021）：2021年版訪問看護関連報酬・請求ガイド.
・日本訪問看護財団編（2021）：訪問看護お悩み相談室　令和3年版，中央法規出版.
・厚生労働省統計情報部：令和元年介護サービス施設・事業所調査の概況. 2019.

7 訪問看護ステーションの安全管理

1 医療安全に関する国の主な取り組みの経緯

2001（平成 13）年、厚生労働省医政局に「医療安全推進室」が設置され、2006（平成 18）年の診療報酬改定で研修を修了した看護師や薬剤師を医療安全管理者として専従させている場合には、入院基本料の加算（医療安全対策加算）として評価されることとなりました。また、同じく 2006 年には介護保険制度において看護師を管理者とする「療養通所介護」が創設され、「安全・サービス提供管理委員会」の設置を要件とし、その委員会を 6 カ月に 1 回以上開催して、インシデント・アクシデント等の報告と事故防止対策について話し合われる仕組みがつくられました。

2010（平成 22）年には、訪問看護ステーションの訪問看護管理療養費の要件に安全管理体制の整備が追加されました。2012（平成 24）年の診療報酬改定では、訪問看護ステーションは褥瘡発生にかかる毎年の届出が義務化され、同年の介護報酬改定では介護職員の喀痰吸引等も合法化されていますが、看護職員が安全なサービス提供体制に関する会議に出席したり、介護職員との協働などを評価した看護・介護職員連携強化加算が算定できるようになり、安全に喀痰吸引等を行う仕組みができあがりました。

2014（平成 26）年には、医療介護総合確保推進法が制定、同年の「医療法」改正により、医療事故調査制度（対象は病院・診療所・助産所）が創設されました。

2 訪問看護の特性を考慮したリスクマネジメント

リスクマネジメントの目的は、訪問看護事業の安全な遂行です。訪問看護には次のような特性があり、これらを踏まえたリスクマネジメントを行うことが大切です。

①看護提供の場は利用者の住まいであり、利用者の住まい方、療養環境や衛生状態はさまざまです。在宅における医療処置では、衛生材料、機材、物品などの準備や衛生的な管理、使用後の器材等を廃棄する方法などの手順に沿って行うことが必要です。各家庭で対応できるケアの限界を知り工夫や改善方法も求められます。また、感染症（感染源または感染）についてのリスクマネジメントも重要です。

②看護師 1 人での単独訪問が多く、そのような状態で看護を行うには的確な判断力と対応力が問われます。カスタマーハラスメント対策、虐待防止対策や身体拘束の原則禁止なども求められ、必要時は利用者や家族の同意を得て、2 人で訪問します。

③訪問という形態であるため交通手段もさまざまで、訪問途中での交通事故・盗難・紛失・置き忘れなどが起こりうることに留意します。

④通常は滞在時間が 30 分～1 時間 30 分と短いため、看護師がいない間も利用者または家族がさまざまな事態に対応できるように指導・助言し、特に緊急時対応については24時

間体制等を含め、リスクの予測の下での配慮が必要です。

⑤主治医、ケアマネジャーなどとの多職種協働でなりたつため、意思疎通を密にして連携関係を築くことが求められます。特にICT化が進むとともに、個人情報保護やセキュリティ対策が重要となります（p.171参照）。

⑥在宅療養の継続を支援するためには、利用者や家族の意思・希望を尊重するとともに経済的負担や介護負担軽減への配慮が必要です。

3　訪問看護従事者の傷害の例

「あんしん総合保険制度」（p.63参照）から、いくつかの保険金支払い例を紹介します。

①加入者本人のけが：移動時の交通事故、段差につまずき転倒、電気ポットの熱湯による火傷、利用者を無理に支えたことによる転倒　など

②利用者のけが：入浴後にぬれた床で転倒、ベッドから動かす際の転倒、車いすストッパーの誤作動による転倒、気を抜いた隙の転倒　など

③器物破損：転倒や寄りかかりによるドア・壁・ふすまの破損、眼鏡を踏んで破損、テレビを落下させて破損、電気機器を水に落とし使用不能にさせた　など

4　小規模事業経営におけるリスクマネジメント

訪問看護ステーションは病院と異なり、小規模の事業所がほとんどです。それゆえ、小規模事業特有の経営や運営におけるリスクマネジメントについて考えてみましょう。訪問看護ステーションでは、例えば基準に基づく人員が不足したり、時として利用者確保が困難な状況も起こりえます。また、届出を忘れてそのまま何年も報酬を請求していたり、過誤請求などで多額の返金が生じ、経営上行き詰まり廃業となってしまうことは避けなければなりません。不正請求等により指定事業者の取消となるリスクもあります。

都道府県等の介護保険課は、適切な運営を確保するために自己点検票でのチェックを求めています。集団指導や、各訪問看護ステーションでの実地指導も行われます。指導の結果、課題がある場合は改善報告書を提出します。改善されない状況では、監査が行われ、改善勧告（行政指導）や改善命令（行政処分）が出され、悪質な場合は指定事業所の取消となることがあります。

5　インシデント・アクシデントの要因

ハインリッヒの法則（図2-7-1）によれば、1つの重傷事故の背景には29の軽傷事故があり、また、さらに300の無傷の事故があると言われます。この無傷の事故はヒヤリ・ハット（インシデント）とされます。

不安全行動や不安全状態から起こりうるインシデント・アクシデントは、以下3つの要因に分析できます。

①人的要因（ヒューマンファクター）：知識・技術の不足、性格、心身の状態など

②環境要因：時間、場所、機材など

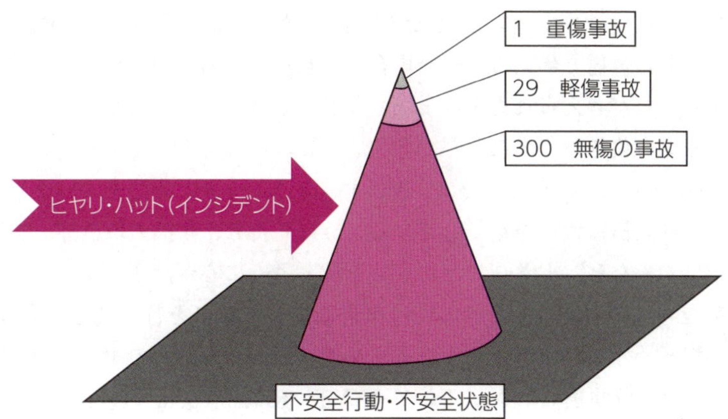

図 2-7-1　ハインリッヒの法則（1：29：300 の法則）
労働災害の発生確率を経験則に沿って分析。ハーバート・ウィリアム・ハインリッヒ（米）が 1929 年に発表

表 2-7-1　ヒューマンエラーと人間の特性

○生理学的特性 ・体温が低いときは注意力が低下する…夜明け前の大事故の発生！ ・加齢とともに暗順応に時間が長くかかるようになる ・慢性疲労 ○認知的特性 ・こじつけ解釈、自分勝手な解釈、楽観的解釈（たいしたことはない）、記憶違い、旧式のやり方を変えられない ○社会的心理学的特性 ・人間関係（権威への服従、多数意見に従う、他の誰かがやると思う、絶対に自分は正しいと思う）

③管理・システム的要因：マニュアル、勤務体制、情報共有など

表 2-7-1 はヒューマンエラーが起こりやすい人間の特性を示したものです。職員１人ひとりの生理学的、認知的、社会的心理学的な特性を理解し、エラーを引き起こさないような仕組みをつくることが大切です。

6　インシデント・アクシデントの再発防止

エラーをした当事者に原因を帰属させる限り、再発防止の有効性には限界があります。大きなアクシデントに至らないように管理し、防止するためには、人に頼るのではなく、システムとして対策する方法を考えることが大切です。例えば、手順書やチェックリストなどを作成・整備することもその一つです。

河野[1)]はエラー対策を発想するために、「①やめる（なくす）（危険の排除・作業の排除）」「②できないようにする（物理的制約）」「③わかりやすくする（認知的負担軽減）」「④やりやすくする（身体的負担軽減）」「⑤知覚能力を持たせる（基準感覚の維持）」「⑥認知・予測させる（エラー予測）」「⑦安全を優先させる（安全優先の判断）」「⑧できる能力を持たせる（能力維持）」「⑨自分で気づかせる（エラー発見）」「⑩検出する（検出）」「⑪備える（影響緩和）」という 11 の手順を示しています。

それらを参考に検討していくと、例えば「①やめる（なくす）」については、点滴漏れが毎回発生し利用者に苦痛を与えるような場合は、点滴をやめて他に替わる方法がないか、主治医に相談することが考えられます。また、報酬請求時に転記ミスが多く請求漏れがなくならない場合、転記自体をなくすことができないかについても考えてみましょう。

「③わかりやすく」ということでは、確認すべきことをまとめたチェックリストや注意書きを作成し、人の記憶に頼らなくてもできるようにしたり、物品の取り違いを防ぐために置き場所を一定にするなど、小さなことにも気を配るように心がけましょう。また、日々ケアを提供する私たちにとっては、できるだけ無理な姿勢でケアを行うことを避け、「④やりやすく」体に負担をかけないで済むような方法を考えることも必要です。「⑥認知・予測させる」ことについては、危険予知トレーニング（KYT；Kiken Yochi Training）などにより、潜在している危険を予測し、エラー発生の可能性を知った上で防止に役立てることが大切です。「⑦安全を優先させる」ためには、決して知ったかぶりをしないことです。あいまいなまま無理に行うことは絶対に避けなければなりません。そのために確かな技術を身につけ、それを発揮できる能力を養う訓練が必要です。ダブルチェックの方法によって別の人がもう一度点検することを遵守し、新たな目で再度エラーがないかについての「⑩検出」を行うことも重要です。訪問看護の現場では、例えばベッドから車いすへの移乗時の落下事故の事例が多く見られます。あってはならないことですが、万が一の事態に備えて、「⑪影響緩和」の視点も踏まえ、できる限り影響を最小限に食い止められるように、あらかじめベッドを低くしておくことも考慮に入れるべきです。

7　インシデント・アクシデントの報告と改善のための行動計画

表 2-7-2 と表 2-7-3 は、「インシデント・アクシデント報告書」と「改善のための行動計画書」の例です。各訪問看護ステーションでは安全管理委員会を設置して、メンバーと役割を決め、インシデントレポートの分析・改善計画立案、マニュアルなどの改善、実施・評価、スタッフへの周知（例：研修）などリスクマネジメントの徹底を図ることが大切です。

引用文献

1）河野龍太郎（2014）：医療におけるヒューマンエラー 第２版，なぜ間違える どう防ぐ，p.72-94，医学書院．

表 2-7-2　「インシデント・アクシデント報告書」の例

インシデント・アクシデント報告書

事業所名称　△訪問看護ステーション　　　　**報告年月日** 2024 年　7 月　5 日

報告者状況	報告者氏名	山〇　美〇子
	管理者氏名	田〇　真〇子
発生事象分類	1．医療処置　2．ケア（○）　3．感染　4．個人情報漏洩　5．交通事故　6．災害　7．盗難・紛失　8．破損　9．トラブル　10．事務処理 11．その他（　　　）	

発生日時	2024 年 7　月　5日（　金曜日）　午前（○）・午後　10時　10　分	
発生場所	□居室　☑ベッド上　□車椅子　□移動中　□事務所内　□不明 □ その他（具体的に　　　）	
対象者(物)の状態	（所有者）氏名：　林　△夫	年齢：75 （男（○）・女）
	当日の状況 バイタルサインは異常なし、食事摂取量は変化なし、ベッドをギャッジアップしてテレビを見ていた。	

発生事象			
第 1 発見者 （☑は 1 つ）	☑記入者自身 □介護職員	□医師 □介護支援専門員	□家族 □その他 （　　　）
発生時状況	※誰が、何を行っている際、何を、どのようにしたため、対象者はどうなったか 訪問看護師がスポンジブラシを使用して口腔ケアを行っている途中、ブラシのスポンジがはずれ、林　△夫さんが飲み込んでしまった。		
直後の医師への報告	□なし　☑あり		
直後のその他関係者への報告	□なし　☑あり（誰に　管理者　田〇　真〇子　）		
発生事象への対応	※出来事が起きてから、誰が、どのように対応したか。 7/5　訪問看護師が主治医に連絡し、レントゲン写真等の必要はなく、便とともに排出されるから様子を見るように指示を受けた。 管理者が訪問して謝罪し今後の対応を説明した。 7/6　～訪問看護師が毎日訪問し状態観察 7/8　林　△夫さんの状態を確認した。口腔内出血はなし。痛みの訴えなし。夕方妻からスポンジが排便と共に排出されたとの連絡があった。		
救急救命処置の実施	☑なし □あり（具体的な処置： ）		

［日本訪問看護財団作成］

表 2-7-2 （つづき）

<table>
<tr><td rowspan="2">発生した背景・要因</td><td colspan="2">※なぜ、どのような背景や要因により、出来事が起きたか。</td></tr>
<tr><td colspan="2">口腔ケアを行う前に、スポンジブラシの安全確認を怠った。
利用者がスポンジが外れたことを訪問看護師に知らせることができなかった。
利用者が外れたスポンジを飲み込んだ。</td></tr>
<tr><td>当てはまる要因
（全てに☑）</td><td colspan="2">【人的要因（ヒューマンファクター）】
□判断誤り　□知識誤り　☑確認不十分　□観察不十分　☑知識不足
□未熟な技術　□経験不足　☑慣れ
□加齢　□慢性的疲労
□技術間違い　□寝不足　□体調不良　☑慌てていた　□緊張していた
□思い込み　□忘れた　□自信過剰　□その他（　　　　）

【環境要因】
☑不十分な照明　□業務の中断　□緊急時　□マニュアルの不備　□対象者の不安
□類似機器　□わかりづらい表示　□その他（　　　　）

【管理・システム的要因】
□連携（コミュニケーション）の不備　☑医療材料・医療機器の不具合　☑多忙
□教育訓練不足
□その他（　　　　）</td></tr>
<tr><td rowspan="8">対象者への
影響度分類
（レベル０～５のうち一つに☑）</td><td>□　0</td><td>エラーや医薬品・医療用具の不具合が見られたが、対象者には実施されなかった</td></tr>
<tr><td>□　1</td><td>対象者への実害はなかった（何らかの影響を与えた可能性は否定できない）</td></tr>
<tr><td>☑　2</td><td>処置や治療は行わなかった（対象者観察の強化、バイタルサインの軽度変化、安全確認のための検査などの必要性は生じた）</td></tr>
<tr><td>□　3 a</td><td>簡単な処置や治療を要した（消毒、湿布、皮膚の縫合、鎮痛剤の投与など）</td></tr>
<tr><td>□　3 b</td><td>濃厚な処置や治療を要した（バイタルサインの高度変化、人工呼吸器の装着、手術、入院日数の延長、外来患者の入院、骨折など）</td></tr>
<tr><td>□　4 a</td><td>永続的な障害や後遺症が残ったが、有意な機能障害は伴わない</td></tr>
<tr><td>□　4 b</td><td>永続的な障害や後遺症が残り、有意な機能障害の問題を伴う</td></tr>
<tr><td>□　5</td><td>レベル４ｂをこえる影響を与えた</td></tr>
</table>

※参考文献　厚生労働省「喀痰吸引等業務（特定行為業務）ヒヤリハット・アクシデント報告書」より改変

<table>
<tr><td></td><td>スタッフ</td><td>訪問看護ステーション等</td></tr>
<tr><td rowspan="2">スタッフ・ステーション等への影響
（☑を入れる）</td><td>□A影響なし
□B軽微な実害あり
☑C中等度の実害あり
□D重大な実害あり</td><td>□A影響なし
□B軽微な実害あり
☑C中等度の実害あり
□D重大な実害あり</td></tr>
<tr><td>（備考）排便確認、状態確認のため1日3～4回訪問した。</td><td>（備考）訪問看護ステーションとして、安全性に対する信頼に揺らぎが生じた。業務計画に支障をきたした。</td></tr>
</table>

［日本訪問看護財団作成］

表 2-7-3 「改善のための行動計画書」の例

改善のための行動計画書

（事象の発生） 2024年7月　5日	口腔ケアの最中にスポンジブラシのスポンジがはずれて、利用者が飲み込んでしまった。		
カンファレンス開催	（第1　回）2024年7月　9日（火）	担当者氏名山○　美○子	
参加メンバー	管理者　　田○　真○子、山○　美○子、川○　理○子、谷○　花○子		
出来事（事象）への対応後の経過	状態観察のため頻回に訪問し、3日後の夕方、排便と共に排出された。身体への影響はなかったことを確認した。		
現状	口腔ケアの器具を変更し、ケア前には安全を確認して、口腔ケアを継続している。		
●事故を起こさないための改善策（行動計画）は何か ●主担当者は ●改善策をいつまでに実施するか（期日）	1．所内で、ケアに使用する物品リストを作成し、安全に使用できる用具か、安全な状態かのチェックを定期的に行う体制とする。	主担当者 管理者	期　日 7/12
	2．口腔ケアの物品と手技について所内研修会を開催する。	管理者	期　日 7/12
	3．スタッフの勤務状態を確認し、1日の訪問件数、携帯電話当番、担当利用者の重症度等、スタッフの偏りをチェックし改善を図る。	管理者	期　日 7/9
	4．口腔ケアを開始する前に、利用者の状態及びブラシの安全性を確認する。また、ケアを開始する前には声掛けを行って本人の準備状況を確認してから実施する。実施後の観察を行う。	訪問看護従事者全員	期　日 7/9

改善計画の評価（アンケートなど）

対策の全体評価 （☑する） （評価実施日） 2024年 9月30日	対策の有効性・業務改善 1．について　□①大変有効　☑②有効　□③改善すべき点あり 2．について　□①大変有効　☑②有効　□③改善すべき点あり 3．について　□①大変有効　☑②有効　□③改善すべき点あり 4．について　☑①大変有効　□②有効　□③改善すべき点あり
	今後の改善策（行動計画） ①　口腔ケアに適切で安全な用品について情報収集する。 ②　全員参加のカンファレンスで3カ月に1回は安全確認をする。 ③　KYT（危険予知トレーニング）を行い、予知能力を高める所内研修を9月に予定する。

［日本訪問看護財団作成］

8 訪問看護ステーションのICT活用におけるセキュリティ対策

訪問看護ステーションは多数の利用者やその家族について他人には容易に知り得ないような個人情報を詳細に知り得る立場にあり、個人情報の適切な取扱いが求められ、法令やガイダンス・ガイドライン等によっても明確に規定されています。

「個人情報の保護に関する法律」(2003〔平成15〕年5月30日法律第57号)では、個人情報保護の観点から、安全管理装置に関して、医療情報のシステムの安全管理で求められる基準が示されています。さらに、医療・介護分野における個人情報の取扱いにかかわる具体的な留意点や事例等が「医療・介護関係事業者における個人情報の適切な取扱いのためのガイダンス」(2017〔平成29〕年4月14日通知、同年5月30日適用、2024〔令和6〕年3月27日改正)(以下、ガイダンス)や「医療情報システムの安全管理に関するガイドライン 第6.0版」(2023〔令和5〕年5月)(以下、ガイドライン)で示されています。

1 基本的な考え方

ICT製品・ソフトウェアを導入すると、その情報システムには個人情報が一元的に集約されることになるため、取り扱う個人データの漏えい、滅失(めっしつ)(なくしたとき)やき損(そん)(汚したり破損(はそん)したとき)した場合には、利用者やその家族、従業員に被る権利利益の損害への影響はICT製品・ソフトウェアを導入する前と比べてより大きくなると考えられます。したがって、安全管理のための組織的、人的、物理的、および技術的安全管理措置をいっそう強化することが求められています。以下、ガイドラインおよび「医療情報システムを安全に管理するために(第2.1版)『医療情報システムの安全管理に関するガイドライン』全ての医療機関等の管理者向け読本」をもとに、ICT製品・ソフトウェアを使用する際の、その課題とセキュリティ対策について示していきます。

1) 組織的安全管理対策(体制、運用管理規定)

訪問看護ステーションの管理者は、医療情報を運用するにあたり、従業者の責任と権限を明確に定め、安全管理に関する規定や手順書を整備・運用し、その実施状況を日常の自己点検等によって確認することが必要です。

また、訪問看護ステーションはオンライン資格確認やオンライン請求が2024(令和6)年12月から義務化されたことから、災害だけでなくサイバー攻撃、システム障害などの非常時に備え、対応や対策を明確にしておかなければなりません(図2-8-1)。例えば事業継続計画書(BCP)にも、平時からシステム停止時の代替手段や関係機関への連絡手段を用意することなどについて明示しておく必要があります。

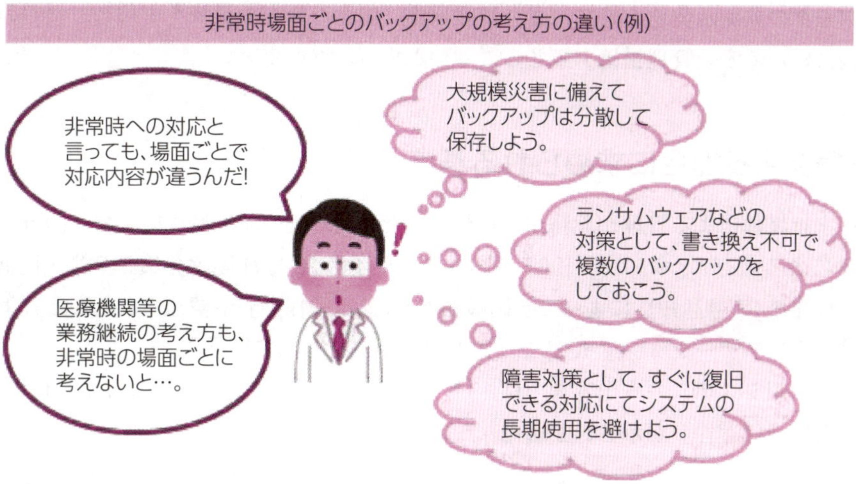

非常時場面ごとのバックアップの考え方の違い(例)

非常時への対応と言っても、場面ごとで対応内容が違うんだ!

医療機関等の業務継続の考え方も、非常時の場面ごとに考えないと…。

大規模災害に備えてバックアップは分散して保存しよう。

ランサムウェアなどの対策として、書き換え不可で複数のバックアップをしておこう。

障害対策として、すぐに復旧できる対応にてシステムの長期使用を避けよう。

図 2-8-1　災害、サイバー攻撃、システム障害等の非常時に対する対応や対策
[厚生労働省：医療情報システムの安全管理に関するガイドライン第 6.0 版主な改定ポイント（概要） https://www.mhlw.go.jp/stf/shingi/0000516275_00006.html より一部改変]

2）物理的安全対策

訪問看護ステーションでは、情報を種別・重要性・利用形態、組織の規模に応じて、セキュリティ上保護すべきいくつかの区画を定義し、情報端末・コンピュータ・情報媒体（USB メモリー等）を物理的に適切な方法で管理する必要があります。

留意するポイントとして、訪問看護ステーションへのスタッフ・来客者・実習で来訪する研修生・掃除などを依頼している業者など入退館の管理が必要です。さらに、ICT 機器などの盗難の防止、紛失防止などの対策を十分に考慮します。

3）技術的安全対策

訪問看護ステーションでは、個人データおよびそれを取り扱う医療情報システムへのアクセス制御、不正ソフトウェア対策、医療情報システムの監視等、個人データに対する技術的な安全管理措置を講じるため、主に以下のような対策が求められます。

- 情報区分と利用者の対応付けに基づくアクセス権限の設定
- 運用時における ICT を利用する者（以下利用者）の識別と認証、アクセスの記録（アクセスログの取得）
- 不正なソフトウェアの混入やネットワークからの不正アクセス防止

利用者の識別と認証に当たっては、認証の 3 要素である「記憶」（ID とパスワード等）、「生体情報」（指紋や静脈、虹彩等）、「物理的媒体」（IC カード等）のうち、2 つの独立した要素を採用する「二要素認証」が推奨されています。

4）人的安全対策

訪問看護ステーションは、情報の盗難や不正行為、情報整備の不正利用等のリスク軽減を図るため、人による誤りの防止を目的とした対策を講じる必要があります。

したがって、守秘義務と違反等の罰則に関する規則の策定や、業務上秘密と指定された個人データの非開示契約を締結、また情報保護に関する教育や訓練を実施し、情報の生成から破棄にいたる安全管理措置を講じることが求められています。

2 電子保存する場合に求められる基準

従来紙媒体による管理が義務づけられていた訪問看護の記録等に関して「診療録等の電子媒体による保存について」(1999〔平成 11〕年 4 月 22 日付健政発第 517 号・医薬発第 587 号・保発第 82 号通知）によって規制緩和され、「電子保存」が認められたことにより、多くの訪問看護ステーションで ICT を活用した記録が行われています。

医療情報システムの安全管理では、「電子保存の三原則」と呼ばれるものとして「真正性」「見読性」「保存性」が示されました。

1)「真正性」の確保について

記録・確認を行った情報について、誰がそれを行ったのか、第三者にとって作成の責任の所在が明確であり、かつ、故意または過失による虚偽入力・書換え・消去・混同が防止され、その情報の「真正性」が確保される必要があります。

記録において「作成の責任の所在及び記録の確定方法の明確化」が必要で、技術的・運用的対策として、 例えば紙媒体での記録の場合、ボールペン等で（鉛筆など消去できるものを使用しない）記録を行い、修正の際は二重線を記載し、印鑑を押すなどの対応がされていましたが、ICT 活用においても技術的に同様のことが求められています。

2)「見読性」の確保について

「見読性」とは、電子媒体に保存された内容を、要求に基づき、必要に応じて肉眼で読み取れる状態にすることができることです。

「必要に応じて」とは、看護、患者への説明、監査、訴訟等に際して、それぞれの目的に支障のないようにすることです。

例えば、紙媒体の記録を PDF などに保存する際は、読み取れる字で記載されていることが必要です。PC などで入力する場合は問題ありませんが、直筆で記録をする場合は、日頃から丁寧に誰でも読めるように記録することを心掛けるようにしましょう。

3)「保存性」の確保について

記録された情報は法令等で定められた期間にわたって真正性を保ち、見読性が確保された状態で保存されることが必要です。

例えば看護記録などの情報を電子的に保存する場合、下記のような脅威が考えられます。これらを防ぐために、それぞれの原因に対して、技術面および運用面での対策を講じる必要があります。

- 機器やソフトウェアの障害などにより、データ保存自体がなされていない可能性
- 記録媒体、設備の劣化による不完全な読み取り
- コンピュータウイルスや不正やソフトウェアによる場合を含む、設備・記録媒体の不適切な管理による情報を喪失
- システム更新時の不完全なデータ移行

表 2-8-1　「ガイドライン」で述べられている管理者の情報保護責任

自組織内で管理する場合	通常運用時	管理方法・体制に関する責任
		管理を実施する責任
		定期的に見直して改善する責任
	事故発生時	事故の原因・対策等に関する説明責任
		善後策を講じる責任
第三者に委託する場合	受託する事業者の過失に対する責任	
第三者に提供する場合	第三者提供が適切に実施されたかに対する責任	

3　電子的な医療情報を扱うために

1）電子的な医療情報を扱う際の責任のあり方について

医療にかかわるすべての行為は、医療法等で医療機関等の管理者の責任で行うことが求められており、情報の取扱いも同様に、以下の①～③が必要です。

①情報を適切に収集する

②（収集した情報を）必要に応じて遅滞なく利用できるよう適切に保管する

③（情報が）不要になった場合には適切に破棄する

管理者は、以上の手順を確認し、過失による漏えいや目的外利用も大きな問題となる可能性があるため、そのような事態が生じないように適切な管理を行う必要があります。具体的な管理者の情報保護責任は表 2-8-1 に示します。

2）電子的な医療情報を取り扱ううえでの考え方

ICT製品・ソフトウェアなどの医療情報に関するシステムを導入する際または導入した後は、継続的にシステムを活用し、システムに蓄積された情報を資産として保護していくことが大切です。その際には、①計画を立てる（Plan）、②（立てた）計画を実行する（Do）、③必要に応じて見直しを行う（Check）、④改善する（Action）という一連の手順（PDCAサイクル）を継続して繰り返すことで、情報保護のレベルを向上させていくことができます。

例えば訪問看護ステーションでは以下のようなことが考えられます。

①→文書（運用管理規定など）により医療情報にかかわる安全管理の指針を作成する

②→委員会や職員研修等を実施しながら実行する

③→アクシデント・インシデントや他の事例を通して、自ステーション内で改善が必要となった場合は方策を講じて見直しを行う

④→事故を防止するために、計画の変更、新たなしくみの導入、職員への教育を徹底する

これらの考え方は、看護過程展開の思考過程と同様のため、私たち看護職にはなじみがあると思います。万一事故やミスを発見した時は①～④の各ステップを分析していくことで、どこを改善すればよいのかが自ずと見えてくるはずです。そこから訪問看護ステーション内の安全が高まるしくみをつくり、日々分析し改善を繰り返しながら取り組んでいくことが必要です。

また、反面、情報セキュリティにおいては、ICT技術の目覚ましい発展により、過去の経

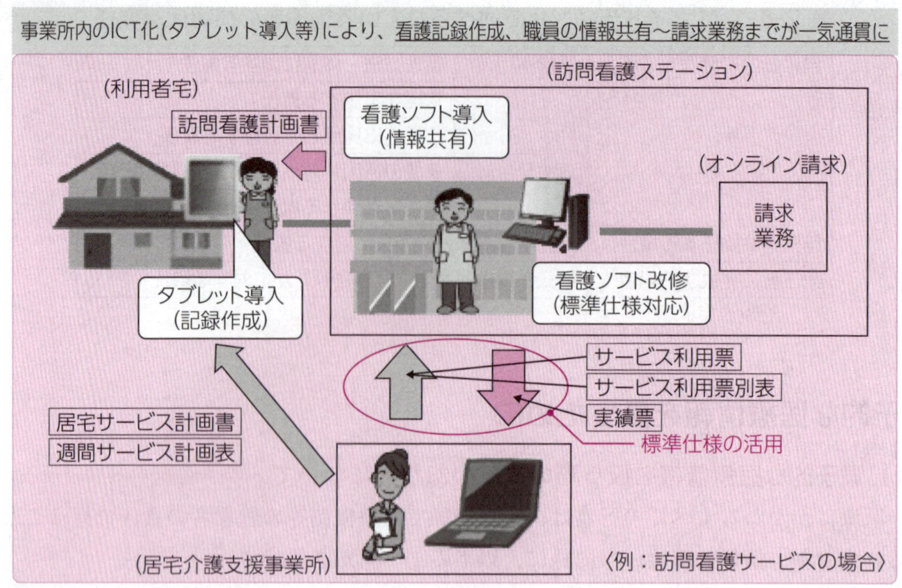

図 2-8-2　ICT を活用した事業所間の情報連携
[厚生労働省：ICT 導入支援事業の概要、介護現場における ICT の利用促進 https://www.mhlw.go.jp/content/12300000/000673969.pdf より一部改変]

験の蓄積だけでは想定できない新たな問題点や弱点が常に存在します。そのため、情報セキュリティ独自の管理方法が必要であり、医療における安全管理と同様、PDCA サイクルで継続的に、維持していきましょう。

4　居宅介護支援事業所との情報連携について

「『居宅介護支援事業所と訪問介護などのサービス提供事業所間における情報連携の標準仕様』について」(2019〔令和元〕年 5 月 22 日通知、2023〔令和 5〕年 6 月 15 日改訂）では、介護分野における業務効率化を図るために ICT を活用した情報連携が重要であり、異なるベンダーの介護ソフトを使用している介護事業所間でも、居宅介護支援事業所と訪問看護事業所間でケアプランのデータ連携を行えるように標準仕様が示されました（図 2-8-2）。

標準仕様に沿った介護ソフトの改修を行うことにより、異なる介護ソフト間でもケアプランのデータでの交換が可能となり、居宅介護支援事業所や訪問看護事業所などのサービス提供事業所の負担軽減に資することとなるため、積極的な活用の推進が示されています。

事業所内で ICT を活用し、サービス利用表等を居宅介護支援事業所と簡単に共有できます。その際、事業所間でセキュリティ対策の確認を行うことが必須です。

5　医療情報連携における SNS 活用の際の留意事項

最近では、情報共有で便利なツールとして、SNS が普及してきています。

プライベートで皆さんがよく使用しているツールとして、Facebook や LINE 等があります。しかし、プライベートと同じように、医療情報連携で使うことは非常に危険です。ここでは、医療情報連携においてSNSを活用する際に気をつけるべきことを説明します。

SNSはパブリックSNS（公開型）とプライベートSNS（非公開型）に分類できます。

パブリックSNSはFacebook、Google＋、LINE等に代表され、サービスの多くは無料で利用できますが、利用者や家族等の個人情報を扱う際のツールとしては不適切です。理由の一つとしては、利用規約の中に運営会社も内容を閲覧し分析等が可能な内容になっているサービスも存在しているためです。

プライベートSNS（非公開型）とは、限られたメンバーのみが情報を共有することができるもので、医療情報連携では利用が増えています。具体的には、次のような例があります。

①エンブレース株式会社が運用するメディカルケアステーション（MCS）：全国の医療介護の現場で地域包括ケア・多職種連携のためのコミュニケーションツールとして広く活用されています。

②岡山県が運用している「晴れやかネット」：対象者の同意のもと、各医療機関に保管されている医療情報を高度に暗号化して、インターネットで結び、相互に共有することにより診療に役立てています。

医療情報連携においてSNSを活用する際は、必ずプライベートSNS（非公開型）を利用するようにしましょう。なお、その際に気をつけるべき事項として、基本的には利用者・家族の情報を在宅ケアチームに提供することになるため、医療情報連携におけるSNSの利用について、情報の利用目的、対策事項等を、利用者や家族に対してきちんと説明および周知し、同意を得ることが必要です。

また、SNSを利用する職員に対して教育を実施し、利用目的や利用用途、利用ルールについて十分理解を得たうえで運用する必要があります。運用会社にも必ずセキュリティ対策を確認しましょう。さらに、連携する在宅ケアチームが個人情報の取扱いを遵守していることも同時に確認することが必要です。

6　ベンダーやSNSの運用会社等に対する管理者の確認事項

さまざまなICTを活用する際は、ベンダーと契約し実施することになりますが、ベンダーやSNSの運用会社に以下の各ガイドラインの最新版を遵守しているか、必ず確認のうえ契約するようにしましょう。

①厚生労働省「医療情報システムの安全管理に関するガイドライン」
②総務省「ASP・SaaSにおける情報セキュリティ対策ガイドライン」
　　　　「ASP・SaaS事業者が医療情報を取り扱う際の安全管理に関するガイドライン」
③経済産業省「医療情報を受託管理する情報処理事業者向けガイドライン」

7　万一の情報リスクに備えた保険の加入について

個人データ等の情報漏えいはあってはならないことですが、万が一起こってしまった場合に備えておくために、何らかの保険に加入しておくことが望ましいです。

特に、ICT化においては、自ステーションのみの個人情報だけでなく、取引先の法人情報の漏えいや、自ステーションの従業員の個人情報の漏えいも考えられます。

不正アクセスやウイルス感染はもちろん、従業員の故意によるもの、また業務委託先が起こした情報漏えいで、自ステーションが法的責任を負う場合も考えられます。日本訪問看護財団では「あんしん総合保険制度」として、サイバーセキュリティ保険も取り扱っています。

8 おわりに

ICTを利用した情報管理は、正しく適切に利用すれば利便性が向上し、利用者や家族のために非常に有益なツールとなります。しかし、対応策が不十分であったり、利用ルール等がきちんと守られずに情報漏えいを生じたり、また認識の違いにより利用者や家族に不利益を与えるようなことがないように、十分注意したうえで利用する必要があります。

個人情報保護に関するICT活用においては、後に挙げる参考文献等を十分に理解し、関係機関やベンダーに確認しながら、さらに社員教育を行いながら運用することが必須となります。普段何気なく実施していることが実は違反となることもあるため、改めて注意することも必要です。

例えば「ガイダンス」では、訪問看護ステーションにおけるICT活用についての安全管理措置として、特に情報システムと関連する「個人情報保護に関する規則の整備・公表」「物理的安全管理措置」「技術的安全管理措置」「個人データの保存」「不要となった個人データの破棄、消去」の5事項が示されています。表2-8-2のようなチェックリストを作成し、自ステーションで対策を取られているか、改めて確認してみてください。

参考文献

- 厚生労働省（2017）：医療・介護関係事業者における個人情報の適切な取扱いのためのガイダンス，2017（平成29）年4月14日通知，同年5月30日適用，2024（令和6）年3月一部改正.
- 厚生労働省（2017）：「医療・介護関係事業者における個人情報の適切な取扱いのためのガイダンス」に関するQ＆A（事例集），2017（平成29）年5月30日適用，2024（令和6）年3月27日改正.
- 厚生労働省（2023）：医療情報システムの安全管理に関するガイドライン　第6.0版，2023（令和5）年5月.
- 総務省（2020）：医療情報を取扱う情報システム・サービスの提供事業所における安全管理ガイドライン，2020（令和2）年8月，2023（令和5）年7月改定.
- 厚生労働省（2019）：「居宅介護支援事業所と訪問介護などのサービス提供事業所間における情報連携の標準仕様」について，老振発0522第1号，2019（令和元）年5月22日，老高発・老認発0615第1号，2023（令和5）年6月15日改訂.
- 厚生労働省（2021）：医療情報を安全に管理するために（第2.1版）「医療情報システムを安全に管理するガイドライン」全ての医療機関等の管理者向け読本，2021（令和3）年1月.
- 厚生労働省：居宅サービス事業所におけるICT機器・ソフトウェア導入に関する手引きVer2.0.
- 厚生労働省（2021）：「オンライン資格確認」を導入する医療機関等における個人情報の利用目的の例示について，事務連絡，2021（令和3）年2月4日.
- 厚生労働省（2024）：サイバー攻撃を想定した事業継続計画（BCP）策定の確認表，2024（令和6）年6月.

表 2-8-2 「ガイダンス」における安全管理措置の事項（一部抜粋）

安全管理措置として考えられる事項	記載内容	できていたら〇印
個人情報保護に関する規則の整備・公表	個人データを取り扱う情報システムの安全管理措置に関する規定等についての整備	
物理的安全管理措置	個人情報が保管されている機器の設置場所の整備	
	個人情報が保管されている記録媒体の保存場所整備	
	スタッフが常駐または施錠するなど入退館の管理の実施（訪問看護ステーションへのスタッフ・来客者・実習で来訪する研修生・掃除などを依頼している業者など入退館の管理など）	
	盗難等に対する予防対策の実施 ・操作ログ等のモニタリングの実施 ・記録媒体（USB など）の持ち込み、持ち出しの禁止 ・機器装置等の固定など物理的な保護	
	個人データを取り扱う端末に付与する機能の限定	
	窃視（せっし）（見ることが許されていないものを、ひそかにのぞき見ること）防止の対策	
技術的安全管理措置	個人データに対するアクセス管理（ID/パスワード等による認証、権限管理）	
	個人データに対するアクセス記録の保存	
	不正が疑われる異常な記録の存否の定期的な確認	
	個人データに対するファイヤーウォールの設置	
	外部からのアクセス状況の監視及び当該監視システムの動作の定期的な確認	
	ソフトウェアに関する脆弱性対策（セキュリティパッチの適用、システム固有の脆弱性の発見及びその修正）	
個人データの保存	個人データを長期にわたって保存する場合の、保存媒体の劣化防止など個人データが消失しないよう適切な保存	
	個人データの保存にあたっての紹介などに対応する場合など迅速に対応できるような、インデックスの整備等検索可能な状態での保存	
不要となった個人データの破棄、消去	不要となった個人データの情報機器を破棄する場合-廃棄記憶装置内の個人データを復元不可能な状態に消去しての破棄の実施	
	個人データの破棄の際の取扱いについて委託契約においての明文化	

［厚生労働省（2017）：医療・介護関係事業者における個人情報の適切な取扱いのためのガイダンス，2017（平成 29）年 4 月 14 日通知，2024（令和 6）年 3 月 27 日改正，p.36-41 をもとに作成］

●コラム● オンライン資格確認に必要なネットワーク機器等の安全管理装置等への対応

2024（令和 6）年度の診療報酬・介護報酬の同時改定により「訪問看護医療 DX 情報活用加算」が新設されました。これはオンライン資格確認を行ったうえで利用者の情報を活用し、訪問看護の実施に関して計画的な管理を行った場合に算定が可能となる仕組みです。

このことはオンライン資格確認の導入とともに、事業所でのセキュリティ管理、情報漏えいのリスク管理がさらに重要になったことを示しています。再度「医療情報システムの安全管理に関するガイドライン 第 6.0 版」を踏まえて、「新技術」「制度・規格への変更」に柔軟に対応していく必要があります。

9 訪問看護ステーションの業務継続計画（BCP）

厚生労働省の居宅基準省令[1)]により、感染症や非常災害の発生時において、利用者に対する指定訪問看護の提供を継続的に実施するため、そして非常時の体制で早期の業務再開を図るための計画を策定し、必要な措置を講じることが義務化されています。また、業務継続計画（Business Continuity Plan：BCP）の策定、全従業者への周知、研修および訓練を定期的に実施し、定期的な見直し・変更を行うことも定められました。

さらに、「感染症の予防及び感染症の患者に対する医療に関する法律等の一部を改正する法律」（1998［平成10］年法律第114号）の一部改正により、指定訪問看護事業者が第2種協定指定医療機関として新たに規定されました（2024［令和6］年4月1日施行）。新興感染症の発生・まん延に備えるため、都道府県と訪問看護事業者が協定を締結します。協定を締結した訪問看護事業者は、宿泊療養者・高齢者施設・障害者施設等の入所者含む自宅療養者等に対して訪問看護等を実施します（公費負担医療の対象となります）。事業者としては、従業者への感染防止措置のほか、都道府県知事からの要請時に対応できる体制を整備することが求められます。

ここでは、感染症発生時と自然災害等発生時のBCPの策定について述べます。

1 新型コロナウイルス感染症等新興感染症発生時における業務継続計画（BCP）

新型コロナウイルス感染症は、2023（令和5）年5月8日に感染症法上の位置づけが5類に移行したことにより、個人や事業者の自主的な判断に基づき対応することになりました。「発症翌日から5日間」と「症状が軽くなって24時間」は外出を控える仕組みとなっています。

ここでは、2類相当の新興感染症の例として、新型コロナウイルス感染症対策における訪問看護ステーションのBCPの例を紹介します。各地域の状況やステーションの規模等の条件により、BCPの内容は異なります。また、新型コロナウイルス感染症診療のガイドライン等の変更や新たな制度の創設、臨時的対応等が通知されることで内容を適宜変更し刷新していく必要があります。

新型コロナウイルス感染症等発生時における業務継続計画

法人名	○○	種別	○○
代表者	○○　○○	管理者	○○　○○
所在地	○○　○○	電話番号	○○　○○

1. 基本方針

1）当事業所の役割

当事業所は、新型コロナウイルス感染症等が事業実施地域（○市、○区・○市の一部）で流行した際に、地域医療に貢献し信頼される訪問看護ステーション事業所として訪問看護の提供を継続する。

2）新型コロナウイルス感染症等発生時の基本的な対応方針

(1) 新型コロナウイルス感染症発生早期から、利用者及び職員が罹患する可能性があることを想定しておく。
(2) 地域感染期においても、利用者のため、当事業所の訪問看護業務等を継続する。
(3) 訪問看護業務等に従事する当事業所の職員の安全と健康に十分に配慮する。

3）優先すべき業務

当事業所の役割を鑑み、業務を優先度に基づいて２段階（A、B）に区分し、一定の水準を維持し事業を継続する。なお、地域感染期における被害想定・欠勤率は、40％で検討する。

優先業務 A<高い>：地域感染期でも通常時と同様に継続すべき業務（訪問看護）
優先業務 B<低い>：地域感染期には一定期間又は縮小・延期できる業務（請求業務等の事務業務）

2. 訪問看護継続計画の策定と変更

本計画は当事業所のメンバーで構成する「新型コロナウイルス感染症等に関する事業所内対策会議」（以下「対策会議」という）において作成する。流行時には、最新の科学的根拠や行政・地域医師会等からの要請を元に、適宜本計画を変更する。

<対策会議メンバー>
議長：管理者（所長）○○　○○
副議長：副所長○○　○○
メンバー：○○、○○、○○、○○

3. 方針決定体制

新型コロナウイルス感染症等の発生時における訪問看護提供体制及びその縮小等については対策会議で検討し、議長である管理者○○　○○が決定する。

管理者が事故などで不在のときは、副所長○○　○○がその代理を務める。

4. 方針決定に必要な最新情報の収集・共有化

新型コロナウイルス感染症等に関する情報については、○○医師会や○○保健所、さらに国、○○都道府県、○○市区町村の通知等を参考にする。

収集した情報はオンライン（または配布文書）を通じて速やかに職員に通知する。

未発生期（平時）の対応

1. 新型コロナウイルス感染症等発生時の訪問看護提供体制確保の準備

1）優先業務の決定と流行への備え

(1) 当事業所における業務内容について、優先順位を以下のように決定（準備）する。
①優先業務 A<高い>：訪問看護
　優先業務 B<低い>：請求業務等の事務業務
②新型コロナウイルス等発生時には優先業務の絞り込みと見直しを行い、業務効率化を図る。
(2) 日頃からそれぞれの職員が様々な業務を行えるよう教育訓練を行う。

2）訪問看護に確保できる人員と対応能力の評価

地域感染期においても出勤でき、業務可能な職員数を検討しておく（別添 1）。

3）連絡体制、通勤経路

(1) 事業所内の連絡体制を（別添 2）の通りとする。

(2) 各職員（非常勤含む）の通勤経路および交通機関が困難な場合の職員の通勤方法等を出勤可能な時間ごと（「徒歩 30 分以内」「徒歩 30 分以上～1 時間」「徒歩 1 時間以上」）に分けたリスト（別添 3）に従い、出勤可否を判断する。

2. 感染対策の充実

1）感染対策マニュアルの整備

事業所内感染対策マニュアルを見直し、新型コロナウイルス感染症等対策を踏まえて整備する。

2）教育と研修

利用者・家族と職員の安全確保のため、新型コロナウイルス感染症等に対する基礎知識、マスクや手袋などの個人防護具の適切な使用法等について定期的に研修を行う。

3. 在庫管理

新型コロナウイルス感染症等発生時の感染対策用品等のリストを作成し、取扱業者と入手方法を確認しておく（別添 4）。

※感染対策用品：マスク、手袋、ガウン、ゴーグル、フェイスシールド、キャップ、フットカバー、手指消毒剤等

発生期以降の対応

1. 対策本部の設置

海外発生期以降は、「対策会議」を対策本部とする。

2. 業務体制

1）優先業務 A：訪問看護

(1) 海外発生期から地域発生早期に、当事業所の訪問看護提供体制については、書面等で利用者、家族等に周知する。

(2) 海外発生期から地域発生早期に、訪問看護の利用者について 3 種の対応区分を行う。

a)：従来通りの頻度で訪問すべき利用者

b)：地域感染期において訪問看護提供人数を調整する必要が生じた際に訪問間隔を調整できる可能性のある利用者

c)：地域感染期において訪問看護提供人数を調整する必要が生じた際に訪問を休止できる可能性のある利用者

2）優先業務 B：請求業務等の事務業務

地域感染期には縮小・中止を検討する。

3. 利用者・家族の健康状態の把握等と啓発・広報

・訪問看護師等訪問看護従事者が、訪問前に担当の利用者・家族の中で発熱や肺炎症状の有無を確認し、症状がある対象者・家族については、管理者に報告し、職員全員にオンラインの通信手段等で共有する。

新型コロナウイルス感染症等に罹患した際の療養方法、換気、接し方、食事の場面での対応、手指衛生、咳エチケット、感染対策用品（マスク、手袋）の使い方等、感染拡大防止のために個人や家庭ができることについて、利用者に周知する。

・訪問看護を安心して利用して頂くための説明を文書で配布する（別添 8 参照）。

4. 新型コロナウイルス感染症等が疑われる対象者・家族への対応

1）基本方針

・濃厚接触者、感染疑い者、入院していた陽性者が陰性となり退院した利用者は 1 週間 PPE（個人防護具）を使用する。

・利用者が陽性者となった場合の訪問の判断基準

陽性者に対する訪問看護は、ステーションで体制が整備でき、十分な感染防護具が使用可能な場合のみ提供する。その際の看護内容は、医学的見地から主治医、感染症対策の見地から○○保健所、職種間連携の見地からケアマネジャー、家族等と話し合い、担当者、リーダー、管理者で情報収集し、生命に関わるケアに限定して実施する。

また、接触時間を極力短くするよう計画変更や、ビデオ通話等の方法も併せて検討する。

2）基本的対応

全ての利用者には、室内 2 か所以上の換気、マスク着用をお願いする。利用者がマスクを所持していない場合は、事業所から配布する。

【情報の共有と対応決定】

・発熱等感染が予想される情報は、全てステーション内のオンラインの通信手段により情報共有する。

・対応手順

①管理者と担当者、リーダーは、利用者、家族の正確な情報を共有し、対応を決定し次第速やかに

職員全員で共有する。

②陽性者発生時は、管理者、担当者と利用者の主治医やケアマネジャー等と、看護ケアの必要性を確認する。同時にその時の職員体制を確認し、担当者が陽性者のみのケアを実施することで他の利用者への不利益が生じないことを確認した上で対応を決定する。

③ステーション内で医療安全委員会を開催し、対応内容や体制、全職員への協力事項を検討する。

3）○○市区町村における利用者ごとの訪問時の感染防護具について（自治体の指導に従う）

（1）症状がない利用者への訪問看護

・症状がなく飛沫が発生しないケアをする：サージカルマスク、長袖ディスポーザブルエプロン（処置によっては手袋）

・症状がなく飛沫が発生しうるケアをする：サージカルマスク、長袖ディスポーザブルエプロン、手袋、ゴーグル/フェイスシールド

（2）発熱症状がある利用者への訪問看護

・症状がなく飛沫が発生しないケアをする：サージカルマスク、長袖ディスポーザブルエプロン、手袋

・症状がなく飛沫が発生しうるケアをする：N95 マスク、長袖ディスポーザブルエプロン、手袋、ゴーグル/フェイスシールド、キャップ

（3）利用者が濃厚接触者（同居家族が陽性者、または通所サービスで陽性者発生等）

・症状がなく飛沫が発生しないケアをする：サージカルマスク、長袖ディスポーザブルエプロン、手袋、ゴーグル/フェイスシールド、キャップ＋ゾーニングの実施

・症状がなく飛沫が発生しうるケアをする：N95 マスク、長袖ディスポーザブルエプロン、手袋、ゴーグル/フェイスシールド、キャップ、フットカバー＋ゾーニングの実施

（4）陽性者が陰性となり退院してくる利用者や新型コロナウイルス感染クラスターが発生した病院から退院してくる利用者

入院先の看護師と直接相談し、病棟看護師の感染防護対策方法の確認と感染の可能性のある場面の有無を確認し、管理者と担当者と協議して対策を決定する。結果、1 週間の経過観察期間を設けることになった際は、（3）と同様の感染防護策をとる。

（5）陽性者と診断された利用者

N95 マスク、長袖ディスポーザブルエプロン、手袋、ゴーグル/フェイスシールド、キャップ、フットカバー＋ゾーニングの実施

4）陽性者と診断された利用者への訪問

その利用者への訪問看護が生命に関わる必要なケアであることを主治医やケアマネジャー等と検討し、訪問看護を実施するか決定する。リハビリテーションは基本的に中止し、電話連絡で身体機能維持の助言をする。

担当者 1 人が 1 週間その利用者だけに対応するため、平日の訪問看護や緊急電話当番等、ステーション内で調整ができ、他の利用者に不利益にならないことを確認する。

以下の手順に従い訪問看護を実施する。

【訪問する職員の決定】

・基礎疾患、妊娠、年齢を考慮する。

・当該利用者に対応する 1 週間は、直行直帰を主とし、事業所には立ち寄らない。

【事前準備】

・手指衛生、ガウンテクニック、ゾーニングの学習、練習をする。

・管理者等と複数で訪問し、ゾーニングを決定し、ゴミ箱などの環境整備をする。

【具体的手順】

・ゾーニングエリアは、グリーン・グレー・レッドに分け、出来る限りビニールテープで見えるようにする。

・ケアに必要な最低限の物品のみ持ち込み、他はグリーンゾーンに残す。

・担当者が使用する物品および移動の車両は限定使用とする。

・使用後の PPE はゴミ袋に入れ密閉し、家から出さず、3 日おいた後に通常ゴミとして廃棄してもらう。

・担当者は帰宅後速やかにシャワーを浴び、ユニホームを洗濯する（シャワーを浴び更衣する前に他の部屋に立ち寄ったり同居家族と接触しない）。

・利用者の陰性が確認されたら通常の訪問看護に戻る（他の利用者への対応と同様にマスク等を着用する）。

・担当者は、利用者が陰性となった後 1 週間経過し、症状がないことを確認した後に通常の業務に戻る。

5）事務職の対応

（1）事業者内クラスター発生予防

毎日の事業所内の消毒（共用部分となる場所：デスク、電話機、ドアノブ、食器棚、電子レンジ、冷蔵庫、ポット等）、換気、机の配置変更等（距離を置く、アクリル板配置等）の環境整備を行う。

（2）業務

・訪問看護を継続する上で必要な業務を優先的に行う。

・全職員とその家族の健康状態を把握し、予防接種等の手配を優先的に行う。

・労働安全等、臨時的対応措置、特措法に基づく緊急事態宣言、支援給付金等の情報収集と申請等の手続きを行う。

(3) 委託業者との連絡調整および感染防護具等の物品発注と管理を行う。
・感染対策用品取扱業者リスト（別添5）
・委託業者リスト（別添6）
(4) 他職員と同様に、自身の体調不良や家族の感染疑いがある場合は、速やかに管理者に報告の上、在宅勤務とする。

5. 職員の健康管理と行動指針

管理者は、海外発生期から地域未発生期において、職員全員に適切な指導を実施する。
(主な指導内容)
・新型コロナウイルス感染症について
・感染対策について
・自身と家族の健康管理について

1）基本的な対応

職員は、毎朝の検温と症状確認をしてから出勤する。軽微であっても発熱や咳などの症状があれば管理者に報告し、念のため休養する。職員は常に自身が感染する可能性があることを認識する。出勤時は手洗いをしてから事業所に入る。勤務中に軽微であっても症状が出現した際も管理者に報告し休養する。

2）職員が感染疑いの場合

管理者は濃厚接触者や感染の疑いがある職員に対し、発熱前1週間の生活の様子を確認し、新型コロナウイルス感染症に罹患する可能性を把握し、明らかな出来事の有無にかかわらず抗原検査等を受ける。

3）発熱や風邪症状のある職員の職場復帰

症状を認めた職員で、抗原検査等の結果が陰性、受診に至らなかった、自然経過で回復した等、いずれの場合においても、以下の3つの条件が確認されるまで必ず休養する。
①咳等の呼吸状態が改善している
②薬剤を使用しないで解熱、症状消失後24時間以上経過している。
③発症日を0日目として5日間以上経過している。
※職場に復帰後も発症から14日間までは食事は他の職員と別にとる。
※発症後14日目までは、免疫不全の利用者との接触を回避する。

4）職員の家族が発熱した場合の対応

家族に感染の可能性がある場合は、必要時抗原検査等を受け、結果を管理者に報告する。新型コロナウイルス感染症と診断されていなければ当該職員の就業制限はない。しかし、新型コロナウイルス感染症が否定されていない限り、念のため家族が最後に発熱した日から7日間は観察期間とし、他の職員との接触を極力避ける。同居家族等が陽性者となり、当該職員が濃厚接触者と判定または症状がある時は、就業制限が必要となる。

5）利用者が陽性者となったことにより職員が濃厚接触者と判定された場合の対応

(1) 管理者は、当該職員から状況報告を受ける。
(確認事項)
・換気方法
・自身の感染防護具使用状況と利用者のマスク等の使用状況
・手洗いの確認
・滞在時間
・ケア内容と方法
(2) 保健所に連絡し、その判断による指示・指導を受けて対応する。
(3) ケアした職員は全員、抗原検査等を受ける。費用は事業所で持つが、公費対象になるか、検査時に確認する。
(4) 濃厚接触者となった職員の対応（○○保健所指示）
・1週間は在宅勤務
・同居家族の感染対策の徹底
・管理者に毎日体調と業務報告
・急変時の連絡先は○○市「○○-○○」、△△市「△△△△」
（職員の居住する自治体によるので予め確認しておく）
(5) ○○市介護保険課に報告
(6) 利用者へのお知らせ
利用者、家族の状況を担当者が判断し、お知らせ内容を濃厚接触者が出た経過の報告にするか、感染対策のご協力のお願いにするか判断する。

6）職員体制の見直し

(1) 地域発生早期以降、職員連絡網、通勤経路などを見直す（別添2．3）。
事業所の機能維持のために、職員の児の学校の臨時休校・要介護者発生時等の職員欠勤時対応について毎週検討する。
(2) オンラインの通信手段で職員の出勤状況を確認する。
(3) 管理者、訪問調整担当者（リーダー、事務職）で来週の予定、代替者の必要性、訪問看護計画・内容等の変更・調整を検討する。
(4) 地域発生早期以降、地域の流行状況や重篤度に応じて優先業務（A、B）を検討し、職員体制の見直しを実施する（別添 1）。
(5) 職員が新型コロナウイルス等に罹患した場合は事業所内感染防止のため事業所を閉鎖し、直行直帰により訪問看護・リハビリテーションを提供する。
(6) 管理者を含めた職員が新型コロナウイルス等に罹患し、業務を行う職員等が確保できない場合は休業する。

7）職員のストレス反応とメンタルヘルス支援

訪問看護ステーションに従事する職員は、「この利用者は感染者かもしれない」「利用者を感染させてはいけない」「自分が感染してはいけない」「家族も守らなければいけない」と、様々な不安と戦いながら業務を続けている。医療従事者としての責任を果たすため、いつも緊張しながら業務をしていることで、気づかないうちに心身の疲労は溜まっていく。管理者は職員のメンタルヘルス支援を行う。

地域における連携体制

1. 地域の連絡会議に参加

○○保健所/○○医師会等の地域の連絡会議に参加し、地域における各医療機関の方針、当事業所の役割を確認する。Web 会議を積極的に活用する。

2. 連携

・連携機関リスト（行政機関・医療機関・居宅介護事業所等）を作成し、速やかな連絡相談が可能な体制を確保しておく（別添 7）。
・訪問看護ステーション間で利用者の移行等が必要になった場合の手順を、1. の地域の連絡会議において定めておき、利用者の不利益を最小限にする。また、その際の利用者や関係機関への説明を文書で配布する。(別添 9. 10. 11)。
・陽性者が発生した際は、○○市区町村のオンライン情報共有システムを利用し、速やかに利用者や家族の感染情報を共有し、クラスター発生を予防する。また、感染者への差別や風評被害が起きないよう配慮する。

3. その他

新型コロナウイルス等に関する事業所内対策会議　　以上
改定　令和○年○月○日
策定　令和○年○月○日
管理者○○　○○

(参考)
・厚生労働省「新型インフルエンザ等発生時の診療継続計画作りの手引き」
https://www.mhlw.go.jp/seisakunitsuite/bunya/kenkou_iryou/kenkou/kekkaku-kansenshou/infulenza/dl/guide_tebiki-01.pdf
・公益財団法人日本訪問看護財団立あすか山訪問看護ステーション「新型インフルエンザ等発生時におけるあすか山訪問看護ステーション事業継続計画」2020（令和 2）年 12 月 1 日
https://www.jvnf.or.jp/asukayama/wp-content/uploads/sites/6/2020/12/8301389e77a6f41e57f853652a2e8711.pdf
・厚生労働省「新型コロナウイルス感染症（COVID-19）診療の手引き第 10.1 版」
https://www.mhlw.go.jp/content/001248424.pdf
・厚生労働省「改正感染症法に基づく医療措置協定について（報告）」
https://www.mhlw.go.jp/content/12601000/001209926.pdf

●コラム●　感染症発生時における職員へのメンタルヘルス支援の例

◆安定して業務を続けられるようにする

訪問看護師としての業務を「いつも通り、確実に、安全に」遂行することは、自己効力感や仕事のやりがいを感じられる基になる。管理者は、いつも通り業務を継続できるよう、職員の知識と技術面のサポートや、安全に業務を遂行するための感染防護具をはじめとした環境整備を確実に行う。

◆ストレス反応と向き合う

不安、イライラ、落ち込み、自責感、不眠、怒り、他責感情、買い占めや過剰な消毒等の脅迫的行動、疎外感、孤立感、他人のような感覚、拒絶、無力感、身体的な不調等の反応は、誰にでも起こり得る、自分の心を守ろうとする反応である。職員には、このような感情になる自分を責めないように伝える。

◆健康的な日常生活を送る

適切な食事、睡眠、運動を含む健康で自分のペースの生活を続けるよう意識する。毎日一度は、自分を労わりリラックスできる時間を作るために管理者は、自身も職員も長時間の勤務をしないで済むようにしたり、定期的な休暇を確保できたりするようスケジュールを調整する。

◆周囲の人と話す

信頼できる人との会話は、心の健康を維持する助けになる。たとえ対面でなくても、友人や同僚や家族と連絡を取り合い、愚痴や辛い気持ちを聞いてもらったり、共感してもらったり、お互いを労ったり、感謝の言葉を伝えあうことで、心のエネルギーが貯まる。

◆時に専門家に相談する

現在の状況は非常事態である。不安定な気持ちになった時に、自分で対処しようとしても、友人や家族にサポートしてもらっても解決しない場合もあり得る。そのような時は我慢せずに、早めにカウンセラーや心療内科等に相談するよう勧める。

(参考)
・日本専門看護師協議会 精神看護分野「新型コロナウイルス感染に関するメンタルヘルスの情報～看護職に起こりやすいストレス反応や対応 Ver. 1～」2020（令和2）年5月11日
http://jpncns.org/doc/covid01_01.pdf
・一般社団法人 日本精神科看護協会「新型コロナウイルス感染症対応指針」2020（令和2）年5月1日（同年7月10日改訂）
http://www.jpna.jp/images/pdf/JPNA_COVID-19_guideline_20200710.pdf
・小林由季・片山奈理子・中川敦夫 慶應認知行動療法研究会「COVID-19 こころのケア情報リソース集」2020（令和2）年5月20日
http://psy.keiomed.jp/pdf/COVID-19_resource_ver2.6.pdf

資料 2-9-1　BCP に付記すべき情報の例（別添 1〜7）

別添 1　当事業所の受け入れ能力の事前評価

1　基本情報
事業所名称：○○訪問看護ステーション
事業所住所：
職員数：常勤看護師　　名、非常看護師　　名、理学療法士　　名、○○　　名、
介護支援専門員　　名、□□　　名、事務員　　名
その他：

2　通常の訪問看護業務の継続に必要な職員の数
訪問看護提供に必要な職員の数：事務員　　名、看護師　　名

3　被害想定：欠勤率 40％の場合
訪問看護：看護師　　名×0.6＝　　人
（訪問スケジュールの調整で対応可能。従来通りの頻度で訪問すべき利用者の訪問看護を優先し、訪問間隔を延期できる利用者は延期する。）

事務業務：事務　　名×0.6＝　　人
（　　人出勤できれば対応可能）

別添 2　事業所内連絡網（携帯電話番号・メールアドレス）
管理者　□□　□□が一斉メール/SNS にて通知する。

職員業務用携帯一覧

職種	氏名	電話番号	メールアドレス
看護師			
看護師			
看護師			
理学療法士			
作業療法士			
介護支援専門員			
事務員			

別添 3　各職員（非常勤含む）の出勤可能な職員リスト

職種	氏名	住所・通勤所要時間・通勤経路

別添 4　新型コロナウイルス等発生時の感染対策用品リスト（使用期限・入手方法含む）

項目	商品名	定数在庫	使用期限	取扱業者
感染対策用品				
サージカルマスク	○○マスク		無	
手袋（プラスチック）	○○グローブ		年月日	
擦式手指消毒剤	消毒用○○液		年月日	

別添 5　感染対策用品取扱業者リスト

項目	会社名	担当者	電話	他
感染対策用品				

別添 6　委託業者リスト（清掃等）

項目	会社名	契約方法	連絡先	担当
清掃業務				

別添 7　連携機関リスト（行政機関・医療機関等）

機関名	電話番号	取り次ぎ先
○○看護協会		
○○訪問看護ステーション連絡協議会		
○○医師会		
○○介護保険課		
○○保健所		
○○クリニック		

第 2 章

資料 2-9-2　利用者および家族に向けた感染症対策の周知例（※BCP 別添）

別添8

令和〇年〇月〇日

ご利用者およびご家族の皆様

〇〇訪問看護ステーション
管理者　〇〇　〇〇

新型コロナウイルス感染症への対策のお知らせとお願い

日頃から、〇〇訪問看護ステーションのサービスをご利用くださいましてありがとうございます。

皆様におかれましては、今回の新型コロナウイルス感染症の拡がりをご心配されていることと思います。そこで、皆様に〇〇訪問看護ステーションの考え方と対応、サービスを続けるための職員体制についてお知らせいたします。また、訪問看護にあたり皆様にお願いしたいこともお伝えします。

皆様には、何卒ご了承の上、ご協力いただきたくお願いいたします。

1. 〇〇訪問看護ステーションの方針

本ステーションでは現在の状況下にあっても、できる限り通常どおりの訪問看護サービスを提供したいと考えています。しかしその際、ご利用者やご家族の皆様が新型コロナウイルス感染症にかかる可能性や訪問看護を行うスタッフがかかる可能性を想定した対応をします。

1）スタッフ全員、毎日検温を行います。37.5℃以上の発熱やのどの痛み、咳、だるさといった症状が少でもある場合は、新型コロナウイルス感染症の診断がつかなくても自宅待機とします。

2）スタッフの家族に発熱等の症状がある場合も同様に、症状が治まるまでの間は自宅待機とします。

3）研修会を含め、多くの人が集まる会への参加はしません。必要時は、感染予防対策を行います。

4）感染拡大や、学校等の休校により、出勤困難なスタッフが増えた場合、状態が安定されている方には訪問回数を減らすなどのご相談をさせていただきます。また、担当スタッフ以外の者が、代わりに訪問する場合もあります。

5）スタッフは訪問時、手洗いを徹底しマスク着用で、場合によってはガウンを着用することもあります。

2. ご利用者・ご家族様へのお願い

1）スタッフは、訪問前にご利用者様・ご家族様が発熱等の症状がないか、確認をさせていただきます。

2）ご利用者様が新型コロナウイルス感染症を疑われた場合は、主治医と相談し対応させていただきます。他のご利用者へのウイルス感染を予防するため、病状によっては訪問看護を中止させていただくか、訪問を1日の最後の時間に変更させていただくことがあります。

3）ご家族様に発熱等の症状がある場合は、スタッフが訪問し、ご利用者様の看護やリハビリ等を実施している間は、別室にて待機してくださいますようお願いいたします。

4）厚生労働省作成の別紙「感染症対策へのご協力をお願いします」等をご参考にしていただき、ご利用者様・ご家族様も手洗いや咳エチケットを行い、マスクを着用していただくことをお願いします。

資料 2-9-3　利用者に向けた一時休止時の緊急対応への承諾書の例（※BCP 別添）

別添9

令和〇年〇月〇日

ご利用者の皆様へ

〇〇訪問看護ステーション
管理者　〇〇　〇〇

（訪問看護事業所）一時休止になった場合の体制について

新型コロナウイルス感染症が全国的にまん延している状況です。当事業所においても〇人以上の職員が新型コロナウイルスに感染したまたは濃厚接触者と認定された場合は、事業所を一時的（概ね14日間）に休止することになります。

その際、緊急的に連携している訪問看護ステーションが対応し、利用者の皆様が困らない体制を準備したいと考えています。

利用者やご家族様、主治医、ケアマネジャーに事前に連絡し同意を得て引き継ぎます。

連携する訪問看護ステーションは主治医やケアマネジャーに確認し訪問看護を開始します。

〇緊急的に連携体制している訪問看護ステーション
- ・訪問看護ステーション〇〇　（住所　電話番号）
- ・□□訪問看護ステーション
- ・訪問看護ステーション△△
- ・その他（ご利用者の選定事業所、または入院医療機関）

承　諾　書

わたし（　　　　　　　　）は、貴事業所が一時休止になった際には、別の訪問看護ステーションからの訪問を

□　希望しません

□　希望します。

1.希望する訪問看護ステーション

□　特にないので貴事業所に任せます

□　（　　　　　　　　訪問看護ステーション）を希望します

2.上記の訪問看護ステーションに、私の個人情報を提供することを承諾します。

□　承諾しない

□　承諾する

資料 2-9-4　ステーション一時休止の周知例（※BCP 別添）

別添10

令和○年○月○日

関係各位

○○訪問看護ステーション
管理者　○○　○○

○○訪問看護ステーション一時休止のお知らせ

新型コロナウイルスの感染拡大防止のため、　月　　日（　）まで訪問看護の提供を休止とさせて頂きます。

何卒ご理解とご協力をよろしくお願いいたします

当事業所職員に新型コロナウイルスへの感染が確認されたため、現在、行政機関指導のもと所管保健所と連携を図り対応を進めております。感染拡大防止のため、安全が確認されるまでの間、訪問看護の提供を休止させて頂く事としました。安全が確認でき次第、訪問看護を再開いたします。

休止の間、訪問看護が必要な方はご相談ください。連携体制をとっている訪問看護ステーションを紹介すると共に、訪問看護がスムーズに提供できるように必要な情報を提供します。

訪問看護の再開につきましては、FAX 等でご案内させていただきます。

○○訪問看護ステーション
住所：
電話番号：
FAX：
管理者　○○　○○

資料 2-9-5　ステーション再開の周知例（※BCP 別添）

別添11

令和○年○月○日

関係各位

○○訪問看護ステーション
管理者　○○　○○

○○訪問看護ステーション再開のお知らせ

月　　日（　）より一時的に休止していました○○訪問看護ステーションのサービスの提供を　　月　　日（　）より再開いたします。

1.休止の経緯

月　　日に当事業所職員が新型コロナウイルス感染と診断されました。すべての職員が常にマスク着用、手指消毒、環境消毒に努めていましたので、濃厚接触者とはいえない状況ではありましたが、利用者様・職員への感染の可能性も考え、保健所と相談の上　　　月　　日より訪問看護の提供を休止することとしました。

この間、関係者の皆様には多大なるご心配とご迷惑をおかけいたしました。

2.再開を判断した理由

(1)現在までのところ、利用者様・職員に感染は確認されていないこと
(2)この間、事業所内の清掃と環境消毒に努めてきたこと
(3)保健所より、再開に問題ないとの判断をいただいていること

3.再開後の訪問看護について

再開にあたっては、休止前から行っていた次の対策を実施します
(1)発熱・呼吸症状のある利用者様を把握し、予め感染対策を実施します
(2)職員は出勤前に検温し、発熱・呼吸症状のある場合は自宅待機とします
(3)職員による標準予防策・事業所清掃など引き続き徹底して実施します

○○訪問看護ステーション
住所：
電話番号：
FAX：
管理者　○○　○○

2 自然災害発生時における業務継続計画（BCP）

厚生労働省老健局から2020（令和2）年２月に「介護施設・事業所における自然災害発生時の業務継続ガイドライン」が出されました。ここでは、そのひな形に沿って作成した災害対策のBCPの例を紹介します。各地域の状況により起こる可能性の高い災害が異なることや、地域との連携状況が異なることに注意が必要です。

自然災害発生時における業務継続計画

法人名	○○	種別	○○
代表者	○○　○○	管理者	○○　○○
所在地	○○　○○	電話番号	○○　○○

1．総論

1）基本方針

当事業所は、地震や水害等の自然災害発生時においても、地域医療に貢献し信頼される訪問看護ステーション事業所として訪問看護の提供を継続する。

利用者及びスタッフの安全確保を最優先としつつ、被災時の業務継続及びやむを得ず業務を休止した場合の早期の業務再開に努めるものである。

2）推進体制

（記入フォーム例）

主な役割	部署・役職	氏名	補足
災害対策委員長	所長	○○　○○	
災害対策副委員長	副所長	○○　○○	
災害対策委員（連絡体制確認）	看護師	○○　○○	安全に早く事業所に出勤可能
災害対策委員（訓練担当）	理学療法士	○○　○○	
災害対策委員（備品担当）	事務員	○○　○○	
…			
…			

3）リスクの把握

（1）ハザードマップなどの確認

例）訪問看護ステーション近隣の洪水発生時のハザードマップ

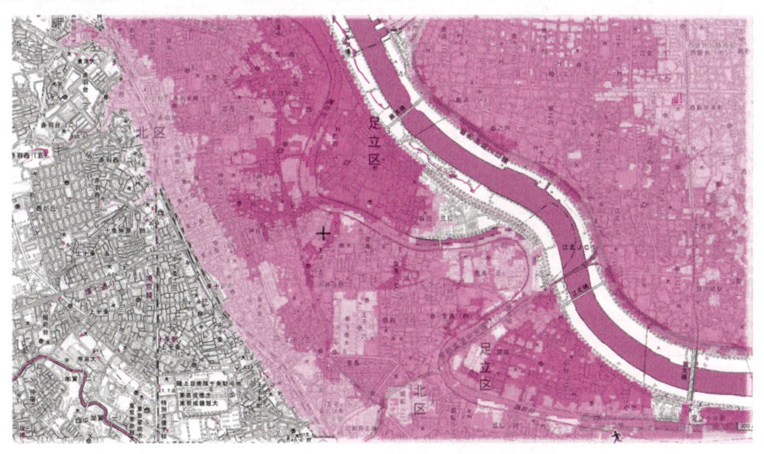

［東京都北区洪水ハザードマップ～荒川が氾濫した場合～（一部抜粋）］

（2）被災想定

【自治体公表の被災想定】

※大きな被害が予想される災害について、自治体が公表する被災想定を整理して記載する。
（記載項目例）

交通被害

道路：国道○○道は緊急輸送道路として使用予定。
　　　○○川の堤防決壊が起こった場合は、両岸近隣の道路は全て冠水の恐れあり。
橋梁：○○大橋、○○橋等は耐震構造の確認済。しかし、堤防決壊時は使用不能。
鉄道：JR ○○線及び私鉄○○線は陸橋があるため、使用不可能となる可能性あり。

ライフライン

上水：3 日間以上停止することが想定される
下水：3 日間以上停止することが想定される
電気：3 日間以上停止することが想定される
ガス：3 日間以上停止することが想定される
通信：通話及びメールは回線混雑により機能しなくなる可能性が高い。

【事業所及び訪問エリア内で想定される影響】

<記入フォーム例>
※自施設が借家等を想定。管理会社等に確認の上、想定される時期を記載している
※利用者の地域により想定される時期が異なるため、情報収集が必要

	当日	2 日目	3 日目	4 日目	5 日目	6 日目	7 日目	8 日目	9 日目
電力	自家発電機	→	復旧	→	→	→	→	→	→
	不可	→	復旧	→	→	→	→	→	→
EV	不可	→	→	→	→	→	復旧	→	→
飲料水	不可	→	→	→	→	復旧	→	→	→
生活用水	不可	→	復旧	→	→	→	→	→	→
ガス	不可	→	→	→	→	復旧	→	→	→
携帯電話	不可	→	復旧	→	→	→	→	→	→
メール	不可	→	復旧	→	→	→	→	→	→
…									

4）優先業務の選定

（1）優先する事業

<優先する事業>
訪問看護
<当座停止する事業>
訪問看護以外の業務

（2）優先する業務の具体的内容

（記入フォーム例）

優先業務	必要な職員数	
	日中	夜間
医療機器管理	2 人	1 人
呼吸器ケア	1 人	人
排泄ケア	3 人	人
薬剤管理	3 人	人
リハビリテーション	1 人	人
ケアマネジメント	1 人	人
…	人	人

5）研修・訓練の実施、BCP の検証・見直し

（1）研修・訓練の実施

訓練実施の方針、頻度、概要等について記載する。

【震災訓練】
1. 方針
　○○直下型地震を想定し、発災直後の対応及びその後１週間の行動等について確認し、職員及び利用者間で共通認識の上震災に備える。
2. 訓練実施時期
　年２回（３月 11 日前後及び９月１日前後）
　※年間計画立案時に管理者が日にちを決定する
3. 訓練概要
1）実施場所
　事務所内及び利用者宅（訪問時）
2）参加者
　（事業所内）事務員及び当日事業所にいるスタッフ
　（利用者宅）利用者・同居者・スタッフ・ケアマネジャー
3）方法
　（事業所内）
　・発災時の安全確保
　・避難所経路確認
　・スタッフ及び利用者の安否確認方法確認
　・関連医療機関や事業所等との連絡方法確認
　・備品確認
　（利用者宅）
　・発災時の安全確保
　・医療機器等使用者の発災時の電源確保方法等確認
　・避難所への移動方法確認
　・地域の災害発生時マニュアルの読み合わせ
　・家族内やステーション等への安否確認連絡方法確認
　・ご自宅の備品確認

【水害訓練】
1. 方針
　近隣を流れる○○川氾濫を想定し、氾濫直後の対応及びその後１週間の行動等について確認し、職員及び利用者間で共通認識の上災害に備える。

2. 訓練実施時期
震災訓練と共に実施
3. 訓練概要
1）実施場所
事務所内及び利用者宅（訪問時）
2）参加者
（事業所内）事務員及び当日事業所にいるスタッフ
（利用者宅）利用者・同居者・スタッフ・ケアマネジャー
3）方法
（事業所内）
・避難タイミングの確認と安全確保
・避難所経路確認
・スタッフ及び利用者の安否確認方法確認
・被害が想定される利用者宅及びスタッフ宅について確認
・備品確認
（利用者宅）
・氾濫発生時の安全確保、避難タイミング確認
・医療機器等使用者等の電源確保方法等確認
・避難所への移動方法確認
・地域の水害発生時マニュアルの読み合わせ
・家族内やステーション等への安否確認連絡方法確認
・ご自宅の備品確認
【共通する注意点】
・発災初期は特に情報管理が重要であるが、スタッフが一同に集まることができない可能性が高い中での情報収集、整理、発信が求められるため、管理者を中心とした遠隔における情報管理の訓練が重要である（具体例は安否確認の項参照）。

（2）BCP の検証・見直し

・3 月の災害訓練前 1 カ月までの間に、災害対策委員長が災害対策委員会を招集し、業務継続計画及び災害訓練に関する取り組みの評価や改善策を検討する。
・災害対策委員会で上記内容を協議し、管理者が承認する。
・災害訓練実施等により、新たな課題が見出された際は、別途災害対策委員会を開催し、継続的に計画の改善に努める。

2. 平常時の対応

1）建物・設備の安全対策

（1）人が常駐する場所の耐震措置

場所	対応策	備考
事業所	管理会社による定期的な耐震確認	半年に 1 回実施

（2）設備の耐震措置

対象	対応策	備考
書類棚	ベルト及び突っ張り棒で固定	訓練時確認
	レイアウト変更	
ガラス戸	飛散防止フィルム	
…		

※設備等に関しては、定期的な日常点検を実施する。

（3）水害対策

対象	対応策	備考
カルテ	床上 1 メートル以上の場所に保管	
PC	本体もデスク上に設置	
車	○○	
電動バッテリー	○○	
…		

第2章

2）電気が止まった場合の対策

被災時に稼動させるべき設備と自家発電機もしくは代替策を記載する。

稼働させるべき設備	自家発電機もしくは代替策
（事業所）	
緊急用携帯電話	携帯用ソーラー発電使用
職場内情報共有ツール	
電気自動車	○時間充電気にて対応可能
…	

3）ガスが止まった場合の対策

被災時に稼動させるべき設備と代替策を記載する。

稼働させるべき設備	代替策
（事業所）	
…	
…	

4）水道が止まった場合の対策

（1）飲料水

（事業所）
備蓄：2リットル○本（3日分×○人分を想定）
※必要時利用者宅へ持参することを想定
※消費期限：○年○月
（利用者宅）
備蓄：2リットル○本（○日分×○人分を想定）
※災害訓練時に消費期限を確認する

（2）生活用水

（事業所）
備蓄：ポリタンク32リットル○本（3日分×○人分を想定）
※最終交換日：○年○月
※事業所入所マンションでは発災時に水道が停止する可能性が高い。

5）通信が麻痺した場合の対策

スタッフ全員に貸与している携帯電話及びタブレット端末を使用する（充電器及び携帯バッテリーも同時に貸与）
連絡方法は以下のいずれか又は複数の方法を取る
・通話
・ショートメール
・MCS
・LINE
・○○区防災アプリ
※なるべく職員全員が同時に情報共有が可能なMCSやLINEを優先的に使用するが、緊急時はその限りではない（最速の方法を選択する）

6）システムが停止した場合の対策

・データ保存：常時クラウドへのデータのバックアップ
・電力停止時等の対応：タブレット端末等は連絡手段を取る際の利用に留め、記録等は一時的に紙媒体を使用する

7）衛生面（トイレ等）の対策

（1）トイレ対策

・水を流すことが可能な場合は、備蓄している生活用水を使用してトイレに流す
・水を流すことが不可能な場合は、ビニール袋等を用いた簡易トイレを設置する

（2）汚物対策

新聞紙があれば包んだ上でビニール袋等にて密閉する。可能であればさらに密閉可能なバケツ等の容器に入れ廃棄可能となるまで保管する。

8）必要品の備蓄

※定期的にリストの見直しを実施する。
※メンテナンス担当者を決め、定期的に買い替えるなどのメンテナンスを実施する。

【飲料・食品】

品名	数量	消費期限	保管場所	メンテナンス担当
飲料水	○	○年○月	倉庫	○○
長期保存パン	○	○年○月	倉庫	○○
…				

【医薬品・衛生用品・日用品】

品名	数量	消費期限	保管場所	メンテナンス担当
軟膏　○○	○	○年○月	引き出し○	○○
貼付　○○	○	○年○月	…	
包帯　○○	○	—	…	
新聞紙	○	—	倉庫	
おむつ	○	—	…	
ディスポーザブル手袋	○	○年○月	…	
サージカルマスク	○	○年○月	…	
…				

【備品】

品名	数量	保管場所	メンテナンス担当
予備充電器			
ライト			
記録用紙			
…			
…			

9）資金手当て等

・火災保険（○○保険会社）：火災、水害補償等
・震災保険（○○保険会社）：震災補償等
・○○保険（○○保険会社）：○○補償等
・　…

※地震保険の保険契約については地域によって制限がある

3．緊急時の対応

1）BCP 発動基準

【地震による発動基準】
訪問エリア内で震度６強以上の地震発生時に発動する。

【水害による発動基準】
訪問エリア内が警戒レベル３相当（高齢者等避難を発令する目安）となった時点で発動する。

管理者不在時の代替者

管理者	代替者①	代替者②
○○　○○	副所長：○○　○○	主任：○○　○○

第2章

2）行動基準（発災時の個人の行動基準）

第一行動：個人及び家族の安全を確保する
第二行動：周囲の人々（利用者等）の安全を確保する
第三行動：安否確認報告をする
第四行動：被害情報の収集と連絡をする
第五行動：自宅待機又は避難所待機・可能であれば速やかに職場復帰するよう準備する

3）対応体制

平時から利用者をチーム制（A～C）で担当し、発災時はチームで対応する。
もし、チームスタッフの欠員にばらつきがある場合は、管理者指示にてチーム編成を変更する。その際は副所長及び主任が対応する。
（チームリーダー）
チーム A：○○　○○
チーム B：○○　○○
チーム C：○○　○○
（災害対応時の組織図）

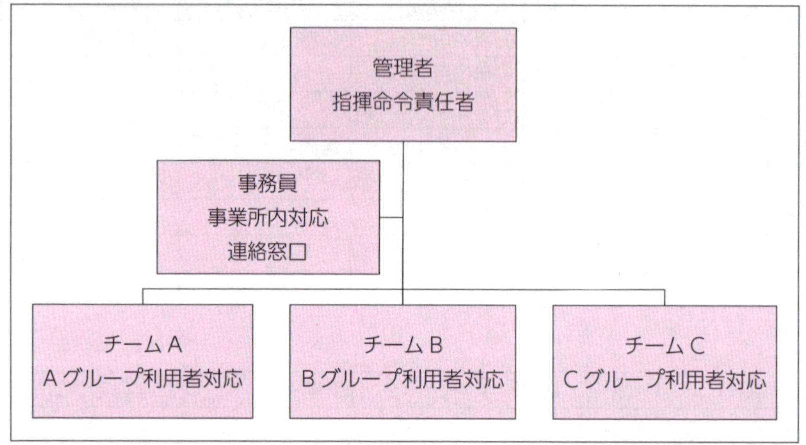

4）対応拠点（緊急時対応体制の拠点となる候補場所）

第 1 候補場所	第 2 候補場所	第 3 候補場所
事業所	第一避難所（A 学校）	第二避難所（B センター）

5）安否確認

（1）利用者の安否確認

【安否確認ルール】
・各チームの利用者情報は、各スタッフからチームリーダーに報告する。チームリーダーが機能できない場合は直接管理者に報告する。
・チームリーダーは、各チームのスタッフ及び利用者の情報を集約して管理者に報告する。
・すべての情報は管理者に集約されるものとするが、発災直後の混乱を想定し、なるべく他のスタッフも確認できる方法を取る。なお、管理者自身が被災し対応が難しい場合は別途定めた通りの代替者が対応する。
（訪問中に被災した場合）
・スタッフから安否確認情報を LINE や MCS 等、なるべく同時に全スタッフに伝わる方法で速やかに連絡する。
（訪問以外の時間に被災した場合）
・本人及び家族による連絡が可能な利用者については、予め伝えている利用者用緊急用アドレス（○○○○）に連絡してもらう。
・利用者用緊急用アドレスへの連絡ができない場合は、各チームリーダーによる電話確認をする。但し、チームリーダー自身の安全確保が優先される。
・安否情報が 2 時間以内に確認できない場合、人工呼吸器等医療機器を使用している利用者や独居の利用者等、被災による影響が大きいことが疑われる利用者（優先順位は別途作成）から直接訪問し確認する。ただし、スタッフの安全確保が優先される。

・訪問による確認は、各チームリーダーがチーム内で手分けして担当者を定めて対応する。但し、スタッフ自身の安全確保が優先される。

【医療機関への搬送方法】
・安否確認の上、緊急搬送が必要になった場合は、可能であれば主治医に連絡の上対応する。
・搬送までの間に必要な応急手当を行う。

（2）職員の安否確認

【安否確認ルール】
・各チームのスタッフの情報は、チームリーダーに報告する。チームリーダーが機能できない場合は直接管理者に報告する。
・チームリーダーは、各チームのスタッフの情報を集約して管理者に報告する。
・すべての情報は管理者に集約されるものとするが、発災直後の混乱を想定し、なるべく他のスタッフも確認できる方法を取る。なお、管理者自身が被災し対応が難しい場合は別途定めた通りの代替者が対応する。
【業務中】
（事業所）
・お互いの安否確認後、LINE や MCS 等、なるべく同時に全スタッフに伝わる方法で速やかに連絡する。
（訪問先）
・スタッフ、利用者の安否確認情報を LINE や MCS 等、なるべく同時に全スタッフに伝わる方法で速やかに連絡する。

【自宅等】
・自身と家族の安否確認情報を LINE や MCS 等、各チームリーダーに報告の上管理者に集約される手順となるものの、発災直後の混乱を想定し、なるべく同時に全スタッフに伝わる方法で速やかに連絡する。

6）職員の参集基準

発災時は、スタッフ各自が先述の「行動基準」に従い参集可否を判断すること。
なお、事業所が定める、参集しなくてもよい場合の例を以下に示す。
（参集しなくてもよい場合の例）
・自身が被災した
・家族が被災した
・自宅が被災した
・自宅からの通勤経路が遮断された（事業所及び利用者宅への経路も含む）
・その他特段の事情による場合
※個人での判断が難しい場合は管理者（またはその代替者）に相談の上判断すること。

7）施設内外での避難場所・避難方法

【事業所】

	第 1 避難場所	第 2 避難場所	垂直避難
避難場所	A 学校	B センター	事業所ビル 5 階以上
避難方法	徒歩	徒歩	階段使用

【利用者宅】

	第 1 避難場所	第 2 避難場所
避難場所	利用者毎に確認	利用者宅に確認
避難方法	利用者毎に予め決めておく	利用者毎に予め決めておく

【移動中】

	避難詳細
避難場所	最も近い避難所または高台や近隣ビルの上階
避難方法	・車からは速やかに下車する。路肩に寄せ停車し、鍵はそのままにしておく ・自転車は可能な限り使用するが、垂直避難の必要がある時は速やかに下車する

第2章

8）重要業務の継続

<優先する事業>
1. 訪問看護・リハビリテーション
2. ケアマネジメント（災害対応のためのサービス体制整備）

<上記優先する事業を継続するために必要な業務>
1）連絡通信手段の確保と情報共有
2）情報に基づいた訪問優先順位の決定（トリアージ）
3）訪問スタッフの決定
4）訪問に必要な物品及び移動手段の確保
5）訪問時の臨時対応や計画変更（必要時）
※利用者の避難先への訪問の可能性あり。

9）職員の管理

（1）休憩・宿泊場所（震災発生後、職員が長期間帰宅できない状況を想定）;

休憩場所	宿泊場所
更衣室	業務室（2人分）
業務室	会議室（3人分）
	面談室（3人分）
…	

（2）勤務シフト

※災害発生後、職員が長期間帰宅できず、長時間勤務となる可能性がある。参集可能な職員の人数により、なるべく職員の体調および負担の軽減に配慮して勤務体制を組む。
【災害時の勤務シフト原則】
・通常の営業時間を勤務時間とする。
・災害時は緊急コールが増える可能性があり、また平時と異なり、より一層緊張感が高まることが予想されることから、緊急電話当番は1日交代とする。
・利用者の被災状況により、夜間の予定訪問等の必要性が生じた場合は、担当スタッフはシフト勤務として、翌日は休暇の体制とする（緊急電話当番を兼ねることが望ましい）。
・緊急電話当番については、出勤（参集）可能なスタッフで対応する。

10）復旧対応

（1）事業所の破損個所の確認

<建物・設備の被害点検シート例>
※破損箇所は写真を撮り記録しておく。

対象		状況（いずれかに○）	対応事項/特記事項
建物・設備	躯体被害	重大/軽微/問題なし	
	エレベーター	利用可能/利用不可	
	電気	通電　/　不通	
	水道	利用可能/利用不可	
	電話	通話可能/通話不可	
	インターネット	利用可能/利用不可	
	・・・		
建物・設備（フロア単位）	ガラス	破損・飛散/破損なし	
	キャビネット	転倒あり/転倒なし	
	天井	落下あり/被害なし	
	床面	破損あり/被害なし	
	壁面	破損あり/被害なし	
	照明	破損・落下あり/被害なし	
	・・・		

(2) 業者連絡先一覧の整備

円滑に復旧作業を依頼できるよう各種業者連絡先一覧を準備しておく。

業者名	連絡先・方法	業務内容
○○医療機器（株）		
○○衛生（株）		
○○清掃		
…		

(3) 情報発信（関係機関、地域、マスコミ等への説明・公表・取材対応）

・利用者及びスタッフの安全確保と業務継続が優先される。
・取材の求めがあった場合は、管理者が可否を判断する。
・取材対応等は管理者が対応する。
・公表される情報については、利用者及びスタッフの個人に関わる内容は含めない。

4. 他施設との連携

1）連携体制の構築

(1) 連携先との協議

連携先と連携内容を協議中であれば、それら協議内容や今後の計画などを記載する。

(連携協議記録例)
・連携先の事業所名、業種、所在地等
・協議の経緯
・決定している事項
・検討事項、課題
・今後の連携協議のスケジュール

(2) 連携協定書の締結

地域との連携に関する協議が整えば、その証として連携協定書を締結し、写しを添付する。

(連携協定書の記載項目例)
・連携目的
・利用者の相互受入れ体制とその手続き（指示書交付や契約等）方法
・人的支援体制
・物的支援体制
・費用負担　等

(3) 地域のネットワーク等の構築・参画

施設・事業所の倒壊や多数の職員の被災等、単独での事業継続が困難な事態を想定して、施設・事業所を取り巻く関係各位と協力関係を日ごろから構築しておく。地域で相互に支援しあうネットワークが構築されている場合はそれらに加入することを検討する。

【連携関係のある施設等】

施設・法人名	連絡先・方法	連携内容
○○看護協会		
○○訪問看護ステーション連絡協議会		
○○居宅介護支援事業所		
○○ヘルパー事業所		
…		

【連携関係のある医療機関（協力医療機関等）】

医療機関名	連絡先・方法	連携内容
○○クリニック		
○○病院		
○○医師会		
…		

第2章

【連携関係のある社協・行政・自治会等】

名称	連絡先・方法	連携内容
○○社協		
○○区自治会		
○○介護保険課		
○○保健所		
…		

2）連携対応

（1）事前準備

連携協定に基づき、被災時に相互に連携し支援しあえるように検討した事項や今後準備すべき事項などを記載する。

(連携準備記載項目例)
・被災時の連絡先、連絡方法
・備蓄状況
・職員派遣方法
・利用者相互受入れ方法とその手続き（指示書交付や契約等）方法

（2）利用者情報の整理

避難先施設でも適切なケアを受けることができるよう、最低限必要な利用者情報を「利用者カード」などに、あらかじめまとめておく。

最低でも以下の情報を、共有できるよう整備しておく。クラウド上にデータのバックアップする等、被災時でも確認可能な状態を維持しておく。
(連携に必要な利用者情報)
・指示書
・計画書
・報告書
・記録用紙Ⅰ（フェイスシート）
・直近の看護記録

（3）共同訓練

連携先と共同で行う訓練概要について記載する。

・地域の災害マニュアルを参考に共同訓練を実施する。
【震災訓練】
1．方針
　○○直下型地震を想定し、発災直後の対応及びその後１週間の行動等について確認し、連携事業所間で共通認識の上震災に備える。
2．訓練実施時期
　年１回（3月11日前後）
　※年間計画立案時に管理者が日にちを決定する
3．訓練概要
1）実施場所
　各事務所内及び避難所
2）参加者
　各事業所管理者及びスタッフ代表者１名
3）方法
　・避難所及び避難所経路確認
　・スタッフ及び利用者の情報共有方法確認
　・備品確認
　・地域の震災発生時マニュアルの読み合わせ

【水害訓練】
1．方針
　近隣を流れる○○川氾濫を想定し、氾濫直後の対応及びその後１週間の行動等について確認し、連携事業所間で共通認識の上災害に備える。
2．訓練実施時期
　震災訓練と共に実施

3. 訓練概要
1）実施場所
各事務所内及び避難所
2）参加者
各事業所管理者及びスタッフ代表者１名
3）方法
・避難所及び避難所経路確認
・スタッフ及び利用者の情報共有方法確認
・備品確認
・地域のハザードマップ及び水害発生時マニュアルの読み合わせ

5. 地域との連携

被災時の職員の派遣（災害福祉支援ネットワークへの参画や災害派遣福祉チームへの職員登録）

・事業所内のスタッフ及び利用者の安全確保及び業務継続が優先される。
・事業所内の業務継続が通常化した後、可能な範囲で避難所等における住民の健康管理への協力を検討する。
・平時から、公的機関（行政等）と必要性等を検討する。

6. 注意事項

【平時からの対応】
・利用者及びスタッフの緊急連絡方法は複数の連絡先と連絡手段を確保しておく。
・居宅介護支援事業所やヘルパー事業所等と、利用者の安否確認方法を検討しておく。
・利用者の避難先への訪問によるサービス提供の可能性があるため、行政に確認しておく。
・避難訓練時等に、利用者へ訪問トリアージに関する相談をしておく。
・災害発生時の対応について、平時から利用者に紙面等で説明しておく。

【災害が予想される場合の対応】
・台風等、事前に災害が予想される場合は、利用者及び関係機関に予めサービス調整を相談し対策を決めておく。
・予測可能な範囲で、利用者への影響が最小限となるようスケジュールの日程調整等を行う。

【災害発生時の対応】
・情報の集約と共有の管理により、スタッフ及び関係機関が現状を把握できるよう努める。
・主治医や居宅介護支援事業所との情報共有を密に行う。
・居宅介護支援事業所や行政等との連携の上、必要時は利用者避難先でのサービス提供を行う。

(参考)
・東京都「大規模地震災害発生時における医療機関の事業継続計画（BCP）策定ガイドライン」https://www.fukushihoken.metro.tokyo.lg.jp/iryo/kyuukyuu/saigai/zigyoukeizokukeikaku.files/honbun.pdf
・厚生労働省「介護施設・事業所における業務継続計画（BCP）作成支援に関する研修」https://www.mhlw.go.jp/stf/seisakunitsuite/bunya/hukushi_kaigo/kaigo_koureisha/douga_00002.html
・厚生労働省「介護施設・事業所における新型コロナウイルス感染症発生時の業務継続ガイドライン」https://www.mhlw.go.jp/content/12300000/000749533.pdf
・厚生労働省「介護施設・事業所における自然災害発生時の業務継続ガイドライン」https://www.mhlw.go.jp/content/000749543.pdf
・厚生労働省「介護事業所等向けの新型コロナウイルス感染症対策等まとめページ」https://www.mhlw.go.jp/stf/seisakunitsuite/bunya/hukushi_kaigo/kaigo_koureisha/taisakumatome_13635.html

引用文献

1）指定居宅サービス等の事業の人員、設備及び運営に関する基準等の一部を改正する省令 第30条の２（業務継続計画の策定等）および第74条（準用）（2021〔令和３〕年１月25日厚生労働省令第九号） https://www.mhlw.go.jp/content/12404000/000753779.pdf

第2章

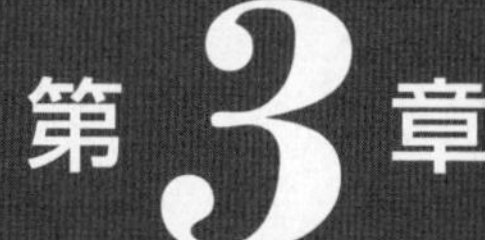

第3章

訪問看護ステーションの安定した経営を行うために

1　訪問看護ステーション経営の基礎知識

2　収支予測と安定経営の実現

3　経理の基礎知識

4　税金の基礎知識

5　訪問看護に関連する介護報酬と診療報酬および公費負担医療制度

6　訪問看護ステーションの請求事務

1 訪問看護ステーション経営の基礎知識

1 経営者としてこれだけは知っておきたいこと

1　経営者として最も重要な役割

法人を設立し、開設手続きが完了するといよいよ訪問看護ステーションを開設することとなります。本項では訪問看護ステーションの経営者を以下のように想定します。それは、株式会社で設立した「株主」と役員（経営者）である「代表取締役」と訪問看護ステーションの「管理者」がすべて同一人物であるケース（一人で始めるケース）です。

ここで少し考えていただきたいのは、このような経営者にとって最も重要であり価値の高い業務は何かということです。訪問看護ステーションのスタッフとして勤務していた頃は訪問看護に行くことが最も重要な業務だったと思います。また管理者として勤務していた時は上記に併せてさまざまな運営管理を行っていたと思います。

しかし、どんなに訪問看護業務に精通していたとしても訪問看護ステーションの経営者になるまでに経験していなかった業務が1つだけあります。それが「経営意思決定業務」です。

これは端的にいえば、経営者として経営に関する最終決定をするということです。皆さんはこれまでの経験の中でさまざまな判断をしてきたと思います。しかし経営に関して最終的に判断をしていたのは必ず経営者でした。これは経営者だけに与えられた責任と権限といえます。

この点を意識することは経営者となるうえで最も重要です。もちろんスタッフから運営に関する提言があったり、顧問税理士から経営に関するアドバイスを得られたりすることもあるかと思います。しかし最終決定はやはり経営者自身が行う必要があり、その責任は経営者が背負うこととなります。

つまり経営者にとって最も重要であり価値の高い業務とは経営に関して最終的な判断を下す「経営意思決定業務」といえます。もっとも、それだけの強力な権限と責任があるからこそ、自分が理想とする訪問看護ステーションを実現することができるともいえます。

2　経営者にとって最大の責務は訪問看護ステーションを存続させること

訪問看護ステーションを運営していくうえで経営者として最も果たすべき（果たし続けるべき）責任とは何でしょう？

・利用者への質の高い訪問看護の提供
・スタッフへの満足いく職場環境の提供と給与の支払
・訪問看護事業を通じた地域への貢献

以上のことは大変重要な視点ではありますが、これらはすべて訪問看護ステーションが存続していることが前提となります。したがって、最も根幹にある経営者の責任は「訪問看護ステーション（法人）を継続させること」つまり倒産させないことです。当たり前と思うかもしれませんが、これは大変重要なことですので常に意識しておいていただきたいと思います。

経営用語の１つに「継続企業の前提（ゴーイングコンサーン）」という言葉があります。これは、法人経営は永遠に続く前提に立っているという意味です。翻って訪問看護ステーションの開設許可要件の１つは「法人であること」です。つまり、訪問看護ステーションは「ずっと続けていく前提の事業」であることを社会から期待されている事業であるといえます。

実際、訪問看護ステーションを運営していく中では利用者はもちろんのこと、従業員およびその家族の生活や取引先との関係もあり、仮に事業を廃止または休止した場合、周囲に与える影響は決して少ないものではありません。そのため、繰り返しになりますが、法人経営において最も重要なことは「事業を続けること」だといえます。

2　経営理念の重要性

経営者にとって最も重要な仕事は「経営意思決定業務」であり、法人経営においては事業存続が大前提にあることに触れました。しかしこれらは重要ではあるものの、あくまで法人経営全体の共通項にすぎません。私たち一人ひとりにとっての訪問看護ステーションの使命や理想はもっと個別性の高いものであり、ただ事業を存続させることのみが目的ではないと思います。訪問看護ステーションの開設を検討する場合の多くは、きっと希望に満ちた理想をもち、それを訪問看護事業を通じて実現したいと考えているのではないでしょうか。

このような事業を通じて実現したい理想について具体化した言葉を「経営理念」といい、それは法人経営において極めて重要な位置づけといえます。また、最近では「クレド」（ラテン語で「志」「信条」といった意味）として掲げる会社もあります。

この経営理念については「抽象的でよくわからない」「必要だとは思うが、どのように決めたらよいかわからない」という声も多く聞かれます。そのため、本項では経営理念の重要性と策定のヒントについて解説します。

1　経営理念が必要な理由─どのような想いで訪問看護事業を行うのか

病院での勤務経験などを振り返ってみるとイメージしやすいと思いますが、ほとんどの病院には経営理念（病院理念）があり、時々病院の理念と経営理念は違うのではないかという質問を受けることがあります。病院も収益を上げ、利益を得られなければ倒産してしまいます。そのため、経営活動をしているという点では共通しており、病院の理念も経営理念と同一といえるでしょう。

多くの場合はスタッフとして勤務していた病院等で法人の理念を唱和した経験があるかと思います。あるいは冒頭に理念が掲載されている「職員心得」のような小冊子を配布されたことがあるかもしれません。筆者の以前の勤務先では全職員が月曜日の朝礼で経営理念を唱和するのが恒例で、今でも暗記しているほどです。ここで少し考えてほしいのですが、このように経営理念を掲げ、それを浸透させる意味や効果はどこにあるのでしょうか。

経営理念とは、事業を通じて何をしたいかという“想い”（存在意義）であり、それがなければ経営者自身が何のために事業を行っているのかという目的を見失ってしまう可能性があります。また一緒に働くスタッフは法人（経営者自身）の考え・価値観などを共有できず、さらに利用者やその家族・外部業者などは訪問看護事業を通じて何をしたいのかという自法人の目的や地域における存在意義を理解してもらえない結果となってしまうかもしれません。

経営理念を掲げることによって、訪問看護事業を通じて何を実現したいのか、このステーションは何を大切にしているのか、利用者にどのような看護を提供したいのかという“想い”や価値観をスタッフと共有し、同時に利用者や地域へアピールすることもでき、経営において一本の大きな柱ができるのです。このように、自ステーションに経営理念を掲げることは内外へ向けて重要なことといえます。

2　経営理念の作り方

経営理念とは事業への想いであるため、具体的な作成手順があるわけではありません。経営者自身が「経営理念は○○」と掲げればそれが経営理念となります。ただし、いきなり自分の想いを経営理念として掲げるといっても、ピンと来ない人も多いでしょう。そのため、ここでは3つのステップで経営理念を作成する方法を紹介します。

1）まずは他の訪問看護ステーションの経営理念を参考にする

インターネットが普及した現代においては、多くの訪問看護ステーションがホームページに経営理念を掲げています。そのため、いくつかの訪問看護ステーションのホームページを観れば、それぞれのステーションがどのような経営理念に基づいて訪問看護を提供しているのかがよくわかります。実際に訪問看護ステーションの経営理念を参考にイメージを膨らませましょう。

2）実際に紙に書き出す

他の訪問看護ステーションの例等を参考にイメージを膨らませたところで、次は実際に経営理念を紙に書き出してみましょう。図3-1-1のように簡単なテーマを挙げて余白を多く取り自由に書きましょう。

ここでは経営理念について3つの視点をヒントに書き出す方法を紹介します。3つの視点とは「自分の夢」「仲間と共有したい価値観」「利用者・社会に向けたメッセージ」です。

「自分の夢」とは、これまでとこれからの自分の想いです。具体的には、自分はなぜ訪問看護ステーションを経営しているのか、誰にどんなふうに喜んでもらいたいのか、訪問看護ステーション開設のいきさつ、これまでの経営を通じて嬉しかったこと、10年後の目標など経営に関する自分の想いを書き出してみるとよいでしょう。

次に「仲間と共有したい価値観」についてですが、先の自分の想いを胸に秘めているだけでは誰にも伝わりません。経営を通じてこの想いを実現していくためには、スタッフ一人ひとりとこの価値観を共有する必要があります。そのため、経営理念として掲げることでスタッフと価値観を共有し、また日々の業務に浸透させ、法人全体の価値観として醸成していく必要があります。そのため、スタッフにこれだけは伝えたい「自分が大切にしていること」

自分の夢

- ステーション開設理由
- どのような訪問看護を提供したいのか
- 訪問看護を通じて最も嬉しかったこと
- 10 年後の目標
- その他、自由記述

仲間と共有したい価値観

- これだけは伝えたいという価値観
- 仲間になってほしい人物像
- チームワークの重要性を感じた出来事　など

利用者・社会に向けたメッセージ

- 利用者・地域に伝えたいステーションの特徴やケアの姿勢
- 事業を通じて実現したい社会貢献　など

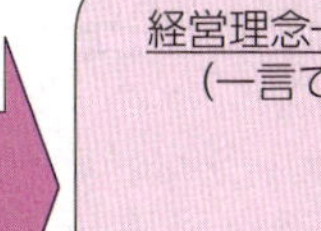

経営理念―実現したい想い・柱となる考え・存在意義など―
（一言でも、いくつかの箇条書きでも、自由に表現する）

図 3-1-1　経営理念作成シート

などをイメージするとよいでしょう。

最後に「利用者・社会へのメッセージ」ですが、経営理念とは“事業への想い”であるため、事業の対象者である利用者や貢献したいと考えている地域社会など外部へ自分たちの考えを明示する機会となります。

利用者やその家族をはじめ、訪問看護ステーションに関わる多くの人たちは皆さんの訪問看護ステーションのwebサイトを見るでしょう。その時にもし何の理念も感じられないようであれば、いったいどのような想いで看護をしたいのか、訪問看護ステーションとしての“姿勢”がわからずに戸惑ったり、中には申し込みを躊躇してしまったりするかもしれません。そのため、利用者・社会に対しては接する時に心がけていることなどを経営理念に込めるとよいでしょう。

3）経営理念は掲げる前にいったん落ち着いて再確認してみる

実際に経営理念が決まったら、スタッフや親しい人へ意見を聞いてみるのも効果的です。経営理念は経営者が自由に決めてよいものである一方、共感が全く得られない、そもそも伝わらない、といったものだと意味がありません。また、少し時間を置くことで冷静に考えることもできます。

経営理念とは経営の柱であり、そのためあまり頻繁に変えることは好ましくありません。経営理念として掲げる前に、いったん落ち着いて再確認してみましょう。

3　経営理念をステーション内で共有し外部へ向けて発信しよう

経営理念はただ作っただけでは意味がありません。それをスタッフと共有し組織に浸透させる必要があります。そのためには定期的に唱和する、目につく場所に掲げるなど、触れる機会を増やすことが大切です。また、具体的な行動指針や行動目標に落とし込んでいくことも大切です。そして外部へのアピールも積極的に行いましょう。利用者や地域社会に向け、ホームページやパンフレットなど、接点となる場所に積極的に掲載しましょう。それらの活動により、自ステーションが何をしたいのか、どんな想いで日々看護を提供しているのかという姿勢をアピールすることができます。

＊

訪問看護ステーションを運営している皆さんには、たくさんの夢や想いがあると思います。その想いを経営理念に込め、ぜひ実現に向けて取り組んでいきましょう。

3　経営戦略と SWOT 分析

前項では経営理念とは、端的にいえば事業への想いを明らかにしたものであると述べましたが、本項では経営理念の実現に向けて具体的にとるべき行動を明らかにする方法について解説します。

経営理念や経営目標を達成するために具体的な行動計画等に落とし込むことを経営戦略といいます。ここでは経営戦略を立案する方法として、SWOT 分析、クロス分析を取り上げます。

SWOT 分析とは Strength（強み）、Weakness（弱み）、Opportunity（機会）、Threat（脅威）の頭文字をとったもので、さらに後述のクロス分析を実施することで、事業等における現状分析や将来の事業構想に役立つフレームワーク（枠組み・構造）として活用される経営分析手法です。SWOT 分析の優れているところはフレームワークがシンプルなため理解しやすく、かつその結果は視覚的にわかりやすいという点です。

1　SWOT 分析は手軽にできる現状分析

SWOT 分析の手法としては、まず自ステーションの経営環境を内部環境と外部環境に区分して考えます。そして内部環境としての強み・弱み、外部環境としての機会・脅威をそれぞれ抽出します。さらにその結果を元にクロス分析をすることで、経営戦略へのヒントを探ります。

実際に書き出す時はマトリクス（行列）に書くことでその後の分析に活用しやすくなります（表 3-1-1）。また、大きめの用紙に内容を記入した付箋などを貼っていく方法などは複数名が参加する場合などに活用しやすいという特徴があります。

内部環境と外部環境の違いについてですが、内部環境とは自社の特徴としての強み・弱みを意味しており、限られた経営資源を現状でどのように強みとして活用しているか、あるいはどのような課題が弱みとしてあるかを示します。一方で、外部環境とは業界動向や利用者のニーズなど訪問看護ステーションを取り巻く全般的な環境を意味します。このうち、自社

表 3-1-1 訪問看護ステーションにおける SWOT の枠組み

内部環境要因：自ステーションの経営資源を分析	外部環境要因：自ステーションで現状ではコントロールが不可能

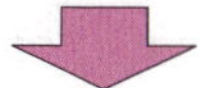

自ステーションの強み	機会（チャンス）
自ステーションの弱み	脅威（訪問看護市場のリスク要因）

にとって事業創出などの機会となるものと経営上の脅威（市場のリスク）となるものに分類します。

実際に書き出す順番としては、内部環境から始めることをおすすめします。なぜなら、経営上自ステーションの強みや弱みは日々の業務の中で感じていることが中心となるため、身近で書き出しやすく、それらを書き終えた後に外部環境について書き出すという方法だとスムーズにできることが多いでしょう。

もっともSWOT分析については明確な正解・不正解というものはありません。そのため、あくまで参考として、表 3-1-2 のような分析例のイメージを示しましたが、自ステーションの特徴を存分に活かしたSWOT分析をしましょう。

2 SWOT 分析とあわせてクロス分析をしよう

クロス分析とは、SWOT分析の結果抽出された「強み」「弱み」「機会」「脅威」を掛け合わせることで、経営課題や理念、目標達成のための取り組みを見える化するフレームワークです。

内容としては①「強み×機会」によって強みと機会を生かして積極的に攻めていく戦略、②「強み×脅威」によって強みを生かして脅威を機会に転換するあるいは差別化を図る戦略、③「弱み×機会」によって弱みからチャンスを逃さない機会損失を防ぐ取り組み、④「強み×脅威」によって弱みを強化することで脅威から回避する危機回避の取り組みの4つに分類されます。

表 3-1-2　訪問看護ステーションにおける SWOT 分析例

内部環境要因：自ステーションの経営資源を分析	外部環境要因：自ステーションで現状ではコントロールが不可能
	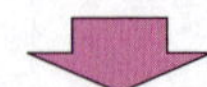
自ステーションの強み	機会（チャンス）
居宅介護支援事業所を併設しているため、幅広いニーズへ対応可能	要介護者・認知症高齢者の増加による訪問看護の需要増大
看護師・セラピスト・ケアマネジャー間の連携がよい	一人暮らしの高齢者世帯が増加する一方、高齢者の集まれる場所が近隣にない
ベテランスタッフが多く幅広い疾患へ対応可能（小児・精神等）	IT 技術進展による利便性の拡大
管理者が訪問看護認定看護師であり、専門性が高い	国の施策による在宅医療・介護の推進（ターミナル・精神疾患等）
在宅医療に積極的な医師と連携している	地域に専門特化型のステーションがない
株式会社であるため、機動的な意思決定ができる	地域最大の病院併設ステーションが消極的（自院の患者を中心に活動）
24 時間対応が可能（24 時間対応体制加算の届出）	看護師と看護補助者との複数名訪問加算の新設（介護報酬改定）
ここ数年は黒字経営となっている	医療ケアが日常的に必要な小児の増加
医療保険利用者・重度介護者の増加により増収傾向にある	入院患者の平均在院日数は短縮傾向
管理者のリーダーシップが強く、スタッフ・利用者からの信頼が厚い	自宅での看取りに対する国民意識の高まり
看護師が主体的に働ける環境	マイナス金利の影響による銀行等の低金利融資
自ステーションの弱み	脅威（訪問看護市場のリスク要因）
慢性的な人材不足（求人をかけてもなかなか看護師が集まらない）	社会保障と税の一体改革等による社会保障費の抑制策
インターネットでの情報発信ができていない（管理者が苦手）	人口減少時代の到来（働き手の減少・過疎化の進展）
地域住民等への訪問看護ステーションのアピールができていない	近隣エリアで訪問看護ステーションが増加
求人は紹介会社頼み（高額な紹介手数料）	看護師等専門職の人材不足による人件費の高騰（紹介料含む）
管理者の訪問業務が多くマネジメント業務まで十分手が回っていない	軽度な利用者（予防含む）への報酬減
少数精鋭のため、個人に負担がかかりやすくモチベーション低下となるおそれ	訪問看護ステーションからのリハビリ提供に対する報酬減
経費削減のため、経理処理・給与計算を管理者が行っている	近隣エリアでのデイサービス等の他業種の増加
職員を採用してもすぐに利用者数は増えない（人件費の先行投資）	在宅でも高度な医療を求められることへのリスク増加
管理者が多忙なため、スタッフと個別に面談する機会がとれない	入院等により報酬が継続しないリスク
研修などスキルアップのための時間が確保できていない	訪問看護についての社会の認知が不足
難しい処置等を必要とする利用者が増加しており、スタッフが疲弊	核家族化による在宅での家族側の担い手が減少（高齢化）

3 クロス分析の実践例

前述のSWOT分析の結果からクロス分析を実施したのが表3-1-3になります。

ここでは表3-1-2のステーションを例に、クロス分析の考え方とそこから導かれた戦略についていくつか取り上げたいと思いますが、ぜひこれらの要素をクロスさせることでどのような経営戦略が考えられるかについて、皆さんも想像しながら読み進めてみてください。

1）【強み×機会】についての経営戦略―強みを伸ばして機会をものにする

この枠組みでは強みと機会を生かして積極的に攻めていく戦略について考えていきます。このステーションでは居宅介護支援事業所を併設していることもあり、法人内で多職種連携(看護師・セラピスト・ケアマネジャー)が充実していることが挙げられます。一方で機会としては一人暮らしの高齢者世帯の増加や看取り需要の増加等、全体として訪問看護の需要が伸び続けることが予測されます。

そのような観点からより積極的な事業展開として機能強化型訪問看護ステーションの届出や地域需要を見込んだ看護小規模多機能型居宅介護の展開等といった戦略が浮かびます。

2）【強み×脅威】についての経営戦略―差別化戦略

この枠組みでは強みを生かして脅威に対抗する戦略について考えていきます。実際には差別化を図ることで脅威に打ち勝つ戦略をとることが多くなります。

医療・介護業界全体の脅威としては、やはり慢性的な人材不足が挙げられます。これに対しては、訪問看護ステーションの強みを生かした採用戦略が奏功することがあります。

例えば看護師が主体的に働ける環境が整っていることや管理者が認定看護師であるため、将来認定看護師を目指している看護師にとってはよい経験の場となることなど採用後の働く環境について強みをアピールすると効果的でしょう。

3）【弱み×機会】についての経営戦略―弱みの克服

この枠組みにおいては弱みを克服して機会を生かす（チャンスをものにする）という戦略について考えていきます。

このステーションにおいては、管理者の苦手意識から地域や利用者、求職者等への情報発信が不足しているようです。ホームページやSNSによる情報発信は多額の費用をかけずに行うことも可能です。負担にならない範囲で活用する方法を検討する必要があるといえるでしょう。

4）【弱み×脅威】についての経営戦略―危機回避・撤退

小規模な訪問看護ステーションにとって、スタッフ数が少人数であることは経営上の弱みであり、スタッフの退職は脅威といえます。このような危機を回避するためには、現在のスタッフへの待遇を充実することと新たなスタッフを採用するという2点が考えられます。前者については研修時間や有給休暇の確保、重度利用者への複数名対応など、また後者については柔軟な働き方に対応できるような勤務体系の変更や採用枠の拡大などがそれぞれ考えられます。

表 3-1-3　SWOT 分析をもとにしたクロス分析例

<table>
<tr><td colspan="2"></td><th colspan="2">機会（チャンス）（O）</th><th colspan="2">脅威（いかにこれから市場が悪くなるか）（T）</th></tr>
<tr><td colspan="2"></td><td>1</td><td>要介護者・認知症高齢者の増加見込（2025 年問題等）</td><td>1</td><td>社会保障と税の一体改革による社会保障費の抑制</td></tr>
<tr><td colspan="2"></td><td>2</td><td>一人暮らしの高齢者世帯が増加する一方、高齢者の集まれる場所が近隣にない</td><td>2</td><td>消費税増税に伴う損税負担の増大</td></tr>
<tr><td colspan="2"></td><td>3</td><td>急速な IT 技術進展による利便性の拡大</td><td>3</td><td>人口減少時代の到来（働き手の減少・過疎化の進展）</td></tr>
<tr><td colspan="2"></td><td>4</td><td>国の施策による在宅医療・介護の推進（地域包括ケアシステム）</td><td>4</td><td>診療報酬・介護報酬は価格の自由度がない</td></tr>
<tr><td colspan="2"></td><td>5</td><td>地域に専門特化型のステーションがない</td><td>5</td><td>近隣エリアで訪問看護ステーションが増加</td></tr>
<tr><td colspan="2"></td><td>6</td><td>地域最大の病院併設ステーションが消極的（自院の患者を中心に活動）</td><td>6</td><td>看護師等専門職の人材不足による人件費の高騰（紹介料含む）</td></tr>
<tr><td colspan="2"></td><td>7</td><td>看護師と看護補助者との複数名訪問加算の新設（介護報酬改定）</td><td>7</td><td>軽度な利用者（予防含む）への報酬減</td></tr>
<tr><td colspan="2"></td><td>8</td><td>利用者からのリハビリ需要の増加</td><td>8</td><td>訪問看護ステーションからのリハビリ提供に対する報酬減</td></tr>
<tr><td colspan="2"></td><td>9</td><td>医療ケア児の増加（医学の進歩）</td><td>9</td><td>近隣エリアでのデイサービス等の他業種の増加</td></tr>
<tr><td colspan="2"></td><td>10</td><td>入院患者の平均在院日数は短縮傾向</td><td>10</td><td>在宅でも高度な医療を求められることへのリスク増加</td></tr>
<tr><td colspan="2"></td><td>11</td><td>自宅での看取りに対する国民意識の高まり</td><td>11</td><td>入院等により報酬が継続しないリスク</td></tr>
<tr><td colspan="2"></td><td>12</td><td>訪問看護の利用者は増え続けている</td><td>12</td><td>訪問看護についての社会の認知が不足</td></tr>
<tr><td colspan="2"></td><td>13</td><td>マイナス金利の影響による銀行融資の低金利</td><td>13</td><td>核家族化による在宅での家族側の担い手が減少（高齢化）</td></tr>
<tr><th colspan="2">強み（S）</th><th colspan="2">強みを生かして機会をものにする</th><th colspan="2">強みを生かして脅威を克服（差別化戦略）</th></tr>
<tr><td>1</td><td>居宅介護支援事業所を併設している（ケアマネジャー２名）</td><td colspan="2" rowspan="6">（S-1.2.10）多職種連携（看護師、セラピスト、ケアマネジャー）充実
（O-1.2.4.6.12）訪問看護の需要が今後も伸び続ける

⇒機能強化型訪問看護ステーションの届出を検討
⇒看護小規模多機能型居宅介護の展開を検討</td><td colspan="2" rowspan="6">（S-2.4.10.11）専門性が高く、働きやすい環境
（T-3.6）医療・介護業界における慢性的な人手不足

⇒訪問看護のキャリア形成が充実していることをアピール</td></tr>
<tr><td>2</td><td>看護師、セラピスト、ケアマネジャー間の連携がよい</td></tr>
<tr><td>3</td><td>ベテランスタッフが多く幅広い疾患へ対応可能（小児・精神等）</td></tr>
<tr><td>4</td><td>管理者が訪問看護認定看護師</td></tr>
<tr><td>5</td><td>在宅医療に積極的な医師と連携している</td></tr>
<tr><td>6</td><td>株式会社であるため、機動的な意思決定ができる</td></tr>
<tr><td>7</td><td>24 時間対応が可能（24 時間対応体制加算の届出をしている）</td><td colspan="2" rowspan="5">（S-6.8）黒字経営が続き、経営的に安定している
（O-13）

⇒融資交渉による金利引下げや低金利での新たな設備投資資金の調達</td><td colspan="2" rowspan="5">（S-2.3.4）専門性が高く幅広い疾患へ対応が可能
（T-5.9）近隣での訪問看護ステーションや介護事業所が開設

⇒小児（医療ケア児）やリハビリなどの強みに注力</td></tr>
<tr><td>8</td><td>ここ数年は黒字経営となっている</td></tr>
<tr><td>9</td><td>医療保険利用者・重度介護者の増加により利用者単価がアップ</td></tr>
<tr><td>10</td><td>管理者のリーダーシップが強く、スタッフ・利用者からの信頼が厚い</td></tr>
<tr><td>11</td><td>看護師が主体的に働ける環境</td></tr>
</table>

表 3-1-3　（つづき）

弱み（W）		弱みを克服して機会をものにする	危機回避のための業務改善あるいは撤退
1	慢性的な人材不足（新規案件を一部断っている状況）	（W-1.3.5.7.9）管理者が多忙であり、事務作業も多い、スタッフとの面談機会が少ない （O-3.7）事務処理の外注やインターネットバンキング等の流行、看護補助者の加算新設 ⇒外注等により事務作業を削減または軽減し、本来業務への時間を確保	（W-1.4.5.6.9.10）少数精鋭で一人ひとりのスタッフの負担が大きい （T-3.5.6）人材確保が今後ますます厳しくなる見通し ⇒研修等の待遇充実、新たな働き方の模索（多様な雇用形態等）
2	インターネットでの情報発信ができていない（管理者が苦手）		
3	地域住民等への訪問看護ステーションのアピールができていない		
4	求人は紹介会社頼み（高額な紹介手数料）		
5	管理者の訪問業務が多くマネジメント業務まで十分手が回っていない		
6	少数精鋭のため、個人に負担がかかりやすくモチベーション低下となるおそれ		
7	経費削減のため、経理処理・給与計算を管理者が行っている	（W-1.2.3.4.5）管理者がインターネットが苦手であり、情報発信ができていない （O-3.4.8.9.11）インターネットの情報収集が増えているため、ある程度の情報発信は訪問看護ステーションとして必要と考えられる ⇒ホームページを作成、可能であれば定期的な情報発信を行う	（W-1.5.6）人材不足等により新規案件を一部断っている状況にある （T-4.5.7.8.9.10.11）利用者のニーズが複雑かつ多様化している ⇒遠方や対応困難な疾患については医療上のリスクや経営上の採算性等を考慮し可否判断を行うことが必要
8	職員を採用してもすぐに利用者数は増えない（人件費の先行投資）		
9	管理者が多忙なため、スタッフと個別に面談する機会がとれない		
10	研修などスキルアップのための時間が確保できていない		
11	難しい処置等を必要とする利用者が増加しており、スタッフが疲弊		

第3章

なお、すべての利用者の需要に応えることが困難である場合は疾患や立地等による受入可否について撤退を含めた検討も必要といえます。

5）クロス分析によって導かれた戦略に取り組む（アクションプラン）

SWOT分析とクロス分析を経て導かれた戦略についてまとめた後、改めて一覧表を作成し重要性に応じた優先順位づけと項目ごとの目標達成のための行動や評価指標を書き込んでみましょう。

SWOT分析・クロス分析においては併せてバランストスコアカード等の目標管理ツールを活用することがあります。しかし個人的にはバランストスコアカードは理解や作業の難易度が高く作成に時間がかかること等により、小規模事業所にはあまり馴染まない部分もあると考えます。

それよりも、抽出された課題に対して簡易な一覧表（アクションプラン）（表3-1-4）を作成して行動目標や達成水準などを掲げて取り組むことのほうが実効性は高く、実際のアクションプランは端的に課題点、目標、具体的行動、期限、結果等があれば十分と考えられます。

表 3-1-4　アクションプランの例

順位	SWOT 分析の要因		課題点	目標	具体的行動	行動期限	行動結果	今後の対応
1	W	T	研修等の待遇充実、新たな働き方の模索（多様な雇用形態等）	柔軟な勤務体系の導入（短時間職員雇用含む） Ⅰ．現職員の有給休暇取得（○日） Ⅱ．新規採用○名（常勤換算○名）	①スタッフ全員への聞き取り ②他事業所等へのリサーチ ③専門家からのアドバイス ④新規採用は別途採用戦略を立案	①○月○日 ②○月□日 ③○月△日	①職員が増えなければ有給休暇は難しい。研修も行く暇がない。短時間勤務よりオンコール当番を増やしてほしい。 ②非常勤職員を増やすと労務管理が難しいとの意見あり。 ③就業規則を変更し、周知する必要がある。柔軟な働き方により雇用助成金の対象となることがある。	スタッフの充実が最優先。多様な働き方にどの程度需要があるのか試してみる。ハローワーク、知人などコストのかからない方法でまずはトライ。
:	:	:	:	:	:	:	:	:

4　まとめ

SWOT 分析・クロス分析において重要なことは一度だけで終えてしまわずに定期的に実施することです。なぜなら、一度で網羅的に要素を抽出することは困難であると同時に時期をおいて見直したり、再度取り組むことによって新たな発見や発想が生まれることがあるためです。

なお、時間等の費用対効果を考慮すれば、アクションプランまでしっかりと作り込むことができなくても、クロス分析の実施によって少なくとも経営課題や戦略の方向性が見える化されるため、それだけでも意義はあると考えます。

また、これらの取り組みは複数名参加による実施がより効果的といえます。経営戦略の立案のみならず、課題点を共有したりチームワークを高めたりする目的で活用するのも効果的でしょう。

経営戦略に正解はありませんが、何度も取り組むことによって精度は確実に上がっていきます。自ステーションをよくするための取り組みは積極的かつ継続的に行うことが何よりも大切といえます。

4　安定経営とリスクへの対応―適時の経営状況把握が重要

経営にはリスクがつきものです。新型コロナウイルス感染症が日本経済へ与えた影響を鑑みれば想像に難くないでしょう。外出自粛要請や世界的な渡航制限等により観光業や飲食業は大きな打撃を受けました。訪問看護ステーションにおいても訪問を控える利用者がいるなど経営的な影響を受けた事業所は多くありました。

今後も訪問看護ステーションという事業を続けていく中で経営に影響を与えるリスクはつきまとうでしょう。それは新型コロナウイルス感染症のような日本中を巻き込む大きなものから診療報酬・介護報酬改定(例えば減額改定など)といった業界全体に影響を及ぼすもの、さらには事業所のスタッフが突然退職してしまい人材不足になったといった事業所単体の問題まで実にさまざまな経営リスクが考えられます。安定経営を実現していくためにはこれらの経営リスクについて迅速に対応していく必要があります。

一例ですが、経営リスクへの対応と病気に対するアプローチは基本的には同じだと筆者は考えます。安定経営＝個人の健康状態と仮定すると、個人が健康を保つ（安定経営を継続する）ためには運動や食事制限といった健康増進やうがい手洗いといった予防活動が欠かせません。また、万が一病気になった際には速やかに病院等を受診し診断を受け必要な治療を受けることが望ましいといえます。症状が治まるまで安静にする必要もありますし場合によっては早期にリハビリを開始する必要があるかもしれません。また健康に自信がある方であっても１年に１回は健康診断を受けるべきといえるでしょう。

経営についても実は上記と類似している部分が多くあります。安定経営を実現するためには日頃から健全経営を心がける必要があり、収入や支出について現状の把握や改善の検討等を継続的に行っていく必要があります。また、経営リスクに晒されて資金繰りが厳しくなった場合などは顧問税理士等の専門家（かかりつけ医に近い存在）や金融機関等に相談して必要に応じて融資等により経営改善の手段等を検討する必要があります。また、１年に１回は法人決算があるため経営成績や財政状態といったいわば法人の健康状態をしっかりと把握することも大切です。

そして、安定経営の実現に向けて日頃から心がけるべきこととして最も重要なことは可能な限り適時に経営上の数字を把握することです。コロナ禍の経営危機において特に際立っていたのは日頃から売上高や人件費等に関心が薄く経理担当者や税理士等が作成する毎月の経営成績等を示す月次試算表に目を通していない経営者は、そもそも自法人の経営危機を把握することに時間がかかっていたということです。

これでは毎月の数字を把握していないため、例えばコロナ禍によって訪問回数が減り、売上高が10％減少した場合に、収支がどれだけ悪化するのか、資金繰りが厳しくなった際に事業所家賃等を支払い続けていけるのか、銀行融資を申し込むべきなのか等の判断を迅速に行うことができません。一方で毎月しっかりと経営状況を把握している経営者は、売上高の減少が法人経営に与える影響を迅速に把握し融資依頼等の必要な対策を講じていました。

経営者にとって最も重要なことは経営判断を行うことと前述しましたが、経営判断を行うためにはその判断材料が不可欠であり、それは経営者が日頃どれだけ自法人の経営状況に目を配っているかに影響しているといえます。すべての経営リスクへ事前に対応することは困難ですが、自法人の経営状況を日頃から把握しておくことによって迅速かつ最も効果的な対処を行うことが可能になるといえます。数字はわからないと関心を示さないのではなく、安定経営の実現に向けてぜひ興味をもって経営上の数字と積極的に関わっていただきたいと思います（なお、決算書の読み方についてはp.221から取り上げています）。

2 収支予測と安定経営の実現

1 訪問看護ステーションを取り巻く経営環境を理解する

自事業を取り巻く経営環境を理解することは安定経営を実現するためには欠かせません。

事業所数や毎年の開設・閉鎖状況、収支構造や重要な経営指標など事業の特徴を理解することで自法人の経営状況の良否を客観的に把握することが可能となり安定経営実現に向けたヒントを得ることができます。

訪問看護ステーションの経営環境を理解するための情報は厚生労働省や日本看護協会および各都道府県の看護協会、訪問看護関連団体等、多くの機関・団体等によって公表されています。

1　訪問看護ステーション経営は甘くない！？

一般社団法人全国訪問看護事業協会が公表している訪問看護ステーション数調査によれば、2024（令和6）年4月1日現在の訪問看護ステーションの稼働数は17,329となっており、前年同時点の15,697事業所から1,632事業所増加しています。しかし、その一方で、2023（令和5）年度は新規数2,437、廃止数701、休止数291となっており、2023年度内、開設年度中の廃止数は47となっています。

新規数2,437のうち47が年内に廃止していることから1年以内に事業を閉鎖する割合は約1.9%となります。この数字が高いか低いかについては見解が分かれるところではありますが、少なくとも筆者の個人的な感覚としては楽観的な数字とはいえないと感じます。つまり事業を継続させるためにしっかりとした「経営」を意識していく必要があるといえます。

2　訪問看護ステーション経営の特徴─他の訪問系事業との比較

利用者の自宅へ訪問してサービスを提供する介護事業としては訪問看護（介護予防を含む）の他に訪問介護、訪問入浴介護（介護予防含む）、訪問リハビリテーション（介護予防を含む）等があります。

ここで2020（令和2）年度の介護事業経営実態調査結果の概要（厚生労働省）（表3-2-1）によると、訪問看護（介護予防含む）の2019（令和元）年度決算における収支差率は4.4%でした。これは他の訪問系（訪問介護、訪問入浴介護、訪問リハビリテーション）サービスと比較して最も高い数字となっています。一方で収益に対する給与費の割合を見ると78.0%となっており、こちらも他の訪問系サービスと比較して最も高い数字となっています。このことから、訪問看護事業は利益を確保できる事業である一方で収益に対する給与費の割合も大きいことがわかります。これは他の訪問系サービスと比較して訪問単価が高いこと、また

表 3-2-1　主な訪問系サービスの収支差率及び給与費割合

	令和元年度概況調査				令和２年度実態調査			
	平成 29 年度決算		平成 30 年度決算		令和元年度決算			
	収支差率（ ）内は税引後	収入に対する給与費の割合	収支差率（ ）内は税引後	収入に対する給与費の割合	収支差率（ ）内は税引後	対30年度増減	収入に対する給与費の割合	対30年度増減
訪問介護	6.0%（5.6%）	76.4%	4.5%（4.1%）	77.2%	2.6%（2.3%）	△ 1.9%	77.6%	＋0.4%
訪問入浴介護（介護予防を含む）	3.5%（2.0%）	65.4%	2.6%（1.2%）	65.7%	3.6%（2.7%）	＋1.0%	66.0%	＋0.3%
訪問看護（介護予防を含む）	4.6%（4.3%）	76.5%	4.2%（4.0%）	76.5%	4.4%（4.2%）	＋0.2%	78.0%	＋1.5%
訪問リハビリテーション（介護予防を含む）	4.6%（4.0%）	69.6%	3.2%（2.6%）	71.1%	2.4%（1.9%）	△ 0.8%	72.3%	＋1.2%

［厚生労働省（2020）：令和２年度介護事業経営実態調査結果 https://www.mhlw.go.jp/toukei/saikin/hw/kaigo/jittai20/dl/r02_gaiyo.pdf］より一部改変

看護職が中心の事業所となるため介護職や理学療法士等を中心とする事業所より相対的に給与費が高くなる傾向にあることが考えられます。

このことから、他の訪問系介護事業等と比較して収益性は高い一方で給与費の管理が特に重要であることを示唆しているといえるでしょう。

2　訪問看護ステーションの収支構造

1　訪問看護ステーションの経営状況についての推察から黒字化のポイントを検討する

図 3-2-1 は訪問看護ステーションの経営状況に関する資料です。

この資料は訪問看護ステーション経営の特徴を視覚的にわかりやすく表現しているといえます。図からは延べ訪問件数（1 カ月の訪問件数）と収益に対する給与費および収支差率との関係を把握することができますが、100 件以下の延べ訪問件数では収支差率が-5.6％であるのに対して延べ訪問件数が増えるごとに収支差率は段階的に改善し、201 件～300 件で収支差率は 2.0％とプラスに転じ、400 件以上では 9.3％ものプラスとなっています。

これは延べ訪問件数の増加が収支差率の改善に大きく関与する因子となっていることがわかります。さらに収益に対する給与費についても同様の傾向がうかがえます。延べ訪問件数が増加するほど収益に対する給与費の割合が減少しており、収支差の改善に影響していることがわかります。

ここで本資料をもとに仮定の数字を代入して具体的に検討したのが表 3-2-2 です。

まず、収入を 100 として延べ訪問件数ごとに 5 つのグループに分け、100 件以下の訪問件数のグループの訪問件数を 100 件、101 件～200 件のグループの訪問件数を 200 件、201 件～300 件のグループの訪問件数を 300 件、301 件から 400 件のグループの訪問件数を 400 件、401 件以上のグループを 500 件毎月訪問しているとそれぞれ仮定します。

次に訪問 1 件あたりの単価を 9,000 円とします。これは医療保険の訪問単価が 10,000 円を超えることが多い一方で、介護保険では 30 分未満（の）訪問等により 8,000 円前後の訪問単

○　訪問看護ステーションの収支差率は、平成 23 年に比べてプラスの事業所が多い。
○　訪問件数が多い施設ほど職員数は多く、収支差率がプラスの事業所が多い。

■　収支差率分布

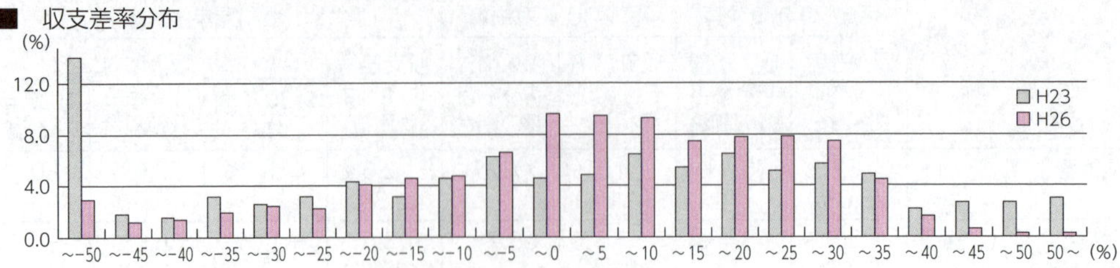

■　延べ訪問件数別の収支差率等

	100 件以下	101 ～ 200 件	201 ～ 300 件	301 ～ 400 件	401 件以上
施設数	56	153	157	86	146
収入に対する給与費の割合	83.8%	82.4%	79.0%	76.7%	73.1%
収支差率	−5.6%	−1.6%	2.0%	4.4%	9.3%
延べ訪問件数	57.9 件	153.9 件	241.6 件	342.6 件	657.1 件
常勤換算職員数（常勤率） 看護職員常勤換算数（常勤率）	3.8 人（77.1%） 3.1 人（75.6%）	4.3 人（74.0%） 3.6 人（73.4%）	6.0 人（72.8%） 4.5 人（72.4%）	7.3 人（69.3%） 5.2 人（67.8%）	11.1 人（71.9%） 7.0 人（68.0%）
常勤換算職員 1 人当たり訪問件数 看護職員（常勤換算）1 人当たり訪問件数	15.4 件 18.7 件	35.8 件 43.2 件	40.6 件 53.4 件	47.0 件 65.4 件	59.3 件 93.5 件

出典：平成 26 年介護事業経営実態調査

図 3-2-1　訪問看護ステーションの経営状況
［厚生労働省（2017）：医療と介護の連携に関する意見交換　平成 29 年 3 月 22 日第 1 回参考資料、p.30 より一部改変］

価になる傾向があり、全体としての訪問 1 件あたりの単価は 9,000 円程度に収斂することが多いためです。

最後に給与費と収支差の差額を残りの経費の比率と仮定します。これにより、売上高の金額が訪問単価×訪問件数によって導くことができるため、その他の給与費、経費および収支差についても具体的な数字で検討することが可能となります（表 3-2-2）。

その結果、訪問件数 300 件のケースから差引利益がプラスとなりました。1 カ月の売上高 270 万円、年間売上高 3,240 万円となりました。1 カ月の売上高 270 万円は常勤換算 3 人前後で安定的に訪問件数を確保しているステーションの事業規模と思われます。

また、400 件、500 件と訪問件数が増えるほどに収支差が増え経営が安定する傾向にあることがわかります。さらに収支差率の改善には給与費率が大きく影響していることがうかがえます。給与費率は訪問件数が 100→200→300→400→500 と増えるごとに低下していき、訪問件数 100 件の時の給与費 83.8%は 500 件の時には 73.1%と実に 10.7 ポイントも低下しています。

もちろん訪問件数の増加は給与費の増加を伴います。常勤換算 3 人で 500 件の訪問は不可能でしょう。しかし、表 3-2-2 からわかるように、給与費は増えても給与費“率”は低下しており、結果として収支差率は改善しています。これは給与費率が「給与費/収益×100（%）」で算定されるため、訪問件数の増加に合わせて人材を確保することで給与費（分子）が増加しても、それ以上に収益（分母）が増加すれば結果として収益に対する給与費率が低下していくこととなります。

表 3-2-2　訪問看護ステーションの経営状況からの推計

A	収入（%）	100	100	100	100	100
B	給与費の割合（%）	83.8	82.4	79.0	76.7	73.1
C	経費率（推計）（%）	21.8	19.2	19	18.9	17.6
D	収支差率（%）	−5.6	−1.6	2.0	4.4	9.3

E	（仮）訪問単価（円）	9,000	9,000	9,000	9,000	9,000
F	延べ訪問件数（月間）	100	200	300	400	500

（月間）　　　　　　　　　　　　　　　　　　　　（円）

G	売上高（E×F）	900,000	1,800,000	2,700,000	3,600,000	4,500,000
H	給与費（G×B）	754,200	1,483,200	2,133,000	2,761,200	3,289,500
I	経費（G×C）	196,200	345,600	513,000	680,400	792,000
J	費用計（H+I）	950,400	1,828,800	2,646,000	3,441,600	4,081,500
K	差引利益（G−J）	−50,400	−28,800	54,000	158,400	418,500

（月間×12）　　　　　　　　　　　　　　　　　　（円）

売上高	10,800,000	21,600,000	32,400,000	43,200,000	54,000,000
給与費	9,050,400	17,798,400	25,596,000	33,134,400	39,474,000
経費	2,354,400	4,147,200	6,156,000	8,164,800	9,504,000
費用計	11,404,800	21,945,600	31,752,000	41,299,200	48,978,000
差引利益	−604,800	−345,600	648,000	1,900,800	5,022,000

訪問件数 300 件付近から黒字化の傾向

まとめとして、この推計が示唆していることは3点あるといえます。

①訪問件数が増加するほど収支差は大きくなり、経営が安定化する傾向にある

②訪問件数の増加による収支差の改善は、収益増加と給与費率の低下が影響している

③訪問件数300件付近から黒字化の傾向にある

また、この結果から黒字化のポイントとして、まずは延べ訪問件数300件が一つの目標といえそうです。さらに安定的な経営を目指すため、延べ訪問件数500件が次の目標といえるでしょう。

これらの目標は常勤換算1人あたりの訪問件数を平均80件とした場合、延べ訪問件数300件を達成するためには3.75人、延べ訪問件数500件を達成するためには6.25人のスタッフが必要という計算になります。もちろん訪問単価や訪問件数、給与費の水準、さらには地代家賃や訪問に欠かせない車両関係費等の経費の割合によって試算の結果は変わりますが一つの目安として参考になるかと思います。

2　訪問看護ステーションの経営安定化のポイント—規模拡大による経営の安定化

1）身近な都道府県等のデータを参考にする

訪問件数の増加が経営安定化に寄与する点について、全国的な統計データである介護事業

経営実態調査をもとに推察してきましたが、当該資料は全国的な傾向を知ることができる一方で地域ごとのステーションの実情を反映していません。この点、各都道府県等のデータの場合、その地域の特徴が出やすく実践的に役立つことも多くあります。

ここでは具体的な例として、大阪府の「平成29年度大阪府訪問看護ステーション実態調査報告書」をもとに、規模拡大によるステーション経営の安定化について検討していきたいと思います。

この報告書には訪問看護ステーションの体制や採用・退職状況、経営（収支状況・管理者)、さらにはサービス提供等について詳細な調査結果が記載されています。まさにヒト・モノ（サービス)・カネという経営資源に関する統計データが網羅され、都道府県単位での情勢を把握するといった目的においても有用な資料といえるでしょう。なお、インターネットでも公表されているため、誰でも閲覧可能です。

2) 調査結果から推察する訪問看護ステーション経営の実態と課題―大規模なステーションは経営上有利

(1) 訪問看護ステーションの経営安定化のためには大規模が有利

図3-2-2で示した同報告書のデータによると、訪問看護ステーションの黒字割合について常勤換算数は最も少ないグループである3人未満ではわずか15.2%であるのに対し、常勤換算数が最も多い10人以上では78.8%と実に8割近くが黒字であると回答しています。さらに事業の規模が大きくなるのに比例して黒字の割合が高いという結果になっています。

これは訪問看護ステーションの大規模化がステーションの黒字化へ大きく貢献していることを示唆しています。

また、同報告書の調査では常勤換算10人以上の大規模なステーションの半数以上(59.1%)がさらに事業拡大に意欲的であると回答しています。仮に大規模ステーションが不採算であれば事業を縮小化していくでしょう。しかし、現に黒字率が最も高いカテゴリーである10人以上のステーションがさらなる事業拡大を図っているということは、大規模化が経営上有利であることは明らかです。

ステーションの大規模化が経営上有利である理由としては看護体制強化加算や機能強化型訪問看護療養費といった大規模化を実現しなければ算定が難しい加算を取得していることや管理者が訪問看護業務ではなく本来の管理業務に注力することで組織力が強化されているといった点が考えられます。また、人数が増えることで訪問ルートや休日対応など効率的かつ柔軟な対応が可能となることもメリットといえるでしょう。

これからの訪問看護ステーションには利用者の重度対応・高度な医療対応・複合的な疾患への対応・看取り等、多様な利用者ニーズに対応することがますます期待されています。それらの期待に応えるためには、やはり手厚い人材の確保が欠かせないといえるでしょう。一方、今後小規模なまま人員確保が進まず規模を拡大できない訪問看護ステーションは前述のニーズに応えることが徐々に難しくなり、厳しい経営環境となることが予想されます。

ここまで、介護経営実態調査と大阪府訪問看護ステーション実態調査の2つの調査結果をもとに、訪問看護ステーションの黒字化のポイントを検討してきました。それらの結果から、ステーションの規模を拡大しそれに見合った人材を確保し訪問件数を増やすことが重要であることがわかります。

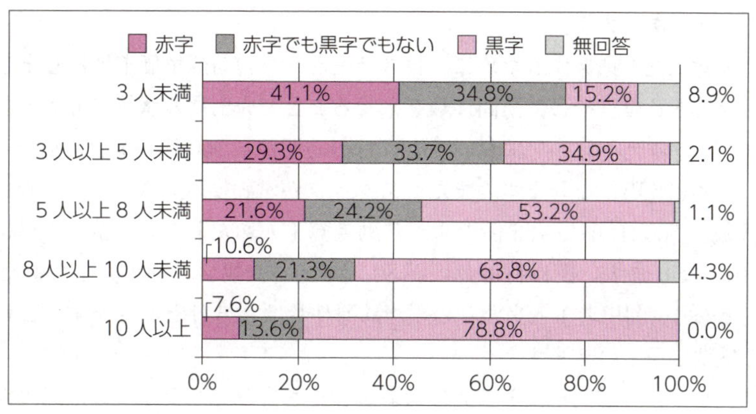

図 3-2-2 訪問看護ステーションの黒字割合

とはいえ、30分未満の訪問件数ばかりが増えても十分な増収が見込めないケースがあったり、給与費についても適正額を大きく外れて高額になれば黒字化は難しいでしょう。さらにはスタッフを集めることに躍起になり採用のたびに人材紹介会社に高い紹介手数料を支払っていては経費が増え、経営が悪化する可能性もあります。

そのため、経営を安定化させるためにはなぜ訪問件数の増加や規模拡大が黒字化に寄与するのかといった点や人件費の構造を念頭に訪問看護ステーションの収支構造について理解していく必要があるといえます。

3 訪問看護ステーションの収益構造

1 自ステーションの収益構造を分解して増収策を考える

訪問看護ステーションの収益構造を理解し、その影響要因を把握することで増収のヒントを検討していきたいと思います。

まず、多くの訪問看護ステーションでは医療保険と介護保険による保険請求が収益の大部分を占めます。その他の収益源としては自費収益等がありますが、全体に占める収益の割合としては9割以上が保険収益というステーションは少なくありません。

ここで訪問看護ステーションの収益（売上）を訪問単価×訪問件数によって考えていきます。実際には一人ひとりの訪問単価は異なりますが、経営状況を把握するうえではまずはそれらをならして1人あたりの訪問単価を算出することで収益構造を理解することをおすすめします。もちろん医療保険、介護保険別、さらに30分未満訪問や職種別といった切り口で細分化して把握しておくことも重要ですが、最初から細分化しすぎると全体の訪問単価や売上高の趨勢を見失ってしまう可能性があるため、まずは全体を把握することが重要です。

訪問看護ステーションは1件あたりの訪問単価が報酬体系によって定められています。訪問単価はステーションごとの加算算定状況等によりますが、医療保険では10,000円前後であり、介護保険では30分未満の訪問件数等にもよりますが、8,000円前後となることが多いようです。これらを加味すると小規模な訪問看護ステーションでは1件あたりの訪問単価は9,000円前後となり、大規模な機能強化型訪問看護ステーション等では訪問単価が10,000円を超えることもあります。

まずは経営状況を把握するために、自ステーションの訪問単価を把握しましょう。訪問単価の把握ができれば、そこに訪問件数を乗じることで売上高の試算が可能となります。訪問単価9,000円のステーションにおいて1カ月の訪問件数500件の場合、売上高は9,000円×500件＝4,500,000円となります。また、スタッフが常勤換算6人であった場合、1人あたりの訪問件数は500件/6人≒83件です。常勤換算1人あたりの売上高は4,500,000円/6人＝750,000円となります。仮に利用者数が80人であった場合、利用者1人あたりの売上高は56,250円となり、利用者1人当たりの平均訪問件数は6.25件となります。これらは売上高を構成する重要因子といえます。

自ステーションの訪問単価と訪問件数およびそれを乗じた全体の売上高、常勤換算1人あたりの訪問件数と売上高、利用者数と利用者1人当たりの売上高および平均訪問件数は常に答えられるくらい日々意識しておく必要があるでしょう。そしてこれらを毎月時系列で把握することでどの要素に改善の余地があるか、あるいは売上高の変動はどの要素によるものかといった経営課題を把握することができます。さらに適切な目標の設定や管理を行うことが可能となり、営業活動や人材採用の見通しにも活かすことが可能となります。

2　訪問看護ステーションの費用構造

1）費用項目として最も影響の大きい人件費の割合を把握する

訪問看護ステーションにおいて、最も影響の大きい費用（支出）はスタッフの給与等である人件費です。人件費は一般的に給与、賞与、法定福利費、退職金等によって構成されます。法定福利費とは社会保険料に対する法人負担分で給与・賞与のそれぞれ15%前後となることが一般的です。この法定福利費を加味せずに人件費シミュレーションを行うと予測と大きく乖離する可能性があるため注意が必要です。

2）赤字経営（収益よりも費用が多い場合）の改善—目標売上高を人件費から逆算する方法

法人の経営成績は収益から費用を差し引いてプラスであれば利益、マイナスであれば損失と表現されます。つまり収益が費用より大きければ利益（黒字）、費用の方が収益より大きければ損失（赤字）となります。

通常、赤字経営では借入金等追加の資金調達がない場合、会社の資金は減少します。赤字の金額が大きかったり、何年も連続で赤字となったりすると事業継続が危うくなる可能性があります。そのため、法人経営においては事業の利益がプラスとなる黒字化を目指すことが重要です。

訪問看護ステーション経営において、黒字化のポイントは人件費率です。人件費率とは、「人件費/売上高×100（%）」で表現される売上高に占める人件費の割合です。この値が80%を超えると黒字化は難しいでしょう。地代家賃等他の要素にもよりますが、70%～75%くらいが適正値と思われます。ここで、人件費率が83%の訪問看護ステーションがあったとします。また人件費以外のその他経費は売上高に対して20%とします。そして黒字化のため目標とする人件費率を79%とします。

表 3-2-3　具体的な目標を数値化する

【現状】項目	金額（円）	構成比	【目標】項目	金額（円）	構成比
売上高	36,000,000	100%	売上高	37,848,101	100%
給与費	26,000,000	72%	給与費	26,000,000	69%
法定福利費	3,900,000	11%	法定福利費	3,900,000	10%
人件費計	29,900,000	83%	人件費計	29,900,000	79%
その他経費	7,200,000	20%	その他経費	7,569,620	20%
経費計	37,100,000	103%	経費計	37,469,620	99%
差引	−1,100,000	−3%	差引	378,481	1%
訪問単価	9,000		訪問単価	9,000	
年間訪問件数	4,000		年間訪問件数	4,205	
月平均訪問件数	333		月平均訪問件数	350	

では、人件費率を適正値まで下げるためにはどうしたらよいのでしょうか。ここで人件費率の計算式をもう一度確認します。

人件費率＝人件費/売上高×100（%）

人件費率を下げるためには、人件費（分子）を削減するか、売上高（分母）を増加させるしかありません。人件費は訪問スタッフの給与であり、売上高を得るための源泉です。訪問看護のような労働集約型の事業において人材は生命線ともいえます。そのため、人件費の削減は原則として採用すべきではないといえます。そうなると、人件費をそのままに売上高を増やす必要がありますが、具体的に人件費率を83%から79%にするためにはいくらの売上高が必要なのでしょうか？

その計算方法としては、現状の人件費を目標とする人件費率で割り戻すことにより目標売上高を算定することが可能となります。具体的には以下の計算結果となります。

人件費 29,900,000 円/目標人件費率 79%＝目標売上高 37,848,101 円

この目標売上高を訪問単価（ここでは9,000円とします）で除すことにより、目標とする訪問件数が算出できます。

目標売上高 37,848,101 円/訪問単価 9,000 円≒4,205 件

これを月平均にすると約350件となり、これまでの1月平均の訪問件数333件から17件増加させることで黒字化が目指せることがわかります。

このように赤字経営の訪問看護ステーションにおいては、人件費をベースに目標人件費率（75-79%程度）を設定し、そこから目標売上高、さらには目標訪問件数まで落とし込むことで具体的な目標を数値化することが可能となります（表 3-2-3）。

4　決算書を読みこなそう—基礎知識編

安定経営を実現するためには決算書の理解が不可欠です。なぜなら決算書とは経営成績や

財政状態を数値で表現した資料であるためです。経営状態の良否は決算書によって判断されるといってよいでしょう。そこで訪問看護ステーションの経営者としてこれだけは知っておきたい決算書の基礎知識を紹介します。

1　決算書を読みこなす

決算書を実際に作成するのはおそらく顧問税理士でしょう。なぜなら決算書の作成方法は専門性が高く難解であるためです。一方、決算書に関して経営者に求められる役割はあくまで経営状況や経営課題を把握するために「読みこなす」ことにあります。

ところで、決算書は「法人の健康診断書」といわれることがあります。なぜなら決算書には法人の１年間の経営成績や財政状態が表れているため、個人が年１回受診する健康診断書と似ていると考えられているためです。

そのため、健康診断と同様に基準値と比較（ベンチマーク分析）したり、前年の決算書と比較（時系列分析）したりすることでより効果的に決算書から経営課題や改善策を検討することが可能となります（図 3-2-3）。

2　決算書のしくみはシンプル！―1 年間の経営結果を 2 つの表で理解する

決算書は１年間の「経営結果」を示した表です。そして決算書を通じて表す内容は主に「儲かったかどうか（収益性）」と「財務状況が安全かどうか（安全性）」についてです。

一般的に決算書といえば「損益計算書（そんえきけいさんしょ）」「貸借対照表（たいしゃくたいしょうひょう）」「株主資本変動計算書」「キャッシュフロー計算書」を指すことが多いですが、ここでは「損益計算書」と「貸借対照表」のみを扱います。理由としては、訪問看護ステーションの経営課題の大半はこの２つさえ理解していれば決算書から読み解くことが可能となるためです。

「損益計算書」と「貸借対照表」はそれぞれ関連しています（図 3-2-4）。つまり１年間の訪問看護ステーションの経営状況を「儲かったかどうか（収益性）」と「財務状況が安全かどうか（安全性）」というそれぞれの角度から見ていることになります。

それぞれの流れを簡単に説明すると図 3-2-4 のとおりですが、まずどの法人も資金調達を行うこと（①）によって事業を開始します。そして調達した資金を設備投資や人件費・経費の支払（②③）に使い、そこから売上を上げて最終的に決算という形で１年間を区切り、売上から人件費・経費などの費用を差引いた最終損益プラスとなれば黒字、マイナスとなれば赤字という結果（③）となります。そしてその結果は①に加えられ、事業活動が継続していきます。

3　まずは損益計算書を理解しよう―1 年を通じて黒字だったか赤字だったか

経営者の視点でいえば、まずは損益計算書から理解することをすすめています。なぜなら損益計算書は１年を通じて黒字であったか赤字であったかを示す計算書であるため、実際に利用者数や利用者単価を把握している管理者の実感が伴いやすく理解しやすいといえるでしょう。

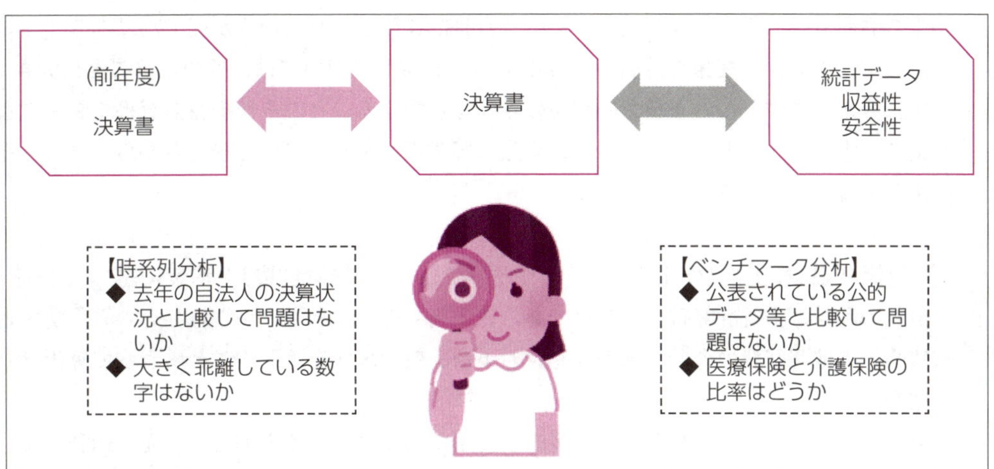

図 3-2-3　決算書は比較の視点をもって読むことが大切

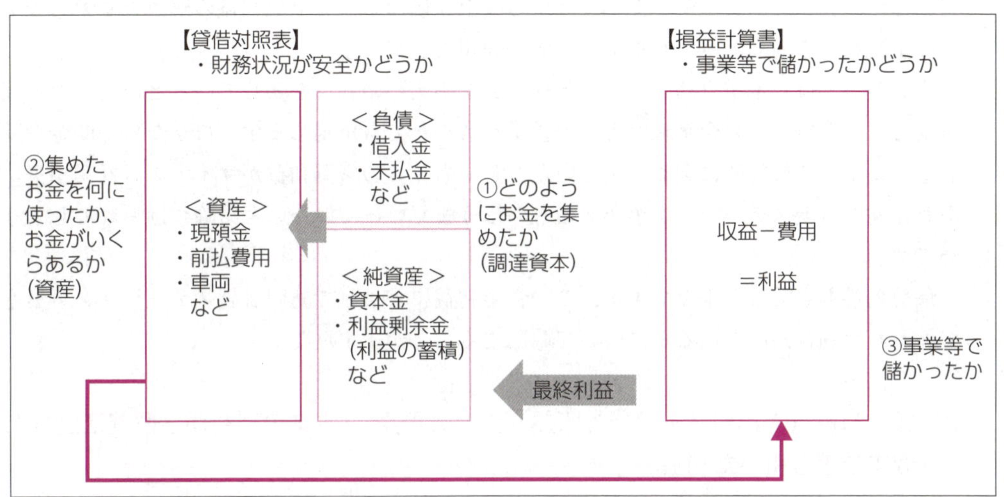

図 3-2-4　決算書のしくみと流れ

訪問看護ステーション経営を行っていくうえで最も基本的かつ重要なことは「訪問看護ステーションを続けること（倒産させないこと）」です。つまり訪問看護ステーションを必要としている利用者へ必要なサービスを提供し続けることにあります。そしてそれを実現し続けていくためにはしっかりと事業継続に必要な利益を確保していく必要があり、そのためにも損益計算書を正しく読める必要があります。

4　損益計算書は【収益－費用＝利益】の計算式を意識する

損益計算書では、売上高を出発点として、そこから人件費や経費などさまざまな費用を差引いて、その結果（差額）として利益を算出します。その出発点となる売上高とは「本業」の、具体的には訪問看護ステーション事業に基づく介護保険収益や医療保険収益、自費に基づく収益などを指します。そのため、本業以外の例えば助成金収益などは含まれません。あ

第3章

くまで訪問看護ステーション経営によって直接的に生じる収益のみが売上高になります。

そして売上高から費用を差引いて算出する「利益」については、その性質ごとに大きく４種類に分かれます。この４種類の利益の意味を理解することこそが損益計算書を読みこなすうえで最大のポイントとなりますが、実際の経営活動を行っている経営者からすれば、それは決して難しいものではありません。

1）営業利益〔売上高（売上総利益）－販売費および一般管理費〕：本業に基づく利益

最初の利益は損益計算書の出発点である売上高（売上総利益）から給与等の人件費・地代家賃やその他諸経費の合計である販売費および一般管理費を差引くことによって算出される営業利益です。

厳密には売上高から材料費等の直接的な費用である売上原価を差引いて売上総利益を計算し、そこから販売費および一般管理費を差引いて営業利益を算出します。

しかし実務上、多くの訪問看護ステーションは売上原価の計上がなく売上高＝売上総利益であるため、実践的な理解を促す意図から売上原価および売上総利益の解説を割愛し売上高と売上総利益を同額とみなした上で上記の表現としています。

営業利益とは、本業（訪問看護ステーション事業）の利益を表しているといえるため大変重要です。銀行などの金融機関もこの営業利益をとても重視します。なぜなら補助金や助成金などによって最終的に利益が出ていたとしても、この営業利益がマイナス（営業損失）であれば訪問看護ステーション事業そのものはうまくいっていないと結論づけられてしまうためです。

最終利益ももちろん重要ですが、この営業利益に着目して訪問看護ステーション事業本体でどれだけ利益が出ているかについて確認することがまず重要です。

2）経常利益（営業利益＋営業外収益－営業外費用）：本業の利益から財務活動などの収支を差し引いた利益

本業に基づく利益として営業利益を算出したら、次は財務活動などに基づく収益と費用を差引いて経常利益を算出します。「経常」とは、本業か本業外かを問わず毎期常に発生するという意味で考えるとイメージしやすいかと思います。ちなみに経常利益は通称「けいつね」と呼ばれることもあります。

訪問看護ステーション経営においても他の事業経営と同様に、本業以外から発生する収益や費用があり、それぞれ営業外収益・営業外費用という区分になります。

いずれも財務活動によって生じる場合が多く、営業外収益の代表例は雑収入です。雑収入とは本業以外の活動によって得られた収益であり、補助金収入等が該当します。また、営業外費用の代表例は支払利息です（借入金の元本返済は費用ではありません）。特に借入金の金利負担が大きい事業所ではせっかく営業利益がプラスであったとしても、営業外費用（支払利息）が多額となり、経常利益がマイナス（経常損失）となってしまうケースがあります。

このように経常利益は本業のみならず、財務活動等を含めた法人全体の利益を示しているといえます。したがって法人全体の事業計画を作成する場合などは単に本業の収支のみならず、財務収支等まで踏まえた経常利益をベースに利益計画を検討する必要があります。

3）税引前当期純利益（経常利益＋特別利益－特別損失）：経常利益から臨時偶発的な収支を差引いた利益

経常利益の後は、「通常」のケースですと、そこから税金等を差引いて最終利益を算出します。しかし、法人経営においては時として臨時・偶発的な収支が発生することがあります。臨時・偶発的とは端的にいえば「その時限り」の収支です。

具体的には車両などの固定資産売却に伴う損益や災害に伴う損失などが含まれます。これらのうち、収益については特別利益となり、損失（費用）については特別損失となります。そして前述の経常利益にこれら特別損益を加味することで税引前当期純利益を算出します。したがって、特別損益項目がなければ「経常利益＝税引前当期純利益」ということになりますが、実際はそのようなケースも少なくありません。

4）税引後当期純利益（税引前当期純利益－法人税等）：黒字か赤字かの結論としてとても重要

税引前当期純利益を算出した後は、その利益に対する税金として「法人税等」を算出します。法人税等は法人税・法人住民税・法人事業税などが含まれていますが、内容を深追いするとかなり難しくなってしまうため、利益に対する税金をこの法人税等で差引いているとイメージすれば十分かと思います。

また、税引前当期純利益がマイナス（税引前当期純損失）となっている法人にも必ず発生する税金があります。それは法人住民税の一部であり、例えば東京都の場合、最低でも年間70,000円が発生します。したがって、その分を差引くことで最終利益としての税引後当期純利益を算出します。

この税引後当期純利益は黒字か赤字かの結論を示しているため非常に重要です（赤字の場合は税引後当期純損失と表示されます）。訪問看護ステーション事業を継続していくためには原則として黒字経営を続けていくことが必要です。そのため最終項目が税引後当期純利益、つまり黒字となっているかは常に着目していく必要があります。

5 貸借対照表を理解しよう―貸借対照表は一時点の財政状況を表している

損益計算書の次は貸借対照表について解説します。貸借対照表とは、決算日現在の財政状況を示した財務諸表です。決算日現在とは3月決算の法人であれば3月31日時点のことを指します。

損益計算書は「計算書」という名のとおり、収益から費用を差引くことで利益（または損失）を計算する書類であるのに対し、貸借対照表は「表」という名のとおりで計算などはなく（項目別の合算はありますが）、決算日という一時点の状況を表しているに過ぎません。

しかし、この貸借対照表は現預金残高をはじめ、法人の経営体力を表しており、中長期的な経営を考えていくうえでとても重要な資料です。

6 貸借対照表のしくみ

まず貸借対照表は図3-2-5のように、法人が所有している資産（表左側：現預金や売掛

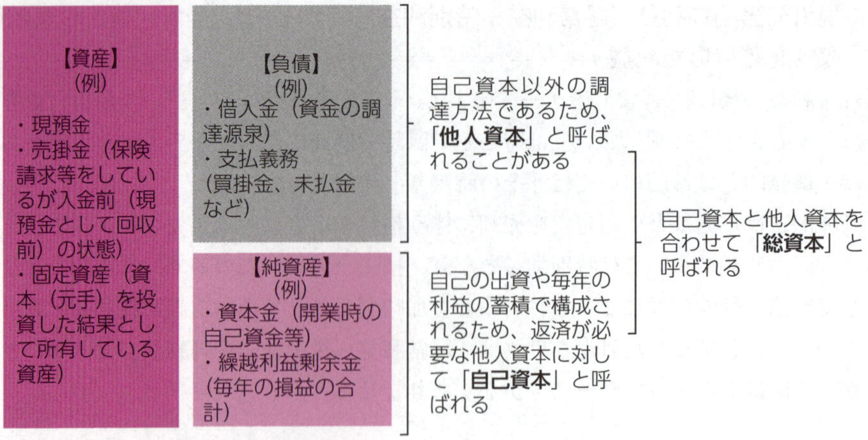

【資産合計額】＝【負債・純資産合計額】

左側（【資産】）の合計額と右側（【負債】・【純資産】）の合計額は必ず一致（バランス）する

図 3-2-5　貸借対照表の構造

金、車両など）と負債（借入金や未払金など）および純資産（表右側：資本金や毎年の利益の合計である繰越利益剰余金）が表示され、資産合計と負債・純資産合計の数字が一致しているという特徴があります。貸借対照表の読み方としてこのしくみは非常に重要ですので、ぜひ覚えておくとよいでしょう。

また、貸借対照表を理解するうえでは、資産を購入する元手である負債・純資産から読み解いていくとわかりやすいでしょう。

7　貸借対照表の「負債」「純資産」は調達方法や返済義務を表している

事業を始めるためには、必ず元手となる資金が必要となります。貸借対照表における負債と純資産はこの元手を表しています。例えば資本金は事業を始めた際などの自己の出資金を表しています。また、自己の出資のみで足りない場合は借入金によって必要な事業資金を賄います。さらに事業が進んでいく中で蓄積された利益は内部留保（自己資本の一種）として純資産の一部である利益剰余金に蓄積されます。

一方、負債の中には買掛金や未払金という項目があります。買掛金とは医療材料などその月の仕入に伴う代金を翌月以降に支払う場合などに計上されます。未払金は割賦購入している自動車等の金額であるケースが多い印象です。

このように、負債は資産購入の元手という見方と同時に将来支払（返済）をしなければならない項目であるという意味合いもあります。一方で純資産の資本金や利益剰余金には返済義務はありません（資本の払戻しなど稀なケースは除く）。そのため、純資産を自己資本と呼び、負債を他人資本と呼ぶ場合もあります。

8　貸借対照表の「資産」は訪問看護ステーションのお金の使い道を表している

貸借対照表の資産項目（表左側）は、調達資本（表右側）を元手に何に投資したかを表しています。この点、同じ元手の使用でも人件費や消耗品などのすぐに消費する性質の項目は費用として損益計算書に区分されます。

資産項目として代表的かつ最重要の項目は現金・預金（以下、現預金）です。貸借対照表の資産項目の最上位に記載されています。現預金残高は文字どおり決算日現在に現預金がいくらあるかを示しています。その他、請求等により売上高として発生しているものの未だ入金されていない状態の債権が売掛金として計上されていたり、決算日現在の在庫として棚卸資産などが計上されています。これらは資産のうち、流動資産という項目に分類されます。流動資産とは資産のうち1年以内に現金として回収されるか、または消費され費用項目となる資産です。

一方で、原則10万円以上かつ1年以上の長期にわたって使用することで売上に貢献する資産は固定資産に分類されます。具体的には法人所有の車やパソコンなどが該当します。他に、固定資産の項目には投資その他の資産があり、さらに繰延資産という項目もありますが、こちらは経営に与える影響が僅少な場合が多いため割愛します。

以上のように資産項目は調達資本をもとに何に投資したか、あるいは現預金を決算日時点でいくら所有しているかという状態を示しています。

9　貸借対照表で注目したい４つの項目

実際に貸借対照表を眺めてみると、実に多くの項目があります。また、貸借対照表はそれぞれの訪問看護ステーションごとに特徴が異なるため、問題や異常値が即座に判明するものではありません。それでも重要性の高い項目はおよそ共通しています。

そこで筆者が普段、貸借対照表を読むうえで特に優先的に見ている4項目についてポイントを紹介していきたいと思います（図3-2-6）。この項目の数字をチェックすることで自ステーションの財政状態が健全かどうかをある程度推察できるでしょう。

1）現預金残高

現預金は経営にとって最も重要です。現預金はよく血液に例えられます。事業全体に行き届く必要がありますし、現預金がなくなれば法人は倒産してしまうからです（追加融資を「輸血」と表現する銀行員もいるくらいです）。そのため、現預金が決算日現在いくらあるのかは必ず把握しておく必要があるでしょう。

また、前期と比較して現預金が増えたのか減ったのか、またその理由は何なのかについても検証することをおすすめします。なぜなら表3-2-4に例示しているとおり、現預金の増減は複合的な結果に基づきますが、多くの訪問看護ステーションでは現預金の増減結果がわかるキャッシュフロー計算書を作成していないため、現預金の増減結果を検討していない場合が少なくありません。そのようなケースでは貸借対照表の現預金の増減から原因を検討していく必要があります。

2）売掛金

売掛金は介護保険、医療保険等の保険請求や利用者未収金のうち、請求をしているが未だ入金されていない金額の合計です。通常、保険請求はサービス提供月の約2カ月後に入金さ

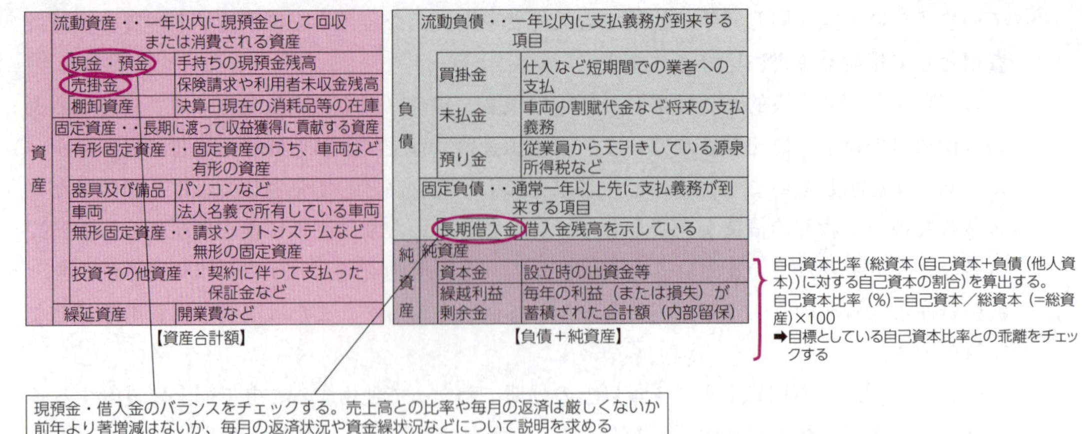

図 3-2-6　貸借対照表の内容とチェックポイント

表 3-2-4　現預金の増減理由（例）

増加要因	損益計算書で最終利益がプラスとなっている（業績が黒字だった）
	新たな借入を行った
	借入金の返済額が減少した。または返済が完了し借入金の負担がなくなった
	売掛金の回収状況が改善した
減少要因	損益計算書で最終利益がマイナスとなっている（業績が赤字だった）
	借入金の返済額が増加した
	売掛金の回収状況が悪化した
	自動車やパソコンなど固定資産の購入が多かった

れますし、利用者負担金も同様の回収サイクルとなることが多いかと思います。

その場合、売掛金の残高は年間売上高のおよそ2/12となるはずです。これは3月決算の法人の場合、2月分と3月分の計2カ月分の売上高が請求済である一方、入金されていない状態として売掛金残高となっていることを意味します。そのため、売掛金の残高が損益計算書の売上高の2/12と比べて大幅に乖離している場合などは管理が不十分であったり、長期滞留の売掛金がそのままとなっていることもあり注意が必要です。売掛金については売上高と売掛金回収のタイミングを比較して妥当性を検証することをすすめています。

3）長期借入金

訪問看護ステーションでは開業時等に金融機関から融資してもらうケースが少なくありません。一般的に借入金と聞くと悪いイメージを持つ人が多いですが、訪問看護ステーション経営において長期借入金があること自体は全く問題がなく、むしろ自然なことです。

なぜなら、売上よりも人件費支出が先行するビジネスモデルである訪問看護ステーションにおいて自己資金だけで資金繰りを行うことは困難な場合が多いためです。とはいえ、借入金は当然ながら毎年一定額を返済していく必要があります。ここで参考となるのが先に紹介した損益計算書の最終利益である税引後当期純利益と減価償却費です。

減価償却費は計算上の費用であり、実際の現金支出がない費用です（少々専門的なため最

損益計算書

項目	金額	
売上高	×××	
販売費及び一般管理費		
(内訳)		
給与手当	×××	
:		
減価償却費	1,000	減価償却費と最終利益である税引後当期純利益の合計を償却前利益という(この場合 1,000+500=1,500) 償却前利益が年間の借入金の返済額以上であることが望ましい
:		
税引後当期純利益	500	

図 3-2-7 償却前利益の計算方法

低限の説明にとどめます)。そのため、損益計算書の税引後当期純利益に減価償却費を加えた金額を「償却前利益」と呼び、簡易的に借入金の返済原資として考えることがあります。したがって、償却前利益が年間の借入金の返済額以上であることが一般的には望ましいとされています(図 3-2-7。銀行員の中には決算書を手にとってまずこの金額を計算する場合もあるくらい簡易である一方、実用的な方法です。

訪問看護ステーション事業は設備投資がそれほど多額にならない傾向があるため、そのようなケースでは減価償却費を加えず、単純に最終利益と借入金の年間返済額を比較するだけで財務状況が健全かどうかについてある程度の判断ができるものと思われます。

4) 純資産(自己資本比率)

純資産とは多くの訪問看護ステーションの場合、設立時の払込資本(自己資金)と毎年の利益の合計額である繰越利益剰余金の合計額です。また、純資産は自己資本とも呼ばれますが、これは金融機関などの返済が必要な負債等(他人資本)に対して払込資本や経営努力の結果得た利益は債権者に返済の必要がないため、そのようにいわれています。そしてこの自己資本(純資産)の割合が大きいほど他人資本への依存が少なく、財務状態は安全であると判断されます。

この財務状態の安全性を図るための指標の1つが自己資本比率です。これは純資産(自己資本)を総資本(負債+純資産)で除すことによって求めることができます。しかし、自己資本比率がそれぞれの訪問看護ステーションの事情によって目標とすべき数字が異なるため、一概に善し悪しを判断することはできません。

ただ、前年より大きく悪化している場合や目標としている数字に届いていない場合、さらにはそもそも目標値を定めていない場合などは問題があるといえるでしょう。筆者の経験上、自己資本比率が 20%を下回るような訪問看護ステーションについては改善の必要性があるケースが多く見受けられます。

5 売上高 1 億円の訪問看護ステーションをめざすには―安定経営の実現

訪問看護ステーション経営は大規模化が有利であることは前述のとおりですが、ではどこまで規模を大きくすればよいかと問われた時、筆者は売上高1億円を目標にしましょうと伝

表3-2-5　売上高1億円モデルの損益計算書のイメージ

損益計算書（イメージ）	金額（円）	構成比
[売上高]		
売上高合計	100,000,000	100.0%
[販売管理費]		
給料手当	62,000,000	62.0%
賞与	4,000,000	4.0%
法定福利費	10,000,000	10.0%
人件費計	76,000,000	76.0%
地代家賃	3,000,000	3.0%
リース料	2,000,000	2.0%
その他経費	9,000,000	9.0%
販売管理費計（費用計）	90,000,000	90.0%
営業利益（差引利益）	10,000,000	10.0%

えています。

その理由としては、筆者はこれまで50事業所ほどの訪問看護ステーションの決算書を見てきましたが、売上規模1億円前後からかなり経営が安定してくるという印象をもっているからです。また売上高1億円とは順調にいけば5年前後で達成可能な現実的な目標ともいえます。

表3-2-5は売上高1億円モデルの決算書のイメージです（本業の利益である営業利益まで)。内訳として、人件費7,600万円（給与賞与6,600万円、法定福利費1,000万円)、事務所家賃や駐車場などの地代家賃300万円、事務機器等のリース料200万円、その他経費900万円で差引営業利益1,000万円（営業利益率10%）です。

それでは、具体的に売上高1億円を達成するためにはどのくらいの訪問件数と訪問スタッフが必要なのでしょうか。

表3-2-5のモデルは、表3-2-6のように訪問単価9,200円、常勤訪問スタッフ14人（うち看護師8人、理学療法士2人、作業療法士2人)、事務職員2人（うち1人非常勤）といった事業規模で算定しています。もっとも実際には規模が大きくなるとさまざまな加算算定等により訪問単価10,000円を超えるケースもあります。そのような訪問単価が高いステーションにおいてはより少ない訪問件数や人員数で目標売上高を達成することが可能となります。さらには地域や他事業所との連携等による収益などさまざまな収益源が発生することも想定されますが、それらはここでは割愛しています。あくまで保守的に見積もった数字と考えてください。

本モデルに戻ると、訪問単価9,200円、年間訪問件数10,870件、月平均訪問件数906件、訪問スタッフ数（管理者除く）1人あたりの月平均訪問件数82件となっています（訪問単価以外は四捨五入した数字)（表3-2-6)。

常勤換算数が10人を超えるような訪問看護ステーションにおいては、管理者は運営全般の管理業務が多忙になるため訪問件数を0かそれに近い数に調整する必要があるでしょう。また訪問スタッフが常勤のみということもそもそも現実的ではありません。その点については常勤換算として訪問件数や人件費を試算することとなります。このモデル規模のステーショ

表 3-2-6　売上高 1 億円モデルの事業規模

訪問単価（円）		9,200
年間訪問件数		10,870
月平均訪問件数		906
訪問スタッフ数（管理者除く）		11
一人別平均訪問件数（月）		82
職員別給与イメージ		
NO	職種	年収（円）
1	管理者看護師	8,500,000
2	常勤看護師	5,000,000
3	常勤看護師	5,000,000
4	常勤看護師	5,000,000
5	常勤看護師	5,000,000
6	常勤看護師	4,500,000
7	常勤看護師	4,500,000
8	常勤看護師	4,500,000
9	常勤理学療法士	5,000,000
10	常勤理学療法士	4,500,000
11	常勤作業療法士	5,000,000
12	常勤作業療法士	4,500,000
13	常勤事務職員	3,500,000
14	非常勤事務職員	1,500,000
	給与賞与計	66,000,000

ンでは実際は常勤・非常勤を含め 20 人前後になることが多いかと思います。

現在、多くの訪問看護ステーションでは常勤換算数が 5 人以下です。ここで挙げた例を見て、自分にはとてもこれだけのスタッフや訪問件数を確保できないと思ったかもしれません。しかし、現状では経営安定化のカギが規模拡大にあることは間違いありません。また今後、訪問看護には医療対応、重症化対応、24 時間対応、看取り対応等の幅広い充実がより一層求められるでしょう。そのような地域からの要望に応えるためにはやはり手厚い人員を確保して対応できる一定規模の体制づくりが必要といえます。

本項では月間訪問件数の採算ラインを 300 件、安定的な経営の目標として 500 件と述べました。そして売上高 1 億円の目標ラインとして 900 件を意識していただければと思います（もちろんその先を目指すのは自由です。本項では数字の解説に重点を置いているため、目標達成のための具体的な戦略までは言及していませんが、実際には訪問件数を増やすためにさまざまな戦略〔例えば営業活動の見直し、居宅介護支援事業所やサテライト事業所等の併設など〕を検討することも必要となります）。

最後に売上高 1 億円モデルの訪問看護ステーション決算書の全体像について具体的な数字と簡単な解説を加えた表 3-2-7 を紹介します。ぜひ自ステーションの決算書と見比べていただき、実践的な視点をもって経営目標の設定や戦略策定に活かしていただければと思います。

表 3-2-7　売上高１億円モデルの損益計算書の全体像（イメージ）

	金額（円）	構成比	解説
［売上高］			
訪問看護事業収益	100,000,000	100.0%	訪問看護による売上高
売上高合計	100,000,000	100.0%	売上高合計
売上総利益	100,000,000	100.0%	売上高－売上原価
［販売管理費］			
給料手当	62,000,000	62.0%	給与課税支給額
賞与	4,000,000	4.0%	賞与課税支給額
法定福利費	10,000,000	10.0%	法人負担の社会保険料
人件費計	**76,000,000**	**76.0%**	上記計
地代家賃	**3,000,000**	**3.0%**	事務所家賃、駐車場等
福利厚生費	250,000	0.3%	職員の健康診断等
広告宣伝費	100,000	0.1%	営業活動等
交際費	200,000	0.2%	事業遂行上必要な接待等
会議費	100,000	0.1%	役員会議、従業員会議等
旅費交通費	500,000	0.5%	移動に伴う費用、通勤費等
通信費	600,000	0.6%	電話料金、郵送料等
消耗品費	**1,200,000**	**1.2%**	少額物品の購入等
水道光熱費	200,000	0.2%	電気、ガス、水道代等
新聞図書費	100,000	0.1%	新聞、専門書等
諸会費	100,000	0.1%	協会会費、法人会費等
支払手数料	**1,600,000**	**1.6%**	業者、士業等への報酬等
車両費	100,000	0.1%	ガソリン代、整備代等
リース料	**2,000,000**	**2.0%**	リース契約に基づく費用
保険料	500,000	0.5%	生命保険料、損害保険料等
租税公課	30,000	0.0%	印紙税、自動車税等
研修費	70,000	0.1%	職員研修参加費用等
採用費	**3,000,000**	**3.0%**	職員採用に関する費用
減価償却費	300,000	0.3%	固定資産の減価費用
雑費	50,000	0.1%	振込手数料等
販売管理費計	90,000,000	90.0%	上記費用合計
営業損益金額	**10,000,000**	**10.0%**	売上総利益－販管費**※本業の利益**
営業外収益	100,000	0.1%	補助金収入等
営業外費用	100,000	0.1%	支払利息等
経常損益金額	10,000,000	10.0%	営業利益±営業外損益
税引前当期純利益	10,000,000	10.0%	経常利益±特別損益
法人税等	3,000,000	3.0%	法人税、法人地方税等
当期純損益金額	**7,000,000**	**7.0%**	税前利益－法人税等**※最終利益**

3 経理の基礎知識

1 経理とは何か

1 経理は難しくない

経理という業務を考えるとき、それはきわめて専門的であって細かくて難しそうに思われがちです。したがって、経理と聞いただけで敬遠する人が少なくありません。確かに、経理という業務は綿密な作業を要しますが、決して難しい業務ではなく一般的な常識があれば十分に勤まるものなのです。すなわち、経理の基本となるポイントを理解すれば、あとはその応用ですのでそれさえ理解すれば経理の業務は難しくありません。

世の中にはさまざまな事業がありますが、その中には、必ず経理という業務があり、経理なくしていかなる事業といえども目的を遂行することはかないません。それはまた、経理は利益をもたらす間接部門であることを意味します。節税による税額負担の軽減、IT 導入による会計処理の迅速化、資金の効率的運用等、直接的間接的に利益をもたらすのです。

2 経理の業務とはいかなるものか

経理の業務には簡単な作業から始まって、順次、その応用による作業と判断を必要とする高度なものがあります。

しかし、どのような業務であってももとを正せば複雑ではなく簡単です。つまり、入りと出を考えればよいのです。言い換えれば収入（入金）と支出（出金）です。どのような事業でも、入りと出から成り立っており、経理とは「お金の入りと出を記録して管理すること」といってよいでしょう。

一般的な事業では、収入と支出は現金取引と預金取引で行われますが、ステーション事業も同様にその取引の大半は現金取引と預金取引から成り立っています。具体的にいえば、収入では、ステーションの開設資金、基本利用料、保険利用料などが現金や預金によって入金となります。また支出では、材料費、人件費、消耗品費、家賃、水道光熱費などが現金や預金によって出金されます。したがって、取引の大半が現金および預金で行われますから、現金および預金の正確な記帳と管理が重要であり、それが守られればステーション事業の会計は経理の業務の骨幹を遂行したといっても過言ではありません。

3 現金出納業務を理解する

ステーション事業の会計を行ううえで、重要な経理の業務は現金および預金取引の正確な記帳と管理であることは述べましたが、そのためには現金および預金業務を理解することが必要です。そこで、ここでは現金出納業務について説明します。

現金出納業務は、現金の入りと出を記録し管理する手続ですが、まず入金伝票と出金伝票を起票し現金出納帳に記載します。伝票には、入金、出金、振替の三種類の伝票がありますが、振替伝票を入金、出金伝票の代わりに使っても構いませんし、また振替伝票を使用すればファイリングするときにもかさ張らず保管しやすくなります。

１日の現金出納業務が終わったら、その日のうちに（遅くとも翌日の朝までに）現金出納帳の残高と手元にある現金との照合（突合）を行います。この確認作業には、必ず、現金出納業務担当者以外の人にも現金のカウントをしてもらうとともに、日々、週単位、月単位などの間隔で責任者が立ち会うことが、内部統制からも大事なことです。これは、現金出納業務の担当者を信用しているか否かという次元の話ではなく、経理のルールとして確立させ、経理の業務に携わる人たちに共通認識をもたせるということを意味しています。

現金出納帳残高と現金残高が合わない場合には、翌日以降に持ち越さず、一時的な仮勘定である現金過不足勘定で処理します。そして、決算時までに解決しないときには、現金過不足勘定から雑収入（現金が多い場合）、雑損失（現金が少ない場合）に振替処理をします。たとえ１円でも合わないときは、そのまま持ち越さず責任者に報告して現金過不足の処理を行い、常に些細な事実でも表面化させる環境づくりを日頃からつくっておくことが大事です。

また、現金出納業務の終了後は現金の出し入れを原則禁止とし、どうしても必要な場合には責任者の許可のもとで入出金の事実を証明する領収書やメモ等を入手して、手元にある現金残と一緒に保管し、翌日、早めに処理を行います。

現金過不足の問題を極力起こさないためには、あらかじめ決められた金額の小口現金を用意して、使用した金額のみ預金から引き出して充当する定額資金前渡制度（インプレストシステム）も有効な方法の一つです。また、採用人数の事情もありますが、極力、担当者を固定せず一定期間で交代させることも内部統制上必要なことです。

4　預金業務を理解する

現金での取引には、盗難や紛失の可能性がつきまとうので大変危険です。そこで、多額な入金や出金は銀行振込で行います。

預金の種類には、当座預金、普通預金、定期預金などがあります。当座預金は、銀行と当座契約を結んで開設されます。引き出しは小切手で行い、小切手や手形の支払に使える預金です。契約により当座貸越も利用できます。なおマイナス残高は、借入金勘定に振り替えます。当座預金は、現金管理を代わりに銀行で行うため利息はつきません。

普通預金は、預金通帳やキャッシュカード（個人のキャッシュカードは使用しない）でいつでも引き出すことができ、預け入れ払戻し、振り込みなど広く利用されています。ただし、小切手の使用はできませんし、また残高をマイナスにすることもできません。

定期預金は、１カ月から10年くらいの一定期間を定めて、その期間は払戻をしない預金です。その分、普通預金よりも預金利率が高いのが特徴です。しかし、途中で解約した場合には利息はつきません。

預金業務で大事なことは、預金残高が不足しないように資金繰りを考えることです。資金繰りの中心となる当座預金や普通預金の口座ごとに残高を確認し、入金と出金の予定額を計算し、入金は少なめに出金は漏れなく計上しなければなりません。残高の不足が予想されそうな場合には、資金の手当てが必要ですし、余裕があるときは定期預金に回すということもあります。

振込手続は、窓口やATMからの振り込みが行われますが、最近は、リアルタイムに手続できるネットバンキングの利用が広まっています。また、細かいことですが、振込手数料の負担が当方か先方かの確認も忘れずに行うことです。

不明な入金については、いったん一時的な仮勘定である仮受金勘定（負債）で処理して振込先に問い合わせして正しい勘定科目に振り替えます。

振込手続や入金処理を済ませたら、伝票を起票し預金出納帳に記載して残高を、当座預金は当座預金照合表、普通預金は預金通帳残高と照合し、その作業結果を責任者に報告します。責任者は当座勘定照合表や預金通帳について必ず原本で検証を行うこととし、決してコピーでは検証しない環境を日頃からつくっておくことが大事です。

また、預金通帳の入出金履歴を定期的に確認することで不正な支出や、期末残高は一致していても期中に一時的な個人借用といった不正を発見することも可能になります。

預金通帳、小切手帳、約束手形帳、印鑑などは帳簿記帳担当者に管理させず、使用時には必ず責任者の許可を必要とすることを厳守して下さい。

表3-3-1・2に現金出納帳と金種表のモデルを示しておきます。現金出納帳の残高と金種表の合計を照合することは経理の基本です。なお、預金出納帳は現金出納帳と同様の様式なので割愛します。

第3章

2　経理業務に必要な簿記の基本

1　簿記の基本を覚える

簿記とは取引を帳簿に記載する方法のことで、帳簿の「簿」と記載の「記」を組み合わせた言葉です。

先に経理の業務とは「お金の入りと出を記録して管理すること」と言いましたが、入金と出金について記録する書類が帳簿であり、記録するルールが簿記です。簿記には、単式簿記と複式簿記があります。単式簿記は、家計簿にみられるように食費や光熱費などを、それぞれ単独の項目で金銭の出入りごとに記載する形式です。一方、複式簿記は単式簿記のように

表3-3-1　現金出納帳

○年○月分

日付	科目	適要	取引先	入金	出金	残高
		前月より繰越				40,000
○月5日	新聞図書費	新聞年間購読料	A新聞社		15,000	25,000
8	旅費交通費	○月分交通費	山田		500	24,500
10	未収入金	○月分利用料収入	小林	4,200		28,700
15	未収入金	○月分利用料収入	山口	11,000		39,700
20	運搬費	○月分運送代	B運搬社	7,500		47,200
		当月合計		118,000	139,000	19,000

表 3-3-2　金種表

〇年〇月〇日現在

金種	枚数	金額
10,000	1	10,000
5,000	1	5,000
1,000	2	2,000
500	2	1,000
100	5	500
50	5	250
10	20	200
5	10	50
1	—	—
合計		19,000

責任者	担当者
㊞	㊞

一つずつの項目を記載するのではなく、1 つの取引を 2 つの側面（左側：借方と右側：貸方）に分けて記載します。これを仕訳といい、1 つの取引を 2 つの側面に分けて記載するので複式といいます。複雑な取引には単式簿記では対応できないので複式簿記が使われています。

簿記では、現金や預金の増加は借方（左側）、減少は貸方（右側）に仕訳するルールになっています。したがって、例えばステーション事業を開設するために、本部から 1,000 万円が普通預金口座に振り込まれてきたとします。この行為は取引になります。それは、普通預金口座に 1,000 万円入金された事実と開設資金が得られたという事実の 2 つの側面に分けて次のような仕訳が行われます。

（借方）普通預金　1,000 万円　/（貸方）資本金　1,000 万円

また、訪問看護の利用者から基本利用料 5,000 円を現金で受け取れば仕訳はこうなります。

（借方）現金　5,000 円　/（貸方）基本利用料収入　5,000 円

例えば、ステーション事業所が 3 月分の訪問看護療養費 100 万円を保険請求した場合、

（借方）未収入金　100 万円　/（貸方）療養費収入　100 万円

と仕訳をして、2 カ月後に 100 万円が普通預金口座に振り込まれたら次の仕訳をします。

（借方）普通預金　100 万円　/（貸方）未収入金　100 万円

また、スタッフの給与 20 万円を銀行振込で支払ったとしますと、それは給与を支払った事実とそれを預金で支払った事実の 2 つの側面に分けて次のような仕訳が行われます。

（借方）給与　20 万円　/（貸方）普通預金　20 万円

とかく簿記と聞いただけで拒否反応を起こす向きもありますが、取引（行為）を 2 つの側面（事実）に分けてとらえることができれば仕訳も理解しやすくなります。

2　仕訳と勘定科目のルールを理解する

仕訳とは、前述のように1つの取引を2つの側面に分けて借方と貸方に記載することですが、取引別に異なる項目を使用すると細かくなりすぎて集計が煩雑となり、また集計結果（財政状態と経営成績）もわかりにくく大事な判断を間違えるもとともなります。

そこで同じ用途の項目については、1つの決められた項目に分類集計することが便利であり整理しやすいことから勘定科目が使われています。勘定科目とは、同じような性格をもった項目をおおまかに分類し区分するための口座をいいます。例えば、パソコンという勘定科目も間違いではありませんが、そうなるとコピー用紙もクリアファイルもそれぞれ勘定科目にしなければなりません。これでは細かすぎて整理集計が大変です。そこで、これらは消耗品という性質であり同じ用途なのでひとくくりに消耗品費という勘定科目を使うことにします。すると仕訳はこうなります。

（借方）消耗品費	10万円	/	（貸方）現金	10万円

勘定科目は、ステーション事業所の規模によって多少の違いはありますが、会社法や金融商品取引法などの法律で定められているので、同じような勘定科目が使われています。

それでは、いろいろな取引についてどのように勘定科目を使い分ければいいのでしょうか。そのためには、勘定科目のグループがキーとなります。勘定科目は、資産、負債、純資産、収益、費用の5グループがあり、それらは借方グループと貸方グループに分かれていますので、仕訳にあたって、その勘定科目が借方、貸方いずれのグループになるのか、ルールに従って使い分ければいいのです。例えば資産と費用は借方グループですから、増加は借方に仕訳し、負債と資本と収益は貸方グループですので、増加は貸方に仕訳することになります。

資産、負債、純資産、収益、費用のグループの主な勘定科目は次のようになります。

- 資産グループ（資産＝財産）：現金、預金、未収入金、貸付金、器具備品、敷金など
- 負債グループ（負債＝借金）：買掛金、未払金、借入金、預り金、未払費用など
- 純資産グループ（純資産＝資本、内部留保）：資本金、資本剰余金、利益剰余金など
- 収益グループ（収益＝収入）；基本利用料収入、保険利用料収入、雑収入など
- 費用グループ（費用＝収益獲得のための支出）：材料費、給与、旅費交通費、通信費、消耗品費、水道光熱費、家賃、交際費、保険料、修繕費、雑費、減価償却費など

3　仕訳から決算書作成までの手順を知る

まず仕訳から決算書作成までの流れを見ましょう。

取引発生　⇒　伝票　⇒　仕訳帳　⇒　総勘定元帳　⇒　残高試算表　⇒　決算整理　⇒　決算書（貸借対照表、損益計算書）

決算書は、財政状態を表す貸借対照表と経営成績を表す損益計算書から成り立っており、1年に1度、決算のときに作成されるので決算書といわれています。勘定科目の5つのグル一

プは、資産と負債、純資産は貸借対照表に、収益と費用は損益計算書に入ります。

この流れを、もう少し詳しく説明しますと、まず取引が発生したらそれを仕訳し伝票を起こします。そしてその伝票を仕訳帳に転記し、さらに仕訳帳から勘定科目別に分類集計されている総勘定元帳に転記します。なお、総勘定元帳に記載されている勘定科目のうち重要な勘定科目については別に補助簿を作成します。現金出納帳、銀行預金出納帳、固定資産台帳などで、これらはステーション事業を行ううえで必要です。

次に、総勘定元帳に集計された各勘定科目の最終的な残高を借方、貸方に集計して残高試算表を作成します。当然に残高試算表の借方合計と貸方合計は一致します。この残高試算表が決算書の基本となり、決算整理後の残高試算表の資産、負債、資本から貸借対照表が作成され、収益と費用から損益計算書が作成されることになります。

貸借対照表と損益計算書の見方について簡単に説明しますと、貸借対照表の借方は資金の運用状況を貸方は資金の調達状況を表し、また損益計算書は１年間の取引が示されていて利益（儲け）が生まれた経緯を明らかにします。

3　経理の年次業務の重要性

1　年間のスケジュールを押さえる

ここまで取引の発生から決算書作成までの手順を述べましたが、経理の業務は、日次、月次、年次に分けることもできます。このうち日次は、現金出納業務と預金業務が中心になります。また、月次業務は月次決算業務と給与支給業務が中心になります。ただし、月次決算業務については、ステーション事業の規模が大きいところ以外では、コスト面などを考えて影響も少ないので、特に月次の決算整理をしないで月次の残高試算表（決算整理前）を作成するにとどめることもあります。

しかし、年次の経理の業務は重要です。年次の経理の業務は、一番多忙な業務で中心は決算整理と年末調整です。年次の決算は、営利法人の場合には決算日から２カ月以内に法人税の申告および納付をしなければならないので決算月は忙しくなります。しかも年次の決算は、１年間の収入や経費を締めた後に、減価償却や貸し倒れの引当などの決算整理という煩雑な作業を行わなければなりません。すなわち、決算整理という決算特有の処理を行って決算書を作成します。

次に、年末調整は、個々の従業員の年間給与に対する税金（源泉所得税）を再計算し直す作業です。なぜならば、毎月支給される給与から控除される源泉所得税は概算ですので、年間給与が確定したあとで１年間の正しい源泉所得税を計算して、源泉所得税の過不足を調整しなければならないからです。毎年暮れになると、税務署や市区町村で説明会が開かれますので、一度参加して聞かれると理解が早くなります。

2　年次の決算業務を理解する

年次の決算業務には、主に次のような作業があります。

①計上基準の確認

収入や費用の計上が、あらかじめ採用した計上基準どおりであるか確認します。特に、期末は採用する計上基準によって1年間の損益が違ってくるので注意が必要です。ちなみに、現金の支出時、収入時に現金の仕訳を起こす計上基準を「現金主義」といい、発生時、例えば保険請求時に未収入金の仕訳を起こす計上基準を「発生主義」といいます。「現金主義」はわかりやすいですが、②の期間帰属の観点からは「発生主義」が優れています。

②期間帰属の確認

費用は収益との対応関係が困難ですので、原則として支出時に費用として計上します。しかし、中には家賃のような先払いや飲食代などの後払いもあります。先払いは前払費用（経費の減少）に、後払いは未払費用（経費の増加）に振り替える処理をすることで1年間の費用の期間帰属が適正になります。これは「発生主義」による処理で、それぞれ仕訳は次のようになります。

（借方）前払費用	20万円	/	（貸方）家賃		20万円
（借方）交際費	5千円	/	（貸方）未払費用		5千円

③資産の実在性の確認

器具備品などの現物を確認し、固定資産台帳と照合（突合）します。また商品券等の金券や切手や収入印紙もカウントし貯蔵品に振り替えます。未収入金残高については回収が遅れているか、年齢調べ等により原因を調べて滞留分を減らします。中には、二重計上のように収益に影響する場合もあります。

④仮勘定の整理

仮払金、現金過不足勘定、仮受金などの仮勘定は一時的な勘定ですから、内容を精査して適当な勘定科目に振り替えます。

⑤減価償却の計算

固定資産も使用や時間の経過で価値が減少していきます。そこで定額法や定率法など決められた方法で、耐用年数に従い減価償却の計算をして費用に計上します。

⑥負債の網羅性の確認

人間の心理として、資産は多く、負債は少なくしたいものです。しかし、そこに不正があってはいけませんので、資産の実在性を確認したように負債（例えば借入金）がすべて記載されているか確認する必要があります。金融機関からの借り入れであれば、預金と同様に残高証明書を入手します。

⑦見積り数値の計算

将来の費用発生に備えて引当金を計上することもあります。例えば、貸倒引当金や賞与引当金や退職給付引当金などです。これらは、見積りで引当計算をしますので計算根拠が合理的であることが大事です。ただし、税務上、条件によりますが貸倒引当金、返品調整引当金のみが認められています。なお返品調整引当金は、2030（令和12）年3月31日までに開始する事業年度までは経過措置がありますが、それ以後は廃止となります。

以上のような業務が年度末の決算整理業務です。これらの作業の結果、決算書が作成されそれに基づいて税務計算をして申告を行います。

3　年末調整手続を理解する

年末調整の手続ですが、次のような流れになります。

1　従業員に年末調整の書類を配布、回収する（扶養控除等申告書、基礎控除申告書、配偶者控除等申告書、所得金額調整控除申告書、保険料控除申告書）

↓

2　その年（1 月から 12 月）に支払った給与、賞与を合計する（未払分も含む）

↓

3　給与所得控除後の給与を計算する（国税庁「年末調整のしかた」の表より）

↓

4　所得控除額（扶養控除や社会保険料控除など）を計算する

↓

5　課税給与所得金額を計算する（3 から 4 を引く）

↓

6　1 年間の源泉所得税を計算する（5 に税率を掛ける）

↓

7　年末調整で住宅借入金等特別控除を行う場合に記載する

↓

8　所得税を計算する（6 から 7 を引く）

↓

9　源泉所得税の過不足額の調整（徴収が多ければ還付、少なければ追加徴収）

↓

10　源泉徴収票を作成し、個人分を本人に渡す

4 試算表、決算書の具体的モデル

ここではある訪問看護ステーションの試算表や決算書を例に考えてみましょう。

1 試算表のモデル

試算表とは、総勘定元帳に記載されている各勘定科目の残高または合計額を集めて作成した一覧表です。試算表には、合計試算表、残高試算表、合計残高試算表の3種類がありますが、ここでは決算整理後の合計残高試算表をモデルとします。

色文字の勘定科目とその残高金額は、借方残高が貸借対照表の資産の部に、貸方残高は貸借対照表の負債の部と純資産の部を、その他の勘定科目とその残高金額は、貸方残高が損益計算書の収益に、借方残高が費用を構成します（表3-3-3）。

2 貸借対照表のモデル

貸借対照表は、期末日現在の財政状態を表します。借方の資産の部は資金をどのように使用しているかといった「資金の運用状況」を示しており、借方の負債の部および純資産の部は資金をどのようにして集めたかといった「資金の調達状況」を示しています（表3-3-4）。

3 損益計算書のモデル

損益計算書は、1年間の経営成績を表します。事業収益は目的とする活動による1年間の

表3-3-3　合計残高試算表（単位：円）

残高	借方金額	勘定科目	貸方金額	残高
2,680,000	4,140,000	現金預金	1,460,000	
760,000	1,660,000	未収入金	900,000	
650,000	650,000	器具備品		
400,000	400,000	敷金		
	550,000	買掛金	650,000	100,000
		預り金	50,000	50,000
	200,000	長期借入金	600,000	400,000
		資本金	3,000,000	3,000,000
		基本利用料収入	800,000	800,000
		保険利用料収入	2,100,000	2,100,000
		雑収入	100,000	100,000
1,200,000	1,200,000	材料費		
280,000	280,000	給料		
140,000	140,000	旅費交通費		
50,000	50,000	新聞図書費		
35,000	35,000	通信費		
200,000	200,000	家賃		
80,000	80,000	消耗品費		
25,000	25,000	水道光熱費		
50,000	50,000	雑費		
6,550,000	9,660,000	合計	9,660,000	6,550,000

表 3-3-4　貸借対照表

○年○月○日現在（単位：円）

資産の部		負債の部	
Ⅰ流動資産		Ⅰ流動負債	
現金預金	2,680,000	買掛金	100,000
未収入金	760,000	預り金	50,000
Ⅱ固定資産		Ⅱ固定負債	
（1）有形固定資産		長期借入金	400,000
器具備品	650,000	負債合計	550,000
（2）投資その他の資産		**純資産の部**	
敷金	400,000	Ⅰ株主資本	
		資本金	3,000,000
		利益剰余金	940,000
		純資産合計	3,940,000
資産合計	4,490,000	**負債・純資産合計**	4,490,000

表 3-3-5　損益計算書

自○年○月○日　至○年○月○日（単位：円）

Ⅰ．事業収益		
1．基本利用料収入	800,000	
2．保険利用料収入	2,100,000	2,900,000
Ⅱ．事業費用		
1．材料費	1,200,000	
2．給料	280,000	
3．旅費交通費	140,000	
4．新聞図書費	50,000	
5．減価償却費	35,000	
6．家賃	200,000	
7．消耗品費	80,000	
8．水道光熱費	25,000	
9．雑費	50,000	2,060,000
事業利益		840,000
Ⅲ．事業外収益		
1．雑収入	100,000	100,000
当期利益		940,000

収益を示し、事業費用は目的とする活動による1年間の費用を示します。また、事業外収益は、目的以外の活動による1年間の収益を示します。そして当期利益は、1年間のすべての活動による収益と費用の差額である純利益すなわち成果を表します（表 3-3-5）。

4　貸借対照表の見方

貸借対照表（表 3-3-4）は、財政状態を表します。まず純資産の部を見てみると、純資産合計が3,940,000円とあります。その内容は資本金3,000,000円、利益剰余金940,000円ですが、それは3,000,000円の元手で940,000円儲けたことを意味します。これは第1期を前提とするため損益計算書（表 3-3-5）の当期利益940,000円と一致していますが、2年目以降は毎年の利益が累積していくので、1年間の成績を示す次頁の損益計算書の当期利益とは当然一致しなくなります。この利益剰余金は、自由に使える財産です。

次に流動性について見てみます。流動性とは、1年以内に現金入金または現金支出される性質をいいますが、1年以内に支払わねばならない買掛金100,000円、預り金50,000円を払っても十分に残る現金預金が2,680,000円あるので流動性は高いです。

長期借入金400,000円は、固定負債なので返済が1年以上の借入金です。期末に借り入れしたという前提ですので損益計算書には借り入れの金利である支払利息はまだ計上がありません。長期の借り入れということで、金利負担は重くなりますが、長期の借り入れが可能ということは借り手に信用があるとも考えられます。

器具備品650,000円は、固定資産ですので、耐用年数に従って減価償却費という費用になります。しかし、他の費用と違って支出はありません（購入時に支出済み）。つまり費用計上はされますが、現金の支出がないということはそれだけ資金調達をした（減るべき現金が減らずに済んだ）と考えることができます。これを固定資産の自己金融化といいます。

以上のように貸借対照表（表3-3-4）を見ると、このステーション事業の財政状態はまずまずといってよいでしょう。

5　損益計算書の見方

損益計算書は1年間の経営成績を表します。経営成績は、当期利益に示されますのでこのステーション事業の経営成績は、当期利益の940,000円となります（表3-3-5）。しかし、当期利益は1年間のステーションの全活動によって獲得した利益ですので、その中身を調べてみる必要があります。利益は、収益と費用の差額です。とすると、収益にはどのようなものがあるのかを把握することが重要になります。

ここで収益は、事業収益2,900,000円と事業外収益100,000円から成ります。事業収益は、ステーションの目的、すなわち本来の事業の活動によって獲得された収益です。一方、事業外収益は、ステーション事業には直接関係のない活動によって獲得された収益です。この損益計算書では、事業収益が大きいので当期利益は事業目的に向かって努力した成果と見なすことができます。つまり、大事なことは、当期利益が黒字であったとしてもその当期利益を生み出した収益が何かということです。したがって、事業収益から事業費用を差し引いた事業利益840,000円がステーション事業の本来の成績といえるでしょう。

事業費用についても見てみましょう。費用には、事業活動によって増減変化する変動費と増減変化しない固定費があります。材料費1,200,000円は変動費ですから、事業収益と対応して比例的に増減します。材料費をいかに効率的に使用するかで、事業利益に大きな影響が及びます。主たる固定費は家賃200,000円です。事業収益がどう増減しようが家賃は変わりません。その意味で、固定費の存在は、事業活動の足かせとなることがありますので計上は慎重に検討する必要があります。

以上のように損益計算書（表3-3-5）を見ると、このステーション事業の経営成績は良好であり幸先のよいスタートが切れたといってよいでしょう。

5 パソコンの使用と管理

1　パソコンによる経理の仕事

現在、経理の業務の多くは会計ソフトで行っています。会計ソフトの導入で仕訳、記帳など一連の作業は簡単に行えるようになりました。しかし、入力も出力した資料を利用するのも人間ですから、パソコンの使用を間違わないためには、まず経理の基本をマスターしなければなりません。

手作業とパソコンの使用による経理の仕事は流れが違ってきます。

手作業　：伝票起票 ⇒ 仕訳帳 ⇒ 総勘定元帳 ⇒ 試算表 ⇒ 決算書

パソコン：伝票起票・入力 ⇒ 仕訳帳　総勘定元帳　試算表　決算書

パソコンを使用すれば網掛け部分をパソコンが処理してくれます。また、証票類から直接入力すれば伝票起票の手間も省けます。

2　パソコンの使用と管理で注意すること

パソコンを使用する場合には、ステーション事業所の経理システムがどのような構成になっているのかを理解することが必要です。フローチャート、マニュアル、コード表などの資料は常に一覧できるように手元に保管します。

また、パソコンの使用には、導入時に初期設定する勘定科目や商品コードに注意が必要です。あまり必要のない情報などを集計させると余分な負担を受けることになりますし、ほとんど使用しない情報を入力項目とすると、作業が煩雑になり使用が難しくなって面倒なことになるからです。

定期的に勘定科目の残高の確認、各勘定科目と関係帳簿の照合（例えば、現金勘定と現金出納帳、固定資産勘定と固定資産台帳等）も必要です。なぜなら金額や勘定科目、借方と貸方の入力誤りなどがあると、そのまま集計されてしまうからです。また、特定の人しか使用できないようにIDやパスワードを設定し、パスワードも一定期間ごとに変更します。

またパソコンに保存していても故障や破損、あるいはウイルスに感染すれば大事なデータを喪失することになりますから、必ずデータのバックアップを行うこともリスク管理の観点から重要なことです。

【参考文献】

・清陽監査法人編（2017）：最新・会計処理ガイドブック 平成29年7月改訂，清文社.
・公益財団法人 納税協会連合会（2020）：初心者にもできる 年末調整の実務と法定調書の作り方　令和2年分，公益財団法人 納税協会連合会.
・中島稔哲（2009）：簿記 新訂版，同文館出版.
・渡部裕亘・片山覚・北村敬子編著（2020）：検定簿記講義3級商業簿記2020年度版：中央経済社.

税金の基礎知識

1 税金とは何か

1　税金に対する心構え

税金は私たちの生活と切り離すことができない存在です。働いてもらった給料からは所得税、自宅の家や土地からは固定資産税、モノの購入やサービスを受ければ消費税、親から生前に財産をもらえば贈与税、遺産であれば相続税など、身の回りにはいろいろな税金がかかっています。

税金の定義を簡単にいえば「国や地方公共団体（都道府県、市町村）が、必要とする経費にあてるために国民から無償で徴収する金銭」です。

法人は、法律上、人格を与えられた存在ですので、国民と同様に納税義務があります。株式会社に代表されるような課税法人であれば、その事業活動によって生じた利益に対して国税として法人税が、それに付随して地方税として事業税が課税されます。また、法人住民税として、都道府県民税、市町村民税が課税されます。

厳密にいうと、利益と所得は必ずしも一致しません。なぜならば、利益は収益から費用を差し引いて計算されますが、所得は益金から損金を差し引いて計算され、必ずしも収益＝益金、費用＝損金、とはならないからです。これは、会計上と税務上での考え方の違いにあります。会計の目的は「適正な経営成績と財政状態の把握」であり、税務の目的は「課税の公平」であるため、両者は一致しません。例えば税務上は、交際費の一部または全部が損金不算入という取り扱いがあるからです。つまり、法人税などは、実際は所得（課税所得といいます）に対して課税されるということになります。しかし、課税法人であっても事業活動が赤字になり、結果として法人税が課税されないときは、事業税も課税されません。ただし、法人住民税（均等割）は課税されます。一方、非課税法人であれば、収益事業でなければ、法人税や事業税、法人住民税（均等割）は課税されません。なお、非課税法人であっても一定の要件がそろえば消費税は課税されます。

このように、税金は種類が多く、また課税法人か非課税法人かによって、さらにその活動が収益事業か否かによってもいろいろな税金の課税対象範囲が異なります。したがって、ステーション事業を行うにあたっては税金対策を十分に検討する必要があります。

2　税金にはどんな種類があるのか

税金はとらえ方によってその分類の仕方にもさまざまなものがあります（表 3-4-1）。

①国税と地方税

国税とは、国に納める税金であり、地方税とは地方公共団体、いわば都道府県や市町村に

表 3-4-1　国税と地方税、直接税と間接税の関係の一覧表

	直接税	間接税
国税	法人税、所得税 相続税、贈与税 登録免許税、印紙税など	消費税（6.3%） 酒税 たばこ税など
地方税	都道府県民税、事業税 固定資産税、不動産取得税など	地方消費税（2.2%、軽減分は 1.76%） 道府県および市町村たばこ税 ゴルフ場利用税など

納める税金です。

②直接税と間接税

直接税とは、税金を納める人と負担する人が同じである税金であり、間接税とは消費税や酒税のように税金がモノやサービスの価格に上乗せされて負担を他人に移転させる税金です。直接税は、収入の中から税金を払うので負担感がありますが、間接税はモノやサービスの価格の中に含まれるのが大半ですので、負担感は少ないといえます。また、直間比率ですが、7 対 3 から消費税導入以降は 6 対 4 となり、負担感の少ない間接税の割合が増加しています。

③普通税と目的税

普通税とは一般的な財源にあてられ、目的税は特定の行政活動のための財源にあてられる税金です。例えば地方税の住民税、固定資産税、自動車税などは普通税で、自動車取得税、都市計画税などは目的税です。目的税は、特定の事業の財源確保からは意味があり、国民には受け入れやすいですが、財政の運用面では柔軟性に欠ける難点があります。

2　法人税のしくみ

1　法人税を理解する

法人税とは、法人が事業などによって得た所得に対してかけられる税金です。法人とは何かといいますと、それは法律によって「人格」が認められた組織で、株式会社などの普通法人、学校法人、公益法人、公共法人、協同組合などがあります。PTA や町内会などは、法律によって人格が認められていない組織ですので、これらは「人格のない社団等」といいます（表 3-4-2）。

法人税は、法人が事業によって獲得した利益に課税されますから、営利を目的とする株式会社や組合などは、当然、課税されることになります。したがって、営利を目的としない公

表 3-4-2　法人税法上の法人の種類一覧表（ただし、内国法人）

普通法人	営利法人、医療法人、一般財団・一般社団法人など
協同組合等	信用金庫、農協、生協など
公益法人等	公益財団・公益社団法人、宗教法人、学校法人、社会福祉法人、NPO 法人、非営利型の一般財団・一般社団法人など
人格のない社団等	PTA、町内会、同窓会など
公共法人	地方公共団体、日本道路公団、日本放送協会（NHK）など

共法人には原則として法人税は課税されません。公益法人や人格のない社団等についても、営利の対象とならない事業であれば課税されません。

ステーション事業を行うステーション事業所自体は、法人格がないので法人税の納税義務はありませんが、例えば株式会社形態でステーション事業所を開設すれば営利法人として法人格を有するので法人税の納税義務があります。いずれにせよ、ステーション事業をどのような形で行うのか、法人の種類との関連で十分に検討して決めることが重要です。

2　法人の種類と法人税の取扱いを知る

法人税の関係について、訪問看護事業とのかかわりの中で、法人の種類と法人税法上の取扱いは表 3-4-3 のとおりですが、主な法人については以下に説明します。

①営利法人

株式会社などの営利法人が指定業者として訪問看護事業を行う場合には、営利を目的とした事業と見なされ、普通税率が適用されます。

②医療法人

医療法人は、法人税法上、普通法人として取り扱われ、営利法人と同様に普通税率の適用となります。しかし、医療法人のうち、公益性等の一定の要件を満たしたものについては、公益性が高いことにより社会医療法人、特別医療法人または特定医療法人として法人税法上、特別の措置があります。社会医療法人は収益事業のみ低率課税が適用され、また特定医療法人も低率課税が適用されます。

③公益社団・財団法人

法人税法上、公益法人等になりますので収益事業のみに普通税率が適用されます。なお、法人税法施行令第 5 条第 1 項第 29 号において、公益法人が行う医療保健業のうち収益事業から除かれるものとして 16 の規定があります（表 3-4-4）。訪問看護事業がこの非課税規定に該当すれば、収益事業に該当せず、法人税法上非課税になります。

④一般社団・財団法人（非営利型法人）

収益事業を除く公益目的事業については法人税は課税されません。また、収益事業については低率課税が適用されます。

⑤一般社団・財団法人（非営利型法人以外）

税制上の優遇措置はありません。

⑥宗教法人

収益事業のみに低率課税が適用されます。訪問看護事業は、法人税法施行令の非課税規定に該当しません。

⑦社会福祉法人

収益事業のみに低率課税が適用されます。社会福祉法に規定する社会福祉法人が行う訪問看護事業は、法人税法施行令の非課税規定に該当するので収益事業にはなりません。

⑧公共法人

公立病院（国立病院など）は、公共法人に該当しますので納税義務はありません。

⑨NPO 法人

収益事業のみに普通税率が適用されます。訪問看護事業は、法人税法施行令の非課税規定

表 3-4-3　法人の種類と法人税法の取扱い一覧表（2019〔平成 31〕年 4 月 1 日以後開始事業年度に適用）

法人の種類	課税対象	法人税率
営利法人	全所得	資本金 1 億円超 23.2% 資本金 1 億円以下所得 800 万円以下 15% 資本金 1 億円以下所得 800 万円超 23.2%
医療法人	全所得	同上
社会医療法人	収益事業から生じた所得	19%（所得 800 万円以下 15%）
特定医療法人	全所得	同上
公益社団・財団法人	収益事業から生じた所得 （公益目的事業に該当するものを除く）	23.2%（所得 800 万円以下 15%）
一般社団・財団法人 （非営利型法人）	収益事業から生じた所得	同上
一般社団・財団法人 （非営利型法人以外）	全所得	同上
宗教法人	収益事業から生じた所得	19%（所得 800 万円以下 15%）
学校法人	収益事業から生じた所得	同上
社会福祉法人	収益事業から生じた所得	同上
人格のない社団等	収益事業から生じた所得	23.2%（所得 800 万円以下 15%）
公共法人	納税義務なし	—
NPO 法人	収益事業から生じた所得	23.2%（所得 800 万円以下 15%）
認定 NPO 法人	収益事業から生じた所得	同上
協同組合等	全所得	所得 800 万円以下 15% 所得 800 万円超 19% 特定の協同組合等の年 10 億円超の部分 22%

表 3-4-4　医療保険業で収益事業から除かれる事業の例

事業	根拠
日本赤十字社が行う医療保健業	法令 5①二十九イ、 法基通 15-1-57
社会福祉法に規定する社会福祉法人が行う医療保健業	法令 5①二十九ロ
公益社団法人等で看護師等の人材確保の促進に関する法律の規定による指定を受けたものが、介護保険法に規定する訪問看護、介護予防訪問看護、高齢者の医療の確保に関する法律に規定する指定訪問看護または健康保険法に規定する訪問看護の研修に付随して行う医療保健業	法令 5①二十九カ
法令 5①二十九のイからヨまでに掲げるもののほか、残余財産が国または地方公共団体に帰属すること、一定の医療施設を有していること、診療報酬の額が低廉であることその他の財務省令で定める要件に該当する公益法人等が行う医療保健業	法令 5①二十九ヨ
医療保健業を行う公益法人等の経営する病院における患者給食を主たる目的として設立された公益法人等が病院の患者のために給食事業を行うもの	法基通 15-1-58

法令：法人税法施行令、法基通：法人税法基本通達

［中田ビジネスコンサルティング監修・中田ちず子編著，大橋みどり，糸永圭一，日下卓磨（2015）：非営利法人の税務と会計，大蔵財務協会，p.483-485 より改変］

に該当しません。

なお、ここでいう収益事業とは、法人税法上の収益事業（法人税法第2条第1項）であり、法人税法施行令第5条第1項で定める34事業（以下、特掲事業）をいいます。したがって、公益法人等がこれらの事業を行う場合には、公益的な事業であっても法人税が課税されます。ただし、公益社団・財団法人に関しては、認定法上の公益目的事業が収益事業の範囲から除かれますので、特掲事業であっても課税対象外となります。

3 法人税の税額計算を理解する

法人税は、その法人が定めた「事業年度」の所得に対して課税されます。「事業年度」は一般的には、1年間とされ、1年を超えることはできません。

法人の利益は、総収入（収益）から総費用を差し引いて求めた利益です。これを会計上の利益といいます。これに対して、法人税は法人の所得をもとに計算しますが、所得は「益金－損金」で計算します。会計上の収益と益金、会計上の費用と損金では、一部、異なるところがあります。例えば資産の評価益は会計上収益ですが、税法では益金になりません。

また、交際費は会計上費用ですが、税法では一部もしくは全部が損金となりません。したがって、法人税の所得を計算するためには会計上の利益に益金および損金の算入・不算入を加算減算することで求めます。これは会計上と税務上の目的の違いにあります。会計上の目的は適正な経営成績・財政状態の把握ですが、税務上の目的は課税の公平にあります。したがって、資産の評価等は恣意性の介入する余地があるため、税務上は認められないわけです。

以上を式で表すと次のようになります。

所得＝会計上の利益＋益金算入額－益金不算入額－（損金算入額－損金不算入額）

つまり、法人の利益がそのまま所得になるわけではありません。

4 法人税の申告と納税を知る

法人税申告書の提出期限は、原則として事業年度終了の日の翌日から2カ月以内です（条件により1カ月延長できます）。決算日が3月31日であれば、その2カ月後の5月31日までに納税地（本店または主たる事務所の所在地）の所轄税務署に申告書を提出して納税を行います。

また、事業年度が6カ月を超える普通法人は、事業年度開始の日以後6カ月を経過した日から2カ月以内に中間申告書を所轄税務署に提出しなければいけません。中間申告には、前年実績（前年の確定法人税額）による予定申告と仮決算による中間申告があり、いずれかを選択できます。これらの申告書が提出期限までに提出されないときは、予定申告書が提出されたと見なされます。

予定申告による場合は、前年度の確定法人税額が20万円以下の場合には申告は必要ありませんが、20万円を超える場合にはその税額の2分の1を申告します。仮決算の場合は、必ず申告が必要になります。なお、前年度の確定法人税額が20万円超の場合には、法人税の予定申告書が所轄税務署から送られてきます（法人都民税・事業税・県民税も法人税にリンクして予定申告書が送られてきます）。

ちなみに、普通法人以外の法人は中間申告が義務づけられていません（法人税法第71条）。

3　地方税のしくみ

1　地方税を理解する

ここでは、地方税として法人税割、均等割、事業税について説明します（表3-4-5）。

①法人税割

収益事業を行うことによって法人税が課税された場合に、その法人税に対する一定税率を課税する地方税をいいます。2019（令和元）年10月1日以後開始分より以下の通りです。

都道府県：1.0％（制限税率※ 2.0％）
市町村：6.0％（制限税率※ 8.4％）

※標準税率を超えて課税する場合の最高税率

②均等割

黒字および赤字法人に限らず、定額を課税する地方税をいいます。「資本金等の額」が1,000万円以下の法人、公共法人・公益法人等（均等割を課することができないもの以外）、一般社団・一般財団法人（非営利型を除く）などは、道府県民税2万円、市町村民税5万円（ただし、従業員数が50人超の場合には12万円）、合計7万円となります。「資本金等の額」が1,000万円を超えると、段階的に均等割額は増額します。なお、都道府県によっては条例により収益事業を行っていない場合、免除申請ができます。

③事業税

事業を行う個人、法人に対して、収益事業を行うことによって生じた所得に対して課税されます。資本金1億円を超える普通法人は、所得割のほかに付加価値割、資本割（いわゆる外形標準課税）が課税されます。資本金1億円以下の普通法人、公益法人等は所得割だけです。2019（令和元）年10月1日以後開始分より以下の通りです。

普通法人（資本金1億円以下、所得割）	
所得年400万円以下	3.5％
年400万円超、年800万円以下	5.3％
年800万円超	7.0％
なお、資本金1億円超の場合、所得割	7.0％

このほかに、地方特別税廃止により2019（令和元）年10月1日開始事業年度から特別法人事業税が適用されます。標準税率により計算した法人事業税の所得割額に特別法人事業税の税率37.0％を乗じて計算します。

また2014（平成26）年10月1日開始事業年度から地方法人税が適用されています。2019（令和元）年10月1日から各課税事業年度の基準法人税額×10.3％になりました。なお、地方法人税の申告および納付も法人税と一緒に所轄の税務署に対して行います。

表 3-4-5　法人別の事業税・法人税割・均等割一覧表

法人の種類	事業税	法人税割	均等割
公益社団・財団法人	収益事業に課税（注 1）	収益事業に課税（注 1）	課税（注 3）
社会福祉法人・学校法人	収益事業に課税（注 2）	収益事業に課税（注 2）	収益事業に課税
一般社団・財団法人（非営利型）	収益事業に課税	収益事業に課税	課税（注 3）
一般社団・財団法人（非営利型以外）	課税	課税	課税
特例民法法人	収益事業に課税	収益事業に課税	課税（注 3）
NPO 法人、人格のない社団等	収益事業に課税	収益事業に課税	収益事業に課税（注 3）
非課税法人	非課税	非課税	非課税

収益事業に課税とは、収益事業を行う場合のみに課税することをいいます。
（注 1）公益目的事業であれば収益事業と見なされず、課税されません。
（注 2）収益事業の所得の 90/100 以上を本来の事業にあてていれば、収益事業と見なされず課税されません。
（注 3）収益事業を行っていない場合には、条例により免除の場合があります。

4　源泉徴収制度とは何か

1　源泉徴収制度を理解する

給与などの支払者である法人や個人事業者が、従業員に給与を支払うときには、その中からあらかじめ定められている所得税額（所得税及び復興特別所得税）を差し引いて支払い、その翌月には預かっている税金を納付します。これを源泉徴収制度といいます。源泉徴収は、毎月の給与だけでなく、賞与や退職金、弁護士や公認会計士、税理士などの報酬も対象となります。

源泉徴収制度は、いわば従業員が自ら行うべき申告納税の手続を、法人や個人事業者が代わって行う制度であり、これらの法人や個人を源泉徴収義務者といいます。したがって、訪問看護事業を行うにあたり、個人、普通法人、公益法人等も、従業員を採用し給与を支払えば源泉徴収義務者となり、これに関する諸々の事務手続きが義務づけられることになります。なお、給与の支払者は、所轄の税務署に「給与支払事務所等の開設届出書」を提出することにより源泉徴収義務者と見なされます。

2　源泉所得税の納付手続を知る

源泉所得税の納付期限は、原則として給与を支給した翌月の 10 日までです。しかし、納付手続の事務の煩雑さなどを解消するために、給与の支給人員が常時10人未満の源泉徴収義務者は、毎月の納付に代えて年 2 回にまとめて納付する納期の特例制度が設けられています。

納期の特例制度を採用するためには、あらかじめ源泉徴収義務者の所在地における所轄の税務署に納期の特例制度の届出をする必要があります。この届出により、給与・賞与・退職金、弁護士、公認会計士、税理士報酬など特定の報酬料金についての源泉所得税の納付期限は、1 月～6 月分の源泉所得税は 7 月 10 日、7 月～12 月分の源泉所得税は翌年 1 月 20 日となります。なお、ここで注意すべきは、納期の特例はすべての報酬が対象ではなく特定の報酬に限定列挙されており、それ以外は原則どおりであること。また、6 カ月分の源泉所得税は相当の額になりますので、つい流用して納付時に慌てることのないように税金専用の銀行口座を設けてプールしておくことをお勧めします。

なお、納付場所ですが、本社のほかに各地に支店や事業所などがあり、それぞれで給与の支払い事務を行っている場合には、それぞれの所在地における所轄の税務署に納付することになります。本社ですべての支店や事業所の給与の支払い事務を行っている場合には、本社の所在地を所轄する税務署に全体の源泉所得税を納付します。

3　源泉所得税の徴収額について

給与の源泉所得税の税額を計算する場合ですが、「給与所得の源泉徴収税額表」によります。この表には、月額表と日額表があります。

「扶養控除等申告書」を提出している人は、月額表または日額表の甲欄の税額が適用されます。また「扶養控除等申告書」を提出していない人、すなわち２カ所以上から給与の支払を受けている場合には、「扶養控除等申告書」は主たる給与の支払者にしか提出できないので、おのずから従たる給与の支払者には「扶養控除等申告書」は提出できません。そこで、月額表または日額表の乙欄の税額が適用されます。

賞与も同様で、「賞与に対する源泉徴収税額の算出率の表」の甲欄、乙欄の税額をそれぞれに適用することになります。

退職金については、「退職所得の受給に関する申告書」を提出している人には、退職所得の金額×累進税率で税額を計算しますが、「退職所得の受給に関する申告書」の提出がない人は、退職所得の収入金額×20.42％で税額を計算するため不利となりますので確定申告を行って取り戻してください。

弁護士、公認会計士、税理士などへの報酬料金の税額は10.21％、１回の支払い金額が100万円を超える場合には、その超える部分は20.42％となります。なお、この税額には東日本大震災からの復興財源確保のための復興特別所得税（2013［平成25］年から2037［令和19］年の各年分）として、基準所得税額×2.1％が含まれています。また「扶養控除等申告書」、「退職所得の受給に関する申告書」はともに法人で保管します。

4　年末調整について

「扶養控除等申告書」を提出した人は、年末調整の対象になります。

毎月の給与支払時に徴収される源泉所得税は概算で行っているので、毎月の源泉徴収による源泉所得税の合計額と、１年間（暦年）給与総額に対する源泉所得税とで過不足が発生します。この過不足額の精算を年末最後の給与支払い時に行います。これを年末調整といいます。したがって、「扶養控除等申告書」を提出していても、年末最後の給与支払い前に退職した人は年末調整の対象にはなりません。また、年の中途で入社し年末最後の給与の支払いを受ける場合には、前職の給与を含めて年末調整を行いますが、その際「源泉徴収票」がなくとも支払明細書（給与等の支払者は支払明細書を交付する義務があります）などで給与金額や徴収税額が確認できれば年末調整を行えます。

年末調整を受けると、会社から「源泉徴収票」が交付されますが、これはその年の所得証明書となり、何かの折に必要となりますので大事に保管してください。

なお、給与所得者であって「扶養控除等申告書」提出者であっても、1年間の給与の収入金額が2,000万円超の場合には確定申告が必要となります。

年末調整の手続の流れについては、本章「3　経理の基礎知識」(p.240)を参照ください。

5 消費税のしくみ

1　消費税を理解する

消費税とは、消費に対して幅広く課税される税金です。国内の取引のほとんどすべてが消費税の対象になります。

消費税は、製造、卸、小売の各段階で課税され、各段階で納税しますが、最終的にそれが価格に転嫁されて消費者が負担するということで消費税といわれます。つまり、消費税を納付する納税義務者は、流通の各段階にかかわる事業者ですが、負担するのは最終消費者ということですので消費税は間接税としての性格をもちます。ちなみに、国、地方公共団体、人格のない社団等は法人と見なされ、事業者に含まれます。

また、消費税の性格から、赤字法人の場合には法人税の課税はありませんが、消費税の課税取引があれば、たとえ赤字法人であっても消費税の納付義務が生じます。それは、消費税の納付義務者にとって消費税は預かり金的なものだからです。その意味で、一時的に預っているにすぎない消費税（収入に含まれている消費税分）を収入と同じように扱うことがないように注意することが肝心です。

2　課税、非課税、免税、不課税取引とは何か

消費税は、すべての取引に課税されるのが原則ですが、社会福祉や社会政策上の配慮などから、取引を課税取引、非課税取引、免税取引、不課税取引に区分して課税の仕方を定めています。

国内で事業者（事業を行う個人、法人）が事業として対価を得て行うモノの譲渡やサービスの提供は課税取引です。対価を得て行うとは、モノの譲渡などに対して反対給付を受けることをいいますので、寄附金、補助金、保険金等は原則として課税の対象になりません。また、事業を行うとは、反復、継続、独立して行うことですので、給与をもらうという行為は課税の対象になりません。

消費税の課税対象は、国内取引と輸入取引だけですので、国外取引や国内取引に該当しない取引は不課税取引になります。また免税取引とは、輸出免税等をいいます。

非課税取引とは、消費になじまないもの（土地や株式の譲渡、保険、住民票交付手数料など）や社会政策上の観点（社会保険医療、介護保険サービス、第一社会福祉事業、第二社会福祉事業、助産に係る資産の譲渡等、学校の授業料など）をいいます。したがって、居宅要介護者等の居宅において看護師等が行う訪問看護や、居宅要介護者等の居宅において行う訪問リハビリテーション、サービス費支給限度額を超えて行われる訪問看護・訪問リハビリテーションの費用などの収入は非課税取引とされます（消費税法基本通達6-7-2（1））（表3-4-6）。

表 3-4-6　訪問看護における介護保険と医療保険の消費税について

	介護保険	医療保険
参考条文	・消費税法施行令 ・平成 12・8 事務連絡（平 17・9 改正）「介護保険法の施行に伴う消費税の取扱いについて」	・消費税法別表第１（消費税法第６条関係）の６のイ、ロ
非課税の対象範囲	○（介護予防）訪問看護費 ○（介護予防）訪問看護利用料（1 割負担） ○居宅（介護予防）サービス等区分支給限度基準額を超える費用（全額利用者負担）	○訪問看護療養費 ○基本利用料（1 割〜3 割） ○その他利用料 ア　2 時間を超える時間における訪問看護 イ　営業日以外の日又は営業時間外の時間の訪問看護
課税の対象	○営業地域以外への訪問に係る交通費 ○委託契約料 ・外部サービス利用型特定施設入居者生活介護事業者との委託契約料（指示書に基づく訪問看護） ・認知症対応型共同生活介護事業者との委託契約料（訪問による健康管理） ・短期入所生活介護事業者との委託契約料など	○訪問に係る交通費 ○おむつ等日常生活物品費 ○死後の処置費用

［公益財団法人　日本訪問看護財団作成］

3　消費税の計算と申告納付を知る

基準期間（2 年前の課税期間）の課税売上高（消費税抜きの売上高）が 1,000 万円超の事業者は課税事業者になります。したがって、例えば、今年は課税売上高が 800 万円であったとしても納税義務者になります。一方、2011（平成 23）年度税制改正により、基準期間の課税売上高が 1,000 万円以下であっても、特定期間（基準期間の翌年、つまり課税期間の前年の開始の日以後 6 カ月の期間。ただし、7 カ月以下は除きます）の課税売上高が 1,000 万円を超える場合には、課税期間は納税義務者となります。なお、課税売上高に代えて特定期間中の支払給与の額で判定することができますので、特定期間の課税売上高が 1,000 万円を超えていても給与支払額が 1,000 万円を超えてなければ免税事業者と判定することもできます（消費税法第 9 条、第 9 条の 2、消費税法施行規則第 11 条の 2、消費税法基本通達 1-5-23）。したがって、課税売上高と支払給与がいずれも 1,000 万円超なら納税義務者です。

> （例）基準期間の課税売上高 900 万円、特定期間の課税売上高 1,300 万円、特定期間の支払給与額 800 万円の場合
> ⇒特定期間の支払給与額を特定期間の課税売上高と見なすと、特定期間の課税売上高 800 万円で、1,000 万円以下となりますので課税期間の納税義務は免除されます。

営利法人で訪問看護事業以外の課税対象の収入がある場合には、消費税特有の基準期間および特定期間に関して十分に注意する必要があります。

消費税の計算には、原則課税方式と簡易課税方式の 2 つがあります。原則課税方式は、課税期間の課税売上にかかる消費税額から課税仕入にかかる消費税額を差し引いて納税額を計算します。ただし、全額控除は課税売上割合 95％以上、かつ課税売上高 5 億円以下に限り、それ以外は一部は控除できず、個別対応方式または一括比例配分方式になります。

一方、簡易課税方式は、基準期間の課税売上高 5,000 万円以下の事業者に適用できる方式

で、課税売上高にみなし仕入率を使って納税額を計算します。この方式によれば、かなり事務負担が軽減されますが、納付のみになります（還付はありません）。また、医療、介護、福祉はサービス業の範囲に含まれますので、第五種事業（みなし仕入率 50%）に該当します。なお、簡易課税届出を提出していても基準期間の課税売上高が 5,000 万円超であれば原則課税で申告納税をすることになります。またその後、基準期間の課税売上高が 5,000 万円以下になれば簡易課税で申告納税となります（簡易課税届出選択不適用届出がない限り）。したがって消費税の届出に関する過去の履歴を把握しておくことが大事です。

消費税の課税事業者となる法人は、原則として課税期間終了の翌日から 2 カ月以内に、また個人事業者は翌年の 3 月 31 日までに申告と納税をする義務があります。直前の課税期間の確定消費税額（国税分）が 48 万円以下の場合には中間申告は不要です。

なお、2023（令和 5）年 10 月より適格請求書等保存方式（インボイス制度）が導入され、仕入税額控除を受けるためには一定の要件を満たした適格請求書（インボイス）の発行、保存が必要となりました。

6 寄附金税制について知る

1 寄附金税制の概要について

寄附金税制とは、一般法人や公益法人に寄附をする人に対して税金を優遇する措置をいいます。寄附金税制により、公益法人等に寄附金が集まりやすくするための仕組みであり、寄附を受ける側に対する優遇措置ではないことに注意が必要です。

2 寄附金の区分について

寄附金は寄附を受け取るものによって 4 つに区分され、区分によって法人の寄附金の損金算入限度額は異なります。また、個人に関しては、一般寄附金以外の場合には寄附金控除ができます。なお、損金算入限度額の計算が必要なのは、寄付金支出の中の事業支出が不明なためと考えられます。

寄附金には次のように 4 つの区分があります。

①国および地方公共団体への寄附金（例：公立高校、公立図書館など）

②指定寄附金（財務大臣指定）

公益社団・公益財団法人その他公益を目的とする事業を行う法人等に対して行う寄附金で、一定の要件を満たすもの（例：赤い羽根共同募金、オリンピックの開催など）。

③特定公益増進法人等への寄附金

公共法人、公益法人等その他特別の法律により設立された法人のうち、教育または科学の振興、文化の向上、社会福祉への貢献その他公益の増進に著しく寄与するもので、具体的に列挙されているもの（例：日本赤十字社、公益社団・財団法人、学校法人など）。

④一般寄附金

寄付金先を問わない寄附金であり、①～③以外の寄附金。

7 補助金等の収入について

公益法人等が、国や地方公共団体から交付を受ける補助金、助成金については以下のように取り扱うことになります。

①実質が資産の譲渡対価等である場合には、それぞれの対価として扱います。収益事業の対価であれば、収益事業の対価となります。

②収益事業にかかる収入または経費補填のために交付を受ける補助金等は、収益事業の益金に算入されます。

③固定資産の取得または改良のために交付を受ける補助金等は、当該固定資産が収益事業の用に供されるものであっても収益事業の益金には算入されません。

なお、補助金等の収入は対価性がない（見返りがない）ので、消費税法上、特定収入分については支払い消費税の一部を預り消費税から控除できないので注意が必要です（仕入控除税額の調整）。ただし、その課税期間の仕入税額控除について簡易課税制度を適用して計算する場合や、その課税期間の特定収入割合が5%以下である場合には、仕入控除税額の調整を行う必要はありません。

【参考文献】

・TAC株式会社（2020）：法人税別表4，5（一）（二）完全マスター　第5版，TAC出版

・日本税理士会連合会編（2020）：税務経理ハンドブック　令和2年度版，中央経済社.

・杉田宗久編著（2020）：令和2年度版　税務ハンドブック，コントロール社.

・藤本清一，林幸一，増山裕一（2011）：税法の基本，実務出版.

・中田ちず子編著（2019）：非営利法人の税務と会計，大蔵財務協会.

5 訪問看護に関連する介護報酬と診療報酬および公費負担医療制度

1 介護保険による訪問看護の報酬

1　介護報酬における訪問看護費とは

指定訪問看護は訪問看護ステーション、病院・診療所（みなし指定訪問看護事業所）が提供します。介護保険法が健康保険法等に優先するために、介護保険の要介護（要支援）被保険者は介護保険制度の訪問看護を利用することとなります。ただし要介護（要支援）者であっても、①末期の悪性腫瘍その他別に厚生労働大臣が定める疾病等、②急性増悪、終末期、退院直後等の事由による特別訪問看護指示書の交付を受けた期間、③精神科訪問看護基本療養費または精神科訪問看護・指導料が算定される場合、④入院患者で外泊をしている者に対する訪問看護は健康保険法等医療保険による訪問看護となります。

●末期の悪性腫瘍その他別に厚生労働大臣が定める疾病等（別表第7）

○末期の悪性腫瘍　○多発性硬化症　○重症筋無力症　○スモン　○筋萎縮性側索硬化症　○脊髄小脳変性症　○ハンチントン病　○進行性筋ジストロフィー症　○パーキンソン病関連疾患（進行性核上性麻痺、大脳皮質基底核変性症、パーキンソン病［ホーエン・ヤールの重症度分類がステージ３以上であって生活機能障害度がⅡ度又はⅢ度のものに限る］）　○多系統萎縮症（線条体黒質変性症、オリーブ橋小脳萎縮症，シャイ・ドレーガー症候群）　○プリオン病　○亜急性硬化性全脳炎　○ライソゾーム病　○副腎白質ジストロフィー　○脊髄性筋萎縮症　○球脊髄性筋萎縮症　○慢性炎症性脱髄性多発神経炎　○後天性免疫不全症候群　○頸髄損傷及び人工呼吸器を使用している状態

［厚生労働省告示第82号］

●（参考）パーキンソン病における「ホーエン・ヤールの重症度分類等」

ヤール分類		生活機能障害度
ステージ１	片側だけの障害で、軽度	Ⅰ度 日常生活、通院にほとんど介助を要しない
ステージ２	両側性で、日常生活がやや不便	
ステージ３	姿勢反射障害・突進現象があり、起立・歩行に介助を要する	Ⅱ度 日常生活、通院にほとんど介助を要する
ステージ４	起立や歩行など、日常生活の低下が著しく、労働能力は失われる	
ステージ５	車椅子移動または寝たきりで全介助状態	Ⅲ度 起立不能で、日常生活は全介助を要する

介護保険サービスの利用者には、介護度別（要支援1～2と要介護1～5）の支給限度基準額の範囲で、ケアプランに沿ってサービスを提供します。介護報酬の「単位」は1単位当たり10円ですが、8地域区分の地域差が設けられており、例えば東京都特別区では1単位が11.40円となっています。

第3章

●区分支給限度基準額（利用できる上限単位）

介護度	単位	
要支援　1	5,032 単位	予防給付（介護予防訪問看護費）
要支援　2	10,531 単位	
要介護　1	16,765 単位	介護給付（訪問看護費）
要介護　2	19,705 単位	
要介護　3	27,048 単位	
要介護　4	30,938 単位	
要介護　5	36,217 単位	

●訪問看護における厚生労働大臣が定める1単位の単価

	1級地	2級地	3級地	4級地	5級地	6級地	7級地	その他
上乗せ割合	20%	16%	15%	12%	10%	6%	3%	0%
1単位の単価	11.40円	11.12円	11.05円	10.84円	10.70円	10.42円	10.21円	10.00円

※訪問看護は人件費割合が70%のサービスとして、1単位の単価が設定されている。
[平成27年厚生労働省告示第93号　最終改正：令和3年3月]

2　（介護予防）訪問看護費の基本単位

1）（介護予防）訪問看護費

看護職員の（介護予防）訪問看護費は20分未満、30分未満、30分以上1時間未満、1時間以上1時間30分未満の時間ごとに単位が設定されています（准看護師の場合は90/100）。20分未満を算定できるのは「緊急時訪問看護加算」の届出をしている訪問看護ステーションです。また、利用者に対して、週1回以上は保健師または看護師による20分以上の訪問看護を実施していることが要件です。20分未満の訪問看護は気管内吸引、導尿、経管栄養等が想定されます。緊急時利用以外、例えば単に状態確認では算定できません。

一方、訪問看護ステーションの理学療法士・作業療法士・言語聴覚士は1回20分以上とし、1週間に6回までの算定制限があります。1日に連続して2回を超える（3回以上になる）と90/100の減算になり、介護予防訪問看護費では50/100の減算になります。

次に、前回訪問から2時間未満の間隔で、1時間未満を2回訪問した場合は1時間30分未満の報酬を算定します。

同職種による訪問看護においては所要時間を合算しますが、看護師と准看護師の場合は准看護師の訪問看護費を算定します。一方、訪問看護師と理学療法士など異職種の場合は職種ごとに算定します。ただし、前回訪問から2時間以内であっても20分未満または緊急訪問は合算しません。また、点滴が早く終わって2時間後の訪問予定に若干変動があった場合には計画どおり算定します。連続して行う訪問看護の必要性はケアマネジメントに基づき判断します。

● （参考）介護報酬の訪問看護費のしくみ

基本報酬
イ：訪問看護ステーション
（1）20分未満
（2）30分未満
（3）30分以上1時間未満
（4）1時間以上1時間30分未満
（5）理学療法士等（1回20分以上週6回まで）

ロ：病院・診療所
（みなし指定訪問看護事業所）
（1）～（4）

ハ：定期巡回・随時対応型訪問介護看護事業所との連携型訪問看護事業所
月1回の包括報酬

＋

加算・減算
・夜間・早朝加算、深夜加算
・複数名訪問加算（Ⅰ）（Ⅱ）
・長時間訪問看護加算
・緊急時訪問看護加算
・特別管理加算
・専門管理加算
・初回加算
・退院時共同指導加算
・看護・介護職員連携強化加算（※要介護者のみ）
・ターミナルケア加算・遠隔死亡診断補助加算（※要介護者のみ）
・サービス提供体制強化加算（Ⅰ）（Ⅱ）
・看護体制強化加算（Ⅰ）（Ⅱ）（介護予防の場合）
・口腔連携強化加算
・特別地域訪問看護加算
・中山間地域等にある小規模事業所加算
・中山間地域等への訪問看護提供加算
・同一建物等居住者等の減算
・高齢者虐待防止措置未実施減算
・業務継続計画未策定減算

訪問看護ステーションと同一敷地内あるいは隣接する建物に訪問する場合、1人では90/100、50人以上では85/100、同一敷地等以外で20人以上の場合に90/100の減算となります。

2）定期巡回・随時対応型訪問介護看護事業所との連携型訪問看護ステーションの訪問看護費

緊急時訪問看護加算の届出をしている訪問看護ステーションが連携型の対象となる訪問看護ステーションです。訪問看護ステーションは、連携する定期巡回・随時対応型訪問介護看護事業所の名称、住所その他必要な事項を都道府県知事等に届け出る必要があります。

定期巡回・随時対応型訪問介護看護事業所と連携する訪問看護ステーションの報酬は月決めの包括報酬が算定されます。要介護5の利用者には加算と日割単位が別途あり、月の途中で要介護5から変更になった場合は日割り計算の単位変更となります。准看護師の訪問が1回でもある場合は、すべて1回につき90/100相当の単位数となります。

月の途中の訪問看護の算定、短期入所系サービス利用時の減算があります。特別訪問看護指示が交付された期間、または月の途中で末期悪性腫瘍等になった場合は、その状態にある日数に応じて所定単位数から減算されます。そのほか月単位の加算として、サービス提供体制強化加算（ⅠまたはⅡ）、特別地域訪問看護加算、中山間地域の小規模事業所加算、中山間地域への訪問看護の加算、緊急時訪問看護加算、特別管理加算、退院時共同指導加算、ターミナルケア加算等の加算が訪問看護同様にあります。

なお、看護・介護利用者に必要な「看護職員による定期的アセスメント」では、連携型訪問看護ステーションが定期巡回・随時対応型訪問介護看護事業所と委託契約し、委託契約料の支払いを受けます。当該事業における訪問看護計画は、訪問看護ステーションで使用している訪問看護計画書、訪問看護報告書および訪問看護記録書と同様の取り扱いです。

3　訪問看護費の加算、減算

訪問看護費には複数の加算や減算があり、それぞれに算定要件や留意点があります。

1）夜間・早朝加算、深夜加算

夜間（午後6時～10時）・早朝（午前6時～8時）の訪問看護は基本単位の25/100の加算、深夜（午後10時～午前6時）は基本単位の50/100の加算となります。ケアプランに位置づけられた計画的訪問看護が当該時間帯に行われることが算定要件で、居宅サービス計画で位置づけられた、営業日外の土日の訪問看護は別途料金を受け取れません。

2）複数名訪問加算（Ⅰ）または（Ⅱ）

利用者の同意を得て、同時に複数の保健師・看護師・准看護師または理学療法士・作業療法士・言語聴覚士が１人の利用者に計画的に訪問看護を行ったときに、２人目の従事者の所要時間が30分未満か、あるいは30分以上により加算します（Ⅰ）。看護補助者も複数名加算の従事者となります（Ⅱ）。次のいずれかに該当することが要件です。

●算定要件

①利用者の身体的理由（体重が重い等）により１人の看護師等による訪問看護が困難と認められる場合、②暴力行為、著しい迷惑行為、器物破損行為等が認められる場合、③その他利用者の状況から判断して①または②に準ずると認められる場合

3）長時間訪問看護加算

特別管理加算（Ⅰ）および特別管理加算（Ⅱ）の対象者に算定できます。

訪問看護の所要時間が１時間以上１時間30分未満の訪問看護に引き続き行われる場合に、１回につき加算します。ただし、ケアプランに位置づけられた計画的な訪問看護です。

4）同一敷地内建物等の居住者の訪問看護費の減算

訪問看護ステーションの建物と、同一敷地内もしくは隣接する敷地内の建物等（同一敷地内建物等）に居住する利用者の訪問看護費は、１人でも所定単位の90/100となり、同一敷地内建物等で１月当たり50人以上に訪問看護を行う場合は所定単位数の85/100です。上記以外に所在する同一建物に１月当たり20人以上に訪問看護を行う場合は、90/100となります。訪問看護と介護予防訪問看護利用者は合わせて算出します。

5）特別地域訪問看護加算

特別地域（該当地域の確認が必要）に所在する事業所の場合、訪問は基本単位１回につき15/100の加算となります。

●基準告示第３「特別地域訪問看護加算に係る厚生労働大臣が定める地域」

①離島振興法第２条第１項の規定により離島振興対策実施地域として指定された離島の地域、②奄美群島振興開発特別措置法第１条に規定する奄美群島の地域、③山村振興法第７条第１項の規定により指定された振興山村、④小笠原諸島振興開発特別措置法第２条第１項に規定する小笠原諸島、⑤沖縄振興特別措置法第３条第３項に規定する離島、⑥豪雪地帯・過疎地等で人口密度が希薄・交通が不便等の理由で、サービス確保が著しく困難な地域として厚生労働大臣が定めた地域（人口が小規模で人口密度は振興山村指定基準の116/km^{2}未満であること、または、人口密度が振興山村基準に準ずる程度で地理的条件等により交通が不便であること等が要件）

6）中山間地域等に所在する小規模事業所の評価、中山間地域等に居住する者への訪問看護の評価

別に厚生労働大臣が定める地域（該当地域の確認が必要）に所在し、かつ、厚生労働大臣が定める施設基準に適合する事業所、またはその一部として使用される事務所の看護師等が訪問看護を行った場合は、1回につき10/100に相当する単位数を所定単位数に加算します。なお、小規模事業所とは、施設基準において1月当たり延べ訪問看護回数が100回以下、介護予防訪問看護は5回以下の指定事業所であることとされます。

また、別に厚生労働大臣が定める地域に居住している利用者に対して、通常の実施地域を越えて訪問看護を行った場合は、1回につき5/100に相当する単位数を加算します。

●別に厚生労働大臣が定める地域

①豪雪地帯・特別豪雪地帯（豪雪地帯対策特別措置法）、②辺地（辺地に係る公共的施設の総合整備のための財政上の特別措置等に関する法律）、③半島振興対策実施地域（半島振興法）、④特定農山村地域（特定農山村地域における農林業等の活性化のための基盤整備の促進に関する法律）、⑤過疎地域（過疎地域の持続的発展の支援に関する特別措置法）

「中山間地域等の小規模事業所加算地域（特別地域訪問看護加算対象地域外）」

7）緊急時訪問看護加算（Ⅰ）または（Ⅱ）

利用者や家族からの電話などに常時対応し、必要に応じ緊急時訪問を行う場合、利用者の同意を得て1月につき（Ⅰ）または（Ⅱ）のいずれかの単位を1回目の訪問看護に加算しますが、1人につき1カ所の訪問看護事業所のみ算定できます。（Ⅰ）の要件は常時対応できる体制のほかに、緊急時訪問した翌日の勤務間隔の確保など、職員の負担軽減のための十分な業務管理体制が整備されていることです。（Ⅱ）は常時対応できる体制が要件です。なお、緊急時などの連絡に支障がない体制を構築している場合は、看護師や保健師以外の職種もファーストコールを受けることが可能です。

1カ月内に2回目以降の緊急時訪問では、早朝・夜間加算、深夜加算を算定できます。月の途中からでも、利用者の同意を得て月末まで当該体制を提供した場合は算定できますが、月の途中までしか当該体制を提供できなかった場合は算定不可です。

8）特別管理加算（Ⅰ）または（Ⅱ）

別に厚生労働大臣が定める状態にある利用者に対して訪問看護を提供した場合に算定できる加算です。1カ所の訪問看護事業所で特別管理加算を算定した場合は、複合型サービスや定期巡回随時対応型サービスの当該加算、医療保険の特別管理加算は算定できません。特別管理加算（Ⅰ）はイ、（Ⅱ）はロ、ハ、ニ、ホです。1人の利用者に対し、（Ⅰ）または（Ⅱ）のどちらか1つしか算定できません。

●別に厚生労働大臣が定める状態

特別管理加算（Ⅰ）	特別管理加算（Ⅱ）
イ　在宅麻薬等注射指導管理、在宅腫瘍化学療法注射指導管理、在宅強心剤持続投与指導管理を受けている状態 在宅気管切開患者指導管理を受けている状態 気管カニューレを使用している状態 留置カテーテルを使用している状態	ロ　在宅自己腹膜灌流指導管理、在宅血液透析指導管理、在宅酸素療法指導管理、在宅中心静脈栄養法指導管理、在宅成分栄養経管栄養法指導管理、在宅自己導尿指導管理、在宅持続陽圧呼吸療法指導管理、在宅自己疼痛管理指導管理、在宅肺高血圧症患者指導管理を受けている状態 ハ　人工肛門又は人工膀胱を設置している状態 ニ　真皮を越える褥瘡の状態 ホ　点滴注射を週３日以上行う必要があると認められる状態

（区分支給限度基準額の算定対象外）

●真皮を越える褥瘡の状態とは

ア．NPUAP 分類Ⅲ度又はⅣ度
Ⅲ度：皮膚全層及び皮下組織に及ぶ損傷。筋膜には至らない
Ⅳ度：筋肉・骨・支持組織に及ぶ損傷
イ．DESIGN 分類 D3、D4 又は D5
D3：皮下組織までの損傷、D4：皮下組織を越え筋肉、腱などに至る損傷
D5：関節腔、体腔に至る損傷または、深さが判定できない場合

9）専門管理加算

専門的な管理を要する訪問看護について、（イ）緩和ケア、褥瘡ケア、人工肛門ケア・人工膀胱ケアに係る専門の研修を受けた看護師または（ロ）特定行為研修を修了した看護師（主治医が手順書を交付する者）が実施した場合、１人１月につき１回算定します。

●専門的な管理を要する訪問看護の対象

イ　悪性腫瘍の鎮痛療法もしくは化学療法を行っている利用者、真皮を越える褥瘡の状態にある利用者、人工肛門若しくは人工膀胱を造設している者で管理が困難な利用者
ロ　気管カニューレの交換、胃ろうカテーテルもしくは腸ろうカテーテルまたは胃ろうボタンの交換、膀胱ろうカテーテルの交換、褥瘡または慢性創傷の治療における血流のない壊死組織の除去、創傷に対する陰圧閉鎖療法、持続点滴中の高カロリー輸液の投与量の調整、脱水症状に対する輸液による補正

10）ターミナルケア加算

在宅で死亡した利用者（要支援者は対象外）について、都道府県知事に届け出た指定訪問看護事業所がその死亡日および死亡日前 14 日以内（合わせて 15 日間）に２日以上ターミナルケアを行った場合(例えば病院に搬送されるなどして 24 時間以内に在宅以外で死亡した場合を含む）に、当該者の死亡月に所定単位数に加算します。医療保険の訪問看護を行っていたが介護保険に変更した場合は、医療保険と介護保険が通算できるので、死亡日含め 15 日以内にそれぞれ１日以上の訪問看護があれば、最後に実施した保険制度において当該者の死亡月に加算を算定します。

●厚生労働大臣が定める基準

イ　ターミナルケアを受ける利用者について 24 時間連絡がとれる体制を確保しており、かつ、必要に応じて、訪問看護を行うことができる体制を整備していること
ロ　主治医との連携の下に、訪問看護におけるターミナルケアに係る計画及び支援体制について利用者及びその家族等に対して説明を行い、同意を得てターミナルケアを行っていること
ハ　ターミナルケアの提供について利用者の身体状況の変化等必要な事項が適切に記録されること

●訪問看護記録書への記録内容

ア　終末期の身体症状の変化及びこれに対する看護
イ　療養や死別に関する利用者及び家族の精神的な状態の変化及びこれに対するケアの経過
ウ　看取りを含めたターミナルケアの各プロセスにおいて利用者及び家族の意向を把握し、それに基づくアセスメント及び対応の経過（「人生の最終段階における医療・ケアの決定プロセスにおけるガイドライン」等の内容を踏まえ、利用者本人と話し合いを行い、利用者本人の意思決定を基本に、他の医療及び介護関係者との連携のうえ、対応すること。他の医療及び介護関係者と十分な連携を図るように努めること）

11）遠隔死亡診断補助加算

特別地域に居住する利用者が死亡し、主治医による情報通信機器を用いた死亡診断の補助を行った場合に算定できます。対応する看護師は「情報通信機器を用いた在宅での看取りに係る研修（法医学等を含む）」を修了し、地方厚生（支）局に届出を行うことが必要です。

12）初回加算（Ⅰ）または（Ⅱ）

初回加算は、過去２カ月において訪問看護の提供を受けていない場合（医療保険の訪問看護を含む）で、新規に訪問看護計画を作成した利用者に訪問看護を提供した場合に算定します。（Ⅰ）は利用者が退院した日に看護師が初回の訪問看護を行った場合を評価しており、高い報酬となっています。

同月内に複数訪問看護事業所がそれぞれ新規で訪問看護計画を作成した場合や、介護予防訪問看護から訪問看護に移行する場合には、継続であっても算定できます。なお、要介護から要支援への変更も同様です。算定は、初回の訪問看護を行った月に行います。介護保険において、退院時共同指導加算を算定する場合は算定できません。

13）退院時共同指導加算

退院時共同指導加算は、病院、診療所または介護医療院、介護老人保健施設に入院中または入所中の者が退院または退所するにあたり、本人または家族の同意を得て、主治医等と連携して在宅生活における必要な指導を行い、その内容を当該者に提供し、訪問看護記録書に記録した場合に算定します。退院指導を行った同月または前月の退院指導後に退院した場合には、初回の訪問看護に加算し、退院２カ月前の退院時共同指導は算定できません。

14）看護・介護職員連携強化加算

緊急時訪問看護加算の届出をしている訪問看護ステーションが、訪問介護事業所の訪問介護員等と連携し、その内容を訪問看護記録書に記録した場合に、初日の訪問看護実施日に月１回算定します。連携とは、痰の吸引等に係る計画書や報告書の作成および緊急時等の対応についての助言、訪問介護員等に同行し業務の実施状況を確認すること、安全なサービス提供体制に係る会議に出席することなどです。ただし、介護予防訪問看護費を除きます。

15）看護体制強化加算（Ⅰ）または（Ⅱ）、介護予防訪問看護の看護体制強化加算

医療ニーズの高い利用者への訪問看護体制を強化している場合に、１人１月につき加算します。

●訪問看護の場合

(1) 看護体制強化加算（Ⅰ）
①利用者総数のうち、緊急時訪問看護加算を算定した利用者の占める割合が50／100以上であること
②算定日が属する月の前6月間において、指定訪問看護事業所における利用者総数のうち、特別管理加算を算定した利用者の占める割合が20／100以上であること
③算定日が属する月の前12月間において、指定訪問看護事業所におけるターミナルケア加算を算定した利用者が5人以上であること
④訪問看護の提供に当たる従業者の総数に占める看護職員の割合が6割以上であること
(2) 看護体制強化加算（Ⅱ）
①、②および④は（Ⅰ）と同様で、③のターミナルケア加算を算定した利用者は1人以上であること

●介護予防訪問看護の場合

①、②および④は訪問看護と同様で、ターミナルケア加算の算定要件はなし

16）サービス提供体制強化加算（Ⅰ）または（Ⅱ）

次の①～④の要件を満たしている場合、1人1回につき加算できます。また、算定には都道府県知事に届け出ていることが必要です。

●算定要件

①すべての看護師等ごとに研修計画の作成と研修の実施
②サービス提供等の会議の定期的開催
③健康診断等の定期的実施
④勤続年数：（Ⅰ）7年以上の者の占める割合が30/100以上、（Ⅱ）3年以上の者の占める割合が30/100以上

17）口腔連携強化加算

届け出た訪問看護ステーションの従業者が、利用者の同意のもと、口腔衛生状態および口腔機能を評価して、歯科医療機関および介護支援専門員へ情報提供した場合の加算です。

18）高齢者虐待防止措置未実施減算、業務継続計画未策定減算

虐待の発生を予防するための措置が講じられていない場合、あるいは業務継続計画が未策定の場合、所定単位数の1/100に相当する単位数が減算されます。

19）理学療法士・作業療法士・言語聴覚士の（介護予防）訪問看護の減算

看護職員より理学療養士・作業療法士・言語聴覚士（以下「理学療法士等」）の訪問回数が多い場合、または緊急時訪問看護加算、特別管理加算、看護体制強化加算のいずれも算定していない場合は、1回につき8単位が減算されます。理学療法士等による介護予防訪問看護で12月を超える場合、8単位減算している場合はさらに1回につき15単位の減算です。なお、8単位減算がない場合は1回につき5単位を減算します。

4　居住系施設との委託契約による健康管理

訪問看護ステーションが、短期入所生活介護、認知症対応型共同生活介護、特定施設入居者生活介護、（地域密着型）介護老人福祉施設との委託契約により、訪問して健康管理を行う場合は、各施設・事業所から必要な費用の支払を受けます（表3-5-1）。

表 3-5-1 介護保険利用の居住系施設等入所（入居）者に対する医療保険の訪問看護等の給付

	医師の配置基準	看護職員の配置基準	病院・診療所の訪問看護	訪問看護ステーションの訪問看護	訪問診療
自宅	×	×	△◎	△◎	○
有料老人ホーム・ケアハウス（特定施設入居者生活介護以外）	×	×	△◎	△◎	○
グループホーム（認知症対応型共同生活介護）	×	×	△◎	△◎	○
有料老人ホーム・ケアハウス（特定施設入居者生活介護）	×	○	△◎	△◎	▲
介護老人福祉施設	○	○	▲◎	▲◎	▲
介護老人保健施設	○	○	×	×	×
介護医療院	○	○	×	×	×

○：あり　×：なし
◎：精神科訪問看護・指導料、精神科訪問看護基本療養費Ⅰ、Ⅲ（認知症除く）
△：医療保険の訪問看護は厚生労働大臣が定める疾病等、頻回訪問（特別訪問看護）指示期間は算定可
▲：末期の悪性腫瘍患者の訪問診療、医師が当該患者に指示（指示書の交付）をした場合のみの訪問看護
※外部サービス利用型特定施設入居者生活介護は、事業者間の委託契約で医師の指示書による訪問看護を提供し、90/100 の介護報酬算定可
※介護老人福祉施設が看取り介護加算を算定した場合は、訪問看護ターミナルケア療養費 2 を算定

各サービスの施設・事業所は、24 時間体制の訪問看護ステーション等との連携により健康上の管理等を行う体制を確保した場合に、介護報酬で「医療連携体制加算」が算定できる仕組みになっており、実質それが訪問看護ステーションへの委託契約料の財源となります。さらに、訪問看護ステーション等の看護師との連携が短期入所生活介護や訪問入浴介護、訪問介護の特定事業所加算にかかる看取りでも、要件になっています。居住系サービスにおける新興感染症発生時等の医療の提供については、第二種協定指定医療機関に指定された訪問看護ステーションとの協議が義務付けられています。

また、障害福祉サービスとの医療連携体制加算もあります。訪問看護ステーションが委託契約で健康観察や医療的ケアを実施する医療連携体制加算の対象サービスは、短期入所、重度障害者包括支援、自立訓練（生活訓練）、就労移行支援、就労継続支援、共同生活援助、児童発達支援、放課後等デイサービスです。

5 介護保険の施設・サービス利用者への訪問看護

がん末期等別表 7 に記載された疾患や精神科訪問看護、特別訪問看護指示書が交付された期間は、医療保険による訪問看護が算定できます。

2 医療保険による訪問看護の報酬

1 訪問看護療養費とは

訪問看護ステーションの指定訪問看護（健康保険法第 88 条第 1 項、高齢者の医療の確保に関する法律第 78 条第 1 項）では、主治医が交付した訪問看護指示書および訪問看護計画書に

基づき、保健師、看護師、准看護師、理学療法士、作業療法士または言語聴覚士が行った訪問看護について、１人につき通常は週３日を限度として訪問看護療養費を算定します。

ただし、基準告示第２の１に規定する疾病等（厚生労働大臣が定める疾病等［別表第7］と特別管理加算［別表第8］）の対象者、急性増悪その他主治医が一時的に頻回の訪問看護が必要であると認めたことによる特別訪問看護指示書の指示期間（月１回で２週間）にあっては、訪問看護を週４日以上算定できます。介護保険の訪問看護利用者に特別訪問看護指示書が交付される場合、真皮を越える褥瘡の状態または気管カニューレを使用している状態に対しては月２回交付でき、その期間は医療保険による訪問看護になります。１回の訪問看護基本療養費（Ⅰ）または（Ⅱ）による滞在時間は、おおむね30分～1時間30分です。

精神科訪問看護基本療養費（Ⅰ）または（Ⅲ）では、30分未満と30分以上の報酬が設定されています。

訪問看護基本療養費（Ⅰ）または（Ⅱ）と、精神科訪問看護基本療養費（Ⅰ）または（Ⅲ）を算定する日を合わせて週３日を限度とします。同一訪問看護ステーションから同一建物に同一日に２人以上を訪問する場合は、いわゆる同一建物居住者に対する訪問看護となり３人以上では減算されます。

● （参考）医療保険の訪問看護療養費と加算のしくみ

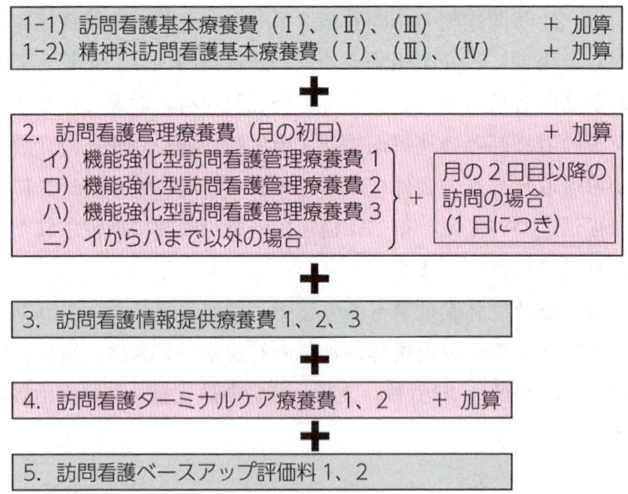

○基準告示第２の１「指定訪問看護に係る厚生労働大臣の定める疾病等」（別表第 7、別表第 8）

１　週３日を超えて訪問看護を行う必要がある利用者であって次のいずれかに該当する者

⑴　特掲診療料の施設基準等別表第７に掲げる疾病等の者（前掲 p.257 参照）

⑵　特掲診療料の施設基準等別表第８に掲げる者（下表参照）

1	在宅麻薬等注射指導管理、在宅腫瘍化学療法注射指導管理又は在宅強心剤持続投与指導管理若しくは、在宅気管切開患者指導管理を受けている状態にある者、又は、気管カニューレ若しくは留置カテーテルを使用している状態にある者
2	在宅自己腹膜灌流指導管理、在宅血液透析指導管理、在宅酸素療法指導管理、在宅中心静脈栄養法指導管理、在宅成分栄養経管栄養法指導管理、在宅自己導尿指導管理、在宅人工呼吸指導管理、在宅持続陽圧呼吸療法指導管理、在宅自己疼痛管理指導管理、又は、在宅肺高血圧症患者指導管理を受けている状態にある者
3	人工肛門又は人工膀胱を設置している状態にある者
4	真皮を越える褥瘡の状態にある者
5	在宅患者訪問点滴注射管理指導料を算定している者

2　訪問看護基本療養費（精神科訪問看護基本療養費以外）

1）訪問看護基本療養費（Ⅰ）

看護職員が訪問を行った場合は、週３日目までの対象者と、週４日目以降で単価が異なり、週４日目以降は報酬が上がります。また、緩和ケア、褥瘡ケアまたは人工肛門ケアおよび人工膀胱ケアに係る専門の研修を受けた看護師、または創傷ケア（創傷管理関連）に係る特定行為研修を修了した看護師が他の訪問看護事業所と同一日に共同して訪問看護を行った場合、さらに高い報酬が設定されています（算定は月１回）。理学療法士、作業療法士または言語聴覚士（以下「理学療法士等」）の場合、４日目以降の報酬は３日目までと同額です。

2）訪問看護基本療養費（Ⅱ）

「同一建物居住者」に対して、訪問看護指示書に基づき、同一訪問看護ステーションから同一日に２人以上の利用者を訪問した場合に算定する報酬です。２人までは訪問看護基本療養費（Ⅰ）と同報酬で、３人以上では低い報酬となります。建築基準法に基づく同一建物とは、ア：養護老人ホーム・老人福祉ホーム・特別養護老人ホーム・マンションなどの集合住宅、同居者のいる一戸建て、イ：（介護予防）短期入所生活介護・（介護予防）小規模多機能型居宅介護（宿泊サービスに限る）・（介護予防）認知症対応型共同生活介護です。なお、緩和ケア、褥瘡ケアまたは人工肛門ケアおよび人工膀胱ケアに係る専門の研修を受けた看護師、または創傷ケア（創傷管理関連）に係る特定行為研修を修了した看護師の訪問も算定できます。

3）訪問看護基本療養費（Ⅲ）

入院患者の外泊中の訪問看護の報酬です。在宅療養に備えて一時的に外泊をしている者で、①厚生労働大臣が定める疾病等（別表第７）、②特別管理加算（別表第８）の対象者、③その他外泊にあたり訪問看護が必要と認められる者に対して、訪問看護指示書および訪問看護計画書に基づき、入院中１回〔基準告示第２の１に規定する疾病等（別表第７、別表第８）は２回〕に限り算定できます。入院患者が介護保険の要介護者等の場合も算定できます。

●（参考）複数の実施主体による訪問看護の組み合わせ

病院・診療所の訪問看護・指導料を算定した月には訪問看護ステーションの訪問看護療養費は算定できませんが、例外的に算定できるのは以下のケースとなります。

複数組み合わせが認められる場合	訪問看護 ST×訪問看護 ST		訪問看護 ST×病院・診療所		病院・診療所×病院・診療所	
	同一月	同一日	同一月	同一日	同一月	同一日
別表第７（p.257 参照）、別表第８（p.266 参照）	○	―	○	―	―	―
（精神）特別訪問看護指示書の交付	○※2	―	○※2	―	―	―
退院後１カ月（精神科訪問看護・指導料を算定している場合は、退院後３カ月）	―	―	○※3	○※3	○	○※6
専門の研修を受けた看護師との共同	○	○	非該当	○	○	○※6
精神科在宅患者支援管理料を算定	―	―	○	○※5	―	―
精神保健福祉士が精神科訪問看護・指導料を算定※1	―	―	○※4	―	―	―

※１　精神科在宅患者支援管理料に係る届出を行っている保険医療機関が算定する場合に限る。
※２　週４日以上の訪問看護が計画されている場合に限る。
※３　病院・診療所側が、患者が入院していた保険医療機関の場合に限る。
※４　精神科訪問看護・指導料及び訪問看護療養費を算定する日と合わせて週３日（退院後３月以内の期間において行われる場合にあっては、週５日）を限度とする。
※５　保険医療機関が精神科在宅患者支援管理料１を算定する場合は、特別の関係の訪問看護ステーションと連携する場合であって、病院・診療所からの訪問看護が作業療法士又は精神保健福祉士の場合に限る。
※６　特別の関係の場合を除く。

3　訪問看護基本療養費の加算

1）難病等複数回訪問加算

基準告示第２の１（別表第７、別表第８）の利用者および特別訪問看護指示書が交付された利用者には、１日に２回または３回以上の訪問看護が算定できます。同一日には１カ所の訪問看護ステーションに限ります。同一建物内において、難病等複数回訪問加算または精神科複数回訪問加算（１日当たりの回数の区分が同じ場合に限る）を同一日に算定する利用者が３人以上の場合、２人までの報酬より低くなります。

2）特別地域訪問看護加算

別に厚生労働大臣が定める地域（基準告示第３）に所在する訪問看護ステーションの看護師等が利用者宅までに１時間以上訪問に時間がかかる場合に、基本療養費の50/100の額を加算します。該当地域の確認が必要です。

3）緊急訪問看護加算

利用者または家族の緊急の求めで、主治医（診療所または在宅療養支援病院の保険医）の指示に基づき、緊急訪問看護を行った場合に１日につき１回算定し、月15日目以降は報酬が低くなります。また、緊急対応の内容等を訪問看護記録書および訪問看護療養費明細書に記載しなければなりません。夜間等主治医が対応できない場合、連携先医療機関の医師の指示でも算定できます。

なお、複数の訪問看護ステーションから訪問看護を受けている利用者に対し、いずれかが計画に基づく指定訪問看護を行った同一日に、その他の訪問看護ステーションが緊急の指定訪問看護を行った場合は、２カ所目のステーションは訪問看護基本療養費が算定できません。そのため、緊急訪問看護加算のみ算定します。

4）長時間訪問看護加算

90分を超えて長時間訪問看護を行う場合、長時間訪問看護加算が算定できます。特別管理加算や特別訪問看護指示書による訪問看護は１日/週、15歳未満の超重症児または準超重症児および、15歳未満の小児であって別表第８に掲げる者への訪問看護では、３日/週の長時間訪問看護の加算があります。

● （参考）超重症児（者）・準超重症児（者）の判定基準

1. 運動機能：座位まで	
2. 判定スコア	（スコア）
(1) レスピレーター管理　※毎日行う機械的気道加圧を要するカフマシン・NIPPV・CPAP などは、レスピレーター管理に含む	＝10
(2) 気道内挿管、気管切開	＝8
(3) 鼻咽頭エアウェイ	＝5
(4) O_2吸入又は SpO_2　90%以下の状態が 10%以上	＝5
(5) 1 回／時間以上の頻回な吸引 6 回／日以上の頻回な吸引	＝8 ＝3
(6) ネブライザー 6 回／日以上又は継続使用	＝3
(7) IVH	＝10
(8) 経口摂取（全介助） 経管（経鼻・胃ろう含む）	＝3 ＝5
(9) 腸ろう・腸管栄養 持続注入ポンプ使用（腸ろう・腸管栄養時）	＝8 ＝3
(10) 手術・服薬にても改善しない過緊張で発汗による更衣と姿勢矯正を 3 回／日以上	＝3
(11) 継続する透析（腹膜灌流を含む）	＝10
(12) 定期導尿（3 回／日以上）※人工膀胱を含む	＝5
(13) 人工肛門	＝5
(14) 体位交換 6 回／日以上	＝3
<判定> 超重症児（者）とは「1 の運動機能が座位までであり、かつ、2 の判定スコアの合計が 25 点以上の場合」、準超重症児（者）とは「1 の運動機能が座位までであり、かつ、2 の判定スコアの合計が 10 点以上 25 点未満である場合」である。ただし、6 カ月以上（NICU 退院時は 1 カ月）各状態が継続すること。	

※（8）、（9）は経口摂取、経管、腸ろう・腸管栄養のいずれかを選択する。
基本診療料の施設基準等及びその届出に関する手続きの取扱について（令和 6 年 3 月 5 日保医発 0305 第 5 号、別添 6・別紙 14）

5）乳幼児加算

乳幼児（6 歳未満）の訪問看護は（準）超重症児、別表第 7 および別表第 8 の対象者をより高く評価し、それ以外は低い報酬を算定します。1 日に 1 回の加算となり、誕生日をもって期日となるため、6 歳の誕生日からは算定できません。

6）複数名訪問看護加算

1 人の看護職員による訪問看護が困難な利用者に対して、看護職員と同時に他の看護師等が複数で必要な時間帯に訪問看護を提供する場合の加算です。同行する職種と加算の対象者で報酬額は区分されます。看護師等または看護補助者を「その他職員」として、週 3 日または週 3 日以上 1 日複数回の同行（厚生労働大臣が定める者のうちイ、ロ、ハ）も可能です。

●基準告示第2の4の（1）厚生労働大臣が定める者

イ　別表第7に掲げる疾病等の者 ロ　別表第8に掲げる者（特別管理加算の対象者に該当） ハ　特別訪問看護指示書による訪問看護を受けている者 ニ　暴力行為、著しい迷惑行為、器物破損行為等が認められる者 ホ　利用者の身体的理由により1人の看護師等による訪問看護が困難と認められる者（その他職員〔看護師等又は看護補助者〕と同時に訪問看護を行う場合に限る） ヘ　その他利用者の状況から判断して、イからホまでのいずれかに準ずると認められる者（その他職員〔看護師等又は看護補助者〕と同時に訪問看護を行う場合に限る）

※利用者または家族の同意を得ること、看護補助者の資格要件は特にないが訪問看護ステーションに雇用されていること、常に同行の必要はないが患家に両者が同時に滞在する時間を確保すること
※看護職員：保健師・助産師・看護師・准看護師
※看護師等：准看護師除く看護職員・理学療法士等

7）夜間・早朝訪問看護加算、深夜訪問看護加算

夜間（午後6時～10時）・早朝（午前6時～8時）、深夜（午後10時～午前6時）で、利用者の求めに応じて訪問看護を行った場合の加算です。訪問看護ステーションの都合により当該時間に行った場合は算定できません。

4　精神科訪問看護基本療養費

精神科訪問看護の対象者は、精神疾患を有する者またはその家族等で、精神科訪問看護は看護職員および作業療法士が提供します。

精神科訪問看護を行うにあたり、精神科訪問看護基本療養費に係る届出書を地方厚生（支）局長に提出し、必要な体制が整備されている必要があります。また、月の初日の訪問看護時には、GAF尺度を用いて、保健師等が利用者本人の機能の全体的評価を行い、訪問看護記録書Ⅱ、訪問看護報告書および訪問看護療養費明細書に判定した値を記載します。

1）精神科訪問看護基本療養費（Ⅰ）

主治医（保険医療機関の保険医であって、精神科を担当する者に限る）の精神科訪問看護指示書に基づき精神科訪問看護計画書を作成して、週3日算定します。当該利用者の退院後3カ月以内の期間においては週5日を限度とします。

2）精神科訪問看護基本療養費（Ⅲ）

「同一建物居住者」に同一日に2人以上の他の患者にも訪問した場合に算定する報酬で、2人までは精神科訪問看護基本療養費（Ⅰ）と同額、3人以上は減算（約1/2）となります。

3）精神科訪問看護基本療養費（Ⅳ）

外泊時の訪問看護です。算定対象者は、①厚生労働大臣が定める疾病等（別表第7）、②特別管理加算（別表第8）、③その他訪問看護が必要と認められた者が、在宅療養に備えて一時的に外泊をしている場合に、入院中1回（ただし、別表第7および別表第8の利用者は入院中2回）に限り算定できます。当該基本療養費には、訪問看護管理療養費を同一日に算定できません。

5　精神科訪問看護基本療養費の加算

1）特別地域訪問看護加算

精神科訪問看護以外の訪問看護と同様です。基本療養費の50/100に相当する額を加算します。

2）精神科緊急訪問看護加算

精神科訪問看護以外の訪問看護と同様の加算です。

3）長時間精神科訪問看護加算

精神科訪問看護以外の訪問看護と同様の加算です。

4）複数名精神科訪問看護加算

精神科訪問看護基本療養費（Ⅰ）または（Ⅲ）の加算です。保健師または看護師と他の保健師等とが同行訪問した場合で、看護補助者等は週１日ですが、他は１日に３回以上可能です。精神科訪問看護基本療養費（Ⅲ）を算定する場合は、当該加算または複数名訪問看護加算を同日に算定する人数に応じて算定し、同日３人以上の場合は報酬が引き下げとなります（同時に指定訪問看護を実施する職種区分および１日当たりの回数の区分が同じ場合に限る。なお、保健師・看護師・作業療法士は同じ職種区分とする）。なお、30分未満の場合は除きます。

5）夜間・早朝訪問看護加算、深夜訪問看護加算

精神科訪問看護利用者の求めに応じて、夜間・早朝、または深夜に訪問看護を行った場合に算定します。

6）精神科複数回訪問加算

算定には地方厚生（支）局長に「精神科複数回訪問加算・精神科重症患者支援管理連携加算に係る届出書」の提出が必要です。精神科訪問看護基本療養費、24時間対応体制の届出を行っている訪問看護ステーションに認められている加算です。精神科在宅患者支援管理料を算定する利用者に対して、主治医の指示に基づき１日に2回または3回以上の訪問看護を行った場合、精神科訪問看護基本療養費に加算します。同一建物内において、難病等複数回訪問加算または精神科複数回訪問加算を同一日に算定する利用者が３人以上の場合、利用者全員が2人までの報酬より低くなります（1日当たりの回数の区分・職種区分が同じ場合に限る）。

6　訪問看護管理療養費

適切な感染管理、訪問看護療養費明細書のオンライン請求および領収証兼明細書の発行を評価した報酬です。月の初日の訪問の報酬（機能強化型訪問看護管理療養費1・2・3、それ以外）と、２日目以降の報酬（訪問看護管理療養費1・2）があります。

1）機能強化型訪問看護管理療養費１・２・３、それ以外

機能強化型訪問看護ステーションは、それ以外の訪問看護ステーションより、月の初日の訪問看護管理療養費が高く設定されています。

機能強化型訪問看護管理療養費１は常勤看護職員を７人以上、さらに専門の研修を受けた看護師の配置が要件（同２、３では望ましい規程）です。機能強化型訪問看護管理療養費２では常勤看護職員を５人以上、機能強化型訪問看護管理療養費３では４人以上が要件となっています。また、別表７の利用者の受入れや、管理療養費１・２では重症児およびターミナルケアの件数についての要件もあります。

いずれも看護職員の割合が６割以上を占めること、24時間体制であること、地域の保険医療機関や訪問看護ステーションまたは住民等に対する研修や相談への対応実績などの要件を満たすことが必要です。なお、専門の研修を受けた看護師とは、すべての分野の認定看護師や専門看護師、特定行為研修を修了した看護師を言います。

①休日・祝日等も含めた計画的管理

訪問看護管理療養費は、安全な提供体制が整備されている訪問看護ステーションで、利用者の主治医に（精神科）訪問看護計画書・報告書を提出するとともに、連携確保、訪問看護計画の見直し、休日・祝日等も含めた計画的な管理を継続して行った場合に算定されます。

②安全な提供体制の整備要件

ア　安全管理に関する基本的な考え方、事故発生時の対応方法の文書化がされていること。

イ　訪問先等で発生した事故、インシデント等が報告され、その分析を通した改善策が実施される体制が整備されていること。

ウ　日常生活の自立度が低い利用者につき、褥瘡に関する危険因子の評価を行い、褥瘡に関する危険因子のある患者および既に褥瘡を有する患者については、適切な褥瘡対策の看護計画を作成、実施および評価を行うこと。褥瘡アセスメントの記録については参考様式「褥瘡対策に関する看護計画書」を踏まえて記録すること。

エ　災害等が発生した場合においても、訪問看護を中断させない、中断しても可能な限り短い期間で復旧させ、利用者の訪問看護を継続的に実施できるように業務継続計画を策定し必要な措置を講じていること。

オ　毎年８月において、褥瘡を有する利用者等について地方厚生（支）局長へ報告を行うこと。

③電子的方法による計画等の提出

電子的方法によって、個々の患者の診療に関する情報等を他の保険医療機関等に提供する場合は、厚生労働省「医療情報システムの安全管理に関するガイドライン」（2013〔平成25〕年10月）を遵守し、安全な通信環境を確保すること。書面における署名または記名・押印に代わり、厚生労働省の定める準拠性監査基準を満たす保健医療福祉分野PKI認証局の発行する公開鍵基盤（HPKI：Healthcare Public Key Infrastructure）による電子署名を施すこと。

④連絡・相談・調整

営業時間内における利用者または家族との電話連絡、療養相談、訪問看護実施に関する計画的な管理（他の訪問看護ステーションとの連絡調整を含む）は管理療養費に含まれる。

⑤報告書

報告書の写しは訪問看護記録書に添付のこと。報告書と記録書が同じ内容であれば、提出

年月を記録することで代えることができる。

⑥理学療法士、作業療法士および言語聴覚士（以下「理学療法士等」という）との連携

訪問看護を提供している利用者について、訪問看護計画書および報告書は、理学療法士等が提供する内容についても一体的に含むものとし、看護職員（准看護師を除く）と理学療法士等が連携し作成する。また、作成にあたっては、訪問看護の利用開始時および利用者の状態の変化等に合わせ看護職員による定期的な訪問により、適切な評価を行う。訪問看護計画書には訪問看護を提供する予定の職種について、訪問看護記録書には訪問した職種、訪問看護報告書には訪問看護を提供した職種について、それぞれ記載すること。

⑦複数の訪問看護ステーションや保険医療機関との連携

訪問看護を行う場合は連携を図り、目標の設定、計画の立案、訪問看護の実施および評価を共有すること。

⑧介護保険施設・サービス等との連携

認知症のグループホーム、サービス付き高齢者向け住宅、障害者福祉サービスを行う施設、高齢者向け施設等に入所している利用者に訪問看護を行う場合は、医療および看護サービスの加算の算定等医療ニーズへの対応を確認して連携を図る。当該施設での日常的な健康管理等と医療保険制度の給付による訪問看護を区別して実施すること。

⑨市町村、保健所、精神保健福祉センターとの連携への配慮

保健福祉サービスとの連携に配慮すること。

⑩衛生材料を使用している利用者

療養に必要な衛生材料が適切に使用されているか確認し、療養に支障が生じている場合、必要な量、種類および大きさ等を訪問看護計画書に記載するとともに、使用実績を訪問看護報告書に記載して主治医に報告し療養生活を整えること。

2）訪問看護管理療養費１・２

月の２日目以降の報酬で、訪問看護管理療養費１と同２に区分されます。同１は同一建物に居住する同一日算定者の占める割合が７割未満であり、（イ）別表第７および第８に掲げる者の訪問看護が合計４人以上、または、（ロ）GAF 尺度 40 以下の利用者数５人以上が要件です。同２は１より低い報酬で、同一建物居住者が７割以上、または、７割未満であっても上記の（イ）もしくは（ロ）に該当しない場合です。

7　訪問看護管理療養費の加算

1）24 時間対応体制加算

利用者または家族からの電話等に常時対応でき、緊急時訪問看護を必要に応じて行える体制を保健師または看護師が説明し、利用者の同意を得た場合に月１回算定できます。夜間対応後に勤務間隔を確保するなど看護業務の負担軽減を行っている場合は、それ以外の体制より高く評価されます。なお、連絡に支障がない体制を構築している場合は、看護師や保健師以外の職種の者がファーストコールを受けることも可能です。算定には地方厚生（支）局長への届出を必要とします。

特別地域または医療資源が少ない地域、または BCP を策定した上で、自然災害等の発生に備えた地域の相互支援ネットワークに参画している場合では、２つの訪問看護ステーションが連携して24時間対応体制加算の体制を確保した場合に算定できますが、24時間対応体制加算は、１月については１つの訪問看護ステーションにおいて一括して算定し、２つの訪問看護ステーションで按分することになります。

2）特別管理加算

月１回を限度として、利用者の重症度に応じた加算があります。

利用者またはその家族から電話等により看護に関する意見を求められた場合に、常時対応できる体制にあるものとして地方厚生（支）局長に届け出た訪問看護ステーションが、利用者の同意を得て計画的な管理を行った場合に算定できます。

●特別管理加算の対象

①特別な管理のうち重症度等の高い場合
（ア）在宅麻薬等注射指導管理、在宅腫瘍化学療法注射指導管理または在宅強心剤持続投与指導管理、もしくは、在宅気管切開患者指導管理を受けている状態にある者、または、気管カニューレもしくは留置カテーテルを使用している状態にある者
②特別な管理を要する場合
（イ）在宅自己腹膜灌流指導管理、在宅血液透析指導管理、在宅酸素療法指導管理、在宅中心静脈栄養法指導管理、在宅成分栄養経管栄養法指導管理、在宅自己導尿指導管理、在宅人工呼吸指導管理、在宅持続陽圧呼吸療法指導管理、在宅自己疼痛管理指導管理、または、在宅肺高血圧症患者指導管理を受けている状態にある者 （ウ）人工肛門または人工膀胱を設置している状態にある者 （エ）真皮を越える褥瘡の状態にある者 （オ）在宅患者訪問点滴注射管理指導料を算定している者

3）退院時共同指導加算

病院等退院または介護老人保健施設退所にあたって、訪問看護ステーションの看護師等（准看護師除く）が病院等の医師、看護師、准看護師、栄養士等と共同して在宅療養生活の指導を行い、文書で指導内容を提供した場合に、入院（入所）中に１回算定できます。厚生労働大臣が定める疾病等（別表第７）または特別管理加算（別表第８。ただし（オ）を除く）の対象者は、入院中に２回まで訪問看護の初日に算定できますが、別の日に指導を実施した場合に限ります。対面ではなく、ビデオ通話が可能な機器を用いての共同指導も可能です。

4）特別管理指導加算

特別管理加算の対象者に対して、退院時共同指導を行った場合は上乗せ加算を算定し、初日の指定訪問看護実施時の訪問看護管理療養費に加算します。

5）退院支援指導加算

訪問看護ステーションの看護師等（准看護師除く）が、①厚生労働大臣が定める疾病等（別表第７）、②特別管理加算（別表第８）の対象者や③退院日の訪問看護が必要であると認められた者に対し、退院当日に訪問して療養上必要な指導を行った場合に算定します。

算定は、退院日の翌日以降初日の指定訪問看護の実施時に、訪問看護管理療養費に加算します（指導が前月でも算定可）。90分を超える長時間の訪問（複数回含む）を要する15歳未満の（準）超重症児、別表第８、および特別訪問看護指示の対象者は、高い報酬を算定します。また、退院支援でターミナルケアを実施した場合は算定日数に含めることができます。なお、当該者が退院日の翌日以降初日の指定訪問看護が行われる前に死亡または再入院した場合においては、死亡または再入院することとなったときにも算定できます。ただし、利用者の退院時に訪問看護指示書の交付を受けていることが必要です。

●（参考）退院翌日からの訪問看護の評価

医療依存度の高い状態の要介護被保険者等である患者について、退院直後等の事由により、診療のあった日から14日間に限り、特別訪問看護指示書に基づき訪問看護を提供できます。

6）在宅患者連携指導加算

医療関係職種間で共有した情報を踏まえて、訪問看護ステーションの看護師等（准看護師除く）が、患者または家族へ指導等を行うとともに、その指導内容や療養上の留意点について他職種に情報提供した場合に算定します。連携している訪問看護ステーションがそれぞれ算定可能です。利用者またはその家族の同意を得て、月2回以上医療関係職種間で文書等（電子メール、FAXでも可）により共有された診療情報をもとに、利用者またはその家族に対して指導を行った場合に算定します。

●該当する医療関係職種

○訪問診療を実施している保険医療機関　○歯科訪問診療を実施している保険医療機関　○訪問薬剤指導管理を実施している保険薬局

7）在宅患者緊急時等カンファレンス加算

在宅で療養を行っている通院困難な患者の急変や診療方針の変更等に伴い、主治医の求めにより関係する医療従事者と共同で1人以上が患家に赴いて一同に会しカンファレンスを行い、関係する医療関係職種等がカンファレンスで共有した利用者の診療情報を踏まえ、それぞれの職種が当該利用者またはその家族等に対して療養上必要な指導を行った場合にそれぞれに月2回に限り算定できます。

●該当する医療関係職種

・在宅療養を担う保険医療機関の保険医等 （病院・診療所の訪問看護の場合は、当該保険医療機関以外の保険医等） ・歯科訪問診療を実施している保険医療機関の保険医である歯科医師等 ・訪問薬剤管理指導を実施している保険薬局の保険薬剤師、介護支援専門員、相談支援専門員

8）看護・介護職員連携強化加算

喀痰吸引等特定行為業務を実施する介護職員等へ訪問看護ステーションが支援を行った場合の連携に関する評価です。

9）精神科重症患者支援管理連携加算

精神科の保険医療機関が算定する「精神科在宅患者支援管理料2」に係る連携加算で、訪問看護ステーションが「精神科重症患者支援管理連携加算」を算定します。「精神科重症患者支援管理連携加算イ」は週2回の訪問看護を必要とする場合で、「精神科重症患者支援管理連携加算ロ」は月2回の訪問看護を必要とする場合です。

「精神科在宅患者支援管理料2」を算定する利用者の主治医が所属する保険医療機関と連携

第3章

して当該医療機関の職員と共同で会議を行い、支援計画を策定し、訪問看護を実施した場合、月１回に限り加算可となります。

10）専門管理加算

専門的な管理を要する訪問看護を下記イまたはロの看護師が実施した場合、１人につき月１回算定します。介護保険の報酬と同様です（p.262）。

●専門の研修を受けた看護師

イ	緩和ケア、褥瘡ケア、人工肛門ケア・人工膀胱ケアに係る専門の研修を受けた看護師
ロ	特定行為研修を修了した看護師（主治医が手順書を交付する者）

11）訪問看護医療 DX 情報活用加算

オンライン資格確認により同意を得た上で取得した本人の診療情報・薬剤情報等を活用して、訪問看護の計画的管理を行った場合の評価です。

8　訪問看護情報提供療養費

情報提供先は次のとおりです。1、3 は利用者１人につき月１回、2 は各年度１回算定できます。ただし 2 は初めて在籍する月やケアの変更があった月は、その月に限り１回算定できます。

●訪問看護情報提供療養費の情報提供先

1	都道府県・市区町村、指定特定相談支援事業者、特定障害児相談支援事業者
2	義務教育諸学校等（保育所、幼稚園含む）、高等学校、中等教育学校、特別支援学校、高等専門学校等（※看護職員が勤務している学校等）
3	保険医療機関等（※入院・入所にあたり、訪問看護に係る情報を主治医に提供し主治医は診療情報とともに提供。主治医は加算を算定可）

9　訪問看護ターミナルケア療養費１、２

訪問看護のターミナルケアに係る評価について「人生の最終段階における医療・ケアの決定プロセスに関するガイドライン」の取り組みを含めた対応を要件としています。介護保険の訪問看護と通算して、死亡日および死亡前 14 日以内（15 日間）に 2 回以上の訪問看護基本療養費を算定（2 日以上の訪問看護）し、訪問看護におけるターミナルケアに係る支援体制（訪問看護ステーションの連絡担当者の氏名、連絡先電話番号、緊急時の注意事項等）について、利用者およびその家族等に対して説明し、在宅で死亡した利用者（24 時間以内に在宅以外で死亡した者を含む）に対して、1 カ所の訪問看護ステーションにおいてのみ、死亡月に訪問看護ターミナルケア療養費 1 を算定できます。なお、退院当日ターミナルケアを行った退院支援指導加算を算定要件の 1 回と数えることができます。最後に使った保険制度で死亡月に請求します。

特別養護老人ホーム等の入所者・短期入所生活介護利用者に対して、訪問看護ステーションがターミナルケア等を提供した場合、看取り介護加算等の算定など施設の体制に応じたターミナルケアに係る診療報酬等の算定が可能で、末期の悪性腫瘍の患者・精神科訪問看護基本療養費算定者が対象です。看取り介護加算を施設が算定している場合は、ターミナルケア療養費2を算定します。

10　遠隔死亡診断補助加算

介護保険の報酬と同様です（p.263）。

11　訪問看護ベースアップ評価料

同評価料（Ⅰ）は訪問看護管理療養費の算定者1人につき月1回の算定、同（Ⅱ）は同（1）を算定した上で、不足分の賃金改善を図るために18段階に分けた補填の報酬です。毎月の基本給等を引き上げること、2024（令和6）年度、2025（令和7）年度の改善計画を策定して改善状況を定期的に地方厚生（支）局長に報告することなどが定められています。

3　公費負担医療制度等

公費負担医療制度で、訪問看護がかかわる主なものを紹介します。また、その適用には優先順位があります（表3-5-2）。

1）障害者総合支援法による自立支援医療

都道府県知事より指定自立支援医療機関の指定を受けて、①障害児の健全な育成と生活の能力を得るための育成医療、②身体障害者の自律と社会経済活動への参加促進のための更生医療、③精神障害の適正な医療の普及を図るための精神通院医療を実施します。医療費の自己負担は1割で、世帯の所得に応じて負担上限月額が設けられています。

●自立支援医療の対象者

育成医療 市町村による医療受給者証	18歳未満の児童で、身体に障がいがあるか、治療を行わなければ障がいが残ると認められる疾患があり、かつ確実な治療効果が期待できる方
更生医療 市町村による医療受給者証	18歳以上で身体障害者手帳を交付されていて、医療を行うことにより身体の機能障害の軽減・改善など、治療効果が期待できる方
精神通院医療 都道府県知事等による医療受給者証	精神疾患で継続的な通院医療を必要とし、精神障がいのため長期にわたり日常生活や社会生活への制約がある方（知的障害者は除く）

2）難病法による医療費助成制度（特定医療費）

難病の患者に対する医療等に関する法律（難病法）により特定医療費の助成制度が2015（平成27）年1月から始まり、自己負担が3割の場合は2割に引き下げられました。

入院・入院外の区別を設定せず、また、複数の指定医療機関（病院、薬局、訪問看護ステーション〔介護保険における訪問看護等を含む〕等）で支払われた自己負担をすべて合算した上で自己負担上限月額を適用します。

341（2024年4月現在）の難病の医療の確立・普及と医療費負担軽減を図るために都道府県が医療の給付を行い、都道府県知事との委託契約により実施します。

表 3-5-2　公費負担医療制度の優先順位（医療保険の場合）

（法別番号）

<table>
<tr><td rowspan="2">戦傷病者特別援護法による</td><td>療養の給付（法第 10 条関係）</td><td>13</td></tr>
<tr><td>更生医療（法第 20 条関係）</td><td>14</td></tr>
<tr><td>原子爆弾被爆者に対する援護に関する法律による</td><td>認定疾病医療（法第 10 条関係）</td><td>18</td></tr>
<tr><td rowspan="2">感染症の予防及び感染症の患者に対する医療に関する法律による</td><td>新感染症の患者の入院（法第 37 条関係）</td><td rowspan="2">29</td></tr>
<tr><td>新感染症外出自粛対象者の医療（法第 50 条の 3 関係）</td></tr>
<tr><td colspan="2">心神喪失等の状態で重大な他害行為を行った者の医療及び観察等に関する法律による医療の実施に係る医療の給付（法第 81 条関係）</td><td>30</td></tr>
<tr><td rowspan="2">感染症の予防及び感染症の患者に対する医療に関する法律による</td><td>結核患者の適正医療（法第 37 条の 2 関係）</td><td>10</td></tr>
<tr><td>結核患者の入院（法第 37 条関係）</td><td>11</td></tr>
<tr><td>精神保健及び精神障害者福祉に関する法律による</td><td>措置入院（法第 29 条関係）</td><td>20</td></tr>
<tr><td rowspan="4">障害者総合支援法による</td><td>精神通院医療（法第 5 条関係）</td><td>21</td></tr>
<tr><td>更生医療（法第 5 条関係）</td><td>15</td></tr>
<tr><td>育成医療（法第 5 条関係）</td><td>16</td></tr>
<tr><td>療養介護医療（法第 70 条関係）及び基準該当療養介護医療（法第 71 条関係）</td><td>24</td></tr>
<tr><td colspan="2">麻薬及び向精神薬取締法による入院措置（法第 58 条の 8 関係）</td><td>22</td></tr>
<tr><td rowspan="2">感染症の予防及び感染症の患者に対する医療に関する法律による</td><td>一類感染症等の患者の入院（法第 37 条関係）</td><td rowspan="2">28</td></tr>
<tr><td>新型インフルエンザ等感染症外出自粛対象者の医療（法第 44 条の 3 の 2 関係）</td></tr>
<tr><td rowspan="2">児童福祉法による</td><td>療育の給付（法第 20 条関係）</td><td>17</td></tr>
<tr><td>肢体不自由児通所医療（法第 21 条の 5 の 29 関係）及び障害児入所医療（法第 24 条の 20 関係）</td><td>79</td></tr>
<tr><td>原子爆弾被爆者に対する援護に関する法律による</td><td>一般疾病医療（法第 18 条関係）</td><td>19</td></tr>
<tr><td colspan="2">母子保健法による養育医療（法第 20 条関係）</td><td>23</td></tr>
<tr><td colspan="2">児童福祉法による小児慢性特定疾病医療支援（法第 19 条の 2 関係）</td><td>52</td></tr>
<tr><td>難病の患者に対する医療等に関する法律による</td><td>特定医療（法第 5 条関係）</td><td>54</td></tr>
<tr><td colspan="2">特定疾患治療費、先天性血液凝固因子障害等治療費、水俣病総合対策費の国庫補助による療養費及び研究治療費、茨城県神栖町における有機ヒ素化合物による環境汚染及び健康被害に係る緊急措置事業要綱による医療費及びメチル水銀の健康影響による治療研究費</td><td>51</td></tr>
<tr><td colspan="2">肝炎治療特別促進事業に係る医療の給付及び肝がん・重度肝硬変治療研究促進事業による高療該当肝がん・重度肝硬変入院関係医療に係る医療費の支給</td><td>38</td></tr>
<tr><td colspan="2">児童福祉法の措置等に係る医療の給付</td><td>53</td></tr>
<tr><td colspan="2">石綿による健康被害の救済に関する法律による医療費の支給（法第 4 条関係）</td><td>66</td></tr>
<tr><td colspan="2">特定 B 型肝炎ウイルス感染者給付金等の支給に関する特別措置法による定期検査費及び母子感染防止医療費の支給（法第 12 条第 1 項及び第 13 条第 1 項関係）</td><td>62</td></tr>
<tr><td colspan="2">中国残留邦人等の円滑な帰国の促進並びに永住帰国した中国残留邦人等及び特定配偶者の自立の支援に関する法律第 14 条第 4 項に規定する医療支援給付（中国残留邦人等の円滑な帰国の促進及び永住帰国後の自立の支援に関する法律の一部を改正する法律附則第 4 条第 2 項において準用する場合を含む。）</td><td>25</td></tr>
<tr><td colspan="2">生活保護法による医療扶助（法第 15 条関係）</td><td>12</td></tr>
</table>

注）介護保険では、別表 2 で保険優先公費の一覧（適用優先度順）があります。

●難病法による特定医療費に係る自己負担（月額・円）

<table>
<tr><th rowspan="4">階層区分</th><th rowspan="4" colspan="2">階層区分の基準</th><th colspan="3">患者負担割合：2 割</th></tr>
<tr><th colspan="3">自己負担上限額（外来＋入院）</th></tr>
<tr><th rowspan="2">一般</th><th rowspan="2">高額かつ長期※</th><th></th></tr>
<tr><th>人工呼吸器等装着者</th></tr>
<tr><td>生活保護</td><td colspan="2">―</td><td>0</td><td>0</td><td>0</td></tr>
<tr><td>低所得Ⅰ</td><td rowspan="2">市町村民税非課税</td><td>本人年収～80 万円</td><td>2,500</td><td>2,500</td><td rowspan="5">1,000</td></tr>
<tr><td>低所得Ⅱ</td><td>本人年収 80 万円超</td><td>5,000</td><td>5,000</td></tr>
<tr><td>一般所得Ⅰ</td><td colspan="2">市町村民税 7.1 万円未満
（約 160 万円～約 370 万円）</td><td>10,000</td><td>5,000</td></tr>
<tr><td>一般所得Ⅱ</td><td colspan="2">市町村民税 7.1 万円以上 25.1 万円未満
（約 370 万円～約 810 万円）</td><td>20,000</td><td>10,000</td></tr>
<tr><td>上位所得</td><td colspan="2">市町村民税 25.1 万円以上（約 810 万円～）</td><td>30,000</td><td>20,000</td></tr>
<tr><td colspan="3">入院時の食事</td><td colspan="3">全額自己負担</td></tr>
</table>

※高額かつ長期とは、月ごとの医療費総額が 5 万円を超える月が年間 6 回以上ある者（例えば医療保険の 2 割負担の場合、医療費の自己負担が 1 万円を超える月が年間 6 回以上）。
※スモンなど一部は「特定疾患治療研究事業」、HIV 感染症は「先天性血液凝固因子障害等治療研究事業」により患者負担なし。

3）在宅人工呼吸器使用特定疾患患者訪問看護治療研究事業

人工呼吸器を使用している特定疾患患者に対して年間 260 回の訪問看護が医療保険制度とは別に支給されます。都道府県の所管課を通して、都道府県知事と訪問看護ステーション等が契約を結びます。費用の請求は都道府県知事あてに翌月 10 日までに行います。契約は 1 カ年（～3 月 31 日）を限度とし、中止する意思表示をしない限り順次更新できます。各都道府県がこの事業を実施した場合、支出した費用の 1/2 を国が補助する制度です。

4）小児慢性特定疾患治療研究事業

慢性疾患で長期にわたる療養が必要な児童等の健全な育成のために、治療方法に関する研究等に資する医療の給付を都道府県、指定都市および中核市が行い、委託契約となります。

5）原子爆弾被爆者に対する援護に関する法律

原子爆弾による負傷や疾病の認定を受けた者に対して、都道府県知事を通して厚生労働大臣の指定医療機関となって実施します。

6）労災保険における訪問看護

労働者災害補償保険法において、業務上の事由または通勤による負傷、疾病、障害、死亡などに対して、医療費等を補償します。都道府県の労働局長から労災指定訪問看護事業者の指定を受ける必要があります。

7）生活保護法

医療保険制度では、生活保護の対象者は医療扶助として「居宅における療養上の管理およびその療養に伴う世話、その他看護」が「医療券」によって受けられます。

介護保険制度では「居宅介護」が「介護券」によって受けられ、65歳未満の生活保護受給者は、みなしの介護保険第２号被保険者として「介護券」で給付されます。都道府県、指定都市および中核市長の指定による生活保護法の指定医療機関になる必要があります。

8）公害医療

公害認定疾病に対する訪問看護で、指定医療機関の指定は不要です。

9）自動車損害賠償責任保険

自動車事故に対して、治療の必要の程度に応じた訪問看護を提供します。指定医療機関の指定は不要です。

10）心神喪失等の状態で重大な他害行為を行った者の医療及び観察等に関する法律による医療の実施に係る医療の給付（法第81条関係）

心神喪失等の状態で重大な他害行為を行って、通院対象者通院医学管理のもとに通院している対象者に対して、指定通院医療機関の主治医の指示に基づき、本人または家族の了解を得て訪問し、看護または必要な療養上の指導を行います。医療観察訪問看護を行う訪問看護ステーションは、訪問看護事業型指定通院医療機関の指定を地方厚生（支）局長から受ける必要があります。指定を受けるにあたっては、通院対象者通院医学管理を行う医療機関との連携が条件となっています。

11）石綿による健康被害の救済に関する法律による医療費の支給（法第４条関係）など

独立行政法人環境再生保全機構から石綿健康被害医療手帳の交付を受けて、医療費の自己負担分全額が支給されます。対象疾病は、中皮腫、肺がん、著しい呼吸機能障害を伴う石綿肺およびびまん性胸膜肥厚です。

4　高額介護サービス費、高額医療・高額介護合算制度

1　高額介護（介護予防）サービス費の支給

所得額、世帯の市区町村民税の有無、生活保護の受給等に応じて、利用者本人または世帯の負担上限額が定められています。

2　高額医療・高額介護合算制度

2012（平成24）年４月から、同月に複数の医療機関等の医療費（訪問看護療養費含む）を合算して、自己負担限度額を超える分は支払わない、いわゆる現物給付化が行われることになりました。本人から限度額適用認定証（加入保険組合に申請要）の提示を受けて対応します。高額医療・高額介護合算制度の限度額は、毎年８月～翌年７月までを１年間として計算します。

5　算定にかかわる主な届出の書式

表 3-5-3　介護給付費算定に係る体制等状況一覧表（居宅サービス・施設サービス・居宅介護支援）※一部のみ掲載【介護保険・別紙 1-1-2】

（別紙１－１－２）

介護給付費算定に係る体制等状況一覧表（居宅サービス・施設サービス・居宅介護支援）

事業所番号										

提供サービス	施設等の区分	人員配置区分	その他該当する体制等		LIFEへの登録	割引
各サービス共通			地域区分	□ 1　1級地　□ 6　2級地　□ 7　3級地　□ 2　4級地 □ 3　5級地　□ 4　6級地　□ 9　7級地　□ 5　その他		
□ 13 訪問看護	□ 1　訪問看護ステーション □ 2　病院又は診療所 □ 3　定期巡回・随時対応サービス連携		高齢者虐待防止措置実施の有無	□ 1 減算型　□ 2 基準型	□ 1　なし □ 2　あり	
			特別地域加算	□ 1 なし　□ 2 あり		
			中山間地域等における小規模事業所加算（地域に関する状況）	□ 1　非該当　□ 2　該当		
			中山間地域等における小規模事業所加算（規模に関する状況）	□ 1　非該当　□ 2　該当		
			緊急時訪問看護加算	□ 1 なし　□ 3 加算Ⅰ　□ 2 加算Ⅱ		
			特別管理体制	□ 1 対応不可　□ 2 対応可		
			専門管理加算	□ 1 なし　□ 2 あり		
			ターミナルケア体制	□ 1 なし　□ 2 あり		
			遠隔死亡診断補助加算	□ 1 なし　□ 2 あり		
			看護体制強化加算	□ 1 なし　□ 3 加算Ⅰ　□ 2 加算Ⅱ		
			口腔連携強化加算	□ 1 なし　□ 2 あり		
			サービス提供体制強化加算	□ 1 なし　□ 4 加算Ⅰ（イ及びロの場合） □ 2 加算Ⅱ（イ及びロの場合）　□ 5 加算Ⅰ（ハの場合） □ 3 加算Ⅱ（ハの場合）		

介護給付費算定に係る体制等状況一覧表（主たる事業所の所在地以外の場所で一部実施する場合の出張所等の状況）

事業所番号										

提供サービス	施設等の区分	人員配置区分	その他該当する体制等	
各サービス共通			地域区分	□ 1　1級地　□ 6　2級地　□ 7　3級地　□ 2　4級地 □ 3　5級地　□ 4　6級地　□ 9　7級地　□ 5　その他
□ 63 介護予防訪問看護	□ 1　訪問看護ステーション □ 2　病院又は診療所		特別地域加算	□ 1 なし　□ 2 あり
			中山間地域等における小規模事業所加算（地域に関する状況）	□ 1　非該当　□ 2　該当
			中山間地域等における小規模事業所加算（規模に関する状況）	□ 1　非該当　□ 2　該当

備考　1　この表は、事業所所在地以外の場所で一部事業を実施する出張所等がある場合について記載することとし、複数出張所等を有する場合は出張所ごとに提出してください。

表 3-5-4　介護給付費算定に係る体制等状況一覧表（介護予防サービス）※一部のみ掲載【介護保険・別紙 1-2-2】

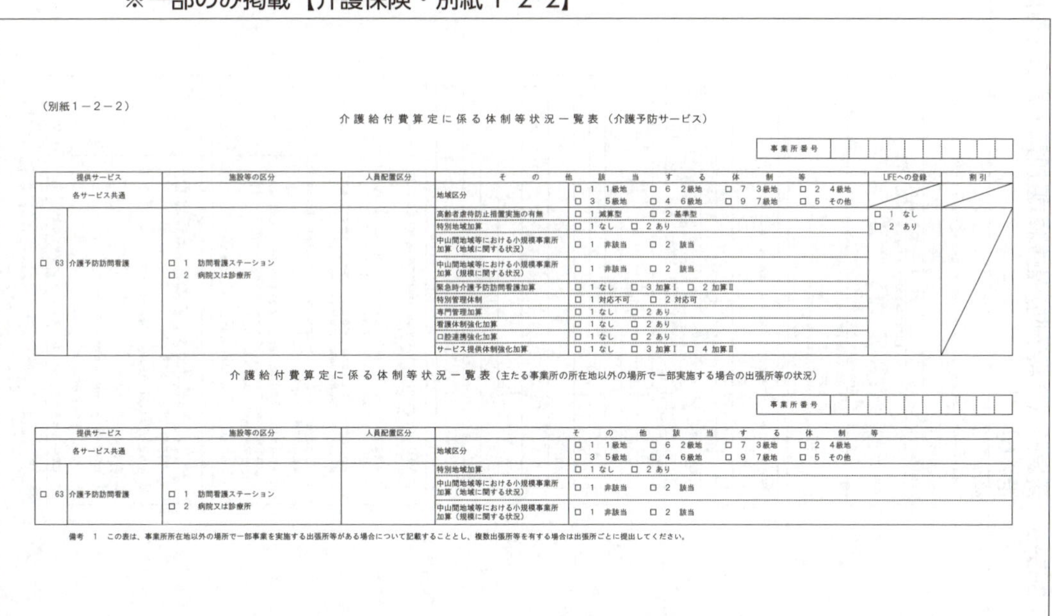

（別紙１－２－２）

介護給付費算定に係る体制等状況一覧表（介護予防サービス）

事業所番号										

提供サービス	施設等の区分	人員配置区分	その他該当する体制等		LIFEへの登録	割引
各サービス共通			地域区分	□ 1　1級地　□ 6　2級地　□ 7　3級地　□ 2　4級地 □ 3　5級地　□ 4　6級地　□ 9　7級地　□ 5　その他		
□ 63 介護予防訪問看護	□ 1　訪問看護ステーション □ 2　病院又は診療所		高齢者虐待防止措置実施の有無	□ 1 減算型　□ 2 基準型	□ 1　なし □ 2　あり	
			特別地域加算	□ 1 なし　□ 2 あり		
			中山間地域等における小規模事業所加算（地域に関する状況）	□ 1　非該当　□ 2　該当		
			中山間地域等における小規模事業所加算（規模に関する状況）	□ 1　非該当　□ 2　該当		
			緊急時介護予防訪問看護加算	□ 1 なし　□ 3 加算Ⅰ　□ 2 加算Ⅱ		
			特別管理体制	□ 1 対応不可　□ 2 対応可		
			専門管理加算	□ 1 なし　□ 2 あり		
			看護体制強化加算	□ 1 なし　□ 2 あり		
			口腔連携強化加算	□ 1 なし　□ 2 あり		
			サービス提供体制強化加算	□ 1 なし　□ 3 加算Ⅰ　□ 4 加算Ⅱ		

介護給付費算定に係る体制等状況一覧表（主たる事業所の所在地以外の場所で一部実施する場合の出張所等の状況）

事業所番号										

提供サービス	施設等の区分	人員配置区分	その他該当する体制等	
各サービス共通			地域区分	□ 1　1級地　□ 6　2級地　□ 7　3級地　□ 2　4級地 □ 3　5級地　□ 4　6級地　□ 9　7級地　□ 5　その他
□ 63 介護予防訪問看護	□ 1　訪問看護ステーション □ 2　病院又は診療所		特別地域加算	□ 1 なし　□ 2 あり
			中山間地域等における小規模事業所加算（地域に関する状況）	□ 1　非該当　□ 2　該当
			中山間地域等における小規模事業所加算（規模に関する状況）	□ 1　非該当　□ 2　該当

備考　1　この表は、事業所所在地以外の場所で一部事業を実施する出張所等がある場合について記載することとし、複数出張所等を有する場合は出張所ごとに提出してください。

第3章

表 3-5-5　緊急時（介護予防）訪問看護加算・緊急時対応加算・特別管理体制・ターミナルケア体制に係る届出書【介護保険・別紙 16】

（別紙16）

緊急時（介護予防）訪問看護加算・緊急時対応加算・特別管理体制・ターミナルケア体制に係る届出書

事 業 所 名	
異動等区分	□ 1　新規　　□ 2　変更　　□ 3　終了
施設等の区分	□ 1　（介護予防）訪問看護事業所（訪問看護ステーション） □ 2　（介護予防）訪問看護事業所（病院又は診療所） □ 3　定期巡回・随時対応型訪問介護看護事業所 □ 4　看護小規模多機能型居宅介護事業所
届 出 項 目	□ 1　緊急時（介護予防）訪問看護加算 □ 2　緊急時対応加算 □ 3　特別管理加算に係る体制 □ 4　ターミナルケア体制

1　緊急時（介護予防）訪問看護加算又は緊急時対応加算に係る届出内容

①　連絡相談を担当する職員（　　　　）人

保健師	人	常勤　　人	非常勤　　人
看護師	人	常勤　　人	非常勤　　人

保健師、看護師以外の職員が利用者又はその家族等からの電話等に対応する体制となっているか。「有」にチェックを入れた場合、下記の欄に保健師、看護師以外の職員について記載すること。　※緊急時（介護予防）訪問看護加算のみ	有・無
	□・□

保健師、看護師以外の職員

理学療法士	人	常勤　　人	非常勤　　人
作業療法士	人	常勤　　人	非常勤　　人
言語聴覚士	人	常勤　　人	非常勤　　人
事務職員	人	常勤　　人	非常勤　　人
その他	人	常勤　　人	非常勤　　人

②　連絡方法

③　連絡先電話番号

1	（　　　）	4	（　　　）
2	（　　　）	5	（　　　）
3	（　　　）	6	（　　　）

2　看護師等以外の職員が利用者又は家族等からの電話連絡を受ける場合に必要な体制　※（介護予防）訪問看護事業所のみ	有・無
①　看護師等以外の職員が利用者又はその家族等からの電話等による連絡及び相談に対応する際のマニュアルが整備されていること。	□・□
②　緊急の訪問看護の必要性の判断を保健師又は看護師が速やかに行える連絡体制及び緊急の訪問看護が可能な体制が整備されていること。	□・□
③　当該訪問看護ステーションの管理者は、連絡相談を担当する看護師等以外の職員の勤務体制及び勤務状況を明らかにすること。	□・□
④　看護師等以外の職員は、電話等により連絡及び相談を受けた際に、保健師又は看護師へ報告すること。報告を受けた保健師又は看護師は、当該報告内容等を訪問看護記録書に記録すること。	□・□
⑤　①から④について、利用者及び家族等に説明し、同意を得ること。	□・□

3　緊急時（介護予防）訪問看護加算（Ⅰ）に係る届出内容（①又は②は必須項目）　※（介護予防）訪問看護事業所、定期巡回・随時対応型訪問介護看護のみ	有・無
①　夜間対応した翌日の勤務間隔の確保	□・□
②　夜間対応に係る勤務の連続回数が２連続（２回）まで	□・□
③　夜間対応後の暦日の休日確保	□・□
④　夜間勤務のニーズを踏まえた勤務体制の工夫	□・□
⑤　ICT、AI、IoT等の活用による業務負担軽減	□・□
⑥　電話等による連絡及び相談を担当する者に対する支援体制の確保	□・□

備考　緊急時の（介護予防）訪問看護、特別管理、ターミナルケアのそれぞれについて、体制を敷いている場合について提出してください。２の看護師等以外の職員が電話連絡の対応を行う場合には、２の①の「マニュアル」も添付してください。

（別紙16）

緊急時（介護予防）訪問看護加算・特別管理体制・ターミナルケア体制に係る届出書

事 業 所 名	
異動等区分	□ 1　新規　　□ 2　変更　　□ 3　終了
施設等の区分	□ 1　（介護予防）訪問看護事業所（訪問看護ステーション） □ 2　（介護予防）訪問看護事業所（病院又は診療所） □ 3　定期巡回・随時対応型訪問介護看護事業所

4　特別管理加算に係る体制の届出内容	有・無
①　24時間常時連絡できる体制を整備している。	□・□
②　当該加算に対応可能な職員体制・勤務体制を整備している。	□・□
③　病状の変化、医療器具に係る取扱い等において医療機関等との密接な連携体制を整備している。	□・□

5　ターミナルケア体制に係る届出内容	有・無
①　24時間常時連絡できる体制を整備している。	□・□
②　ターミナルケアの提供過程における利用者の心身状況の変化及びこれに対する看護の内容等必要な事項が適切に記録される体制を整備している。	□・□

表 3-5-6　看護体制強化加算に係る届出書（(介護予防) 訪問看護事業所）【介護保険・別紙 19】

（別紙１９）

看護体制強化加算に係る届出書（(介護予防)訪問看護事業所）

○　訪問看護事業所

事業所名	
異動等区分	□１　新規　□２　変更　□３　終了
届出項目	□１　看護体制強化加算（Ⅰ）　□２　看護体制強化加算（Ⅱ）

項目					有・無
1　緊急時訪問看護加算の算定状況	①	前６か月間の実利用者の総数	人		有・無
	②	①のうち緊急時訪問看護加算を算定した実利用者数	人	→ ①に占める②の割合が５０％以上	□・□
2　特別管理加算の算定状況	①	前６か月間の実利用者の総数	人		有・無
	②	①のうち特別管理加算(Ⅰ)又は(Ⅱ)を算定した実利用者数	人	→ ①に占める②の割合が２０％以上	□・□
3　ターミナルケア加算の算定状況	①	前１２か月間のターミナルケア加算の算定人数	人		有・無
	→ １人以上				□・□
	→ ５人以上				□・□
4　看護職員の割合	①	指定訪問看護を提供する従業員数（常勤換算法）	人		有・無
	②	①のうち看護職員の人数（常勤換算法）	人	→ ①に占める②の割合が６０％以上	□・□

○　介護予防訪問看護事業所

事業所名	
異動等区分	□１　新規　□２　変更　□３　終了
届出項目	□１　看護体制強化加算

項目					有・無
1　緊急時介護予防訪問看護加算の算定状況	①	前６か月間の実利用者の総数	人		有・無
	②	①のうち緊急時介護予防訪問看護加算を算定した実利用者数	人	→ ①に占める②の割合が５０％以上	□・□
2　特別管理加算の算定状況	①	前６か月間の実利用者の総数	人		有・無
	②	①のうち特別管理加算(Ⅰ)又は(Ⅱ)を算定した実利用者数	人	→ ①に占める②の割合が２０％以上	□・□
3　看護職員の割合	①	指定訪問看護を提供する従業員数（常勤換算法）	人		有・無
	②	①のうち看護職員の人数（常勤換算法）	人	→ ①に占める②の割合が６０％以上	□・□

備考　看護体制強化加算に係る体制を敷いている場合について提出してください。

表 3-5-7　サービス提供体制加算に関する届出書（(介護予防) 訪問看護、(介護予防) 訪問リハビリテーション、療養通所介護）【介護保険・別紙 14-2】

（別紙１４－２）

令和　　年　　月　　日

サービス提供体制強化加算に関する届出書
（（介護予防）訪問看護、（介護予防）訪問リハビリテーション、療養通所介護）

1　事業所名	
2　異動区分	□１　新規　□２　変更　□３　終了
3　施設種別	□１　（介護予防）訪問看護　□２　（介護予防）訪問リハビリテーション □３　療養通所介護
4　届出項目	（訪問看護、訪問リハビリテーション） □１サービス提供体制強化加算（Ⅰ）□２サービス提供体制強化加算（Ⅱ） （療養通所介護） □３サービス提供体制強化加算（Ⅲ）□４サービス提供体制強化加算（Ⅲ）ロ

5　研修等に関する状況（訪問看護のみ）		有・無
	①　研修計画を作成し、当該計画に従い、研修（外部における研修を含む）を実施又は実施を予定していること。	□・□
	②　利用者に関する情報若しくはサービス提供にあたっての留意事項の伝達又は技術指導を目的とした会議を定期的に開催すること。	□・□
	③　健康診断等を定期的に実施すること。	□・□

6　勤続年数の状況
（1）サービス提供体制強化加算（Ⅰ）

勤続年数の状況				有・無
訪問看護	①に占める②の割合が30％以上			有・無
	①	看護師等の総数（常勤換算）	人	
	②	①のうち勤続年数７年以上の者の総数（常勤換算）	人	□・□
訪問リハ	①に占める②の者が１名以上			有・無
	①	サービスを直接提供する理学療法士、作業療法士又は言語聴覚士の総数	人	
	②	①のうち勤続年数７年以上の者の総数	人	□・□
療養通所介護	①に占める②の割合が30％以上			有・無
	①	サービスを直接提供する職員の総数（常勤換算）	人	
	②	①のうち勤続年数７年以上の者の総数（常勤換算）	人	□・□

（2）サービス提供体制強化加算（Ⅱ）

勤続年数の状況				有・無
訪問看護	①に占める②の割合が30％以上			有・無
	①	看護師等の総数（常勤換算）	人	
	②	①のうち勤続年数３年以上の者の総数（常勤換算）	人	□・□
訪問リハ	①に占める②の者が１名以上			有・無
	①	サービスを直接提供する理学療法士、作業療法士又は言語聴覚士の総数	人	
	②	①のうち勤続年数３年以上の者の総数	人	□・□
療養通所介護	①に占める②の割合が30％以上			有・無
	①	サービスを直接提供する職員の総数（常勤換算）	人	
	②	①のうち勤続年数３年以上の者の総数（常勤換算）	人	□・□

備考　要件を満たすことが分かる根拠書類を準備し、指定権者からの求めがあった場合には、速やかに提出すること。

表 3-5-8　訪問看護事業所における定期巡回・随時対応型訪問介護看護連携に係る届出書【介護保険・別紙 15】

（別紙１５）

令和　　年　　月　　日

訪問看護事業所における定期巡回・随時対応型訪問介護看護連携に係る届出書

1　事業所名	
2　異動区分	□ 1　新規　　□ 2　変更　　□ 3　終了
3　施設等の区分	□ 1　訪問看護事業所（訪問看護ステーション） □ 2　訪問看護事業所（病院又は診療所）

連携する定期巡回・随時対応型訪問介護看護事業所

事業所名	事業所番号

表 3-5-9　専門管理加算に係る届出書【介護保険・別紙 17】

（別紙17）

専門管理加算に係る届出書

事業所名	
異動等区分	□ 1　新規　　□ 2　変更　　□ 3　終了
施設等の区分	□ 1　（介護予防）訪問看護事業所（訪問看護ステーション） □ 2　（介護予防）訪問看護事業所（病院又は診療所） □ 3　看護小規模多機能型居宅介護事業所
届出事項	□ 1　緩和ケア □ 2　褥瘡ケア □ 3　人工肛門ケア及び人工膀胱ケア □ 4　特定行為

専門管理加算に係る届出内容

1　緩和ケアに関する専門研修

氏名	氏名

2　褥瘡ケアに関する専門研修

氏名	氏名

3　人工肛門ケア及び人工膀胱ケアに関する専門研修

氏名	氏名

4　特定行為研修

氏名	氏名

備考　1、2、3又は4の専門の研修を修了したことが確認できる文書（当該研修の名称、実施主体、修了日及び修了者の氏名等を記載した一覧でも可）を添付すること。

表 3-5-10　遠隔死亡診断補助加算に係る届出書【介護保険・別紙 18】

（別紙18）

遠隔死亡診断補助加算に係る届出書

事業所名	
異動等区分	□ 1　新規　□ 2　変更　□ 3　終了
施設等の区分	□ 1 （介護予防）訪問看護事業所（訪問看護ステーション） □ 2 （介護予防）訪問看護事業所（病院又は診療所） □ 3　看護小規模多機能型居宅介護事業所
届出項目	遠隔死亡診断補助加算

遠隔死亡診断補助加算に係る届出内容

情報通信機器を用いた在宅での看取りに係る研修を受けた看護師

氏名	氏名

備考　研修を修了したことが確認できる文書（当該研修の名称、実施主体、修了日及び修了者の氏名等を記載した一覧でも可）を添付すること。

表 3-5-11　精神科訪問看護基本療養費に係る届出書（届出・変更・取消し）【医療保険・別紙様式 1】

別紙様式 1

精神科訪問看護基本療養費に係る届出書（届出・変更・取消し）

連絡先　担当者氏名：（　　　　　）　電話番号：（　　　　　）

受理番号	（訪看10）　　号

受付年月日	年　月　日	決定年月日	年　月　日

（届出事項）　精神科訪問看護基本療養費に係る届出

上記のとおり届け出ます。
年　月　日
指定訪問看護事業者の所在地及び名称
代表者の氏名
地方厚生（支）局長　殿

届出内容

指定訪問看護ステーションの所在地及び名称	ｽﾃｰｼｮﾝｺｰﾄﾞ	
管理者の氏名		

当該届出に係る指定訪問看護を行う看護師等

氏　名	職種	当該指定訪問看護を行うために必要な経験内容
		(1)（　）経験内容： (2)（　）経験内容： (3)（　）経験内容： (4)（　）経験内容：
		(1)（　）経験内容： (2)（　）経験内容： (3)（　）経験内容： (4)（　）経験内容：
		(1)（　）経験内容： (2)（　）経験内容： (3)（　）経験内容： (4)（　）経験内容：

※職種とは、保健師、看護師、准看護師又は作業療法士の別を記載すること。
※経験内容は、以下の(1)～(4)うち該当するものに○を付した上で、具体的かつ簡潔に記載すること。
(1)精神科を標榜する保険医療機関における精神病棟又は精神科外来の勤務経験　1年以上
(2)精神疾患を有する者に対する訪問看護の経験　1年以上
(3)精神保健福祉センター又は保健所等における精神保健に関する業務経験　1年以上
(4)精神科訪問看護に関する知識・技術の習得を目的とした20時間以上の研修の修了
（研修を修了したことが確認できる文書（当該研修の名称、実施主体、修了日及び修了者の氏名等を記載した一覧でも可）を添付すること。）

第3章

表 3-5-12　24 時間対応体制加算・特別管理加算に係る届出書（届出・変更・取消し）【医療保険・別紙様式 2】

別紙様式２

24時間対応体制加算・特別管理加算に係る届出書（届出・変更・取消し）

連絡先　担当者氏名：（　　　　　）　電話番号：（　　　　　）

受理番号	（訪看23、25）　　号

受付年月日	年　月　日	決定年月日	年　月　日

（届出事項）
該当するものに「✓」を記入すること。
保健師又は看護師以外の職員が連絡相談を受ける場合は、「24時間対応体制加算（保健師又は看護師以外の職員が連絡相談を受ける場合）」にも「✓」を記入すること。

１．24時間対応体制加算
- □ イ　24時間対応体制における看護業務の負担軽減の取組を行っている場合
- □ ロ　イ以外の場合
- □ 保健師又は看護師以外の職員が連絡相談を担当する場合

２．特別管理加算
- □ 特別管理加算

上記のとおり届け出ます。
年　月　日
指定訪問看護事業者の所在地及び名称
代表者の氏名
地方厚生（支）局長　殿

指定訪問看護ステーションの所在地及び名称　　ｽﾃｰｼｮﾝｺｰﾄﾞ
管理者の氏名

１．24時間対応体制加算に係る届出内容

○連絡相談を担当する職員（　　）人

保健師	人	常勤	人	非常勤	人
助産師	人	常勤	人	非常勤	人
看護師	人	常勤	人	非常勤	人

※ 連絡相談担当は保健師、助産師又は看護師の別に記載すること。

○保健師又は看護師以外の職員が連絡相談を担当する場合
● 24時間対応体制に係る連絡相談に支障がない体制
- □ ア　看護師等以外の職員が利用者又はその家族等からの電話等による連絡及び相談に対応する際のマニュアルの整備
- □ イ　緊急の訪問看護の必要性の判断を保健師又は看護師が速やかに行える連絡体制及び緊急の訪問看護が可能な体制の整備
- □ ウ　連絡相談を担当する看護師等以外の職員の勤務体制及び勤務状況の明確化

※ アに係るマニュアルを添付すること。
※ イ及びウに係る勤務態勢及び勤務状況を明らかにした書類等については、照会に対し速やかに回答できるように指定訪問看護ステーションに保管すること。

● 連絡相談を担当する職員（　　）人　※保健師、看護師又は助産師以外

職種	人数				
（　　　）	人	常勤	人	非常勤	人
（　　　）	人	常勤	人	非常勤	人
（　　　）	人	常勤	人	非常勤	人

○連絡方法

○連絡先電話番号

1	（　　）	4	（　　）
2	（　　）	5	（　　）
3	（　　）	6	（　　）

※ 連絡先電話番号については、直接連絡のとれる連絡先を複数記載すること。

○24時間対応体制における看護業務の負担軽減の取組
- □ ア　夜間対応した翌日の勤務間隔の確保
- □ イ　夜間対応に係る勤務の連続回数が２連続（２回）まで
- □ ウ　夜間対応後の暦日の休日確保
- □ エ　夜間勤務のニーズを踏まえた勤務体制の工夫
- □ オ　ＩＣＴ、ＡＩ、ＩｏＴ等の活用による業務負担軽減
- □ カ　電話等による連絡及び相談を担当する者に対する支援体制の確保

※ 24時間対応体制における看護業務の負担軽減の取組は、「24時間対応体制における看護業務の負担軽減の取組を行っている場合」を届け出る場合に、該当するものに「✓」を記入すること。ア又はイのいずれかには必ず「✓」を記入すること。
※ アからカまでの取組状況等については、照会に対し速やかに回答できるように指定訪問看護ステーションに保管すること。

２．特別管理加算に係る届出内容
○24時間対応体制加算を算定できる体制を整備している。
既届出の場合：受理番号（　　　）、本届出による。（有、無）
○当該加算に対応可能な職員体制・勤務体制を整備している。（有、無）
○病状の変化、医療機器に係る取扱い等において医療機関等との密接な連携体制を整備している。（有、無）

備考：「２．特別管理加算」単独の届出は、認められないこと。

表 3-5-13　24 時間対応体制加算（基準告示第 3 に規定する地域、医療を提供しているが医療資源の少ない地域又は地域の相互支援ネットワークに参画している場合）に係る届出書（届出・変更・取消し）【医療保険・別紙様式 3】

別紙様式３
24 時間対応体制加算（基準告示第３に規定する地域、医療を提供しているが医療資源の少ない地域又は地域の相互支援ネットワークに参画している場合）に係る届出書（届出・変更・取消し）
連絡先①　担当者氏名：（　　　　　）　電話番号：（　　　　　）
連絡先②　担当者氏名：（　　　　　）　電話番号：（　　　　　）

受理番号	（訪看23）　　　　号

受付年月日	年　月　日	決定年月日	年　月　日

（届出事項）24時間対応体制加算
（基準告示第３に規定する地域、医療を提供しているが医療資源の少ない地域又は地域の相互支援ネットワークに参画している場合）

上記のとおり届け出ます。
年　月　日
指定訪問看護事業者の所在地及び名称

①　　　　代表者の氏名

②　　　　代表者の氏名

地方厚生（支）局長　殿

	①	②
ｽﾃｰｼｮﾝｺｰﾄﾞ		
指定訪問看護ステーションの所在地及び名称	（ ）基準告示第３　（ ）医療資源の少ない地域 （ ）地域の相互支援ネットワークに参画	（ ）基準告示第３　（ ）医療資源の少ない地域 （ ）地域の相互支援ネットワークに参画
管理者の氏名		
保健師又は看護師以外の職員による連絡相談体制	（　）	（　）

※　基準告示第３に規定する地域、医療を提供しているが医療資源の少ない地域又は地域の相互支援ネットワークに参画している場合のうち、該当するものに○を付すこと。（該当するもの全てに○を付すこと。）
※　保健師又は看護師以外の職員が連絡相談を担当する場合は、（　）に○を付すこと。

１．24時間対応体制加算に係る届出内容
○連絡相談を担当する職員（　　）人（①・②訪問看護ステーションの合計）

訪問看護ステーション	①			②		
連絡相談を担当する職員	人			人		
保健師	人	常勤　人	非常勤　人	人	常勤　人	非常勤　人
助産師	人	常勤　人	非常勤　人	人	常勤　人	非常勤　人
看護師	人	常勤　人	非常勤　人	人	常勤　人	非常勤　人

※　連絡相談担当は保健師、助産師又は看護師の別に記載すること。

○連絡方法

○連絡先電話番号

1	（　）	1	（　）
2	（　）	2	（　）
3	（　）	3	（　）

※　連絡先電話番号については、直接連絡のとれる連絡先を複数記載すること。

※

○保健師又は看護師以外の職員が連絡相談を担当する場合の届出内容①

● 24時間対応体制に係る連絡相談に支障がない体制

□	ア　看護師等以外の職員が利用者又はその家族等からの電話等による連絡及び相談に対応する際のマニュアルの整備
□	イ　緊急の訪問看護の必要性の判断を保健師又は看護師が速やかに行える連絡体制及び緊急の訪問看護が可能な体制の整備
□	ウ　連絡相談を担当する看護師等以外の職員の勤務体制及び勤務状況の明確化

※　アに係るマニュアルを添付すること。
※　イ及びウに係る勤務態勢及び勤務状況を明らかにした書類等については、照会に対し速やかに回答できるように指定訪問看護ステーションに保管すること。

● 連絡相談を担当する職員（　　）人　※保健師、看護師又は助産師以外

職種	人数		
（　　）	人	常勤　人	非常勤　人
（　　）	人	常勤　人	非常勤　人
（　　）	人	常勤　人	非常勤　人

○保健師又は看護師以外の職員が連絡相談を担当する場合の届出内容②

● 24時間対応体制に係る連絡相談に支障がない体制

□	ア　看護師等以外の職員が利用者又はその家族等からの電話等による連絡及び相談に対応する際のマニュアルの整備
□	イ　緊急の訪問看護の必要性の判断を保健師又は看護師が速やかに行える連絡体制及び緊急の訪問看護が可能な体制の整備
□	ウ　連絡相談を担当する看護師等以外の職員の勤務体制及び勤務状況の明確化

※　アに係るマニュアルを添付すること。
※　イ及びウに係る勤務態勢及び勤務状況を明らかにした書類等については、照会に対し速やかに回答できるように指定訪問看護ステーションに保管すること。

● 連絡相談を担当する職員（　　）人　※保健師、看護師又は助産師以外

職種	人数		
（　　）	人	常勤　人	非常勤　人
（　　）	人	常勤　人	非常勤　人
（　　）	人	常勤　人	非常勤　人

表 3-5-14　訪問看護基本療養費の注２及び注４に規定する専門の研修を受けた看護師に係る届出書（届出・変更・取消し）【医療保険・別紙様式４】

別紙様式４
訪問看護基本療養費の注２及び注４に規定する専門の研修を受けた看護師に係る届出書
（届出・変更・取消し）

連絡先　担当者氏名：（　　　　　　）　電話番号：（　　　　　　）

受理番号	（訪看26）　　　号

受付年月日	年　月　日

決定年月日	年　月　日

（届出事項）　１．緩和ケア　　２．褥瘡ケア　　３．人工肛門ケア及び人工膀胱ケア

上記のとおり届け出ます。
年　月　日
指定訪問看護事業者
の所在地及び名称
代表者の氏名
地方厚生（支）局長　殿

届出内容

ステーションコード

指定訪問看護ステーションの
所在地及び名称
管理者の氏名

１　緩和ケアに関する専門研修

氏名	氏名

２　褥瘡ケアに関する専門研修

氏名	氏名

３　人工肛門ケア及び人工膀胱ケアに関する専門研修

氏名	氏名

備考：１、２又は３の専門の研修を修了したことが確認できる文書（当該研修の名称、実施主体、修了日及び修了者の氏名等を記載した一覧でも可）を添付すること。

表 3-5-15　精神科重症患者支援管理連携加算・精神科複数回訪問加算に係る届出書（届出・変更・取消し）【医療保険・別紙様式５】

別紙様式５
精神科重症患者支援管理連携加算・精神科複数回訪問加算に係る届出書（届出・変更・取消し）

連絡先　担当者氏名：（　　　　　　）　電話番号：（　　　　　　）

受理番号	（訪看 27、28　　　）　号

受付年月日	年　月　日	決定年月日	年　月　日

（届出事項）
１．精神科重症患者支援管理連携加算　　２．精神科複数回訪問加算

上記のとおり届け出ます。
年　月　日
指定訪問看護事業者
の所在地及び名称
代表者の氏名
地方厚生（支）局長　殿

ステーションコード
指定訪問看護ステーションの
所在地及び名称
管理者の氏名

１．精神科訪問看護基本療養費に係る届出内容
○届出状況　　本届出時に提出　・　既届出：受理番号（　　　　　）

２．24 時間対応体制加算に係る届出内容
○届出状況　有　（　本届出時に提出　・　既届出：受理番号（　　　　　））
無

※　精神科複数回訪問加算を届け出る場合は、24 時間対応体制加算を届け出ている必要がある。

備考：24 時間対応体制加算を届け出ていない場合であって、精神科重症患者支援管理連携加算を届け出る場合は、連携する保険医療機関が 24 時間の往診又は精神科訪問看護・指導を行うことができる体制であることが確認できる文書を添付すること。

表 3-5-16 機能強化型訪問看護管理療養費に係る届出書（届出・変更・取消し）【医療保険・別紙様式 6】（1/6）

別紙様式6　　機能強化型訪問看護管理療養費に係る届出書（届出・変更・取消し）

連絡先　担当者氏名：(　　　　　)　電話番号：(　　　　　)

受理番号	（訪看 29、30、31）　　号

受付年月日	年　月　日	決定年月日	年　月　日

（届出事項）

1．機能強化型訪問看護管理療養費 1　　2．機能強化型訪問看護管理療養費 2

3．機能強化型訪問看護管理療養費 3

上記のとおり届け出ます。

年　月　日

指定訪問看護事業者
の所在地及び名称

代表者の氏名

地方厚生（支）局長　殿

ステーションコード

指定訪問看護ステーションの
所在地及び名称

管理者の氏名

従たる事業所の所在地（複数ある場合は全てを記載）

同一敷地内に設置されている指定居宅介護支援事業所、
特定相談支援事業所又は障害児相談支援事業所の
所在地及び名称（機能強化型 1・2）

管理者の氏名

同一敷地内に設置されている療養通所介護事業所、
児童発達支援事業所又は放課後等デイサービス事業所の
所在地及び名称（機能強化型 1・2）

管理者の氏名

同一開設者で同一敷地内に設置されている保険医療機関の
所在地及び名称（機能強化型 3）

（つづき）（2/6）

1．看護職員数（機能強化型 1・2・3）

	実人数	常勤換算後の員数
常勤看護職員（人）		
うち、出張所の員数		
非常勤看護職員（人）		
うち、出張所の員数		

※常勤とは、当該訪問看護ステーションにおける勤務時間が、当該訪問看護ステーションにおいて定められている常勤の従業者が勤務すべき時間数（週当たり 32 時間を下回る場合は 32 時間を基本とする）に達していることをいう。

※非常勤看護職員については、実人数に加えて、常勤換算後の員数（当該訪問看護ステーションにおける勤務延時間数を、当該訪問看護ステーションにおいて定められている常勤の従業者が勤務すべき時間数で除して得た数）を記載すること。

（機能強化型 1・2 のみ）

人員基準で求める常勤看護職員数（機能強化型 1 では 7 人、機能強化型 2 では 5 人）への非常勤看護職員の算入の有無	有　・　無

※非常勤看護職員は、常勤換算した 1 人分を常勤看護職員数に算入することが可能。

常勤看護職員の氏名・職種・免許証番号

氏　名	職　種	免許証番号	専門の研修の受講
			□
			□
			□
			□
			□
			□
			□
			□

※療養通所介護事業所、児童発達支援事業所又は放課後等デイサービス事業所の常勤職員については、当該事業所名を「職種」欄に併せて記載すること。

上記以外で専門の研修を受けた看護師

氏　名	氏　名

2．看護職員の割合（機能強化型 1・2・3）

看護職員の員数（①）	理学療法士等の員数（②）	看護職員の割合（①／(①+②)×100）
人	人	%

※当該訪問看護ステーションにおける職員について、常勤換算した保健師・助産師・看護師・准看護師の員数を①に、常勤換算した理学療法士・作業療法士・言語聴覚士の員数を②に記載した上で、割合を算出すること。

第3章

表 3-5-16　（つづき）（3/6）

３．24 時間対応体制の整備（機能強化型１・２・３）

24 時間対応体制加算の届出状況　　本届出時　・　既届出:受理番号(　　　　　　)

４．ターミナルケアの実施状況（機能強化型１・２）

前年度（＿＿＿年度）のターミナルケアの実施件数　（＿＿＿件／年度）

月	A	B	C	D	月	A	B	C	D
４月					10 月				
５月					11 月				
６月					12 月				
７月					１月				
８月					２月				
９月					３月				

※各月について、以下のA～Dの件数をそれぞれ記載する。A～Dの複数に該当する利用者にあっては、最も該当する１項目に計上すること。
　A　訪問看護ターミナルケア療養費を算定した利用者
　B　ターミナルケア加算を算定した利用者
　C　共同で訪問看護を行った保険医療機関が在宅がん医療総合診療料を算定した利用者
　D　７日以内の入院を経て連携する医療機関で死亡した利用者

５．15 歳未満の超重症児及び準超重症児の受入れ状況（機能強化型１・２）

直近３ヶ月間の月別 15 歳未満の超重症児及び準超重症児の受入れ人数

年　月	超重症児	準超重症児	合計（人）
年　　月			
年　　月			
年　　月			

６．特掲診療料等の施設基準等の別表７・別表８に該当する利用者等の状況（機能強化型１・２・３）

【機能強化型１・２】

１月当たりの別表７に該当する利用者数（＿＿＿人／月）※②の再掲

①	直近１年間における、別表７に該当する利用者数の合計	人
②	１月当たりの別表７に該当する利用者数（①／12）	人

直近１ヶ月間における別表７に該当する利用者の疾患名又は状態

1		6	
2		7	
3		8	
4		9	

（つづき）（4/6）

5		10	

【機能強化型３】

（１）又は（２）のいずれかを記載すること。

（イ）～（ニ）の複数に該当する利用者にあっては、最も該当する１項目に計上すること。
　（イ）別表７に該当する利用者
　（ロ）別表８に該当する利用者
　（ハ）精神科重症患者支援管理連携加算を算定する利用者
　（ニ）複数の訪問看護ステーションで共同して訪問看護を提供する利用者

（１）１月当たりの（イ）、（ロ）、（ハ）に該当する利用者数　　合計（＿＿＿人／月）※②の再掲

	直近１年間における、該当利用者数の合計（①）	１月当たりの該当利用者（①／12）
（イ）	人	人
（ロ）	人	人
（ハ）	人	人
合計	人	人（②）

（２）１月当たりの（ニ）に該当する利用者数　　合計（＿＿＿人／月）※②の再掲

	直近１年間における、該当利用者数の合計（①）	１月当たりの該当利用者（①／12）
（ニ）	人	人（②）

直近１ヶ月間における別表７に該当する利用者の疾患名又は状態

1		6	
2		7	
3		8	
4		9	
5		10	

※（１）で別表７に該当する利用者を計上した場合に記載する。

直近１ヶ月間における別表８に該当する利用者の状態

1		6	
2		7	
3		8	
4		9	
5		10	

※（１）で別表８に該当する利用者を計上した場合に記載する。

表 3-5-16　（つづき）（5/6）

7．介護サービス計画、サービス等利用計画等の作成状況（機能強化型１・２）

（１）又は（２）のいずれかを記載すること。

利用者数には医療保険及び介護保険による利用者を含めること。

（１）居宅介護支援事業所における介護サービス計画、介護予防サービス計画の作成状況

①	直近１年間における当該訪問看護ステーションを利用した利用者のうちの、要介護・要支援者数	人
②	上記①のうち、同一敷地内に設置された居宅介護支援事業所により介護サービス計画又は介護予防サービス計画が作成された利用者数	人
③	当該居宅介護支援事業所による介護サービス計画・介護予防サービス計画の作成割合　（②／①×100）	%

（２）特定相談支援事業所におけるサービス等利用計画又は障害児相談支援事業所における障害児利用支援計画の作成状況

①	直近１年間における当該訪問看護ステーションを利用した利用者のうちの、障害福祉サービスや障害児支援を利用している者の数	人
②	上記①のうち、同一敷地内に設置された特定相談支援事業所又は障害児相談支援事業所によりサービス等利用計画又は障害児利用支援計画が作成された利用者数	人
③	当該特定相談支援事業所又は障害児相談支援事業所によるサービス等利用計画又は障害児支援利用計画の作成割合　（②／①×100）	%

8．情報提供や研修等の実績（直近１年）

機能強化型１及び２は（１）及び（３）を、機能強化型３は（２）及び（３）を記載すること。

（１）人材育成のための研修等（機能強化型１・２）

期　間	対象及び人数	研修名等
例. ●年●月●日～●年●月●日	●●大学　●年生●名	地域・在宅看護論実習

（２）地域の保険医療機関や訪問看護ステーションを対象とした研修（機能強化型３）

期　間	対象及び人数	研修名等
例. ▲年▲月▲日	▲▲病院　看護職員▲名	退院支援、訪問看護研修

（３）地域の訪問看護ステーション又は住民等に対する情報提供・相談対応（機能強化型１・２・３）
（機能強化型１・２においては地域の保険医療機関に対する情報提供・相談対応を含む）

期　間	対象及び人数	研修名等
例. ◆年◆月◆日	◆◆市◆◆地区　住民◆名	在宅での療養生活講座

（つづき）（6/6）

9．地域の保険医療機関の看護職員の勤務実績（直近１年）（機能強化型３）

期　間	勤務者氏名	保険医療機関名（①）

10．９．の保険医療機関（①）以外の保険医療機関と共同して実施し、算定した退院時共同指導加算の件数（直近３月）（機能強化型３）

年　月	件　数
年　月	件
年　月	件
年　月	件

11．同一敷地内に訪問看護ステーションと同一開設者の保険医療機関が設置されている場合、当該保険医療機関以外の医師を主治医とする利用者数の割合（直近３月）（機能強化型３）

同一敷地内における同一開設者の保険医療機関の設置（　有　・　無　）

直近３ヶ月間における割合（①／②×100）　（＿＿＿%）

年　月	同一敷地内・同一開設者の医療機関以外の医師を主治医とする利用者数	１月当たりの訪問看護ステーションの利用者数
年　月	人	人
年　月	人	人
年　月	人	人
３ヶ月間の合計	人（①）	人（②）

※同一敷地内における同一開設者の保険医療機関の設置がない場合は、利用者数等の記入は必要ない。
利用者数には医療保険及び介護保険による利用者を含める。

12．専門の研修を受けた看護師の配置（機能強化型１・２・３）

専門の研修を受けた看護師の人数	人
（機能強化型１のみ記入） 専門看護師（　　）人　認定看護師（　　）人　特定行為研修修了看護師（　　）人	

備考：機能強化型訪問看護管理療養費１、２又は３において、それぞれの届出基準に該当する箇所に必要事項を記入すること。
：常勤看護職員の氏名・職種・免許証番号、特掲診療料の施設基準等の別表７及び別表８に該当する利用者の疾患名又は状態、情報提供や研修等の実績、地域の保険医療機関の看護職員の勤務実績については、記入欄を適宜追加し、全て記入すること。
：「12」について、専門の研修を修了していることが確認できる文書（当該研修の名称、実施主体、修了日及び氏名等を記載した一覧でも可）を添付すること。
：「12」について、令和６年３月31日において、現に機能強化型訪問看護管理療養費１に係る届出を行っている訪問看護ステーションについては、令和８年５月31日までの間に限り、専門の研修を受けた看護師の配置に係る基準に該当するものとみなす。

第３章

表 3-5-17　専門管理加算に係る届出書（届出・変更・取消し）【医療保険・別紙様式 7】

別紙様式７

専門管理加算に係る届出書（届出・変更・取消し）

連絡先　担当者氏名：（　　　　　　）　電話番号：（　　　　　　）

受理番号	（訪看32）　　　号

受付年月日	年　月　日

決定年月日	年　月　日

（届出事項）　１．緩和ケア　２．褥瘡ケア　３．人工肛門ケア及び人工膀胱ケア　４．特定行為

上記のとおり届け出ます。
年　月　日
指定訪問看護事業者の所在地及び名称
代表者の氏名
地方厚生（支）局長　殿

届出内容

ステーションコード

指定訪問看護ステーションの所在地及び名称
管理者の氏名

１　緩和ケアに関する専門研修

氏名	氏名

２　褥瘡ケアに関する専門研修

氏名	氏名

３　人工肛門ケア及び人工膀胱ケアに関する専門研修

氏名	氏名

４　特定行為研修

氏名	氏名

備考：１、２、３又は４の専門の研修を修了したことが確認できる文書（当該研修の名称、実施主体、修了日及び修了者の氏名等を記載した一覧でも可）を添付すること。

1

表 3-5-18　遠隔死亡診断補助加算に係る届出書(届出・変更・取消し)【医療保険・別紙様式 8】

別紙様式８

遠隔死亡診断補助加算に係る届出書（届出・変更・取消し）

連絡先　担当者氏名：（　　　　　　）　電話番号：（　　　　　　）

受理番号	（訪看33）　　　号

受付年月日	年　月　日

決定年月日	年　月　日

（届出事項）　遠隔死亡診断補助加算に係る届出

上記のとおり届け出ます。
年　月　日
指定訪問看護事業者の所在地及び名称
代表者の氏名
地方厚生（支）局長　殿

届出内容

ステーションコード

指定訪問看護ステーションの所在地及び名称
管理者の氏名

情報通信機器を用いた在宅での看取りに係る研修を受けた看護師

氏名	氏名

備考：研修を修了したことが確認できる文書（当該研修の名称、実施主体、修了日及び修了者の氏名等を記載した一覧でも可）を添付すること。

2

表 3-5-19 訪問看護管理療養費に係る届出書（届出・変更・取消し）【医療保険・別紙様式 9】

別紙様式９

訪問看護管理療養費に係る届出書（届出・変更・取消し）

連絡先　担当者氏名：（　　　　　　）　電話番号：（　　　　　　）

受理番号	（訪看40、41）　　　号

受付年月日	年　月　日	決定年月日	年　月　日

（届出事項）　１．訪問看護管理療養費１　　２－１．訪問看護管理療養費２

２－２．訪問看護管理療養費２（新規開設の場合）

上記のとおり届け出ます。
年　月　日
指定訪問看護事業者
の所在地及び名称
代表者の氏名
地方厚生（支）局長　殿

届出内容

ｽﾃｰｼｮﾝｺｰﾄﾞ	

指定訪問看護ステーションの
所在地及び名称
管理者の氏名

※　届出事項が「２－２．訪問看護管理療養費２（新規開設の場合）」の場合は、以下の１から３までの記入は不要。

１．同一建物居住者の割合

直近１年間（__月～__月）の同一建物居住者が占める割合（______％／年）※③再掲

①	直近１年間における、実利用者数の合計	人
②	直近１年間における、同一建物居住者に該当する実利用者数の合計	人
③	実利用者に占める同一建物居住者の割合（②／①×100）	％

備考：「同一建物居住者」は、訪問看護基本療養費（Ⅱ）又は精神科訪問看護基本療養費（Ⅲ）を算定した利用者の実人数を計上すること。
：健康保険法に基づく指定を受けてから１年に満たない場合は、１か月以上の開設期間のうち、開設期間の実利用者数を記載すること。
：訪問看護基本療養費（Ⅱ）又は精神科訪問看護基本療養費（Ⅲ）の算定状況は、照会に対し速やかに回答できるように訪問看護ステーションで記録等し、保管すること。

２．特掲診療料等の施設基準等の別表第７・別表第８に該当する利用者数

１月当たりの別表第７・別表第８に該当する利用者数（______人／月）※④の再掲

①	直近１年間における、別表第７に該当する利用者数の合計	人
②	直近１年間における、別表第８に該当する利用者数の合計	人
③	直近１年間における、別表第７及び別表第８に該当する利用者数の合計	人
④	１月当たりの別表第７・別表第８に該当する利用者数（（①＋②－③）／12）	人

備考：健康保険法に基づく指定を受けてから１年に満たない場合は、１か月以上の開設期間のうち、開設期間の利用者数の合計を開設期間の月数で除した値をもって利用者数とすること。
：別表第７・別表第８に該当する利用者数は、照会に対し速やかに回答できるように、訪問看護ステーションで当該利用者の疾病名又は状態をまとめ、保管すること。

３．ＧＡＦ尺度による判定が40以下の利用者数

１月当たりのＧＡＦ尺度が40以下の利用者数（______人／月）※②の再掲

①	直近１年間における、ＧＡＦ尺度が40以下の利用者数の合計	人
②	１月当たりのＧＡＦ尺度が40以下の利用者数（①／12）	人

備考：健康保険法に基づく指定を受けてから１年に満たない場合は、１か月以上の開設期間のうち、開設期間の利用者数の合計を開設期間の月数で除した値をもって利用者数とすること。
：ＧＡＦ尺度による判定が40以下の利用者数は、照会に対し速やかに回答できるように、訪問看護ステーションで当該利用者の各月のＧＡＦ尺度記録等し、保管すること。

備考：訪問看護管理療養費１又は２のいずれにおいても、１から３まで記入すること。

表 3-5-20　訪問看護医療 DX 情報活用加算に係る届出書（届出・変更・取消し）【医療保険・別紙様式 10】

別紙様式 10

訪問看護医療ＤＸ情報活用加算に係る届出書（届出・変更・取消し）

連絡先　担当者氏名：（　　　　　）　電話番号：（　　　　　）

受理番号	（訪看34）　　　号

受付年月日	年　月　日

決定年月日	年　月　日

（届出事項）　　訪問看護医療ＤＸ情報活用加算に係る届出

上記のとおり届け出ます。
年　月　日
指定訪問看護事業者
の所在地及び名称
代表者の氏名
地方厚生（支）局長　殿

届出内容

ｽﾃｰｼｮﾝｺｰﾄﾞ	

指定訪問看護ステーションの
所在地及び名称
管理者の氏名

（□には、適合する場合「✓」を記入すること）

	施設基準	
1	訪問看護療養費及び公費負担医療に関する費用の請求に関する命令第１条に規定する電子情報処理組織の使用による請求を実施している	□
2	健康保険法第３条第13項に規定する電子資格確認を行う体制が整備されている	□
3	医療ＤＸ推進の体制に関する事項及び情報の取得・活用等についてのウェブサイトへの掲載を行っている	□

備考：「１」は訪問看護療養費及び公費負担医療に関する費用をオンライン請求している場合に該当するものであること。
：「２」は居宅同意取得型のオンライン資格確認等システムによるオンライン資格確認を行う体制を有している場合に該当するものであること。
：「３」のウェブサイトへの掲載について、令和７年５月31日までは、訪問看護ステーションの見やすい場所に掲示されていれば、適合しているものとみなす。
：「３」のウェブサイトへの掲載について、自ら管理するホームページ等を有しない場合については、この限りではない。

表 3-5-21　訪問看護ベースアップ評価料（Ⅰ）の施設基準に係る届出書添付書類【医療保険・別紙様式 11】（1/3）

別紙様式11

受理番号	（訪べⅠ1）　　　号

受付年月日	年　月　日

決定年月日	年　月　日

訪問看護ベースアップ評価料（Ⅰ）の施設基準に係る届出書添付書類

1　訪問看護ステーションコード（7桁）
訪問看護ステーション名

2　届出を行う評価料

□ 訪問看護ベースアップ評価料（Ⅰ）

3　対象職員（常勤換算）数
　　　　人

※　対象職員とは、主として医療に従事する職員（専ら管理者の業務に従事する者及び事務職員を除く。）をいう。
※　0以上の数であること。

【記載上の注意】
1　訪問看護ベースアップ評価料（Ⅰ）の届出を行う場合は、別添1「賃金改善計画書」を添付すること。
2　「3」については、届出時点における対象職員の人数を常勤換算で記載すること。
常勤の職員の常勤換算数は1とする。常勤でない職員の常勤換算数は、「当該常勤でない職員の所定労働時間」を「当該訪問看護ステーションにおいて定めている常勤職員の所定労働時間」で除して得た数（当該常勤でない職員の常勤換算数が1を超える場合は、1）とする。

表 3-5-21　（つづき）（2/3）

参考

賃金引き上げ計画書作成のための計算シート
（訪問看護ベースアップ評価料（Ⅱ）を算定しない訪問看護ステーション向け）

1　訪問看護ステーションコード（7桁）
訪問看護ステーション名

2　該当する届出

算出を行う月

□ 新規
□ 区分変更

（○ 3月　○ 6月　○ 9月　○ 12月）

※ 新規の場合、届出月以前で最も近い月をチェックすること。

3　対象職員の給与総額、訪問看護ベースアップ評価料（Ⅰ）により算定される点数の見込み、【A】の値

（1）算出の際に用いる「対象職員の給与総額」等の期間

①算出の際に用いる「対象職員の給与総額」の対象となる期間

□ 前年3月～2月　□ 前年6月～5月　□ 前年9月～8月　□ 前年12月～11月

②算出の際に用いる訪問看護ベースアップ評価料（Ⅰ）・医療保険の利用者割合の対象となる期間

□ 前年12月～2月　□ 3月～5月　□ 6月～8月　□ 9月～11月

（2）対象職員の給与総額

給与対象月	対象職員の給与総額
2023　年　3　月	
2023年4月	
2023年5月	
2023年6月	
2023年7月	
2023年8月	

給与対象月	対象職員の給与総額
2023年9月	
2023年10月	
2023年11月	
2023年12月	
2024年1月	
2024年2月	

1月当たり給与総額　0　円　（前回届出時　　円）

※ 給与対象月は3（1）①の期間を記載すること。
※ 「対象職員の給与総額」については、賞与や法定福利費等の事業主負担分を含めた金額を計上すること。（ただし、役員報酬については除く。）また、本評価料による賃金引上げ分については、含めないこと。
※ 新規届出時は前回届出時欄への記載は不要。

（つづき）（3/3）

（3）訪問看護ベースアップ評価料（Ⅰ）の算定回数・金額の見込み

①訪問看護管理療養費（月の初日の訪問の場合）の算定回数

算定月	訪問看護管理療養費（月の初日の訪問の場合）
2023年12月	
2024年1月	
2024年2月	

1月当たり算定回数　0.0　回　（前回届出時　　回）

※ 算出対象となる期間（算定月）は3（1）②の期間を記載すること。各月に算定した訪問看護管理療養費（月の初日の訪問の場合）の算定回数を記載すること。
※ 自費の訪問看護のみの利用者については、計上しないこと。公費負担医療や労災保険制度等、指定訪問看護の費用額算定表に従って訪問看護療養費が算定される利用者については、計上すること。
※ 新規届出時は前回届出時欄への記載は不要。

②算定される金額の見込み

訪問看護ベースアップ評価料（Ⅰ）の算定回数見込み
0.0　回　（前回届出時　0.0　回）

訪問看護ベースアップ評価料（Ⅰ）の算定により算定される金額の見込み
0　円　（前回届出時　0　円）

（4）医療保険の利用者割合（対象期間の1月当たりの平均）

算定月	医療保険の実利用者数	介護保険の実利用者数
2023年12月		
2024年1月		
2024年2月		
1月当たりの利用者数	#DIV/0!	#DIV/0!

医療保険の利用者割合　0.0%　（前回届出時　　）

※ 算出対象となる期間（算定月）は3（1）②の期間を記載すること。
※ 同一月に医療保険と介護保険の両者から訪問看護を受けた利用者は、医療保険の利用者として集計すること。

（5）訪問看護ベースアップ評価料（Ⅰ）により行われる給与の改善率

#DIV/0!　（前回届出時　#DIV/0!　）

【記載上の注意】

1　「3（2）」の「対象職員の給与総額」については、賞与や法定福利費等の事業主負担分を含めた金額を計上すること（ただし、役員報酬については除く。）。
また、本評価料による賃金引上げ分については、含めないこと。

第3章

表 3-5-22　訪問看護ベースアップ評価料（Ⅱ）の施設基準に係る届出書添付書類【医療保険・別紙様式 11】（1/4）

別紙様式11

受理番号	（訪ベⅡ　　）　　号
決定年月日	年　月　日

受付年月日　年　月　日

訪問看護ベースアップ評価料（Ⅱ）の施設基準に係る届出書添付書類　（新規・3、6、9、12月の区分変更）

1 訪問看護ステーションコード（7桁）
訪問看護ステーション名

2 届出を行う評価料

□ 訪問看護ベースアップ評価料（Ⅱ）

3 該当する届出

算出を行う月（届出基準別表3を参照）

□ 新規
□ 区分変更　（◉ 3月　○ 6月　○ 9月　○ 12月）

※ 新規の場合、届出月以前で最も近い月をチェックすること。

※ 例えば令和6年6月より算定を開始する場合、令和6年3月に算出を行う。

4 対象職員（常勤換算）数

　　人

※ 原則2.0人以上であるが、以下の項目に該当する場合はその限りではない。
対象職員（常勤換算）数が2.0人未満の場合、特定地域に所在する訪問看護ステーションに該当するか。　□

5 社会保険診療等に係る収入金額（※）の合計額が、総収入の80／100を超えること。　□
※【記載上の注意】4を参照

6 対象職員の給与総額、訪問看護ベースアップ評価料（Ⅰ）により算定される点数の見込み、訪問看護ベースアップ評価料（Ⅱ）の区分の上限を算出する値（[A]）

（1）算出の際に用いる「対象職員の給与総額」等の期間

①算出の際に用いる「対象職員の給与総額」の対象となる期間（上記「3」の入力に連動）

☑ 前年3月～2月　□ 前年6月～5月　□ 前年9月～8月　□ 前年12月～11月

②算出の際に用いる訪問看護ベースアップ評価料（Ⅰ）・医療保険の利用者割合の対象となる期間

【算出の際に用いる「訪問看護ベースアップ評価料（Ⅰ）の対象期間】（上記「3」の入力に連動）

☑ 前年12月～2月　□ 3月～5月　□ 6月～8月　□ 9月～11月

（つづき）（2/4）

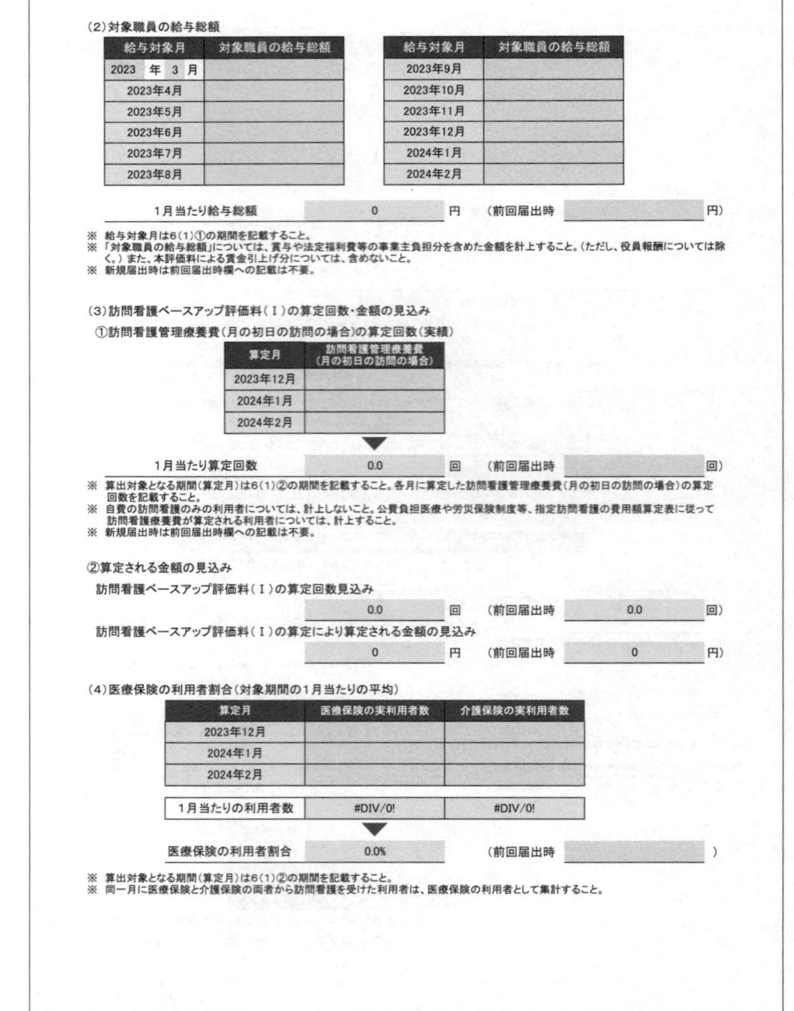

（2）対象職員の給与総額

給与対象月	対象職員の給与総額	給与対象月	対象職員の給与総額
2023 年 3 月		2023年9月	
2023年4月		2023年10月	
2023年5月		2023年11月	
2023年6月		2023年12月	
2023年7月		2024年1月	
2023年8月		2024年2月	

1月当たり給与総額　0　円　（前回届出時　　円）

※ 給与対象月は6（1）①の期間を記載すること。
※「対象職員の給与総額」については、賞与や法定福利費等の事業主負担分を含めた金額を計上すること。（ただし、役員報酬については除く。）また、本評価料による賃金引上げ分については、含めないこと。
※ 新規届出時は前回届出時欄への記載は不要。

（3）訪問看護ベースアップ評価料（Ⅰ）の算定回数・金額の見込み

①訪問看護管理療養費（月の初日の訪問の場合）の算定回数（実績）

算定月	訪問看護管理療養費（月の初日の訪問の場合）
2023年12月	
2024年1月	
2024年2月	

1月当たり算定回数　0.0　回　（前回届出時　　回）

※ 算出対象となる期間（算定月）は6（1）②の期間を記載すること。各月に算定した訪問看護管理療養費（月の初日の訪問の場合）の算定回数を記載すること。
※ 自費の訪問看護のみの利用者については、計上しないこと。公費負担医療や労災保険制度等、指定訪問看護の費用額算定表に従って訪問看護療養費が算定される利用者については、計上すること。
※ 新規届出時は前回届出時欄への記載は不要。

②算定される金額の見込み

訪問看護ベースアップ評価料（Ⅰ）の算定回数見込み

0.0　回　（前回届出時　0.0　回）

訪問看護ベースアップ評価料（Ⅰ）の算定により算定される金額の見込み

0　円　（前回届出時　0　円）

（4）医療保険の利用者割合（対象期間の1月当たりの平均）

算定月	医療保険の実利用者数	介護保険の実利用者数
2023年12月		
2024年1月		
2024年2月		
1月当たりの利用者数	#DIV/0!	#DIV/0!

医療保険の利用者割合　0.0%　（前回届出時　　）

※ 算出対象となる期間（算定月）は6（1）②の期間を記載すること。
※ 同一月に医療保険と介護保険の両者から訪問看護を受けた利用者は、医療保険の利用者として集計すること。

表 3-5-22　（つづき）（3/4）

（5）訪問看護ベースアップ評価料（Ⅰ）により行われる給与の改善率

#DIV/0!　（前回届出時　#DIV/0!　）

（6）【A】の値

（前回届出時　　）

$$【A】= \frac{\text{対象職員の給与総額} \times \text{医療保険の利用者割合} \times 1\text{分}2\text{厘} - \text{訪問看護ベースアップ評価料（Ⅰ）}}{\text{訪問看護ベースアップ評価料（Ⅱ）の算定回数見込み}}$$

7　前回届け出た時点との比較

前回届出時と比較して、
- □ 対象職員の給与総額（6（2））の変化は1割以内である。
- □ 訪問看護ベースアップ評価料（Ⅰ）により算定される金額の見込み（6（3））の変化は1割以内である。
- □ 訪問看護ベースアップ評価料（Ⅱ）の算定回数の見込み（6（3））の変化は1割以内である。
- □ 【A】の値（6（5））の変化は1割以内である。

※　上記全てに該当する場合、区分変更は不要。

8　6により算出した【A】に基づき、該当する区分

（1）算定が可能となる区分

（2）届出する区分（いずれかを選択）

○	届出なし
●	訪問看護ベースアップ評価料（Ⅱ）1
●	訪問看護ベースアップ評価料（Ⅱ）2
●	訪問看護ベースアップ評価料（Ⅱ）3
●	訪問看護ベースアップ評価料（Ⅱ）4
●	訪問看護ベースアップ評価料（Ⅱ）5
●	訪問看護ベースアップ評価料（Ⅱ）6
●	訪問看護ベースアップ評価料（Ⅱ）7
●	訪問看護ベースアップ評価料（Ⅱ）8
●	訪問看護ベースアップ評価料（Ⅱ）9
●	訪問看護ベースアップ評価料（Ⅱ）10
●	訪問看護ベースアップ評価料（Ⅱ）11
●	訪問看護ベースアップ評価料（Ⅱ）12
●	訪問看護ベースアップ評価料（Ⅱ）13
●	訪問看護ベースアップ評価料（Ⅱ）14
●	訪問看護ベースアップ評価料（Ⅱ）15
●	訪問看護ベースアップ評価料（Ⅱ）16
●	訪問看護ベースアップ評価料（Ⅱ）17
●	訪問看護ベースアップ評価料（Ⅱ）18

（つづき）（4/4）

【記載上の注意】

1　訪問看護ベースアップ評価料（Ⅱ）の届出を行う場合は、別添2「賃金改善計画書」を添付すること。

2　「4」については、届出時点における対象職員の人数を常勤換算で記載すること。
常勤の職員の常勤換算数は1とする。常勤でない職員の常勤換算数は、「当該常勤でない職員の所定労働時間」を「当該訪問看護ステーションにおいて定めている常勤職員の所定労働時間」で除して得た数（当該常勤でない職員の常勤換算数が1を超える場合は、1）とする。

3　「4」の特定地域とは、「基本診療料の施設基準等」別表第六の二に掲げる地域を指すこと。

4　「5」の「社会保険診療等に係る収入金額」については、社会保険診療報酬のほか、労災保険制度等の収入が含まれる。
詳細は、「訪問看護ステーションの基準に係る届出に関する手続きの取扱いについて」（令和6年3月5日保医発0305第7号）の別添届出基準の11訪問看護ベースアップ評価料を参照すること。

5　「6（2）」の「対象職員の給与総額」については、賞与や法定福利費等の事業主負担分を含めた金額を計上すること（ただし、役員報酬については除く。）。
また、本評価料による賃金引上げ分については、含めないこと。

6　「7」のいずれにも該当する場合は、区分の変更を行わないものとする。

第3章

表 3-5-23　（訪問看護ステーション）賃金改善計画書【医療保険・別添 1】（1/5）

別添１

（訪問看護ステーション）賃金改善計画書（令和　　年度分）

訪問看護ステーションコード（７桁）
訪問看護ステーション名

Ⅰ．賃金引上げの実施方法及び賃金改善実施期間等

①賃金引上げの実施方法

○	令和６年度又は令和７年度において、一律の引上げを行う。
○	令和６年度及び令和７年度において、段階的な引上げを行う。

②賃金改善実施期間

令和　　年　　月　～ 令和　　年　　月　　1 ヶ月

※　令和７年度の賃金改善期間の終期については、令和８年３月を原則とするが、令和８年４月及び５月についても、ベースアップ評価料を算定し、賃金引き上げを維持することを前提とすること。

③ベースアップ評価料算定期間

令和　　年　　月　～ 令和　　年　　月　　1 ヶ月

※　「③ベースアップ評価料算定期間」中は、常にベースアップを実施する必要がある。
※　ベースアップとは、基本給又は決まって毎月支払われる手当の引上げ（以下、「ベア等」という）をいい、定期昇給は含まない。
※　また、ベア等にはベア等を実施することにより連動して引き上がる賞与や時間外手当、法定福利費等の事業主負担の増額分についても含むこととする。なお、業績に連動して引き上がる賞与分については含まない。

Ⅱ．訪問看護ベースアップ評価料（Ⅱ）の届出有無　□ 有

※　訪問看護ベースアップ評価料（Ⅱ）を届け出ない場合は、以下④の「訪問看護ベースアップ評価料（Ⅰ）による算定金額の見込み」及び「訪問看護ベースアップ評価料（Ⅰ）の算定により算定される点数の見込み」は「（参考）賃金引き上げ計画書作成のための計算シート（訪問看護ベースアップ評価料（Ⅱ）を算定しない訪問看護ステーション向け）」により計算を行うこと

Ⅲ－１．ベースアップ評価料による算定金額の見込み

④算定金額の見込み	0 円
訪問看護ベースアップ評価料（Ⅰ）による算定金額の見込み	0 円
訪問看護ベースアップ評価料（Ⅱ）による算定金額の見込み	0 円
訪問看護ベースアップ評価料（Ⅱ）の区分及び点数　（　届出なし　）	0 円
訪問看護ベースアップ評価料（Ⅱ）の算定回数の見込み	0 回
⑤令和７年度への繰越予定額（令和６年度届出時のみ記載）	円
⑥前年度からの繰越額（令和７年度届出時のみ記載）	円
⑦算定金額の見込み（繰越額調整後）（④－⑤＋⑥）	0 円

※　「⑦算定金額の見込み」については、対象職員のベア等及びそれに伴う賞与、時間外手当、法定福利費（事業者負担分等を含む）等の増加分に充て、下記の「⑨うち、ベースアップ評価料による算定金額の見込み」と同額となること。

（つづき）（2/5）

Ⅲ－２．全体の賃金改善の見込み額

⑧全体の賃金改善の見込み額	円
⑨うち、ベースアップ評価料による算定金額の見込み（⑦の再掲）	0 円
⑩うち、⑨以外によるベア等実施分	円
⑪うち、定期昇給相当分	円
⑫うち、その他分（⑧－⑨－⑩－⑪）	0 円

※　「⑧全体の賃金改善の見込み額」については、賃金改善実施期間において、「賃金の改善措置が実施されなかった場合の給与総額」と、「賃金の改善措置が実施された場合の給与総額」との差分により判断すること。
※　「⑨うち、ベースアップ評価料による算定金額の見込み」については、対象職員のベア等及びそれに伴う賞与、時間外手当、法定福利費（事業者負担分等を含む）等の増加分に充てること。
※　「⑩うち、⑨以外によるベア等実施分」については、訪問看護ステーションにおける経営上の余剰等を届け出ることにより、当該年度においてベア等を実施した分を記載すること。
※　「⑪うち、定期昇給相当分」については、賃金改善実施期間において定期昇給により改善する賃金額を記載すること。なお、定期昇給とは、毎年一定の時期を定めて、組織内の昇給制度に従って行われる昇給のことをいい、ベア等実施分と明確に区別できる場合にのみ記載すること。
※　「⑫うち、その他分」については、賃金改善実施期間において、定期昇給やベア等によらない、一時金による賃金改善額となること。

以下、基本給等総額、給与総額についてはそれぞれ１ヶ月当たりの額を記載してください。

Ⅳ．対象職員（全体）の基本給等（基本給又は決まって毎月支払われる手当）に係る事項

⑬対象職員の常勤換算数（賃金改善実施期間（②）の開始月時点）	人
医療保険の利用者割合	0.0%
賃金改善する前の対象職員の基本給等総額（賃金改善実施期間（②）の開始月）	円
⑭賃金改善する前の医療保険の利用者割合を乗じた対象職員の基本給等総額	0 円
賃金改善した後の対象職員の基本給等総額（賃金改善実施期間（②）の開始月）	円
⑮賃金改善した後の医療保険の利用者割合を乗じた対象職員の基本給等総額	0 円
⑯⑭に対する基本給等に係る賃金改善の見込み額（１ヶ月分）（⑮－⑭）	0 円
⑰うち、定期昇給相当分	円
⑱うち、ベア等実施分	円
⑲ベア等による賃金増率（⑱÷⑭）	#DIV/0! %

Ⅴ．看護職員等（保健師、助産師、看護師及び准看護師）の基本給等に係る事項

⑳看護職員等の常勤換算数（賃金改善実施期間（②）の開始月時点）	人
医療保険の利用者割合	0.0%
賃金改善する前の対象職員の基本給等総額（賃金改善実施期間（②）の開始月）	円
㉑賃金改善する前の医療保険の利用者割合を乗じた対象職員の基本給等総額	0 円
賃金改善した後の対象職員の基本給等総額（賃金改善実施期間（②）の開始月）	円
㉒賃金改善した後の医療保険の利用者割合を乗じた対象職員の基本給等総額	0 円
㉓㉑に対する基本給等に係る賃金改善の見込み額（１ヶ月分）（㉒－㉑）	0 円
㉔うち、定期昇給相当分	円
㉕うち、ベア等実施分	円
㉖ベア等による賃金増率（㉕÷㉑）	#DIV/0! %

表 3-5-23 （つづき）(3/5)

Ⅵ. 理学療法士・作業療法士・言語聴覚士の基本給等に係る事項

㉗PT・OT・STの常勤換算数（賃金改善実施期間（②）の開始月時点）		人
医療保険の利用者割合	0.0%	
賃金改善する前の対象職員の基本給等総額（賃金改善実施期間（②）の開始月）		円
㉘賃金改善する前の医療保険の利用者割合を乗じた対象職員の基本給等総額	0	円
賃金改善した後の対象職員の基本給等総額（賃金改善実施期間（②）の開始月）		円
㉙賃金改善した後の医療保険の利用者割合を乗じた対象職員の基本給等総額	0	円
㉚㉘に対する基本給等に係る賃金改善の見込み額（1ヶ月分）（㉙－㉘）	0	円
㉛うち、定期昇給相当分		円
㉜うち、ベア等実施分		円
㉝ベア等による賃金増率（㉜÷㉘）		%

Ⅶ. 看護補助者の基本給等に係る事項

㉞看護補助者の常勤換算数（賃金改善実施期間（②）の開始月時点）		人
医療保険の利用者割合	0.0%	
賃金改善する前の対象職員の基本給等総額（賃金改善実施期間（②）の開始月）		円
㉟賃金改善する前の医療保険の利用者割合を乗じた対象職員の基本給等総額	0	円
賃金改善した後の対象職員の基本給等総額（賃金改善実施期間（②）の開始月）		円
㊱賃金改善した後の医療保険の利用者割合を乗じた対象職員の基本給等総額	0	円
㊲㉟に対する基本給等に係る賃金改善の見込み額（1ヶ月分）（㊱－㉟）	0	円
㊳うち、定期昇給相当分		円
㊴うち、ベア等実施分		円
㊵ベア等による賃金増率（㊴÷㉟）		%

Ⅷ. その他の対象職種の基本給等に係る事項

㊶その他の対象職種の常勤換算数（賃金改善実施期間（②）の開始月時点）		人
医療保険の利用者割合	0.0%	
賃金改善する前の対象職員の基本給等総額（賃金改善実施期間（②）の開始月）		円
㊷賃金改善する前の医療保険の利用者割合を乗じた対象職員の基本給等総額	0	円
賃金改善した後の対象職員の基本給等総額（賃金改善実施期間（②）の開始月）		円
㊸賃金改善した後の医療保険の利用者割合を乗じた対象職員の基本給等総額	0	円
㊹㊷に対する基本給等に係る賃金改善の見込み額（1ヶ月分）（㊸－㊷）	0	円
㊺うち、定期昇給相当分		円
㊻うち、ベア等実施分		円
㊼ベア等による賃金増率（㊻÷㊷）		%

（つづき）(4/5)

【ベースアップ評価料対象外職種について】

Ⅸ. 事務職員の基本給等に係る事項

㊽事務職員の常勤換算数（賃金改善実施期間（②）の開始月時点）		人
医療保険の利用者割合	0.0%	
㊾賃金改善する前の職員の給与総額（賃金改善実施期間（②）の開始月）		円
うち、賃金改善する前の職員の基本給等総額（賃金改善実施期間（②）の開始月）		円
㊿うち、賃金改善する前の医療保険の利用者割合を乗じた対象職員の基本給等総額	0	円
51賃金改善した後の職員の給与総額（賃金改善実施期間（②）の開始月）		円
うち、賃金改善した後の職員の基本給等総額（賃金改善実施期間（②）の開始月）		円
52うち、賃金改善した後の医療保険の利用者割合を乗じた職員の基本給等総額	0	円
53給与総額に係る賃金改善の見込み額（1ヶ月分）（51－㊾）	0	円
54基本給等に係る賃金改善の見込み額（1ヶ月分）（52－㊿）	0	円
55うち、定期昇給相当分		円
56うち、ベア等実施分		円
ベア等による賃金増率（56÷㊿）		%

Ⅹ. 賃金引上げを行う方法

57賃上げの担保方法
- □就業規則の見直し　□賃金規程の見直し
- □その他の方法：具体的に（　　）

58賃金改善に関する規定内容（できる限り具体的に記入すること。）

（　　）

本計画書の記載内容に虚偽が無いことを証明するとともに、記載内容を証明する資料を適切に保管していることを誓約します。

令和　　年　　月　　日　　開設者名：

第3章

表 3-5-23　（つづき）（5/5）

【記載上の注意】

1 「①賃金引上げの実施方法」は、該当する賃金引上げの実施方法について選択すること。
　なお、令和７年度に新規届出を行う場合については、「令和６年度又は令和７年度において、一律の引上げを行う。」を選択すること。

2 「②賃金改善実施期間」は、原則４月（年度の途中で当該評価料の新規届出を行う場合、当該評価料を算定開始した月）から翌年の３月までの期間をいう。
　ただし、令和６年６月から本評価料を算定する場合にあっては、令和６年４月から開始として差し支えない。

3 「③ベースアップ評価料算定期間」は、原則４月（年度の途中で当該評価料の新規届出を行う場合、当該評価料を算定開始した月）から翌年の３月までの期間をいう。

4 「⑦算定金額の見込み」については、対象職員のベア等及びそれに伴う賞与、時間外手当、法定福利費（事業者負担分等を含む）等の増加分に充て、下記の「⑨うち、ベースアップ評価料による算定金額の見込み」と同額となること。

5 「⑧全体の賃金改善の見込み額」については、賃金改善実施期間において、「賃金の改善措置が実施されなかった場合の給与総額」と、「賃金の改善措置が実施された場合の給与総額」との差分により判断すること。
この際、「賃金の改善措置が実施されなかった場合の給与総額」についての算出が困難である訪問看護ステーションにあっては、前年度の対象職員の給与総額の実績を元に概算するなど、合理的な方法による計算として差し支えない。

6 「⑨うち、ベースアップ評価料による算定金額の見込み」については、対象職員のベア等及びそれに伴う賞与、時間外手当、法定福利費（事業者負担分等を含む）等の増加分に充てること。

7 「⑩うち、⑨以外によるベア等実施分」については、訪問看護ステーションにおける経営上の余剰等によるベア等分を記載すること。

8 「⑪うち、定期昇給相当分」については、賃金改善実施期間において定期昇給により改善する賃金額を記載すること。
なお、定期昇給とは、毎年一定の時期を定めて、組織内の昇給制度に従って行われる昇給のことをいい、ベア等実施分と明確に区別できる場合にのみ記載すること。

9 「⑬対象職員の常勤換算数」は、当該時点における対象職員の人数を常勤換算で記載すること。常勤の職員の常勤換算数は１とする。常勤でない職員の常勤換算数は、「当該常勤でない職員の所定労働時間」を「当該訪問看護ステーションにおいて定めている常勤職員の所定労働時間」で除して得た数（当該常勤でない職員の常勤換算数が１を超える場合は、１）とする。
なお、対象職員とはベースアップ評価料による賃金引き上げの対象となる職種をいう。

10 「基本給等総額」には、賞与、法定福利費等の事業主負担分や役員報酬を除いた金額を計上すること。

11 「給与総額」には、賞与や法定福利費等の事業主負担分を含めた金額を計上すること（ただし、役員報酬については除く。）。

表 3-5-24　（訪問看護ステーション）賃金改善実績報告書【医療保険・別添 2】（1/4）

別添２

（訪問看護ステーション）賃金改善実績報告書（令和　　年度分）

訪問看護ステーションコード（７桁）

訪問看護ステーション名

Ⅰ．賃金改善実施期間

①	令和	0	年	0	月	～	令和	0	年	0	月	1	ヶ月

Ⅱ．訪問看護ベースアップ評価料（Ⅱ）の実績額　□ 有

（Ⅱに該当する場合）訪問看護ベースアップ評価料（Ⅱ）の実績額

②訪問看護ベースアップ評価料（Ⅱ）の区分

	算定期間	点数の区分	金額
a	令和　0　年　0　月 ～ 令和　　年　　月		円
b	令和　　年　　月 ～ 令和　　年　　月		円
c	令和　　年　　月 ～ 令和　　年　　月		円
d	令和　　年　　月 ～ 令和　　年　　月		円

③算定回数

	算定期間	算定回数
a	令和　0　年　0　月 ～ 令和　　年　　月	回
b	令和　　年　　月 ～ 令和　　年　　月	回
c	令和　　年　　月 ～ 令和　　年　　月	回
d	令和　　年　　月 ～ 令和　　年　　月	回
	計	0 回

④訪問看護ベースアップ評価料（Ⅱ）による収入の実績額

	算定期間	実績額
a	令和　0　年　0　月 ～ 令和　　年　　月	円
b	令和　　年　　月 ～ 令和　　年　　月	円
c	令和　　年　　月 ～ 令和　　年　　月	円
d	令和　　年　　月 ～ 令和　　年　　月	円
e	令和７年度への繰り越し予定額	円
f	前年度からの繰越額（令和７年度届出時のみ記載）	円
	計	0 円

Ⅲ．全体の賃金改善の実績額

⑤全体の賃金改善の実績額	円
⑥うち、訪問看護ベースアップ評価料（Ⅰ）による算定実績	円
⑦うち、訪問看護ベースアップ評価料（Ⅱ）による算定実績（④の再掲）	0 円
⑧⑥及び⑦における令和７年度への繰り越し予定額	円
⑨ベースアップ評価料の前年度からの繰越額（令和７年度届出時のみ記載）	円
⑩うち、⑥及び⑦以外によるベア等実施分	円
⑪うち、定期昇給相当分	円
⑫うち、その他分（⑤－⑥－⑦－⑧－⑨－⑩－⑪）	0 円
⑥及び⑦について全てベア等実施分に充当しているか。	□ 問題あり

表 3-5-24　（つづき）（2/4）

※　「⑤全体の賃金改善の実績額」については、賃金改善実施期間において、「賃金の改善措置が実施されなかった場合の給与総額」と、「実際の給与総額」との差分により判断すること。
※　「⑥うち、訪問看護ベースアップ評価料（Ⅰ）による算定実績」及び「⑦うち、訪問看護ベースアップ評価料（Ⅱ）による算ついては、対象職員のベア等及びそれに伴う賞与、時間外手当、法定福利費（事業者負担分等を含む）等の増加分に充てること。
※　「⑩うち、⑥及び⑦以外によるベア等実施分」については、訪問看護ステーションにおける経営上の余剰等によるベア等分を記載すること。
※　「⑪うち、定期昇給相当分」については、賃金改善実施期間において定期昇給により改善する賃金額を記載すること。
なお、定期昇給とは、毎年一定の時期を定めて、組織内の昇給制度に従って行われる昇給のことをいい、ベア等実施分と明確に区別できる場合にのみ記載すること。
※　「⑫うち、その他分」については、賃金改善実施期間において、定期昇給やベア等によらない、一時金による賃金改善額となること。

以下、基本給等総額、給与総額についてはそれぞれ１ヶ月当たりの額を記載してください。

Ⅳ．対象職員（全体）の基本給等（基本給又は決まって毎月支払われる手当）に係る事項

⑬対象職員の常勤換算数（賃金改善実施期間（①）の開始月時点）	0.0	人
賃金改善する前の対象職員の基本給等総額（賃金改善実施期間（①）の開始月時点）	0	円
⑭賃金改善する前の医療保険の利用者割合を乗じた対象職員の基本給等総額	0	円
賃金改善した後の対象職員の基本給等総額（賃金改善実施期間（①）の開始月時点）		円
⑮賃金改善した後の医療保険の利用者割合を乗じた対象職員の基本給等総額		円
⑯基本給等に係る賃金改善の見込み額（１ヶ月分）（⑮－⑭）	0	円
⑰うち、定期昇給相当分		円
⑱うち、ベア等実施分		円
⑲ベア等による賃金増率（⑱÷⑭）		%

Ⅴ．看護職員等（保健師、助産師、看護師及び准看護師）の基本給等に係る事項

⑳看護職員等の常勤換算数（賃金改善実施期間（①）の開始月時点）	0.0	人
賃金改善する前の対象職員の基本給等総額（賃金改善実施期間（①）の開始月時点）	0	円
㉑賃金改善する前の医療保険の利用者割合を乗じた対象職員の基本給等総額	0	円
賃金改善した後の対象職員の基本給等総額（賃金改善実施期間（①）の開始月時点）		円
㉒賃金改善した後の医療保険の利用者割合を乗じた対象職員の基本給等総額		円
㉓基本給等に係る賃金改善の見込み額（１ヶ月分）（㉒－㉑）	0	円
㉔うち、定期昇給相当分		円
㉕うち、ベア等実施分		円
㉖ベア等による賃金増率（㉕÷㉑）		%

Ⅵ．理学療法士・作業療法士・言語聴覚士の基本給等に係る事項

㉗PT・OT・STの常勤換算数（賃金改善実施期間（①）の開始月時点）	0.0	人
賃金改善する前の対象職員の基本給等総額（賃金改善実施期間（①）の開始月時点）	0	円
㉘賃金改善する前の医療保険の利用者割合を乗じた対象職員の基本給等総額	0	円
賃金改善した後の対象職員の基本給等総額（賃金改善実施期間（①）の開始月時点）		円
㉙賃金改善した後の医療保険の利用者割合を乗じた対象職員の基本給等総額		円
㉚基本給等に係る賃金改善の見込み額（１ヶ月分）（㉙－㉘）	0	円
㉛うち、定期昇給相当分		円
㉜うち、ベア等実施分		円
㉝ベア等による賃金増率（㉜÷㉘）		%

（つづき）（3/4）

Ⅶ．看護補助者の基本給等に係る事項

㉞看護補助者の常勤換算数（賃金改善実施期間（①）の開始月時点）	0.0	人
賃金改善する前の対象職員の基本給等総額（賃金改善実施期間（①）の開始月時点）	0	円
㉟賃金改善する前の医療保険の利用者割合を乗じた対象職員の基本給等総額	0	円
賃金改善した後の対象職員の基本給等総額（賃金改善実施期間（①）の開始月時点）		円
㊱賃金改善した後の医療保険の利用者割合を乗じた対象職員の基本給等総額		円
㊲基本給等に係る賃金改善の見込み額（１ヶ月分）（㊱－㉟）	0	円
㊳うち、定期昇給相当分		円
㊴うち、ベア等実施分		円
㊵ベア等による賃金増率（㊴÷㉟）		%

Ⅷ．その他の対象職種の基本給等に係る事項

㊶その他の対象職種の常勤換算数（賃金改善実施期間（①）の開始月時点）	0.0	人
賃金改善する前の対象職員の基本給等総額（賃金改善実施期間（①）の開始月時点）	0	円
㊷賃金改善する前の医療保険の利用者割合を乗じた対象職員の基本給等総額	0	円
賃金改善した後の対象職員の基本給等総額（賃金改善実施期間（①）の開始月時点）		円
㊸賃金改善した後の医療保険の利用者割合を乗じた対象職員の基本給等総額		円
㊹基本給等に係る賃金改善の見込み額（１ヶ月分）（㊸－㊷）	0	円
㊺うち、定期昇給相当分		円
㊻うち、ベア等実施分		円
㊼ベア等による賃金増率（㊻÷㊷）		%

表 3-5-24　（つづき）（4/4）

【ベースアップ評価料対象外職種について】

IX. 事務職員の基本給等に係る事項

㊽職員の常勤換算数（賃金改善実施期間（②）の開始月時点）	0.0 人
㊾賃金改善する前の職員の給与総額（賃金改善実施期間（②）の開始月）	0 円
うち、賃金改善する前の職員の基本給等総額（賃金改善実施期間（②）の開始月）	0 円
㊿うち、賃金改善する前の医療保険の利用者割合を乗じた職員の基本給等総額	0 円
(51)賃金改善した後の職員の給与総額（賃金改善実施期間（②）の開始月）	円
うち、賃金改善した後の職員の基本給等総額（賃金改善実施期間（②）の開始月）	円
(52)うち、賃金改善した後の医療保険の利用者割合を乗じた職員の基本給等総額	円
給与総額に係る賃金改善の見込み額（1ヶ月分）（(51)−㊾）	0 円
基本給等に係る賃金改善の見込み額（1ヶ月分）（(52)−㊿）	0 円
(53)うち、定期昇給相当分	円
(54)うち、ベア等実施分	円
(55)ベア等による賃金増率（(54)÷㊿）	%

本報告書の記載内容に虚偽が無いことを証明するとともに、記載内容を証明する資料を適切に保管していることを誓約します。

令和　　年　　月　　日　　開設者名：

【記載上の注意】

1　本報告書において、「ベースアップ評価料」とは、「訪問看護ベースアップ評価料（Ⅰ）」及び「訪問看護ベースアップ評価料（Ⅱ）」のことをいう。

2　「⑬対象職員の常勤換算数」は、当該時点における対象職員の人数を常勤換算で記載すること。常勤の職員の常勤換算数は1とする。常勤でない職員の常勤換算数は、「当該常勤でない職員の所定労働時間」を「当該訪問看護ステーションにおいて定めている常勤職員の所定労働時間」で除して得た数（当該常勤でない職員の常勤換算数が1を超える場合は、1）とする。

3　「基本給等総額」には、賞与、法定福利費等の事業主負担分や役員報酬を除いた金額を計上すること。

4　「給与総額」には、賞与や法定福利費等の事業主負担分を含めた金額を計上すること（ただし、役員報酬については除く。）。

表 3-5-25　特別事情届出書【医療保険・別添 3】

別添3

特別事情届出書（令和　　年度）

基本情報

訪問看護ステーションコード（7桁）	
訪問看護ステーション名	
フリガナ	
書類作成担当者	
電話番号	

1. 事業の継続を図るために対象職員の賃金を引き下げる必要がある状況について

訪問看護ステーションの収支について、利用者数の大幅な減少などにより経営が悪化し、一定期間にわたり収支が赤字である、資金繰りに支障が生じるなどの状況について記載

2. 賃金水準の引下げの内容（期間、対象、金額等）

3. 経営及び賃金水準の改善の見込み

※ 経営及び賃金水準の改善に係る計画等を提出し、代替することも可。

4. 賃金水準を引き下げることについて、適切に労使の合意を得ていること等について

労使の合意の時期及び方法等について記載

令和　　年　　月　　日　　（法人名）
（開設者名）

6 訪問看護ステーションの請求事務

1 請求事務に関する一連の流れ

利用者への1カ月の訪問看護サービスについて、審査支払機関へ保険請求、利用者へ利用料（基本利用料）請求を行います。医療保険制度では、国民健康保険団体連合会（以下、国保連）と社会保険診療報酬支払基金（以下、支払基金）へ請求を行う**診療報酬（訪問看護療養費）**、介護保険制度では、国保連に請求を行う**介護報酬（介護給付費）**が、訪問看護ステーションへ支払われます。いずれも1カ月の訪問看護について翌月10日までに請求し、報酬が支払われるのは請求した月の翌月です。

医療保険制度では2024（令和6）年6月サービス実施分（7月請求分）より、電子化による請求（オンライン請求）を行っています。同時にマイナンバーカード（マイナ保険証）によるオンライン資格確認も開始となっています。2024（令和6）年12月よりオンライン請求が原則義務化され、同年12月2日から現行の健康保険証の新規発行がなくなりマイナンバーカード（マイナ保険証）へ移行しています。

介護保険制度では、インターネット上のシステムで国保連に請求データを伝送し、請求を行います。

1　利用者情報の確認

訪問看護開始時に、利用者の被保険者証、訪問看護指示書に記載されている「傷病名」、「装着・使用医療機器」、公費負担医療の受給者証の有無を確認します。また、公費負担医療の受給者証は訪問看護が適用対象かどうか、医療保険の訪問看護か介護保険の訪問看護かを確認しましょう（表3-6-1）。訪問看護の制度（p.11 図1-1-1参照）を理解し、誤った請求を防ぐことが重要です。

表3-6-1　訪問看護サービス開始時における利用者情報の確認

○保険証の情報	○訪問看護指示書
医療保険 ・被保険者証 ・限度額適用・標準負担額減額認定証の有無 ・公費負担医療受給者証の有無	・傷病名 ・装着・使用医療機器等の記載の有無 ・褥瘡についての記載の有無  訪問看護で管理が必要な場合、利用者の状態に応じて加算を算定する ※前項5 p.257、p.268 特別管理加算参照
介護保険 ・介護保険証 ・介護保険負担割合証 ・公費負担医療受給者証の有無	

表 3-6-2　訪問看護ステーションが適用対象となる主な公費負担医療制度

公費負担医療		法別番号	資格証明等
自立支援医療	精神通院医療	21	受給者証
特定医療費	難病法に基づく医療費の助成	54	受給者証
特定疾患医療	特定疾患医療給付	51	受給者証
小児慢性特定疾病医療	小児を支える公費負担医療制度	52	受給者証
原子爆弾被爆者医療	一般疾病医療等の給付	19	被爆者手帳
生活保護	生活保護法の介護扶助	12	医療券・介護券
各都道府県の医療費助成制度			受給者証

2　1カ月の訪問実績と加算の確認

訪問看護の実績漏れ、加算の算定漏れがないように確認します。請求システムへの訪問実績の入力誤りや漏れがないかも気をつけましょう。加算の算定ミスは、不正な保険請求につながり、利用料の請求額にも影響するので注意します。

3　公費負担医療制度について

公費負担医療制度は、医療費の全額もしくは一部を公費で負担するものです。公費負担医療の各制度ごとに法別番号があり、番号で種別が判断できる仕組みになっています（表 3-6-2）。公費併用の場合は、公費負担者番号、受給者番号を記載します。

〈自己負担限度額を管理する必要がある公費〉

訪問看護にかかわる主な公費負担医療制度の中で、特定医療費（指定難病）、自立支援医療、小児慢性特定疾病医療制度では、所得等に応じた自己負担上限月額が設定されており、利用者には受給者証に加えて自己負担上限額管理票が発行されています。利用者は、認定された疾病で受診する際は、毎回自己負担上限額管理票を提示し、1カ月の自己負担が上限額を超えることのないよう、医療機関や薬局で確認するために使用します。

訪問看護ステーションは月末締めの請求時に、利用者の1カ月の自己負担累計額を確認したうえで、累計額が自己負担上限額に達していない場合は利用者から徴収し、当該額を自己負担上限額管理票に記載します。累計額が自己負担上限額に達している場合は、訪問看護の利用料が公費請求となります。

〈医療保険の「オンライン資格確認」とは〉

健康保険証利用登録済みのマイナンバーカード（マイナ保険証）のICチップを専用のモバイル端末で読み込むと、保険証の最新情報を確認することができます。訪問看護利用期間中は、この「オンライン資格確認」の再照会機能により、事務所の専用端末で最新の資格情報を確認することができます。また、利用者の同意により診療・薬剤情報、特定健診等情報の閲覧も可能になります。「オンライン資格確認」では、医療保険証、限度額適用認定証、限度額適用・標準負担減額認定証、生活保護受給者に交付される医療券は確認可能ですが、一部の医療保険証、公費負担受給者証など未対応のものについては、従来通り目視による確認を行います。

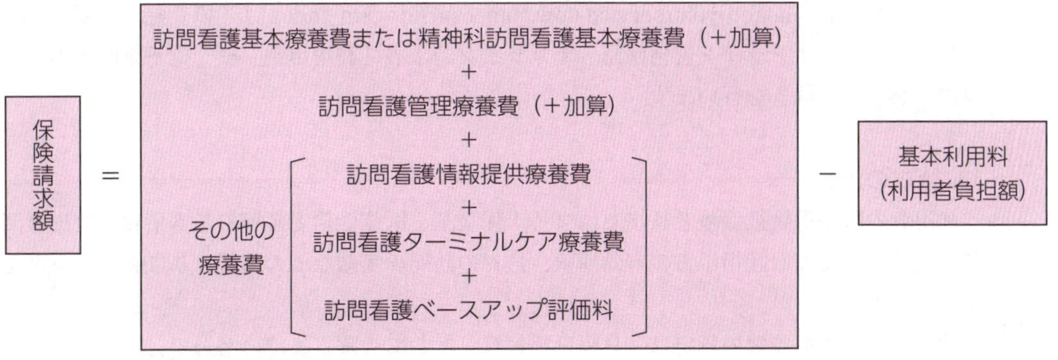

図 3-6-1　医療保険の訪問看護療養費

2 保険請求

1　訪問看護療養費の請求

医療保険には、組合管掌保険や協会健保、共済組合などの職域保険と、国民健康保険や後期高齢者医療があります。訪問看護ステーションでは訪問看護療養費について、訪問看護を行った翌月 10 日までに該当地域の支払基金または国保連に請求します。

訪問看護療養費の請求は、請求総額から利用者の医療保険等の負担割合（1 割～3 割）を差し引いた額が保険請求額となります（図 3-6-1）。支払基金または国保連へは「オンライン請求」によりレセプトデータを送信します。紙レセプトで提出する場合は、「訪問看護療養費請求書」と利用者ごとの「訪問看護療養費明細書」をまとめ、それぞれ請求先へ提出します。

「訪問看護療養費」は、「基本療養費」（訪問看護基本療養費、または精神科訪問看護基本療養費）および「その加算」、「管理療養費」（訪問看護管理療養費）および「その加算」、「その他の療養費」（訪問看護情報提供療養費・訪問看護ターミナルケア療養費、訪問看護ベースアップ評価料）から構成されており、訪問看護療養費明細書はこれに基づき区分して表示されています。

医療保険の報酬請求は、2024（令和 6）年 12 月より「オンライン請求」が原則義務化されましたが、基本的な請求業務の流れは従来と変わりません。

〈医療保険の「オンライン請求」とは〉

電子的に作成したレセプトデータを、ネットワーク回線を使用して、オンラインで支払基金または国保連に送信する仕組みです。オンライン請求に対応した訪問看護請求システム、セキュリティの確保された専用回線と専用端末、専用端末 1 台に電子証明書 1 枚が必要です。レセプトデータは専用端末からオンラインで送信するため、レセプトの印刷や発送が不要になります。レセプトの受付は、毎月 5 日から 10 日 24 時まで可能です。

オンライン請求では、「確認試験」の実施により、作成したレセプトデータのエラーの件数や内容を事前に確認できるため、請求前にデータの訂正を行うことができます。返戻内訳書等の各種帳票も、ダウンロードして確認します。

〈オンライン資格確認・オンライン請求にかかわる各種申請手続き〉

オンライン資格確認およびオンライン請求を行うには、「医療機関等向け総合ポータルサイト（https://iryohokenjyoho.service-now.com/csm?id=csm_index）」への登録が必要です。当該サイトで、オンライン資格確認・オンライン請求の「利用申請」や「電子証明書の発行申請」などの手続きを行います。

1）請求の流れ

利用者の医療保険被保険者証またはマイナ保険証、医療受給者証等の基本情報、医療機関名、主治医、訪問看護指示書の有効期限、日々の訪問の実績などの情報を基に請求データを作成します。

訪問看護基本療養費の算定は、日曜日を起算日として土曜日までの暦週で、原則週 3 日です。なお、病状等によって週 4 日以上の訪問が可能な場合があるので、訪問実績、加算の算定と合わせて請求前に必ず確認します（p.265、3 章 5-2-1 参照）。

最終的に必ず訪問回数、加算等の確認を行います。加算は病状や訪問状況等によって発生するものもありますので、算定漏れのないようにしましょう。

2）訪問看護療養費請求の注意点

訪問看護療養費明細書（資料 3-6-1）の内容に不備や相違があった場合は返戻となりますので、入力漏れや相違がないように、必ず確認しましょう。ここでは、特に注意したい項目として、「特記」欄と「心身の状態」欄、「一部負担金額」欄について説明します。

①「特記」欄　70 歳以上の利用者、公費（小児慢性特定疾患「52」、指定難病「54」）の利用者、限度額適用認定証の提示のあった 70 歳未満の利用者は、所得区分の略称（26 区ア～42 区キ）（表 3-6-3）の記載が必要となります。

資料 3-6-1　訪問看護療養費明細書（抜粋）

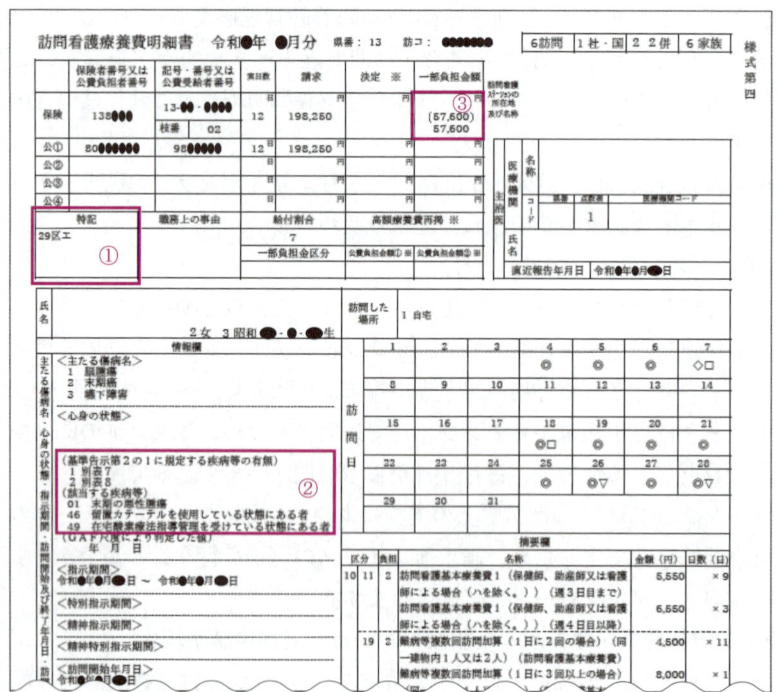

訪問看護療養費明細書　令和●年　●月分　県番：13　訪コ：●●●●●●●

6 訪問 | 1 社・国 | 2 2 併 | 6 家族

様式第四

	保険者番号又は公費負担者番号	記号・番号又は公費受給者番号	実日数	請求	決定 ※	一部負担金額
保険	138●●●	13-●●・●●●● 枝番 02	12 日	198,250 円	円	③ (57,600) 57,600 円
公①	80●●●●●●	98●●●●●	12 日	198,250 円	円	円
公②			日	円	円	円
公③			日	円	円	円
公④			日	円	円	円

特記	職務上の事由	給付割合	高額療養費再掲 ※	
29区エ ①		7		
		一部負担金区分	公費負担金額① ※	公費負担金額② ※

訪問看護ステーションの所在地及び名称

主治医　医療機関　名称
コード　県番　点数表 1　医療機関コード
氏名
直近報告年月日　令和●年●月●●日

氏名　2 女　3 昭和●●・●・●●生
訪問した場所　1 自宅

情報欄
主たる傷病名・心身の状態・指示期間・訪問開始及び終了年月日・訪…

<主たる傷病名>
1　脳腫瘍
2　末期癌
3　嚥下障害

<心身の状態>

②
（基準告示第 2 の 1 に規定する疾病等の有無）
1 別表 7
2 別表 8
（該当する疾病等）
01　末期の悪性腫瘍
46　留置カテーテルを使用している状態にある者
49　在宅酸素療法指導管理を受けている状態にある者
（GAF 尺度により判定した値）
年　月　日

<指示期間>
令和●年●月●●日 ～ 令和●年●月●●日

<特別指示期間>

<精神指示期間>

<精神特別指示期間>

<訪問開始年月日>
令和●年●月●●日

訪問日

1	2	3	4	5	6	7
			◎	◎	◎	◇□
8	9	10	11	12	13	14
15	16	17	18	19	20	21
			◎□	◎	◎	◎
22	23	24	25	26	27	28
			◎	◎▽	◎	◎▽
29	30	31				

摘要欄

区分		負担	名称	金額（円）	日数（日）
10	11	2	訪問看護基本療養費 1（保健師、助産師又は看護師による場合（ハを除く。））（週 3 日目まで）	5,550	× 9
			訪問看護基本療養費 1（保健師、助産師又は看護師による場合（ハを除く。））（週 4 日目以降）	6,550	× 3
	19	2	難病等複数回訪問加算（1 日に 2 回の場合）（同一建物内 1 人又は 2 人）（訪問看護基本療養費）	4,500	× 11
			難病等複数回訪問加算（1 日に 3 回以上の場合）	8,000	× 1

②「心身の状態」欄　「基準告示第２の１に規定する疾病等の有無」、「該当する疾病等」について、該当疾病のコード（表 3-6-4）を確認して記載します。

表 3-6-3　所得区分と特記欄の表記

対象者	所得区分	負担割合	適用区分	特記欄表記
70 歳未満	上位所得者	3 割	ア	26 区ア
	一般		イ	27 区イ
			ウ	28 区ウ
			エ	29 区エ
	低所得者		オ	30 区オ
70 歳以上	現役並みⅢ	3 割	—	26 区ア
	現役並みⅡ※		現役並みⅡ	27 区イ
	現役並みⅠ※		現役並みⅠ	28 区ウ
	一般	2 割	—	29 区エ
	低所得ⅠまたはⅡ※	2 割	ⅠまたはⅡ	30 区オ
後期高齢者	現役並みⅢ	3 割	—	26 区ア
	現役並みⅡ※		現役並みⅡ	27 区イ
	現役並みⅠ※		現役並みⅠ	28 区ウ
	一般Ⅱ	2 割	—	41 区カ
	一般Ⅰ	1 割	—	42 区キ
	低所得ⅠまたはⅡ※	1 割	ⅠまたはⅡ	30 区オ

※限度額適用認定証の提示があった場合

表 3-6-4　厚生労働大臣が定める疾病 基準告示第２の１

①特掲診療科の施設基準等・別表７に掲げる疾病等の者と疾病コード

コード	疾　病
01	末期の悪性腫瘍
02	多発性硬化症
03	重症筋無力症
04	スモン
05	筋萎縮性側索硬化症
06	脊髄小脳変性症
07	ハンチントン病
08	進行性筋ジストロフィー症
09	パーキンソン病関連疾患（進行性核上性麻痺、大脳皮質基底核変性症、パーキンソン病（ホーエン・ヤールの重症度分類がステージ３以上であって生活機能障害度がⅡ度又はⅢ度のものに限る））
10	多系統萎縮症（線条体黒質変性症、オリーブ橋小脳萎縮症、シャイ・ドレーガー症候群）
11	プリオン病
12	亜急性硬化性全脳炎
13	ライソゾーム病
14	副腎白質ジストロフィー
15	脊髄性筋萎縮症
16	球脊髄性筋萎縮症
17	慢性炎症性脱髄性多発神経炎
18	後天性免疫不全症候群
19	頸髄損傷
20	人工呼吸器を使用している状態

②特掲診療科の施設基準等・別表８に掲げる疾病等の者と疾病コード

コード	病　状　等	特別管理加算算定額
41	在宅麻薬等注射指導管理を受けている状態にある者	特別な管理を要する重症度の高い場合の報酬
42	在宅腫瘍化学療法注射指導管理料を受けている状態に在る者	
43	在宅強心剤持続投与指導管理を受けている状態にある者	
44	在宅気管切開患者指導管理を受けている状態にある者	
45	気管カニューレを使用している状態の者	
46	留置カテーテルを使用している状態の者	
47	在宅自己腹膜灌流指導管理を受けている状態にある者	特別な管理を要する場合の報酬
48	在宅血液透析指導管理を受けている状態にある者	
49	在宅酸素療法指導管理を受けている状態にある者	
50	在宅中心静脈栄養法指導管理を受けている状態にある者	
51	在宅成分栄養経管栄養法指導管理を受けている状態にある者	
52	在宅自己導尿指導管理を受けている状態にある者	
53	在宅人工呼吸指導管理を受けている状態にある者	
54	在宅持続性陽圧呼吸療法指導管理を受けている状態にある者	
55	在宅自己疼痛管理指導管理を受けている状態にある者	
56	在宅肺高血圧症患者指導管理を受けている状態にある者	
57	人工肛門又は人工膀胱を設置している状態にある者	
58	真皮を越える褥瘡の状態にある者	
59	在宅患者訪問点滴注射指導管理料を算定している者	

③超重症児・準超重症児のコード

コード	病　状　等
91	超重症児
92	準超重症児

③「一部負担金額」欄　医療保険（高齢受給者および高齢受給者以外であって限度額適用認定証または限度額適用・標準負担額減額認定証の提示があり、高額療養費が現物給付された場合に限る）および後期高齢者医療について高額療養費が現物給付された場合に限り記載します。支払を受けた一部負担金の額を記載しますが、一部負担金相当額の一部を公費負担医療が給付する場合は、公費負担医療にかかわる給付対象額を「一部負担金額」項の「保険」の項の上段に（　）で再掲し、「一部負担金額」の項には支払いを受けた一部負担金と公費負担医療が給付する額とを合算した金額を記載します。

2　介護給付費の請求

介護保険の訪問看護では、サービス提供時間、サービス内容等が記載されている「サービス提供票」が居宅介護支援事業所（ケアマネジャー）より交付されます（要支援者の場合は地域包括支援センター又は居宅介護支援事業所）。「サービス提供票別表」には、サービス単価、費用総額、利用者負担額等が記載されています。交付された「サービス提供票」「サービス提供票別表」の内容を確認し、利用者に訪問看護サービスを提供します。一月の訪問終了後、訪問実績を確認し、翌月初めに居宅介護支援事業所に実績を報告します。

介護保険制度における訪問看護は通常、利用者負担が1～3割となります。支給限度基準額を超えた場合は、超過分が全額利用者負担となります。したがって要介護者では居宅介護サービス費、要支援者では介護予防サービス費の保険給付分として、利用者負担額に応じて9割～7割を保険請求します（図3-6-2）。

介護報酬＝ サービス提供内容・時間に応じた基本サービス費 ＋ 利用者の状態に応じたサービス提供や事業所の体制に応じた加算・減算

図3-6-2　介護保険の介護給付費

1）請求の流れ

サービスを提供した月の翌月10日までに、該当する国民健康保険団体連合会（国保連）に請求データを提出します。国保連では、居宅介護支援事業所から提出された「給付管理票」をもとに、訪問看護ステーションからの「介護給付費請求書」と「介護給付費明細書」を突き合わせて審査を行い、市町村に送付します。

その後、市町村から国保連を経由して介護給付費が訪問看護ステーションに支払われます。電算処置システムが構築されていますので、伝送によって請求データを提出します。

2）算定方法

サービス内容ごとの単位数に日数（回数）を乗じたものが、その月の実績の合計単位数となります。さらに、これに地域単価を乗じたものが費用額となり、9～7割が保険請求額で、1割～3割が利用者負担額となります。なお、准看護師による訪問看護は、所定単位数の90/100算定となります。

〈公費負担医療と介護保険サービス〉

要介護者が（介護保険優先の）公費負担医療の受給者である場合は、訪問看護についても医療保険同様に自己負担部分の助成が受けられます。

介護保険優先の公費負担医療等では、介護給付費を差し引いた分が公費負担となります。介護給付費明細書には、介護保険と生活保護、介護保険と公費負担医療、介護保険と公費負担医療と生活保護の併用など、公費負担分として記載し介護報酬と併せて国保連に請求します。

3）介護保険給付費請求の注意点

介護給付費は、居宅介護支援事業所が作成する「給付管理票」の計画単位数と突き合わせて内容を審査したうえで支払われるため、居宅介護支援事業所との連携が重要です。交付されたサービス提供票の内容を確認し、変更等がある場合はケアマネジャーに連絡し修正を依頼します。また、実績報告は、訪問回数、サービス内容、加算等を十分確認し、誤りのないように注意します。

居宅介護支援事業所と介護サービス事業所との間でやり取りされる「居宅サービス計画書（第1表・第2表）」、「サービス提供票（予定・実績）」、「サービス提供票別表」について、事業所間でデータを連携する「ケアプランデータ連携システム」が公益社団法人国民健康保険中央会（以下、国保中央会）より公開されています。居宅介護支援事業所、訪問看護ステーション双方が「ケアプランデータ連携システム」を利用しており、厚生労働省の標準仕様に準拠した介護ソフトを導入している場合はデータ連携が可能です。連携方法や連携可能なデータの範囲は介護ソフトによって対応が異なるため、導入時に確認が必要です。費用、申請等の詳細は国保中央会のウェブサイト（https://www.kokuho.or.jp/）を参照してください。

3 利用料請求と領収書交付

保険請求が終了すると利用者負担額が確定し、利用者請求を行います。請求内容を確認して請求書を発行しましょう。また、利用料の支払いを受けたら領収証兼明細書を発行します。

1　医療保険の利用料

1）基本利用料

主治医が訪問看護の必要を認めて交付した訪問看護指示書および訪問看護計画書に基づき、かかった費用の一部の支払いを受けます。保険証等で確認した利用者の負担割合（1～3割、表 3-6-5）によって算出します。

表 3-6-5　医療保険の利用者負担割合

<table>
<tr><th>対　象　者</th><th>一般・低所得者</th><th>現役並み所得者</th></tr>
<tr><td>75 歳以上</td><td>２割負担
１割負担</td><td rowspan="2">３割負担</td></tr>
<tr><td>70～74 歳</td><td>２割負担</td></tr>
<tr><td>6～69 歳</td><td colspan="2">３割負担</td></tr>
<tr><td>６歳未満</td><td colspan="2">２割負担</td></tr>
</table>

〈基本利用料と高額療養費制度〉

訪問看護の基本利用料は高額療養費の対象となります。高額療養費制度とは、１カ月に医療機関で支払った額が、年齢や所得によって定められた上限額を超えた場合、超えた金額を支給する制度です（表 3-6-6）。利用者の負担額自体を限度額までにとどめて徴収するしくみもあり、訪問看護では、利用者負担額を限度額までにとどめ、限度額を超えた場合、限度額以上は徴収しません。

表 3-6-6　１カ月の自己負担限度額

<table>
<tr><th>対象者</th><th>所得区分</th><th>負担割合</th><th>適用区分</th><th>自己負担限度額</th></tr>
<tr><td rowspan="5">70 歳未満</td><td rowspan="2">上位所得者</td><td rowspan="5">３割</td><td>ア</td><td>252,600 円＋（総医療費－842,000 円）×1%</td></tr>
<tr><td>イ</td><td>167,400 円＋（総医療費－558,000 円）×1%</td></tr>
<tr><td rowspan="2">一般</td><td>ウ</td><td>80,100 円＋（総医療費－267,000 円）×1%</td></tr>
<tr><td>エ</td><td>57,600 円</td></tr>
<tr><td>低所得者</td><td>オ</td><td>35,400 円</td></tr>
<tr><td rowspan="5">70 歳以上</td><td>現役並みⅢ</td><td rowspan="3">３割</td><td>―</td><td>252,600 円＋（総医療費－842,000 円）×1%</td></tr>
<tr><td>現役並みⅡ※1</td><td>現役並みⅡ</td><td>167,400 円＋（総医療費－558,000 円）×1%</td></tr>
<tr><td>現役並みⅠ※1</td><td>現役並みⅠ</td><td>80,100 円＋（総医療費－267,000 円）×1%</td></tr>
<tr><td>一般</td><td>２割</td><td>―</td><td>18,000 円</td></tr>
<tr><td>低所得ⅠまたはⅡ※1</td><td>２割</td><td>ⅠまたはⅡ</td><td>8,000 円</td></tr>
</table>

後期高齢者	現役並みⅢ	3割	―	252,600円＋（総医療費－842,000円）×1％
	現役並みⅡ※1		現役並みⅡ	167,400円＋（総医療費－558,000円）×1％
	現役並みⅠ※1		現役並みⅠ	80,100円＋（総医療費－267,000円）×1％
	一般Ⅱ	2割	―	18,000円 or 6,000円＋（総医療費－30,000円）×10％※2
	一般Ⅰ	1割	―	18,000円
	低所得ⅠまたはⅡ※1	1割	ⅠまたはⅡ	8,000円

※1　限度額適用認定証の提示があった場合の自己負担限度額
※2　配慮措置については2022（令和4）年10月から2025（令和7）年9月診療分が対象

2）訪問看護が適用対象の「公費負担医療受給者証」のある利用者

特定医療費（指定難病）受給者証のある利用者の場合、所得や治療状況に応じて自己負担限度額が設定されており、複数の指定医療機関で支払われた自己負担額をすべて合算したうえで、自己負担上限額を適用します。自立支援医療の場合も、自己負担限度額を確認します。

3）その他の利用料

医療保険制度の適用外となる訪問看護サービスの差額利用料（①）と、交通費などの実費負担の利用料（②）があります。

①利用者の要望に基づき実施する平日の営業時間外・休日の訪問看護サービスや、90分を超えるサービス等、訪問看護ステーションの重要事項説明書・料金表で設定された利用料

※基本療養費の加算を算定する場合は、差額利用料の請求はできません。

②訪問看護に係る交通費や、指定訪問看護と連続して行われる死後の処置料

第3章

2　介護保険の利用料

1）基本利用料

主治医が訪問看護の必要を認めて交付した訪問看護指示書および、居宅介護支援専門員が作成した介護（予防）サービス計画書に沿って、（介護予防）訪問看護計画書を作成して行った（介護予防）訪問看護に係る費用の一部の支払いを受けます。

利用者負担額は、費用額［合計単位数×地域単価］（小数点以下切り捨て）から、保険請求額［費用の90％～70％］（小数点以下切り捨て）を差し引いた額となります。

費用総額 〈合計単位数×地域単価〉 （小数点以下切捨て）	－	保険請求額 〈費用総額の70％～90％〉 （小数点以下切捨て）	＝	利用者負担額

図3-6-3　介護保険の利用者負担額

2）介護保険給付外となる利用料

①通常の実施区域外で訪問看護を実施した場合の交通費

②90分を超えるサービス等、訪問看護ステーションの重要事項説明書・料金表で設定された利用料

※90分を超えるサービスの利用料について、長時間訪問看護加算を算定した場合は請求できません。

※利用者の区分支給限度額を超えた場合は、その分について全額自費となります。

3　医療保険給付・介護保険給付の給付対象外となる訪問看護サービス利用料

医療保険・介護保険の給付対象外の訪問看護サービスについては、給付対象となる指定訪問看護との区分けを明確にし、別の料金設定をする必要があります。この場合は、指定訪問看護の費用の額とかけ離れた料金設定をしてはいけません。

また、利用者に対して、医療保険・介護保険の給付対象にならないこと、指定訪問看護とは別事業であることを説明し、了承を得る必要があります。指定訪問看護事業所とは別に、運営規程、契約書、重要事項説明書および料金表を定め、会計も指定訪問看護事業とは区分します。

4　過誤請求・不正請求のチェック体制

1　請求事務の効率化

訪問看護ステーションの事務は、請求に関連する業務や訪問看護サービスには欠かせない訪問看護指示書の依頼と確認など、全体的に把握することが必要です。例えば、今月から特別管理加算を算定することになった、医療機関や主治医が変更になった、介護保険から医療保険に変更になったなどの変更事項や、入院や退院、中止、終了などの利用状況、訪問実績の確認など、担当看護師と情報を共有し把握するために、管理上の工夫が必要になります。担当看護師ごとに一覧表を作成して変更事項を確認し、業務日誌の入院や退院、緊急訪問やカンファレンスの有無の欄などで確認するのも一つの方法です。

2　請求処理前の確認

訪問看護の請求事務では、実績を正しく請求することが大切です。過誤請求があった場合、過誤申立依頼や取下げ依頼をした後に返戻されてから再請求を行うまでには時間もかかり、再請求を忘れてしまうと請求漏れとなってしまいます。そればかりでなく、実績や加算算定の誤りは、誤った額の利用料を請求することになってしまいます。請求漏れや請求誤りを防ぐためにも、請求処理前の確認が重要です。

1）初回訪問時の確認

訪問看護サービス開始時に、初回訪問担当看護師と事務職員双方で確認することで、保険種別の誤りや加算の算定漏れを防ぐことができます。初回訪問チェックリスト（表 3-6-7）を作成して活用することで、請求漏れを予防することができます。

表 3-6-7　初回訪問チェックリストの例

利用者名：　　　　　　　　　　　　様

初回訪問日：　　年　　月　　日

契約した看護師：

受け持ち看護師：

保険種別　□医療保険　□介護保険　※チェックを入れて下さい

□初回訪問記録
□新規受付簿　□介護保険証の確認　□医療保険証の確認
□介護保険負担割合証の確認
□訪問看護指示書
（□指示期間の確認・□装着、使用医療機器等の確認）
□退院後の往診医の有無（　無・有　＜　　　　　　　　＞）
※往診医有の場合の指示書請求先（　病院　・　往診医　）
往診医への指示書請求月（　　　　　月～　）
□公費受給者証（　有　＜　　　　　　　　＞・　無）
□退院時共同指導加算（　医療・介護　）＜実施日　　／　　＞
□退院支援指導加算（医療保険）＜退院日　　／　　＞
□初回加算（Ⅰ・Ⅱ）（介護保険）※退院時共同指導加算を算定する場合は算定できない。
□口座振替　　□現金
□交通費　￥　　　　　　（医療保険の場合）
（交通経路　　　　　　　　）

表 3-6-8　週間スケジュール（実績）チェック表の例

スタッフ名	○月○日 （木曜日）	○月○日 （金曜日）	○月○日 （土曜日）	○月○日 （日曜日）	○月○日 （月曜日）	○月○日 （火曜日）	○月○日 （水曜日）
▲▲　■■■	9：30～ 10：00 精Ⅰ ○○ ○○	9：40～ 10：40 予訪看Ⅰ3 ○ ○○○			9：30～ 10：50 Ⅰ ○○ ○○	9：50～ 10：50 訪看Ⅰ3 ○○ ○○	10：00～ 11：00 訪看Ⅰ3 ○○○ ○
▲▲　■■■	11：30～ 12：00 訪看Ⅰ3 ○○ ○○○	11：00～ 12：00 訪看Ⅰ3 ○○ ○○			13：30～ 13：50 精Ⅰ ○○ ○○○	11：00～ 12：00 訪看Ⅰ3 ○○ ○○	12：00～ 13：30 Ⅰ ○○ ○○
▲▲　■■■	13：15～ 14：15 予訪看Ⅰ3 ○○ ○○	13：30～ 14：30 Ⅰ ○○ ○○			15：00～ 16：30 訪看Ⅰ4 ○○ ○○	13：00～ 14：00 訪看Ⅰ3 ○○ ○○○	13：45～ 14：50 Ⅰ ○○ ○○
▲▲　■■■		15：00～ 16：00 訪看Ⅰ3 ○○ ○○○					15：30～ 16：30 精Ⅰ ○○ ○○○

2）訪問実績の確認

訪問実績の週間スケジュール等（表 3-6-8）で担当看護師が週１回、入力漏れや訪問日、訪問時間、サービス内容を確認することで、居宅介護支援事業所などへの実績報告の誤りや過誤請求を予防することができます。利用者数が増え、訪問件数が多くなるほど実績確認は重要になってきます。

第3章

3）加算・その他利用料の確認

医療保険の加算（長時間訪問看護加算、複数名訪問看護加算、夜間・早朝加算、深夜加算、退院時共同指導加算、退院支援指導加算、特別管理指導加算、緊急訪問看護加算（イ）（ロ）等）や訪問看護ターミナル療養費（1）（2）の算定等の確認、介護保険の加算〔初回加算（Ⅰ）（Ⅱ）、長時間訪問看護加算、ターミナルケア加算、退院時共同指導加算、複数名訪問看護加算（Ⅰ）（Ⅱ）等〕を算定する場合、事前に漏れがないかを月末に確認します。また、保険外請求や死後の処置料等の「その他の利用料」の請求漏れがないかも確認します。

チェックリストを作成し、月末に必ず確認するなどして算定漏れを予防します。

4）公費負担医療の自己負担限度額の確認

自立支援医療や特定医療費受給者証のある利用者は負担上限額が設定されており、自己負担上限額管理票で自己負担のサービス提供月の累積額を確認します。訪問看護は月末締めとなるので、関係医療機関の中で最後に確認するのが確実ですが、それぞれの医療機関が利用額を記載する時期もありますので、事前に相談して決めます。上限額に達していない場合は、上限額までの差額を保険請求明細書に記載し、利用料として請求します。

情報を正確に得るために、自己負担上限額管理票の写しをとるか、利用者ごとに累積額を記入するシートを作成して、訪問時に担当看護師が転記し、請求前に確認するなどの工夫が必要です。

5）被保険者証、医療受給者証などの有効期限切れの確認

保険証の有効期限終了日は事前に確認することができるので、期限が切れる１カ月前くらいから事業所内で告知して、保険請求前までに新しい保険証を確認します。オンライン資格確認ができない場合は、資格確認証を用いる場合もあります。

また、公費負担の医療受給者証などの期限が切れていないかも必ず確認します。期限切れに気づかず、請求明細書に公費負担番号等の記載がないと過誤請求になるばかりでなく、公費負担の利用料を気づかずに利用者に請求しかねないので注意が必要です。

6）算定要件の確認

加算については、算定要件を確認し算定できる加算の付け忘れや、本来算定できない加算を入れないよう確認しましょう。届出が必要な加算の場合は、届け出ていないと算定することができません。

7）算定の具体例

訪問看護サービスの請求事務を行ううえでの留意点について、いくつかの例を挙げます。

①月の途中で医療保険から介護保険へ変更となった場合

介護保険で訪問看護を受ける利用者で、退院時に特別訪問看護指示書が発行され、医療保険で訪問看護を開始。月の途中で介護保険でのサービスに切り替わった場合、緊急時訪問看護加算、特別管理加算は通常月の初めの保険で算定します。医療保険と介護保険両方で算定しないように注意が必要です。

②医療保険で２カ所の訪問看護ステーションがサービスを行う場合

医療保険で2カ所の訪問看護ステーションがサービスを行う場合、24時間対応体制加算は、1つの訪問看護ステーションにおいてのみ算定可能です。2カ所の訪問看護ステーションを利用する場合は、事前にどちらのステーションで算定するか（月ごとに交互に算定するなど）合議する必要があります。

また、同一日に2カ所目の訪問看護ステーションが医師の指示により緊急訪問看護を実施した場合、2カ所目の訪問看護ステーションが緊急訪問看護加算のみを算定することができます。

なお、特別管理加算は2カ所のステーションとも算定可能です。

③介護保険で２カ所の訪問看護ステーションがサービスを行う場合

介護保険で2カ所の訪問看護ステーションがサービスを行う場合、特別管理加算は1カ所の訪問看護ステーションに限り算定することになっています。この場合も、訪問頻度やケア内容によって相談して算定する訪問看護ステーションを決めます。

④単位数が区分支給限度基準を超えた場合

介護保険では担当のケアマネジャーとの連携も大切です。区分支給限度基準を超える単位数が発生した場合は、利用者負担が発生します。限度額超えがある場合は、通常ケアマネジャーから連絡がありますが、提供票・別表でも確認し、実績が確定した段階で必ず最終的な提供票と別表を入手しましょう。区分支給限度基準を超える単位数、利用者負担額を正確に把握することが大切です。

⑤利用者の要介護度が月の途中で要介護から要支援に変更となった場合

介護保険の利用者が区分変更申請によって、月の途中で要介護から要支援（または要支援から要介護）に変更になった場合、介護給付費明細書は要介護と要支援の2枚になります。

8）利用料の管理

請求一覧表、入金一覧表、利用料未入金リストを作成して、利用料の回収漏れがないよう管理します。

回収方法は、現金集金、振込、指定口座振替があります。現金集金は利用者数が多くなると訪問時の集金件数が増え、訪問時間や訪問効率にも影響してきます。利用者数が増えた場合は、金融機関の料金回収代行サービスを利用すると効率よく回収することができます。

9）未入金額の把握

入院などにより訪問がなかったため集金できなかった、口座振替ができなかったなどの理由により、利用料を回収できないこともあります。その場合は、次月に請求額を繰り越すことになりますので、入金一覧表、未入金リストなどで管理し、回収漏れのないように注意します。

3　その他の事務業務

事務職員は管理者の指示を受けて、確認しながら次のことを行います。

1）訪問看護報告書・訪問看護計画書の送付と訪問看護指示書の交付の依頼

訪問看護ステーションは、主治医に「訪問看護報告書」と「訪問看護計画書」を毎月提出することになっています。訪問看護報告書と訪問看護計画書を送付する時に、訪問看護の必要について情報提供し訪問看護指示書の交付を依頼すると、何度も書類を送る手間が省けます（指示期間の確認）。

2）訪問看護報告書・訪問看護計画書の確認

その月に訪問看護を実施した利用者の訪問看護報告書が作成されているか、チェックリストを作成して確認すると、送付漏れを防ぐことができます。また、医療機関や主治医が変更になった場合は、前の主治医のままになっていないか、必ず医療機関名や主治医名を確認します。

3）訪問看護指示書交付の依頼

訪問看護指示書（表 3-6-9）の指示期間が切れる利用者の一覧表を作成し、指示書の交付が必要な利用者を確認してから各医療機関に依頼します。報告書と同様に医療機関や主治医が変更になった場合は、宛て先を間違えないように注意します。

また、発行された訪問看護指示書に記入漏れなどがないか、担当者は管理者とともに必ず確認します。

〈注意点〉

●訪問看護指示期間　訪問看護指示書の有効期間は６カ月以内の範囲で主治医が指示した期間、在宅患者訪問点滴注射指示の有効期間は１週間で、主治医が指示した期間です。

●主たる傷病名　訪問看護において公費となる医療受給者証のある利用者の場合は、その医療受給者証に該当する病名の記載が必要です。

●装着・使用機器など　特別管理加算を算定する場合は、必ず記載が必要です。

●発行日　遡っての訪問看護指示書の発行は認められていませんので、訪問看護指示期間が開始日より前の日付になっていることを確認します。

5　請求業務を正確に行うために

訪問看護の請求業務は「確認すること」が大切です。管理者および担当看護師と事務職員双方が制度や加算などの算定基準を把握していれば、算定間違いや請求できない訪問看護サービスの発生を事前に防ぐことができます。つまり、不正請求につながらないようなチェック体制をつくることが肝心です。

訪問看護サービス導入時に、利用者の傷病名、保険証、受給者証などで訪問看護の保険種別を確認し、日々の実績に誤りがないかを確認します。算定できる加算の種類も増えてきており、また、利用者数が増え、訪問件数が多くなるほどこの確認が重要になってきます。

看護師と事務方の情報共有が重要で、変更事項などは口頭やメモで伝達すると煩雑になり、伝達や情報漏れが発生しがちです。お互いに確認し合うダブルチェック（看護師⇔事務職員）やトリプルチェック（看護師⇔事務職員⇔管理者）を習慣づけることで請求業務をスムーズに行うことができますので、チェックリストや確認表を作成して活用することをお勧

表 3-6-9　訪問看護指示書記載上の留意点（主治医向け）

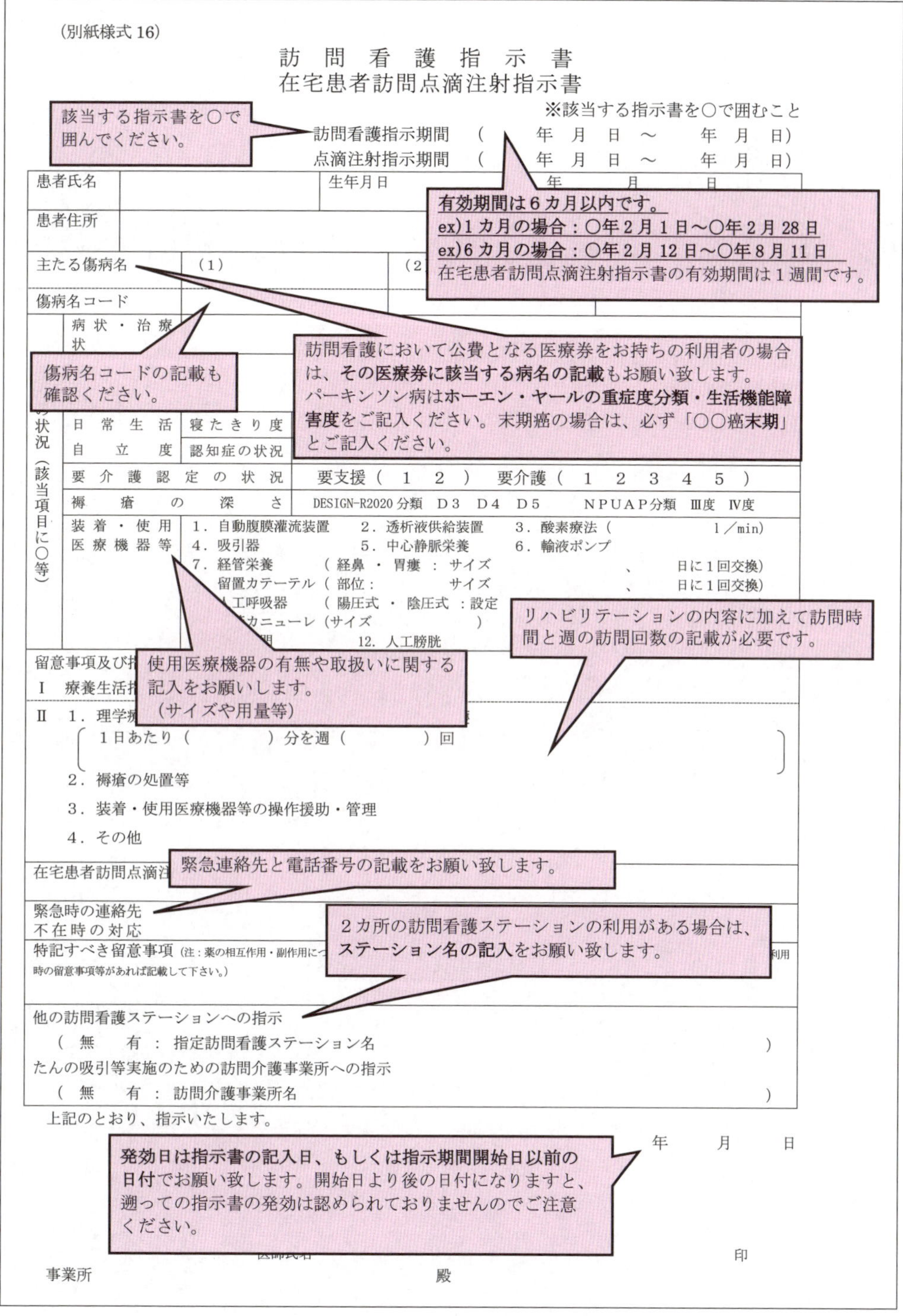

（別紙様式 16）

訪　問　看　護　指　示　書
在宅患者訪問点滴注射指示書

※該当する指示書を〇で囲むこと

該当する指示書を〇で囲んでください。

訪問看護指示期間　（　　年　月　日　～　　年　月　日）
点滴注射指示期間　（　　年　月　日　～　　年　月　日）

患者氏名　　　生年月日　　年　月　日

有効期間は６カ月以内です。
ex)１カ月の場合：〇年２月１日～〇年２月 28 日
ex)６カ月の場合：〇年２月 12 日～〇年８月 11 日
在宅患者訪問点滴注射指示書の有効期間は１週間です。

患者住所

主たる傷病名　（1）　（2

傷病名コード

病状・治療状

傷病名コードの記載も確認ください。

訪問看護において公費となる医療券をお持ちの利用者の場合は、**その医療券に該当する病名の記載**もお願い致します。
パーキンソン病は**ホーエン・ヤールの重症度分類・生活機能障害度**をご記入ください。末期癌の場合は、必ず「〇〇癌**末期**」とご記入ください。

状況（該当項目に〇等）
日常生活自立度　寝たきり度　認知症の状況
要介護認定の状況　要支援（　1　2　）　要介護（　1　2　3　4　5　）
褥瘡の深さ　DESIGN-R2020 分類　D3　D4　D5　NPUAP分類　Ⅲ度　Ⅳ度
装着・使用医療機器等　1．自動腹膜灌流装置　2．透析液供給装置　3．酸素療法（　1／min）
4．吸引器　5．中心静脈栄養　6．輸液ポンプ
7．経管栄養　（経鼻・胃瘻：サイズ　、日に１回交換）
留置カテーテル（部位：　サイズ　、日に１回交換）
人工呼吸器　（陽圧式・陰圧式：設定
カニューレ（サイズ　）
12．人工膀胱

リハビリテーションの内容に加えて訪問時間と週の訪問回数の記載が必要です。

使用医療機器の有無や取扱いに関する記入をお願いします。
（サイズや用量等）

留意事項及び指
Ⅰ　療養生活指
Ⅱ　1．理学療
1日あたり（　）分を週（　）回
2．褥瘡の処置等
3．装着・使用医療機器等の操作援助・管理
4．その他

在宅患者訪問点滴注

緊急連絡先と電話番号の記載をお願い致します。

緊急時の連絡先
不在時の対応

２カ所の訪問看護ステーションの利用がある場合は、**ステーション名の記入**をお願い致します。

特記すべき留意事項（注：薬の相互作用・副作用につ…利用時の留意事項等があれば記載して下さい。）

他の訪問看護ステーションへの指示
（無　有：指定訪問看護ステーション名　）
たんの吸引等実施のための訪問介護事業所への指示
（無　有：訪問介護事業所名　）

上記のとおり、指示いたします。

年　月　日

発効日は指示書の記入日、もしくは指示期間開始日以前の日付でお願い致します。開始日より後の日付になりますと、遡っての指示書の発効は認められておりませんのでご注意ください。

医師氏名　印

事業所　殿

めします。

なお、介護報酬や診療報酬の改定時には、説明会・研修会などに参加して正確な情報を入手する必要があります。

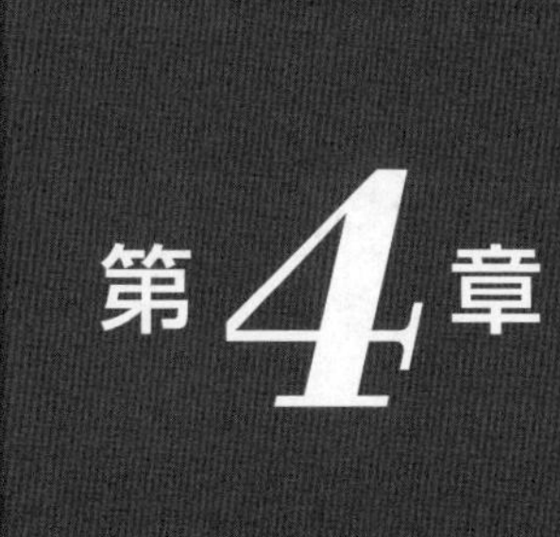

訪問看護サービスの評価

1　訪問看護の質評価を考える

2　日本訪問看護財団「新版　訪問看護サービス質評価のためのガイド」の活用

3　介護保険制度における「科学的介護情報システム（LIFE）」の利活用

4　訪問看護ステーションが行う利用者満足度調査

1 訪問看護の質評価を考える

訪問看護は、介護保険や健康保険等の医療保険、公費負担医療制度によって行われています。その財源は保険料と税金（介護保険では50%）と利用者の負担で、サービスの報酬額は公定価格です。限られた社会保障費を公平に活用するため、適正な収益を得て健全かつ質の高い訪問看護事業の経営・運営が求められます。

したがって、訪問看護の質を評価するにあたっては、訪問看護が制度に基づくサービスであることを前提に、サービスを提供する目的を確認する必要があります。

1 訪問看護サービスの目的とは

訪問看護の目的は、「対象者が在宅で主体性をもって健康の自己管理と必要な資源を自ら活用し、生活の質を高めることができるようになることを目指し、訪問看護従事者は、健康を阻害する因子を日常生活の中から見出し、健康の保持、増進、回復を図り、あるいは疾病や障がいによる影響を最小限にとどめる。また、安らかな終末を過ごすことができるように支援する。そのために、具体的な看護を提供し、健康や療養生活の相談にも応じ、必要な資源の導入・調整を図る。」とされています（日本看護協会訪問看護検討委員会、1990年）。また、「指定訪問看護は、利用者の心身の特性を踏まえて、利用者の療養上妥当適切に行い、日常の療養生活の充実に資するようにするとともに、漫然かつ画一的なものにならないよう、主治医との密接な連携のもとに看護目標及び訪問看護計画に沿って行うこととしたものであること」「指定訪問看護の提供については、目標達成の度合いやその効果等について評価を行うとともに、訪問看護計画の修正を行い、改善を図る等に努めなければならないものであること」とされています（厚生労働省保険局長通知保発0305第4号、2020年）。

利用者は、日常生活の一部に医療を組み込んで日々過ごしており、訪問看護師は、そのような利用者の生活を24時間対応体制で支援します。利用者の心身の状態、療養環境を観察してアセスメントするとともに、利用者の希望・思いを把握して、主治医等多職種と連携しながら看護を提供します。

そこで、訪問看護計画作成にあたっては、アセスメントと評価により、看護の投入量、方法を計画に落とし込み、療養上の課題については「改善」「維持」「安定」「悪化」を指標として定期的にチェックします。さらに、ニーズの変化に対応して再計画に反映させていきます。いわゆるPDCAサイクルを回すこと（図4-1-1）によって、小さな改善も見落とすことなく評価し、訪問看護サービスの質改善を図ります。

したがって、利用者および関係者が、訪問看護サービスを「価値あるサービス」と評価し、満足していただくことが重要です。

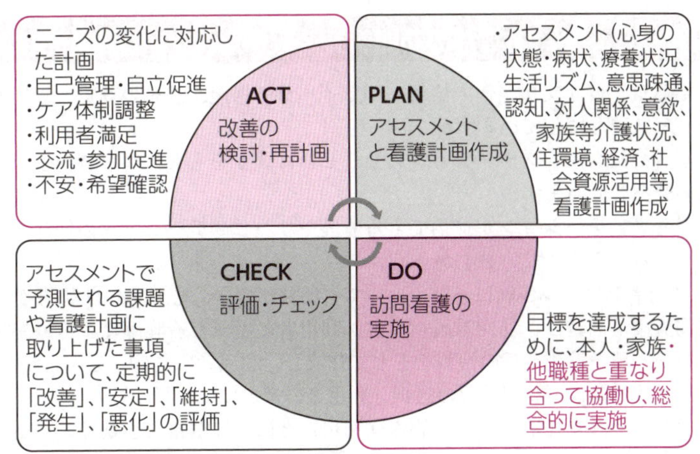

図 4-1-1　訪問看護過程の PDCA サイクル

2　質の評価を行う組織と目的とは

訪問看護サービスの評価は、事業者および管理者等が自ら行うことと、他者からの評価があります。いずれにしても、訪問看護サービスを提供してその効果・成果がどうなったかを評価し、サービスの改善につなげることが重要です。

現在、①ストラクチャー、②プロセス、③アウトカムで質を評価するドナベディアンモデルという方法があります。①ストラクチャーでは施設・設備、サービス提供者の資格の有無等を評価し、②プロセスについてはマニュアル等によるアセスメント、看護計画、実施、評価、記録、報告・連絡等の過程が実施されていることを評価し、その上で③アウトカム評価（表 4-1-1）を行います。なお、訪問看護事業については、評価者としてサービス提供者、行政（保険者含む）、利用者、さらに第三者評価機関があり、それぞれが評価を行う目的は次のように考えられます。

●サービス提供者：①自らの実施するサービスの質の管理および改善、②事業の継続・発展。

●行政：①運営基準等の法的根拠に基づき、最低遵守すべき事項について監査・指導、場合によっては指定の取消、②社会保障費の適正化または報酬上の評価。

●利用者：自分のニーズに合ったサービス提供機関の選択、また利用するサービスに対する質の向上を求めること（利用者満足度調査または苦情対応相談）。

●第三者評価機関：①サービス機関の質の向上および利用者への情報提供、②報酬上の評価など。

第4章

表 4-1-1　アウトカム評価、いわゆる成果の評価について

訪問看護の成果として、ADL（日常生活自立）や QOL（生活の質）、QOD（死の質）、症状、在宅療養の継続等について、指標を設けて評価する。利用者満足度を併用すると評価が総合的になり、質の改善が図られる。例えば症状では、疼痛、褥瘡等創傷、失禁、脱水、緊急ケアなど。褥瘡でみると、発生、改善、安定・維持、悪化などを 2 時点で評価する。アウトカム評価は利用者の年齢・疾病、治療、介護度等のアセスメントを的確に行うことが不可欠である。各訪問看護事業所の利用者の状態、例えば、年齢や要介護度などを一定の条件で抽出し、褥瘡の発生や改善率を見るなど、事業所間のサービスの質の比較も行うことができる。

●コラム●　あなたの訪問看護ステーションが真っ先に選ばれるために

1　人権尊重、自立支援、個人情報・プライバシー保護、意思の尊重、専門性の高い看護の提供をサービス理念にしていますか
2　従事者の誰もが自ステーションのサービスに誇りをもち、従事者同士が協力し合って専門性を高め発揮していますか
3　訪問看護ステーションが提供できる看護やリハビリテーションの情報を公表して、利用者が選択できるようにしていますか
4　24時間オンコール体制にあり、いつでも助言ができ、必要時には訪問できますか
5　訪問看護計画書は、訪問看護指示書、利用者の希望と看護師による療養生活の総合的なアセスメント、理学療法士等の情報をもとに作成し、利用者に文書で提供していますか
6　利用者は訪問日・訪問時間の選択、利用者の選定による制度外の訪問看護が利用できますか
7　主治医や介護支援専門員（介護保険利用）とは常に密接な連携体制にあり、必要時連絡・相談ができ、看護に反映させていますか
8　苦情等相談の窓口があり、訪問看護師等の交代やサービス内容の変更等相談ができますか
9　地域の訪問看護ステーション、訪問看護以外の在宅サービス・ボランティア等との連携体制がありますか
10　地域に開かれたステーションとして、健康相談、介護相談、フレイルや疾病悪化の予防、衛生習慣の普及、心のケアなどを行い、地域住民と支え合う関係を構築していますか

2 日本訪問看護財団「新版 訪問看護サービス質評価のためのガイド」の活用

訪問看護の質を把握する方法の一つとして、訪問看護サービス質評価があります。日本訪問看護財団が発行する「新版 訪問看護サービス質評価のためのガイド（2011〔平成 23〕年 8 月初版、2022〔令和 4〕年 10 月 1 日最終改訂版）」[1)]は、訪問看護を提供する機関・施設の機能評価と、訪問看護サービスの評価のガイドラインです。評価結果から把握できた「弱点項目」の改善を図るための改善計画も示しており、訪問看護事業の健全な運営と訪問看護サービスの質向上に定期的に活用できます。

1 訪問看護サービス質評価の作成経緯

「新版 訪問看護サービス質評価のためのガイド」ができるまでの経過ですが、1992（平成 4）年に日本看護協会訪問看護開発室が訪問看護ステーションを開設支援するため、「訪問看護機能評価マニュアル」を作成したことから始まります。この評価項目は、初版「訪問看護ステーション開設・運営・評価マニュアル（1993 年発行）」に掲載され、多くの方に活用されてきました。その後 1999（平成 11）年と 2000（平成 12）年に、訪問看護の質の保証と経営の安定を図るために「訪問看護質評価」の新しい基準の検討が行われました。その結果、2001（平成 13）年に「平成 13 年日本看護協会訪問看護質評価基準と自己評価」が作成されました。2002（平成 14）年には、これを 100 項目に精緻して、ガイドラインを加え、「訪問看護サービス質評価のためのガイド（以下、質評価ガイド）」とし、現在に至っています。これは自己評価表ですが、できるだけ客観的な評価項目へと近づける配慮をしています。

2 「質評価ガイド」の特長

「質評価ガイド」は、「A 訪問看護機関・施設の機能評価」と「B 訪問看護サービスの評価」の大きく 2 つで構成されています。評価項目は機能評価が 60 項目、訪問看護サービス評価が 40 項目で、合わせて 100 項目です。この 100 項目に対して管理者と訪問看護師が各質問について 5 段階評価していく方式です。

特に機能評価は管理者が行うことで、日常行う経営・運営についての取り組みへの自己評価になります。なお、経営・運営等に関する評価項目になっているため、事業者・管理者が行う評価と考えがちですが、職員として働く訪問看護師も訪問看護ステーション運営管理について評価する形式になっており、この場合は管理者等の運営管理を職員が評価することになります。それに加えて、職員がどれだけ訪問看護ステーションの機能を理解しているかという評価になります。

訪問看護サービスの評価方法は自己評価方式です。つまり、他の訪問看護師との比較による相対評価ではなく、自分自身の看護サービスへの評価です。そのために、評価する訪問看

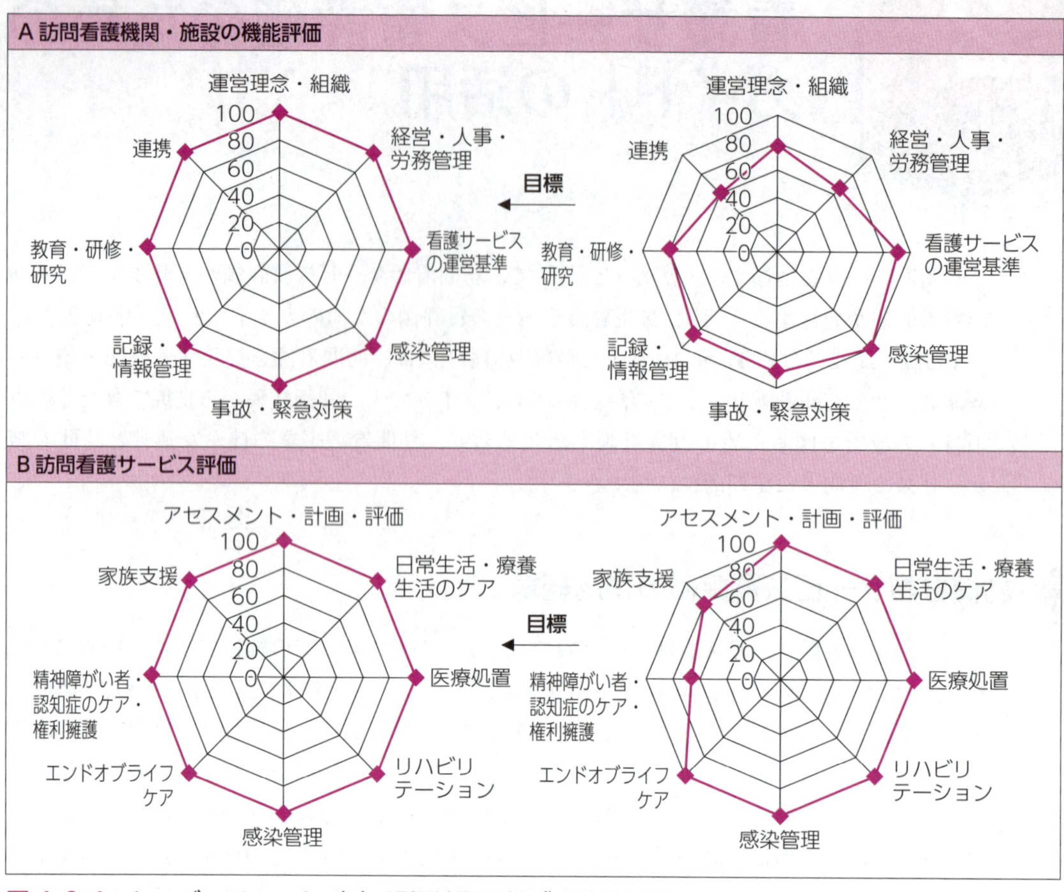

図 4-2-1　レーダーチャート（1）評価結果に基づく改善の例

護師が自らの看護サービスに自信があれば、当然のことながらその評価結果は高くなります。そこで、管理者が各訪問看護師の評価結果を再評価したり、評価基準を共通認識として持つように働きかけたりすることが必要です。訪問看護師が自らの訪問看護サービスについてある一定の方法で自ら点検するという点では、すぐれた評価方法といえます。また、毎年継続的に実施することで、最初に実施した評価を基準にして各項目が改善されたかどうかを判定することもできます。さらに、いずれも評価方法は自筆記入式ですから、業務の合間にも記入が可能で、時間もかからないという利点もあります。

また、このガイドは図 4-2-1・2 のように、評価結果をレーダーチャートで可視化できるためわかりやすく、多くのステーションで日常の訪問看護実施の目安として活用し、改善に役立ててほしいと考えています。

訪問看護の質の向上を目指し、訪問看護ステーションの職員全体の訪問看護サービスの質を把握するためにも、この評価法を利用することをおすすめします。

3　「質評価ガイド」による評価の方法

「質評価ガイド」を用いて評価を行い、結果がわかったところで、結果が低い項目や、管理

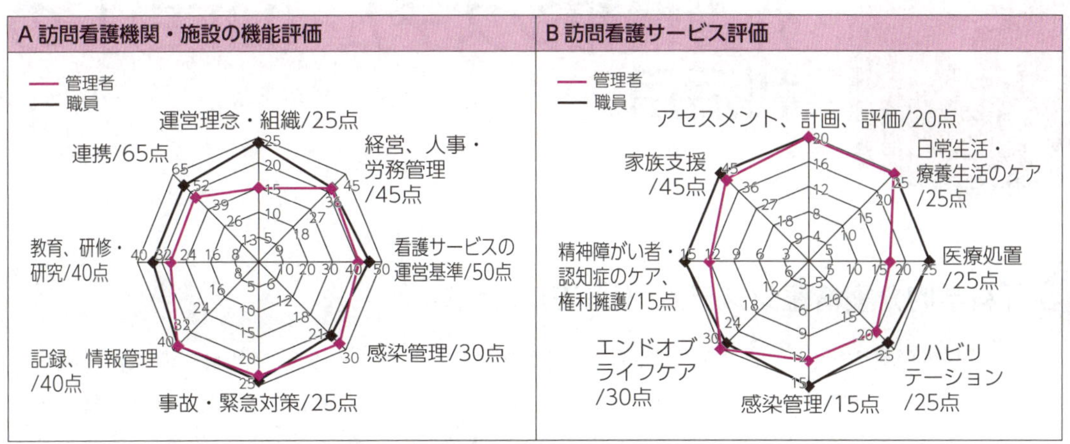

図 4-2-2　レーダーチャート（2）　管理者と職員の評価結果の例（点数は管理者）

者と訪問看護師の評価に差がある場合は、同冊子内の改善ガイドを参考に、実際の改善に取り組んでいきます。例えば、図 4-2-1 の「A 訪問看護機関・施設の機能評価」の右側のレーダーチャートでは、ステーションの経営・運営と組織づくり、職員の教育や研修参加の機会、他機関との連携の評価が低いことがわかります。これを、左側の正八角形のレーダーチャートにすることが目標になります。また、図 4-2-2 の例で「A 訪問看護機関・施設の機能評価」を見ると、“運営理念・組織”の項目の管理者の評価が低いことがわかり、「B 訪問看護サービス評価」では、“医療処置”“リハビリテーション”“感染管理”の項目において管理者の評価が職員より低いことがわかります。

評価の期間については、通常であれば 1 年に 1 回、毎年同時期に行うとよいでしょう。ただし、短期間での改善を考えたい場合には、6 カ月ごとに再評価を行うことをおすすめします。また、新しく採用した看護職員の教育に活用することで、その職員の苦手な項目や組織への理解度がわかり、その後の教育内容の参考になります。いずれにせよ、評価は定期的かつ継続的に実施することが大切で、そのことによって訪問看護の質を高めていくことが可能になるといえます。

なお、このガイドは日本訪問看護財団のウェブサイトで、出版・販売物注文ページから購入することができます。

引用・参考文献

1）日本訪問看護財団編（2022）：新版 訪問看護サービス質評価のためのガイド.

3 介護保険制度における「科学的介護情報システム（LIFE）」の利活用

1 「科学的介護情報システム（LIFE）」とは

厚生労働省では、2016（平成28）年度より、リハビリテーション計画等の情報を収集して、通所・訪問リハビリテーションデータ収集システム（VISIT）に提出し、リハビリテーションマネジメント加算の要件として活用してきました。また、2020（令和2）年5月より、利用者の心身の状態や提供されるサービスの内容等の情報収集のためにデータ収集システム（CHASE）を活用してきました。2021（令和3）年4月1日より、VISITとCHASEの一体的運用を始めるとともに、名称を「科学的介護情報システム（Long-term care Information system For Evidence；LIFE（ライフ））（以下、LIFE）」に変更しました。そして、2021（令和3）年度介護報酬改定において、科学的に効果が裏づけられた自立支援・重度化防止に役立つサービスの提供を進める方向が示されました。そのため、LIFEを用いた厚生労働省へのデータ提出と、LIFEからのフィードバックをもとにPDCAサイクルを活用し、ケアの質の向上を図る取り組みが、すべての介護保険サービスにおいて推奨されることとなりました。

看護小規模多機能型居宅介護等の介護施設ではLIFEへのデータ提供を要件とした報酬（科学的介護推進体制加算）が算定できますが、訪問看護費については加算等の報酬はありません。しかし、すべての介護保険サービスでLIFEの利活用が推奨されており、効果の見られないサービスが淘汰されることにつながりかねません。訪問看護では、エンドオブライフケアも含め改善・維持の困難な利用者にも対応します。何を成果とするかはこれからの検討課題ですが、成果を「見える化」する方法の一つとして、LIFEを活用することも考えられます。

なお、LIFEへのデータ提出等が要件となる加算に関する基本的な考え方や事務処理手順、様式例が厚生労働省から示されています（2021〔令和3〕年3月16日付老人保健課長通知）。

2024（令和6）年度の介護報酬改定において、LIFEへのデータ提出頻度が少なくとも3月に1回と改定されました。また、アウトカム評価を充実させる見直しが行われ、例えば、排せつ支援加算では留置されていた尿道カテーテルの抜去、褥瘡マネジメント加算では施設入所時等に認めた褥瘡の治癒を評価しています。また、2024（令和6）年8月1日から「新LIFEシステム」が稼働開始となり、旧システムからの移行が行われました。

2 LIFEを活用するには

訪問看護ステーションでも、他のサービス向けに示された様式を用いてLIFEにデータを提出、評価のフィードバックからPDCAサイクルを回し、サービスの質改善を図ることになります（図4-3-1）。

まず、厚生労働省webサイトのLIFE画面から新規登録し、IDとパスワードを入手しま

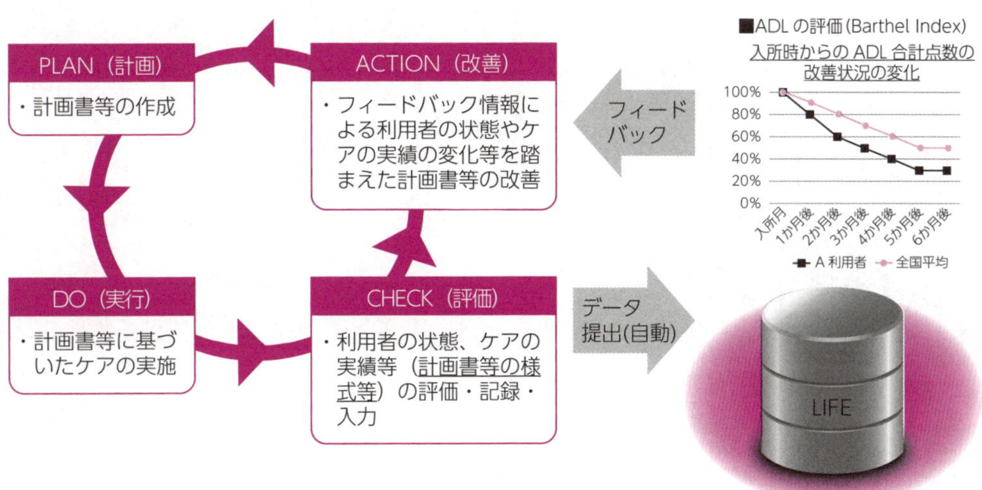

図 4-3-1　LIFE による科学的介護の推進（イメージ）
［厚生労働省ホームページ：科学的介護　2 科学的介護情報システム（LIFE）について］

す。入力担当者を決めて、示された様式を用いてデータを送信します。詳細については厚生労働省作成の資料等[1,2]を参照ください。

3 提出する様式

訪問看護ステーションでは、質の向上を図るうえで焦点を当てたい様式を選びます。

例えば、看護小規模多機能型居宅介護にて活用する様式には、科学的介護推進に関する評価、褥瘡対策に関するスクリーニング・ケア計画書、排せつの状態に関するスクリーニング・支援計画書、口腔機能向上サービスに関する計画書、栄養スクリーニング・アセスメント・モニタリングがあります。

科学的介護推進に関する評価の様式には、表 4-3-1 のようなものがあり、利用者氏名、被保険者番号等の個人情報が含まれますが、LIFE のシステムには一部匿名化した情報が送られるため情報の提出自体に利用者の同意は必要ありません。

また、もう 1 例紹介するのは褥瘡対策に関するスクリーニング・ケア計画書[3]です（表 4-3-2）。褥瘡対策を行って、データを提出し評価のフィードバックを受けることで、褥瘡の発生を抑えたり、早期の治癒を図るなど、対外的にもサービスの質が高いことをアピールできるでしょう。根拠に基づく看護（EBN）を行って、その成果を可視化する方法でもあります。

訪問看護ステーションは、医療の専門知識を持ち頻繁に利用者宅を訪問して医療と介護の両面に渡る幅広いケアを提供しており、医療・介護を一体化した在宅ケアのデータをもっています。この LIFE を大いに活用して実績を積み、他のサービスとの差別化にもつなげたいものです。

表 4-3-1　科学的介護推進体制加算に関する様式

科学的介護推進に関する評価（通所・居住サービス）

（※）：任意項目

【利用者情報】

氏名			
生年月日	年　月　日	保険者番号	
性別	□男　□女	被保険者番号	

【基本情報】

要介護度	□要支援１　□要支援２　□要介護１　□要介護２　□要介護３　□要介護４　□要介護５
障害高齢者の日常生活自立度	□自立　□J1　□J2　□A1　□A2　□B1　□B2　□C1　□C2
認知症高齢者の日常生活自立度	□自立　□Ⅰ　□Ⅱa　□Ⅱb　□Ⅲa　□Ⅲb　□Ⅳ　□M
評価日	年　月　日
評価時点	□サービス利用開始時　□サービス利用中　□サービス利用終了時

【総論】

診断名（特定疾病または生活機能低下の直接の原因となっている傷病名については１.に記入）（※）				
1. 2. 3.				
緊急入院の状況（※）	入院日：　年　月　日　受療時の主訴：□発熱　□転倒　□その他（　） 入院日：　年　月　日　受療時の主訴：□発熱　□転倒　□その他（　） 入院日：　年　月　日　受療時の主訴：□発熱　□転倒　□その他（　）			
服薬情報（※）	薬剤名（　） 薬剤名（　） 薬剤名（　）			
家族の状況（※）	□同居　□独居			
ADL		自立	一部介助	全介助
	・食事	□10	□5	□0
	・椅子とベッド間の移乗	□15	□10←（監視下）	
	（座れるが移れない）→		□5	□0
	・整容	□5	□0	□0
	・トイレ動作	□10	□5	□0
	・入浴	□5	□0	□0
	・平地歩行	□15	□10←（歩行器等）	
	（車椅子操作が可能）→		□5	□0
	・階段昇降	□10	□5	□0
	・更衣	□10	□5	□0
	・排便コントロール	□10	□5	□0
	・排尿コントロール	□10	□5	□0
サービス利用終了理由（※サービス終了時）	サービス利用終了日：　年　月　日 □居宅サービスの利用　□介護老人福祉施設入所　□介護老人保健施設入所　□介護医療院入所 □医療機関入院　□死亡　□介護サービスを利用しなくなった　□その他			

【口腔・栄養】

身長	cm	体重	kg
義歯の使用	□なし　□あり	むせ	□なし　□あり
歯の汚れ	□なし　□あり	歯肉の腫れ・出血	□なし　□あり

【認知症】

認知症の診断	□アルツハイマー病　□血管性認知症　□レビ-小体病　□その他（　）

○生活・認知機能尺度　【別紙様式３】を活用した評価を実施すること

○Vitality index

意思疎通	□自分から挨拶する、話し掛ける　□挨拶、呼びかけに対して返答や笑顔が見られる　□反応がない
起床（※）	□いつも定時に起床している　□起こさないと起床しないことがある　□自分から起床することはない
食事（※）	□自分から進んで食べようとする　□促されると食べようとする □食事に関心がない、全く食べようとしない
排せつ（※）	□いつも自ら便意尿意を伝える、あるいは自分で排尿、排便を行う　□時々、尿意便意を伝える □排せつに全く関心がない
リハビリ・活動（※）	□自らリハビリに向かう、活動を求める　□促されて向かう　□拒否、無関心

○DBD13（※）　【別紙様式４】を活用すること

【その他】

○ICF ステージング（※）　【別紙様式５】を活用すること

表 4-3-2　褥瘡マネジメント加算に関する様式

褥瘡対策に関するスクリーニング・ケア計画書

（※）：任意項目

記入者名

【利用者情報】

氏名			
生年月日	年　月　日	保険者番号	
性別	□男　□女	被保険者番号	

【基本情報】

要介護度	□要支援 1　□要支援 2　□要介護 1　□要介護 2　□要介護 3　□要介護 4　□要介護 5
障害高齢者の日常生活自立度	□自立　□J1　□J2　□A1　□A2　□B1　□B2　□C1　□C2
認知症高齢者の日常生活自立度	□自立　□Ⅰ　□Ⅱa　□Ⅱb　□Ⅲa　□Ⅲb　□Ⅳ　□M
評価日	年　月　日
評価時点	□サービス利用開始時　□サービス利用中　□サービス利用終了時

【褥瘡の有無】

□なし	□あり 褥瘡発生日：　年　月　日　□仙骨部　□坐骨部　□尾骨部　□腸骨部　□大転子部　□踵部　□その他（　　）

【危険因子の評価】

ADL		自立	一部介助	全介助	基本動作					
	食事	□10	□5	□0		寝返り	□自立	□見守り	□一部介助	□全介助
	入浴	□5	□0	□0		座位の保持	□自立	□見守り	□一部介助	□全介助
	更衣	□10	□5	□0		立ち上がり	□自立	□見守り	□一部介助	□全介助
						立位の保持	□自立	□見守り	□一部介助	□全介助
浮腫	□なし　□あり				低栄養状態のリスクレベル（※）	□低　□中　□高				
排せつの状況	おむつ	□なし　□夜間のみあり　□日中のみあり　□終日あり								
	ポータブルトイレ	□なし　□夜間のみあり　□日中のみあり　□終日あり								
	尿道カテーテル	□なし　□あり								

上記の評価の結果、褥瘡ありの場合又は褥瘡発生のリスクが高い場合には褥瘡ケア計画を立案し実施する。

【褥瘡の状態の評価（褥瘡がある場合のみ評価）】

※褥瘡の状態の評価については「DESIGN-R®2020　褥瘡経過評価用」（一般社団法人　日本褥瘡学会）を参照

深さ	□d 0：皮膚損傷・発赤なし □d 1：持続する発赤 □d 2：真皮までの損傷	□D 3：皮下組織までの損傷 □D 4：皮下組織を越える損傷 □D 5：関節腔、体腔に至る損傷 □DDTI：深部損傷褥瘡（DTI）疑い □D U：壊死組織で覆われ深さの判定が不能
滲出液	□e 0：なし □e 1：少量:毎日のドレッシング交換を要しない □e 3：中等量:1 日 1 回のドレッシング交換を要する	□E 6：多量:1 日 2 回以上のドレッシング交換を要する
大きさ	□s 0：皮膚損傷なし □s 3：4 未満 □s 6：4 以上 16 未満 □s 8：16 以上 36 未満 □s 9：36 以上 64 未満 □s 12：64 以上 100 未満	□S 15：100 以上
炎症/感染	□i 0：局所の炎症徴候なし □i 1：局所の炎症徴候あり(創周囲の発赤・腫脹・熱感・疼痛)	□I3c：臨界的定着疑い（創面にぬめりがあり、滲出液が多い。肉芽があれば、浮腫性で脆弱など） □I 3：局所の明らかな感染徴候あり(炎症徴候、膿、悪臭など) □I 9：全身的影響あり(発熱など)
肉芽組織	□g 0：創が治癒した場合、創の浅い場合、深部損傷褥瘡（DTI）疑いの場合 □g 1：良性肉芽が創面の 90%以上を占める □g 3：良性肉芽が創面の 50%以上 90%未満を占める	□G 4：良性肉芽が、創面の 10%以上 50%未満を占める □G 5：良性肉芽が、創面の 10%未満を占める □G 6：良性肉芽が全く形成されていない
壊死組織	□n 0：壊死組織なし	□N 3：柔らかい壊死組織あり □N 6：硬く厚い密着した壊死組織あり
ポケット	□p 0：ポケットなし	□P 6：4 未満 □P 9：4 以上 16 未満 □P 12：16 以上 36 未満 □P 24：36 以上

【褥瘡ケア計画】

計画作成日　年　月　日

留意する項目		計画の内容
体位変換の頻度		（　　）時間ごと
関連職種が共同して取り組むべき事項（※）		
評価を行う間隔（※）		
圧迫、ズレ力の排除（※） （体位変換、体圧分散寝具、頭部挙上方法、車椅子姿勢保持等）	ベッド上	
	イス上	
スキンケア（※）		
栄養状態改善（※）		
リハビリテーション（※）		
その他（※）		

上記の内容及びケア計画について説明を受け、理解した上で、ケア計画の実施を希望します。

年　月　日

氏名

引用文献

1) 厚生労働省老健局老人保健課（2021）:「科学的介護情報システム（LIFE）」の活用等について，各都道府県介護保険主管課（室）宛 事務連絡，令和 3 年 2 月 19 日．https://www.mhlw.go.jp/content/12301000/000753746.pdf
2) 介護保険最新情報 vol. 938（2021）: 科学的介護情報システム（LIFE）関連加算に関する基本的考え方並びに事務処理手順及び様式例の提示について，令和 3 年 3 月 16 日老老発 0316 第 4 号厚生労働省老健局老健課長通知　https://www.mhlw.go.jp/content/000763791.pdf
3) 厚生労働省：令和 6 年度介護報酬改定について，介護報酬改定に関する通知等，指定居宅サービスに要する費用の額の算定に関する基準（短期入所サービス及び特定施設入居者生活介護に係る部分）及び指定施設サービス等に要する費用の額の算定に関する基準の制定に伴う実施上の留意事項について，https://www.mhlw.go.jp/content/12404000/000772372.pdf
4) 厚生労働省：令和 6 年度介護報酬改定について，https://www.mhlw.go.jp/stf/newpage_38790.html
5) 厚生労働省：科学的介護情報システム（LIFE）について，https://www.mhlw.go.jp/stf/shingi2/0000198094_00037.html

4 訪問看護ステーションが行う利用者満足度調査

訪問看護サービスの質を評価する２つ目の方法は、訪問看護の受け手である利用者による評価、すなわち利用者満足度調査です。この調査は訪問看護を受けている利用者や家族を対象として訪問看護の質をよくするために実施します。定期的に行って、訪問看護サービスの質の改善を図ります。

1 利用者満足度調査を行う理由

多くの訪問看護師は訪問看護を提供するときに、利用者ニーズの把握やその充足を優先します。それでは、ニーズの把握はどのような方法で行うのでしょうか。利用者に直接聞く方法もあるでしょうし、利用者の表情などから把握できることもあるかもしれません。しかし、受けているサービスに対する評価を利用者が直接話すことには限界があります。なぜなら、人間関係が壊れることを心配するあまり、日頃お世話になっている訪問看護師には本音を言えないのが普通ではないでしょうか。利用者が直接言えない本音や表現しにくいニーズの把握こそが利用者満足度調査を実施する目的であり、また受けている看護に満足しているのかを判断するための方法でもあります。

2 利用者満足度を高める因子

次に、利用者満足度調査票の項目から利用者満足度について考えてみます。資料 4-4-1 の利用者満足度調査票は 15 項目の質問（Q3）を設け、4 つの選択肢から回答する形式です。各質問項目は、利用者が訪問看護を受けているとき満足を感じる因子は何かについて分析したものです。

その第一が信頼性です。訪問看護に対する信頼性とは何でしょうか。看護専門職として行う訪問看護に、利用者は病気による苦痛・不快感・不安感の除去や緩和を期待しています。また、病気からの軽快や治癒などが早期にできることも、看護に期待しています。つまり利用者は看護師という資格に信頼をおいているのです。

第二は説明性です。訪問看護における説明性とは、実施する看護の根拠やその看護を行うことでどのような効用があるのか、利用者が理解できるように説明することです。訪問看護師が家に来て看護を行うことで利用者にどのような変化が起きるのか、利用者自身はあまりわかっていません。また、在宅で療養する利用者は、病状の変化や状態の悪化を心配しています。このような利用者に、看護の効果・効用を説明することは不可欠です。

第三は利便性です。これは訪問看護を受ける際の手続きがわかりやすく簡素であること、主治医との関係の仲立ちを訪問看護師がしてくれること、例えばケアマネジャーや利用している他のサービスの担当者との連携による情報の共有化が図れることなどです。

資料 4-4-1　利用者満足度調査票の例

訪問看護についてのアンケート

Q1　「回答される方」と「訪問看護を利用されている方」「主に介護している方」についてお聞かせ下さい。

（1）回答される方はどなたですか？

1. 利用者ご本人様	2. ご家族の方	3. その他（　　　　）

（2）利用されている方の性別と年齢をお聞かせください。

性 別	男 ・ 女	年 齢	30代以下 ・ 40代 ・ 50代 ・ 60代 ・ 70代 ・ 80代以上

（3）主に介護している方の性別と年齢をお聞かせください。

性 別	男 ・ 女	年 齢	30代以下 ・ 40代 ・ 50代 ・ 60代 ・ 70代 ・ 80代以上

Q2　今回訪問した職種すべてに○印をつけてください。

1. 看護師　2. 保健師　3. 助産師　4. 理学療法士・作業療法士・言語聴覚士　5. その他（　　　　）

Q3　職員から受けている次のサービスについてどのように感じますか。該当する番号に○印をつけて下さい。

		そう思う	まあそう思う	あまりそう思わない	そう思わない
1	職員は時間通りに訪問する	1	2	3	4
2	職員の言葉遣いや態度は良い（電話応対も含む）	1	2	3	4
3	今から行おうとするサービスについて事前に十分に説明してくれる	1	2	3	4
4	わからないことは、わかるまで教えてくれる	1	2	3	4
5	本人の話をよく聞いてくれる	1	2	3	4
6	家族の話をよく聞いてくれる	1	2	3	4
7	家族への説明をきちんとしてくれる	1	2	3	4
8	この先、本人の状態がどうなりそうかを予測して、注意点や対処方法を教えてくれる	1	2	3	4
9	医療の専門的知識や技術があって安心できる	1	2	3	4
10	処置や手当を適切に、手際よく行ってくれる	1	2	3	4
11	医師や医療機関と連絡・連携をとってくれる	1	2	3	4
12	ケアマネジャーや関係機関と連絡・連携をとってくれる	1	2	3	4
13	24時間 連絡や相談ができるので安心できる	1	2	3	4
14	精神的に安心できるサービスが受けられる	1	2	3	4
15	上記1～14を総合すると、サービスの満足度は高い	1	2	3	4

Q4　これから充実してほしいと思うものを次の中からいくつでも選んで○印を付けて下さい。

1. 機能訓練（リハビリテーション）	7. 介護者の相談・話し相手
2. 病気や薬についての詳しい説明	8. 利用者本人の相談・話し相手
3. 医療機器・用具の使用方法や説明	9. 食事内容のチェックや食事指導
4. 介護機器・用具に対する情報の提供	10. 認知面についてのケアや助言
5. 排泄を楽にする工夫や方法の指導	11. 在宅看取りへの支援
6. 介護者の介護負担を軽減する工夫や方法の指導	12. その他（　　　　　　）

Q5　訪問看護や当ステーションへのご意見・ご要望がありましたら、何なりとご記入下さい。

＊＊ ご協力ありがとうございました ＊＊

［提供：株式会社医療産業研究所］

このような調査票を用いた利用者満足度調査の結果は、訪問看護を受けている利用者や家族が満足する要因を示しています。その要因と質のよい訪問看護の項目を符合させることで、今後目指すべき訪問看護のあり方が見えてくるのではないでしょうか。

3 「やりがい」を看護に生かす

一般の業種では比較的早い時期から利用者満足度調査と職務満足度調査を併せて行っています。その結果、利用者満足度が高い会社で働く人たちの職務満足度は比例して高いという結果があります。残念なことに、訪問看護ステーションで働く職員の職務満足度調査はあまり行われていません。

訪問看護師はよく利用者の笑顔や「訪問看護を受けてよかった」という感謝の言葉などに「やりがい」を感じるといい、また「やりがい」は訪問看護師にとって訪問看護の醍醐味を感じる瞬間だという表現もあります。もしそうであれば、利用者からそのような反応や言葉を引き出す看護を行うにはどうすればよいのか、逆に考えてはどうでしょうか。

利用者からの反応を引き出すには、看護職としての専門性を明確にし、訪問看護のメリットを利用者にきちんと伝えることが必要です。訪問看護は看護職が居宅を訪問してその場所で看護を展開します。利用者の生活の中から、あるいは話を聴く中で、療養上の課題を見つけ、対応します。利用者の自立支援のかかわりにおいて、訪問看護師も一緒に成長していくプロセスがやりがいにつながります。今まで医療機関で行われてきた看護のあり方とは全く違うといえます。訪問看護を行っている看護職より利用者のほうが看護職の訪問を重視していること、また看護専門職としてのケアを期待しているといえます。訪問看護ステーションが制度化されて30年が過ぎましたが、訪問看護の歴史はまだ浅く、十分に地域に浸透していないともいえます。しかし在宅療養には欠かすことのできない重要な資源であり、今後ますます必要とされるサービスです。訪問看護師は「やりがい」を見出しているのですからそのことを糧として、利用者満足度調査を定期的に実施すること、また、今まで以上に質のよい訪問看護を目指した看護実践とそれに結びつく訪問看護の評価を繰り返し行うことが重要です。

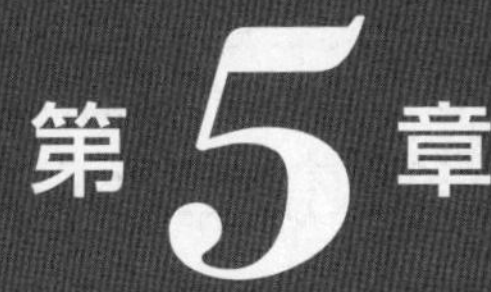

訪問看護ステーションの実践事例

1 規模拡大への道のりと機能強化型ステーションとしての役割
〈日本訪問看護財団立あすか山訪問看護ステーション〉

訪問看護ステーションの概要（2020 年 12 月現在）

●開設年｜1999（平成 11）年
●職員数｜看護師 12 人（常勤 6 人・非常勤 7 人）、保健師 9 人（常勤 4 人・非常勤 5 人）、准看護師 0 人、理学療法士 2 人（常勤）、作業療法士 3 人（常勤）、看護補助者 1 人（非常勤）、事務職 4 人（常勤 3 人・非常勤 1 人）、介護支援専門員 2 人（介護福祉士常勤 1 人、介護福祉士非常勤 1 人）相談支援員 2 人（社会福祉士常勤 1 人、介護福祉士常勤 1 人）
●管理者の経験年数｜
所長　17 年（看護師経験トータル 32 年）
副所長　8 年（看護師経験トータル 24 年）
副所長　4 年（看護師経験トータル 20 年）
●24 時間体制｜対応体制有

地域の状況

●人口｜353,136（2020 年 12 月 1 日現在）、高齢化率 24.72%、
●訪問看護提供地域にある他施設の状況｜精神科専門病院 2 カ所、訪問看護ステーション 35 カ所、居宅介護支援事業所 92 カ所、通所リハビリテーション 2 カ所、通所介護事業所 50 カ所、地域密着型通所介護事業所 35 カ所、看護小規模多機能型居宅介護 1 カ所、療養通所介護事業所 0 カ所、認知症対応型通所介護事業所 13 カ所、介護老人保健施設 5 カ所、有料老人ホーム 12 カ所、軽費老人ホーム 2 カ所、介護老人福祉施設 13 カ所、介護療養型医療施設 1 カ所、障害児通所支援事業所 24 カ所、障害児入所支援施設 3 カ所

訪問看護利用状況

●利用者｜331 人（介護保険 112 人、医療保険 219 人）
●利用回数｜1,585 件（介護保険 518 件、医療保険 1,067 件）
●介護保険利用者内訳｜<訪問看護Ⅰ1>1 件、<訪問看護Ⅰ2>69 件、<訪問看護Ⅰ3>262 件、<訪問看護Ⅰ4>23 件、<訪問看護Ⅰ5>25 件、<訪問看護Ⅰ5　2 超>134 件
●年齢別内訳｜20 歳未満 31 人、20～39 歳 24 人、40～64 歳 103 人、65～74 歳 74 人、75～89 歳 56 人、90 歳以上 43 人
●要介護度別｜<要支援 1>11 人、<要支援 2>10 人、<要介護 1>18 人、<要介護 2>15 人、<要介護 3>21 人、<要介護 4>18 人、<要介護 5>32 人、申請中 1 人、区分変更中 3 人
●平均単価｜介護保険 9,982 円、医療保険 12,343 円、全体の平均単価 11,575 円

1 大規模訪問看護ステーション化への 15 年間には 3 つのステージがある

公益財団法人日本訪問看護財団立あすか山訪問看護ステーション（以下、当ステーション）は、東京都北区に 1999（平成 11）年に開設し、2006（平成 18）年に筆者が 2 人目の所長として就任しました。就任時は利用者が月 31 人、常勤換算 2.5 人を割る人員体制であり、大きな赤字も抱えていました。

2020（令和 2）年 12 月現在、利用者は月 331 人、スタッフは看護師・保健師 21 人（常勤換算 15.8 人）、理学療法士・作業療法士 5 人（常勤換算 5 人）、全職員 35 人、1 カ月約 2,000 万円の収入を得ています。当ステーションの所長就任後15年間を単純に利用者人数を基にして運営・経営を振り返ると、大規模化するプロセスに 3 つのステージがあることがわかりました（図 5-1-1）。200 人規模に至るまで、200 人以上から 300 人程度、300 人以上規模継続のステージであり、本項ではそれぞれのステージの取り組みを説明したいと思います。

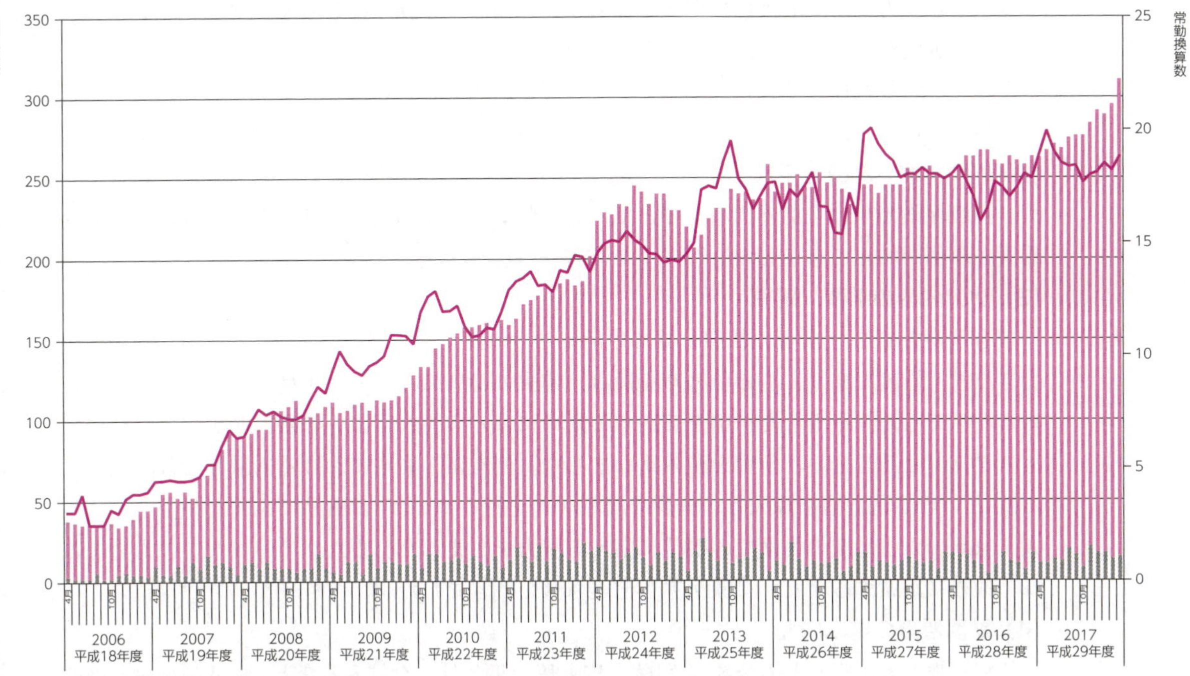

図 5-1-1　利用者数・常勤換算数の推移（2006～2017〔平成 18～29〕年度）

1　200 人規模に至るまでのステージ

1）基盤づくりの時期（2 年間：2006～2007〔平成 18～19〕年）

利用者 31 人→100 人　職員 4 人→11 人体制

赤字累積のうえに 2006（平成 18）年は 951 万円赤字→2007（平成 19）年は 346 万円の黒字に転じ常勤・非常勤のスタッフにボーナス以外の年度末手当の支給を実現

(1) ぶれない柱づくりによる改善策の共有

この時期に心がけたことはぶれない柱づくりで、「安心を提供し、その人のもてる力を引き出す」ための事業を行うことを職員全員に示しました。具体的には、所長に就任してすぐに地区診断を行い、地域の情報収集を行ったうえで半年後にビジョン（短期、5 年中期、10 年長期）を作成し、理念・具体的な経営改善策を職員に示しました。

(2) 新規依頼を大切にする方針の徹底

まず第一の方針として、新規依頼は断らない所長の思いを伝えました。初めは、利用者の増加を心配するスタッフもいましたが、筆者の経験上、利用者の終了ペースも把握していましたので、看護師を増員しながらも、「利用者が訪問看護を求めているときに必要な看護の提供が大切である」という姿勢を貫きました。

また、「依頼を受けて訪問看護提供までにかかる時間はそのステーションの真摯さを表す」と考え、訪問看護を求めていただいた利用者・家族、そしてケアマネジャー、病院の地域連携室、主治医に対してなるべく早く訪問看護を開始し、全身のフィジカルアセスメント、生活障がいのアセスメントを行った結果を報告するよう努めました。初めの半年は、依頼を受

第5章

けたその日に訪問看護を行い、丁寧に利用者から話を伺い、全身を診させていただき、ケアを提供する一方、訪問看護は何ができるのか、利用者・家族のみならず、ケアマネジャー、主治医へ説明をしていました。

そして、所長就任後９カ月、それまで１人で連絡当番を行い、ターミナルの利用者への責任を担っていましたが、やっと３人で連絡当番ができるようになりました。また、24時間緊急体制の再開（2007〔平成19〕年３月）が果たせ、新規利用者はますます増えていきました。医療保険の割合も徐々に増えてきて、悪性腫瘍や、精神疾患の利用者の増加により訪問看護の単価が増えてきました。

(3) ケア内容の学習、研鑽

最も重要なのは、「全身の状態を見て生活における障がいを判断し、もてる生命力を最大限引き出す」看護であり、心と体の声を聞き、本来の身体のリズムと生活リズムを取り戻すためのケアでした。そうしたケアを実践するためにはどうすればよいのか、ケア内容についてもスタッフと話し合い、学習を積み重ねました。例えば、在宅における看取りでは「湯っくん」® という簡易浴槽を導入し、全身の緩和ケアを行いつつ、「お風呂に入りたい」という本人・家族の人生最期の場面での要望に応える努力をしました。またグリーフケアにも力を入れ、通夜に出席するなど、遺族ケアも充実させていきました。

(4) 訪問看護の場の拡大

特別養護老人ホームとの契約（2007〔平成19〕年３月）を試みるなど、地域の施設と訪問看護の連携を行い、地域の多様なライフワークやニーズに応えられる条件整備を行いました。

そして、当ステーションの設定主体である日本訪問看護財団の役割である「地域への貢献」という側面から、あるいは予防看護の面から地域の健康相談（2007〔平成19〕年９月）も開始し、地域への訪問看護の活動の幅を広げていきました。

(5) すべての基盤としての人づくり

以上のような事業運営の前提には人づくりが基盤にあります。

人づくりをするうえで、一番大切なことはモチベーションの保持であり、「ここで働いてよかった、一緒にケアできてよかった」とスタッフが思える職場の雰囲気づくりを心がけました。具体的には、話せる、笑える職場の雰囲気への心配りです。年２回の面接、朝の３分間スピーチ、誕生会（ケーキ）で、スタッフの心が通い合うような場面づくりを行いました。

また地域での「人づくり」として、所内学習会だけでなく地域学習会を開催し、地域の医師、ケアマネジャー、ヘルパー、保健師等との連携を目的に、障がい担当保健師と訪問看護ステーションとの合同学習会開催（2007〔平成19〕年４月）を試みました。「あすか山便り」という新聞の発行、利用者満足度調査も行いました。また、長年開催されていた管理者参加の地域の訪問看護ステーション連絡協議会に、スタッフも参加できる各ステーション持ち回りの定期的な事例検討会の提案（2007〔平成19〕年１月）も行いました。

そのほか、社会への貢献・教育として看護専門学校、看護大学、地域の病院での講義も行いました。

2）システムづくりの時期（2年間：2008～2009〔平成20～21〕年）

利用者100人→140人　職員11人→18人（OT１人、PT１人含む）

安定した黒字経営で常勤者を増やす

(1) 看護の質の向上に注力

この時期は看護の質をより高めるために、認定看護師３人が学習担当の係となり、学会や研修に参加して所内発表・指導を効率よく行いました。また外部講師を招いての研修企画としてアロマオイルマッサージ、難病の利用者とのコミュニケーション、精神看護専門看護師による精神科訪問看護に関する学習会を行いました。また、この頃からトイレにナイチンゲールの「看護覚え書き」を貼り、スタッフが読めるようにしました。

(2) 働きやすい環境づくり

スタッフ全員でステーションの運営を考えていくシステムを心がけ、3年間の総括を全員で行い、冊子を作成して自分たちが行ってきたことを形にしていきました。

経過の振り返り、中期方針の変更や今後のビジョンについて話し合うための冊子の作成プロセスが重要でした。職場の民主的な風土づくりを行うことで事故予防、スタッフの自己啓発にもつながり、より職場全体の開放性が高まりました。雰囲気を大切にするだけではなく、事業の基本であるシェア率、今後の地域ごとの依頼予測を含めた地区診断の再考も丁寧に行い、スタッフに示しました。また、毎年の利用者満足度の分析も欠かしませんでした。

職場環境の改善と働きやすさとして事業所の拡大工事（2008〔平成 20〕年８月）を行いました。また訪問看護事業と居宅介護支援事業の兼務を中止してケアマネジャー（社会福祉職）を専任で雇用するほか、看護補助者も雇用しました。加えてスタッフを２チームに分け、主任・副所長の体制（管理者会議）（2009〔平成 21〕年３月）とすることで、訪問看護の効率性の向上と少人数でのスタッフや利用者の把握しやすさを図りました。

(3) 外部への発信と連携の強化

ブログを開設し、管理者の思いをスタッフへ伝え、また就職希望者への情報発信としてこまめに書き込みを行いました。また、訪問看護の１日体験事業も試みて病院看護師や訪問看護師、学生がステーションを訪れることができるようになりました。

教育のフィールド提供と在宅看護の啓発としてさまざまなモデル事業や研究事業（重症心身障がい児、精神疾患利用者、管理者、サテライト方式）に参加しデータの提供と根拠の習得を行いました。大学院の研究協力や認定看護師教育（訪問看護、緩和ケア、がん化学療法）も行いました。

そして 2009（平成 21）年の４月には所長が同じ地域にある大学院（在宅看護専門看護師コース）に入学しました。この機会に管理体制を所長・副所長・主任という体制に変更しました。所長が北区介護保険検討委員会の委員に就任したのも同時期でした。

3) 在宅看護の創造と新しい体制の時期（2 年間：2010～2011〔平成 22～23〕年）

利用者 150 人→221 人　職員 28 人体制

収入がとうとう 1 億円を突破し訪問看護対象の拡大

(1) 方針の再確認と業務改善

管理者の考えやチームごとの方針を全体に周知徹底し５年目の方針の討論を行いました。スタッフ各自の課題も明確にし、互いの理解に役立てました。また、看護補助者との同行訪問で、より安全で質の高いケア（新人訪問看護師、ベテラン訪問看護師双方への効果を期待）をめざしました。

訪問看護ステーションの効率的なシステムの模索として、記録の電子化（携帯電話での入力、時間外勤務の減少）による24時間緊急体制時の情報の効率化（2010〔平成22〕年6月）を図りました。また、大勢の実習生を受け入れることもあり、職場の環境改善のため更衣室を別に借り、事業所拡大（2010〔平成22〕年9月）に踏み切りました。家賃の固定支出の増加はあったものの、スタッフの仕事効率の向上や、学生の教育環境の改善という理由を明確にし、収支予測を行い決定しました。

(2) 教育・研修体制の充実

訪問看護師が成長できる訪問看護ステーションにおける教育を模索し、新人オリエンテーション教育プログラム（1年間）、ポートフォリオを使用しての教育システムを試してみたり、所内教育委員会を設立して協議しました。

(3) 専門特化型サービスの充実

小児学習担当者を中心に小児訪問看護に力を注ぎました。学習会、研修会はもちろん、病院のNICUへの頻回のカンファレンスや実際のリハビリの見学を重ねることで、少しずつ0歳から10歳までの小児の依頼が増えてきました。そして小児科病棟経験者が中心となり、NICUから退院する人工呼吸器装着の重症児などには、入院中に自宅訪問し、環境整備やご両親の不安を傾聴するなど、丁寧にかかわり、ご両親の信頼を得ることができました。そして、退院日には病院から付き添い、2週間は頻回に訪問し在宅療養の体制を安定させることができました。一人ひとりの利用者、家族に寄り添い、診療報酬にかかわらないケアを重ねた結果、幅広い疾患や障がいの小児利用者が増え、職員もケアのノウハウを蓄積していきました。特別支援学校の教師とも連携し、重症児の校外学習にボランティアで職員が5人参加したり、学校の文化祭などには訪問の合間に学校に寄ったりし、訪問中には見られない表情に感動しました。

また、精神疾患をもつ利用者も同様に、研修を積んだ係を中心に丁寧な精神疾患訪問看護を行い、保健師との連携を深めていきました。そして心神喪失者等医療観察法による精神疾患利用者も保健師、都立精神保健センターや専門病院と協力しながら、在宅療養を支えました。当初は精神科看護の経験は誰ももっていませんでしたが、勉強しながら実際にケアをする中で、多様な価値観を理解し柔軟な対応ができるようになりました。事務職も電話で多くの精神疾患の利用者と話し、ケアの一翼を担っているという意識が生まれ、看護師との連携や信頼関係が深まりました。

(4) 訪問看護の周知・啓発

連携を形にしながら、訪問看護の周知の活動を行いました。具体的には、筆者が日本ホスピス緩和ケア協会の外部理事に就任し、さらに看護職専門的緩和ケア教育プログラム委員となり、緩和ケア病棟・ホスピス病棟の看護職との連携を図りました。またヘルパーの痰の吸引のモデル事業を行うことで、難病をもつ利用者への訪問ができるヘルパー事業所との連携が深まりました。

(5) サテライト開設

2011年4月から管理体制を変更し、統括所長、所長、副所長、主任により、日々のステーション運営について強化を図りました。サテライト開設については、開設予定地区を決定するため町会別の高齢化率や他の訪問看護ステーションの有無などの情報を収集し事務所の物件を探しました。サテライト勤務となるチームのスタッフの意見を取り入れながら準備を進め、9月には東京都にサテライト申請を行い、12月に開設となりました。

開設時は利用者60人、スタッフは看護師5人、事務職1人の6人でスタートし、2020年12月現在では利用者130人となり、スタッフは看護師・保健師9人、OT1人、事務職1人の11人となりました。

(6) 地域の病院との連携強化

NICUから退院する小児を多く引き受けるようになり、病院との信頼関係を築くことができたおかげで、新規依頼が増え、地域の広範囲の訪問看護となってきました。しかし、さらにNICUからの在宅移行を推進するには、多くの訪問看護ステーションでNICU小児の訪問看護ができることが必要です。そこで、その経験がない訪問看護ステーションには、退院前カンファレンスから一緒にかかわり、退院日、その後1カ月間同行訪問することで、安心して小児訪問看護ができるようにしました。病院と訪問看護ステーションのマッチングができ、NICU小児が在宅移行できる地域ネットワークづくりに貢献しました。

(7) 地域包括ケア支援センター、行政、医師会、ケアマネジャーとの連携

「2011年老人保健事業推進費等補助金事業　地域包括ケアの推進に寄与する訪問看護ステーションの在り方事業」を北区の行政、医師会、ケアマネジャーの協力のもと実施しました。医療ニーズや予防ニーズのある利用者の主体性を尊重したケア体制を模索し、医療と生活をつなげる連携モデルを構築しました。

2 200人以上から300人程度の規模のステージ

1) 事務体制の揺れは事業全体の危機（2年間：2012～2013〔平成24～25〕年）

利用者221人～264人　職員体制32人体制

(1) 事務職の妊娠・出産による事務部門危機

開設当初から常勤事務職として報酬請求・経理・総務事業を担当してくれていた職員の長期休暇により、新しく事務職員を複数採用しました。しかし、利用者220人以上の訪問看護報酬請求は経理経験やクリニックの医療事務程度の経験だけでは難しく、2年間に次々7人の非常勤事務職の採用・退職を繰り返し、医療保険、介護保険の報酬請求事務に支障をきたすまでになりました。派遣会社からの採用者は、事務業務は十分理解できていましたが利用者や家族からの電話対応に苦情が生じたり、本人からも、「精神疾患利用者からの電話を受けたり、地域住民への対応は事務職の仕事ではない」と不満が募り、数週間で退職となりました。

訪問看護ステーションの事務職は仕事が細分化している病院と違い、総務、医療・介護請求事務、洗濯、掃除含めさまざまな仕事が総合的に求められ、90人近い精神疾患利用者からは、頻回に電話が入ります。また100以上の医療機関や地域活動関係者、厚生労働省や東京都、北区などの行政、教育機関など多方面からの電話対応を行わなければなりません。顔が見えない分、事務職の対応でステーションの印象が違ってくるのです。

とうとうこの事務部門の危機に所長と相談し、統括所長は訪問看護業務をやめて報酬請求を行うこととしました。事務職はステーションの窓口であり、看護師が安心して看護に集中できる重要な役割をもっていることから、焦らず人選に妥協しないことを決断しました。所長・副所長との協力のもとで、５カ月後、現在に至る事務職体制を確立できました。

(2) １年間で８人の訪問看護師就職

平成25（2013）年、新規利用者も増加しステーションの規模拡大に伴い、看護師を募集したところ全国からわざわざ引っ越して就職希望してくれた看護師も含め８人を採用しました。これまで年間多くても3～4人の採用経験しかなかったので、新規採用者８人の同行訪問看護の調整と、それぞれのOJT面談、受け持ちを決定していく過程でプリセプターや主任は常に調整業務に追われました。

４月から９月の半年間の就職者８人中７人は訪問看護経験がなく、管理者、プリセプターは、オリエンテーションや同行訪問に追われました。これまでのようなじっくりとした面談やコミュニケーションがとれず、看護を語り合ったり、所内研修をじっくり行う余裕もなく、ステーション全体のエネルギーが消耗していきました。

ステーションは一人の看護師の就職・退職に大きく揺れてしまいます。訪問看護経験がないと、イメージだけで就職を希望し、実際に行ってみて負担感を感じたり、その人のカラーとステーションカラーのミスマッチにより退職となることがあり、それを予防するため必ず就職希望者には、１日体験をしてもらいます。当ステーションは、自転車で訪問看護を行うので、雨の日はフルカッパを着て１日４件訪問することや、小児から精神、難病利用者など幅広い対象へ看護を提供すること、実際にスタッフと話してもらうことで、このステーションとの相性を確認してもらい、そのうえで就職を希望する方のみ受け入れています。

(3) 地域におけるネットワークづくりの種

小児の訪問看護が増え、地域の超高齢化問題対策のための地域包括ケアネットワークとは違うネットワークづくりの必要性を感じ、「小児地域連携会議」を立ち上げました。日頃連携している小児の訪問診療を行っている在宅療養支援診療所や医師会の小児担当理事の医師、行政の保健師、NICUのある専門病院、小児病棟をもつ地域の病院、療育医療センター、特別支援学校の先生やコーディネーター、訪問看護ステーション、東京都委託事業所の重症心身障がい児の訪問看護師など日頃連携している機関・関係者が出席し、交流しました。

2) 地域における機能強化型ステーションとしての役割（2年間：2014～2015〔平成26～27〕年）

利用者250～264人維持　職員体制30人維持

(1) 機能強化型ステーションとしての地域貢献

東京都から委託を受け教育ステーションとして東京都内の訪問看護師、病院看護師、潜在看護師の同行訪問や訪問看護についての説明など人材育成を行いました。毎日大勢の希望者が目的をもって訪問看護を学んでくださり、すべてのスタッフで対応しました。

地域医療拠点病院と連携し、院内研修に企画から協力して、訪問看護や地域の在宅医療について２回の講演を行った後、主任や師長も含め17人の看護師があすか山訪問看護ステーションで同行訪問をしました。その後、学んだことを共有する病院での勉強会にも行き、地域との強い連携を構築することができました。

その実績をもとに、2015年にはがん拠点病院とNICUのある病院と連携づくりを行いました。打ち合わせを細かく行い、地域の訪問看護師が10人ずつその病院で研修を行い、反対に病院の退院調整看護師10人が当ステーションで同行訪問を行うことにして、連携を深めました。

(2) 地域住民向けの講演

地域包括支援センターと行政が話し合い、地域の住民向けに「住み慣れた我が家で生き逝くために」というテーマで、最後の療養場所の意思決定に必要な体に備わった“生き逝く力”の話や、実際に在宅看取りを行っている訪問看護師の立場で、この地域での医療・介護・福祉サービスの話と在宅看取りの実際をお話しし、そのうえで、今どう生活したらよいか、と投げかけました。現に介護をしている住民も多く参加され、迷っていたけれど在宅看取りを決め、最後まで看取れたという話を後で聞きました。

(3) 厚生労働省「重症心身障害児者の地域生活モデル事業」の委託

2014 年、それまでの小児地域連携会議などの実績をもとに、厚生労働省からの委託事業を行いました。検討委員会を立ち上げ、学識者や行政担当課長（二課）、特別支援学校、医師会、専門病院、地域病院、療育医療センター、父母の会から構成され、重症心身障がい児者の実態調査や社会資源調査、多職種交流体験研修を企画し、大勢の方と成果を共有しました。高齢者と違って連携が不足しており、課題の多い障がい児者の地域のネットワークづくりとなりました。

(4) 学習環境の強化

この 17 年間に、当財団の勉学による休暇規定を利用してキャリアアップした職員は、博士後期課程が 1 人、修士課程在宅看護 CNS コースが 2 人、訪問看護認定看護師教育課程が 4 人、皮膚排泄認定看護教育課程が 1 人、その他年次休暇等の範囲でリンパマッサージセラピスト 1 人、事務職で社会福祉士の資格の教育課程 1 人と、多くの職員が自身の専門性を高めることができました。認定教育課程は、7 割の給料支給、大学院など長期の場合は、勉学休暇を整備し、働きながら勉強できる規定も整備しました。現在も、在宅看護 CNS コースで勉強している職員が 2 人います。つまり、筆者が管理者に就任した 17 年間のうち、就任直後の 2 年間を除き 15 年間常に、誰かしら受験勉強、資格取得に向けての勉強、あるいは所内学習の年間計画による学習発表担当、学会参加と合わせ皆が何らか主体的に勉強している状況にあります。

それは、利用者・家族の方に真摯に看護を実施する姿勢を前提としており、自らの知識の現状を受け止め、よいケアに向け努力をすることが、結局、自分の専門性に責任をもち、覚悟をもって高めることにつながっているからです。管理者に大切なことは、学ぶことに真摯になる職場の雰囲気づくりなのです。

3) 地域住民に寄り添う統合ケアの模索 (2 年間：2016～2017〔平成 28～29〕年)

利用者 270～312 人維持　職員体制 33 人維持

(1) 病院と訪問看護、行政、福祉の連携の推進と政策づくりへ現状を反映

東京都からの委託事業を継続する中で、がん拠点病院、小児 NICU 病棟をもつ病院、地域医療総合病院、療養支援センター、療養病床リハビリテーション病院と幅広い病院との退院連携の模索、訪問看護師との相互理解を研修企画運営にて実施しました。

また、北区の看護職の連携づくりのため「北区ナーシングヘルスケアネット」の事務局の役割を担い、地域の病院、訪問看護ステーション、行政保健師、特養、有料老人ホーム等福祉との連携推進に努めました。

そして「小児地域連携事業」を継続する中で、特別支援学校の運営協議会に初めて訪問看護師が委員就任でき、学校との連携が深まりました。大学病院、地域の小児病棟のある病院、小児専門クリニック、訪問看護ステーション、保健師、特別支援学校、放課後デイサービス、教育委員会、介護職、父母の会と幅広くつながる場を作ることができました。

このような活動を行政の政策に反映できればと、これまで厚生労働省や経済産業省、総務省の事業に協力し、東京都の訪問看護や小児在宅医療にかかわる検討会、北区の介護医療連携会議や多職種連携の会運営、自立支援協議会といったさまざまな会に参加し現場からの意見を発信しました。

(2) 地域活動

当財団で訪問看護テーマソング「人明かり」を作っていただいた作詞家・作曲家たきのえいじ氏と歌手かとうれいこさんとのご縁で、「歌の宅配便」を開始しました。自宅での生演奏と迫力ある歌は利用者とご家族の心に響くものでした。そして、初めて「夏祭り」と称した、高齢者も子どもも、障がい児者も地域住民もすべての方々との交流を企画運営しました。交流を通して重い障害をもったお子さんのご家族から、ぜひ、療養通所介護看護や放課後デイサービス、児童発達支援等をしてほしいという声に背中を押され、新規事業を企画しましたが、都内では物件がなく、やむなく諦めました。

3　300人以上の規模継続のステージ

1）新たな役割と揺らぎ（3年間：2018〜2020〔平成30〜令和2〕年）

利用者312〜315人維持　職員体制33人維持

(1) 委託事業

地域における新しい役割を担う機会が増えました。

一つは、特別支援学校専用通学車両の同乗で、小児の学校登校を支援しました（2018〔平成30〕年）。これは都立肢体不自由特別支援学校において医療的ケアが必要なためスクールバスに乗車できない児童・生徒に対して、学習機会の拡充を図る目的として、児童等の安全を第一としながら、看護師を同乗させた専用通学車両を運行する事業です。朝7時40分くらいに学校に行き9時過ぎに終了、そのまま訪問看護を行います。

二つ目は、北区からの委託事業「在宅療養相談窓口」事業です。在宅療養相談窓口とは、医療コーディネーターとして、地域の病院等の医療機関、地域包括支援センター、ケアマネジャー、障害福祉相談機関、相談支援専門員を対象に、訪問看護認定看護師、在宅看護専門看護師、在宅療養支援員（退院支援に必要な制度や在宅意向プロセスに関する研修を受けた者）が月曜日から金曜日まで電話やメールで相談を受ける事業です。在宅療養の0歳から100歳の区民が安心して自宅で療養できるように退院支援を中心に相談や支援を行います。高齢者だけではなく幅広い障害関係の制度を周知して相談に応じます。

(2) 看護師のライフイベントと運営の危機

看護職員の平均年齢は年々若くなり、結婚、妊娠などライフイベントと業務調整が課題になりました。学生の頃から訪問看護に興味があったという20歳代の看護師や、数年の病院勤務後、初めて訪問看護をしたいという30歳代前半の看護師が増えてきました。そのような活

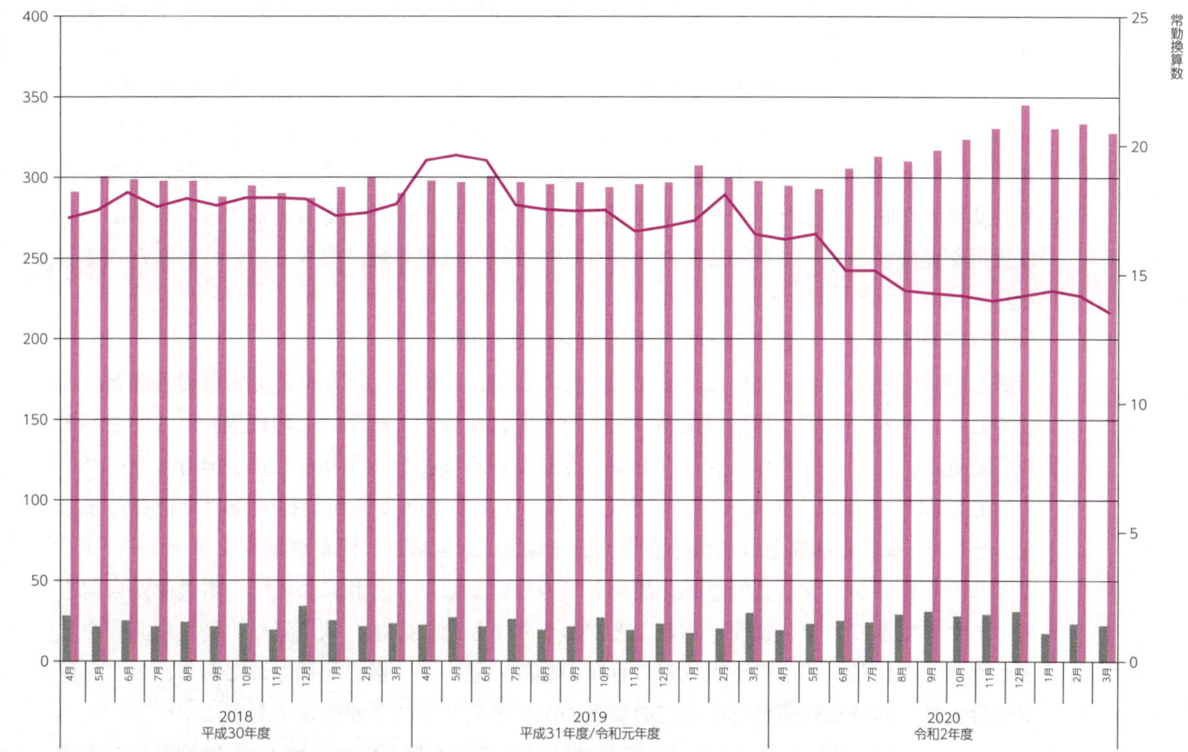

図 5-1-2　利用者数・常勤換算数の推移（2018〜2020〔平成 30〜令和 2〕年度）

気があふれる一方、2019 年に 4 人の看護師が妊娠・出産し、また、病休者 2 人が重なり、ステーションの運営は厳しい状況になりました。急な休みが次々と続き、残った看護師は全力でカバーしました。急遽、非常勤看護師を 3 人採用しましたが、これまでのような教育指導や余裕のある同行訪問ができず、新入職員は葛藤していました。その後、入職者の一人は疲弊して 1 年勤務後に退職しました。このような状況により、これまで経験したことのない雰囲気のステーションになりました。一人ひとりの気持ちに余裕がない運営は、経営にも反映し、開設以来の約 2,600 万円の赤字となりました（図 5-1-2）。

(3) 医療事故

事故は上記の背景において、新規依頼の人工呼吸器を装着した小児の自宅浴槽での入浴介助時に起きました。すでに介入していた訪問看護ステーションとヘルパーによる介助方法を引き継いでいた 2 回目の訪問時のことでした。当ステーションではこれまで実施したことのない方法であったため、看護師は複数で同行していましたが、ヘルパー 1 人と看護師 2 人の計 3 人でリフトを使用し浴槽内に体を沈めた後、湯が気管切開部から入りました。吸引した直後に酸素飽和度 98％にアップしたものの、長期の入院となりました。

これまで多くの小児の看護を実施してきましたが、初めての深刻な医療事故でした。所内の医療安全委員会で頻回に話し合い、さらに本部の安全委員会の指導を受け、再発を予防できるマニュアルを改訂するまでは、乳幼児の新規依頼はお断りをしました。看護師の精神的ショックは大きく、これまでの小児看護に不安を感じ、人工呼吸器装着の小児の看護を再度見直しました。

そして4カ月間、すべての職員に看護方法を周知し勉強会を開催した後、乳幼児の新規受け付けを再開しました。

一方、医療安全委員会で安全な看護基準を見直し、特に小児のケア方法も再確認しました。これまでご家族の要望で行っていた重症心身障がい児の看護師による抱きかかえた浴槽介助は体重20キロ以内とし、それ以上の体重になった場合は、他の方法を提案するという新たな所内基準も作成しました。安全基準を明確にすることは、安心して看護ができ、看護師の身体負担を軽減することになりました。それはご家族の負担も軽減できることにつながりました。

(4) ステーションの基盤となる訪問看護事業の立て直し

厳しい状況を改善するために、まず行ったことは、入職したばかりの非常勤看護師との面談でした。不安や不満、日常の業務の様子を丁寧に傾聴した結果、大切に扱われていないという感覚が、仕事のモチベーションを低下させていることがわかりました。同時にリーダーを含む常勤の看護師とグループ面談をし、ベテラン看護師の業務負担の現状を把握しました。そして、職員で構成される働き方委員会を開催し、全職員に満足度調査をアンケートし、どうしたらよいか、委員会で意見を集約してもらいました。それによって、看護師が自信をもってケアできていない状況であることがわかりました。急遽、利用者への満足度調査をしました。その結果、利用者や家族から日頃の感謝の思いが丁寧に記載されており、とても勇気づけられ、同時に管理者はすべての職員のケアを信じることができました。

そして2019〔令和1〕年10月、全職員で休日の半日を使って、あすか山20周年記念事業を開催しました。第1部では「あすか山ワールド・カフェ」(※ワールド・カフェには、対話を通じて、「気づき」、豊かな発想を引き出す目的を込めた)を開催し、職員全員で「こんなステーションにしたい」というテーマで思いを出し合いました。「職員各々が輝ける職場でありたい」「あすか山café を開き、利用者、支援チーム、地域の方々が笑顔で集える場を作りたい」などの意見から、働きやすい職場というだけでなく、職員自身が向上心をもち、他者を尊重し、高め合っていく、またそれを地域や利用者へ返していくというステーションの在り方を再確認できました。

第2部では記念講演に元女子車いすバスケットボール日本代表の塚本京子氏をお迎えし、「パラスポーツへの取り組みとこれからの夢」について話を聞きました。車いすでの前向きなユーモアあふれた内容に共感し、考えさせられ、視野が広がり、そして共に笑い、涙し、会場が一体となり温かい雰囲気に包まれました。

さらに、新年を迎えた2020〔令和2〕年仕事始めの日、管理者から職員34人全員に手紙を書き、職員各位への管理者の想いを伝えました。

2) 新型コロナウイルス感染拡大等災害時の経営・運営 (1年間：2020〔令和2年〕)

利用者298人→331人　職員体制33人

2020〔令和2〕年2月から世界を震撼させた新型コロナウイルスが日本でも感染拡大し、東京では第1波、第2波、そして第3波と続き、職員の一致団結が必要でした。東京で緊急事態宣言が出される前日、「あすか山緊急事態宣言」を職員に発令し、利用者・家族、そして職員全員の生命を守る宣言をしました。日々ICTを活用して職員全員に情報提供や行動指針を示しました。第2波の8月末、退院してきた利用者が4日後陽性者となり、職員2人が濃厚接触者となりました。全職員で協力し、事業継続ができました。

そして、感染拡大している状況だからこそ、つながりが重要と、10月31日にオンラインあすか山秋祭りを企画し、職員と利用者、連携しているヘルパー、地域の病院と協力して、笑いと感動、歌や出し物、オーストラリアの中継など、盛りだくさんの企画を限定YouTubeで配信しました。その結果、1,185回の再生があり、あすか山訪問看護ステーションの初めての挑戦は大成功でした。

このように、厳しい状況下で緊張が続く中でも、職員が協力し事業継続できた結果、2020年度は年2回の賞与と年度末に全職員に手当を支給したうえで1,600万円の黒字となりました。

2 今後に向けた課題・展望

訪問看護ステーションの運営、経営に責任を負っている管理者は、職員の数だけの人生を共に考え、職場の調整を行います。また、管理者は、さまざまな災害時に事業継続のため、強いリーダーシップをとり、職員とともに地域の在宅医療を守らなくてはなりません。

そして今後、訪問看護ステーションは、地域の共生社会の推進的役割を担います。年齢を問わず、地域のすべての疾患・障がいを抱えた療養者、そしてご遺族を含めた地域住民に対して、誕生から逝くまで一人ひとりの人生に伴走しながら、地域包括ケアシステムの進化に寄与し、役割を果たしていくために、具体的な事業化に結びつけていきたいと考えています。

2 訪問看護・通所・就労支援事業により多様なニーズに応える〈日本訪問看護財団立在宅ケアセンターひなたぼっこ〉

2009（平成 21）年 8 月開設の在宅ケアセンターひなたぼっこ（愛媛県松山市）は、2015（平成 27）年 4 月より公益財団法人日本訪問看護財団立の 4 番目の事業所として新たなスタートを切りました。

当センターは、図 5-2-1、写真 5-2-1 に示すように、訪問看護と療養通所介護（2 事業所：ひなたぼっこ 1 号館、ひなたぼっこ 2 号館）が一体的事業を展開しています。2012（平成 24）年 4 月には、児童福祉法の改定により療養通所介護の利用定員（9 人以下）のうち 5 人に対して、障がい児者の受け入れができるようになり、2 事業所は、多機能型事業の指定を受け、重心型の児童発達支援事業、放課後等デイサービス、生活介護を行っています。さらに、松山市の生活支援事業である日中一時支援事業の指定も受け、小児から高齢者の医療ニーズと介護ニーズを併せもった重度者に対応できるサービスを目指しています。また、2018（平成 30）年には相談支援事業所「松山相談支援センター」、就労継続支援 B 型事業（在宅就労支援）「ひなたぼっこワークここ」を併設し、障がいをもつ方の社会参加・社会貢献の場を提供できるような体制を整えました。財団として、事業を通して、地域との交流を行い、地方の現状や課題の発信を行っていけるよう努力しています。

1 訪問看護事業の状況

訪問看護師の 1 日は、療養通所介護の職員、相談支援専門員とともに朝のミーティングか

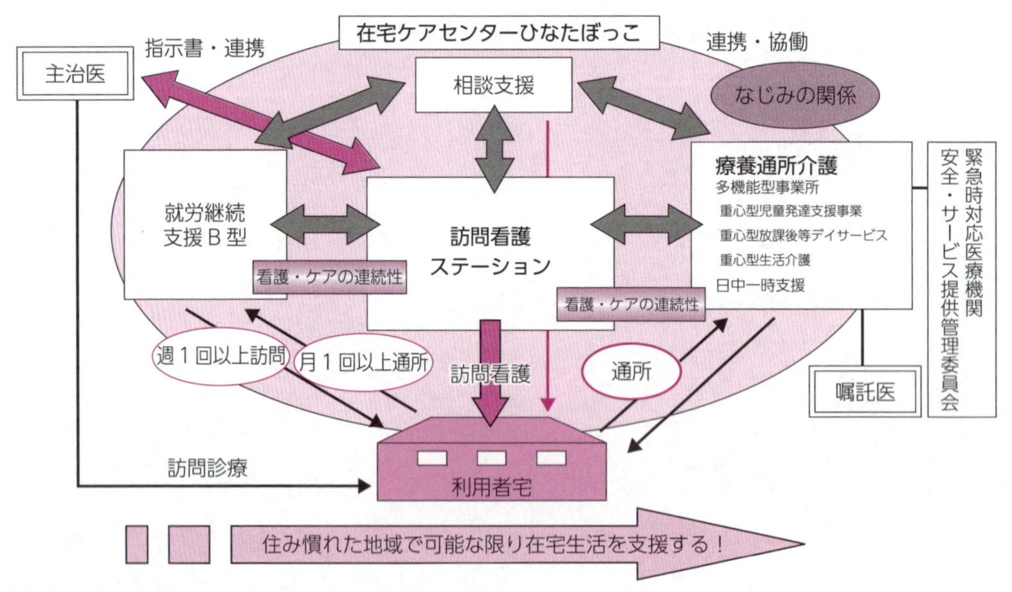

図 5-2-1　当センターにおけるケアシステム

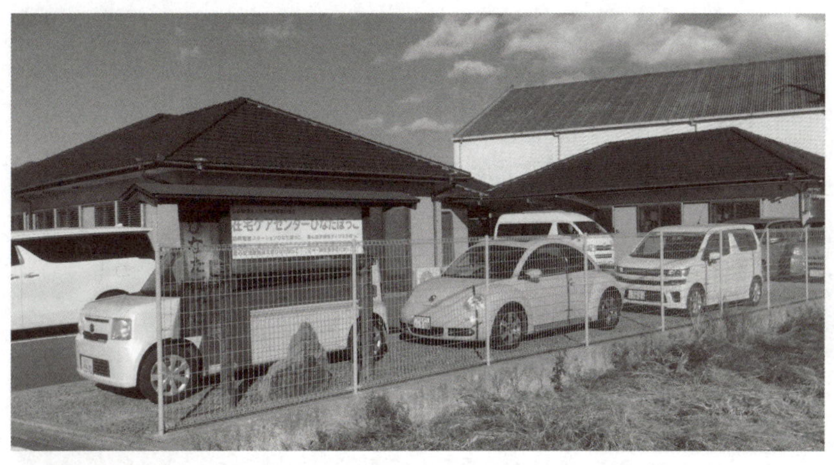

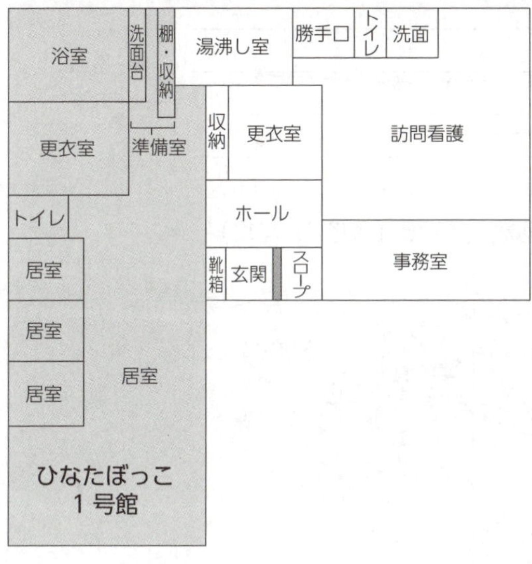

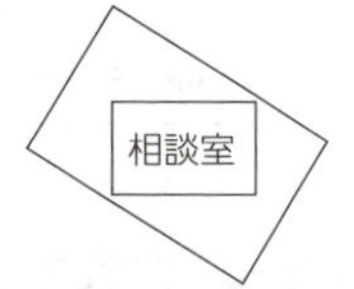

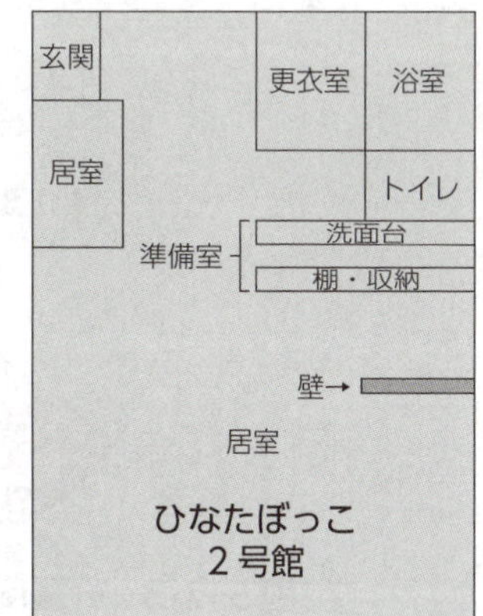

○事務室・相談室は、訪問看護と
療養通所介護事業所共通
○▭療養通所介護事業所専用部分

写真 5-2-1　センター全景とフロア図

ら始まり、30 分程度の時間をかけて情報交換を行います（**写真 5-2-2**）。職員体制は、看護師常勤換算 7.6 人で、管理者 1 人、常勤専従看護師 6 人、非常勤看護師 2 人、理学療法士 1 人、作業療法士 1 人です。

訪問看護の利用者は、月平均 70 人に 26 カ所の医療機関（医師 51 人）から訪問看護指示書をいただいています。

図 5-2-2 に示すように、医療保険対象者の利用回数が多く、医療保険の主な疾患は、先天奇形、変形および染色体異常が 21 人、脊髄損傷など外因性による疾患が 11 人、神経系疾患が 8 人です。

年齢別に見ると、0〜18 歳が 29 人で、そのうち 6 歳未満が 20 人です。

24 時間対応体制加算の対象者は 88%、特別管理加算は 60% で、医療管理が必要な重度の

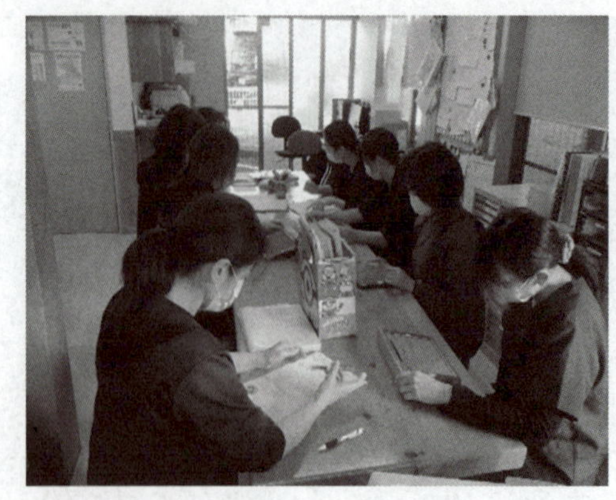

写真 5-2-2　朝のミーティング

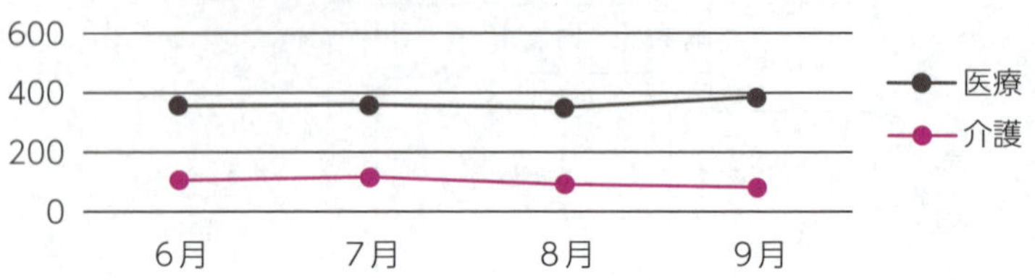

図 5-2-2　保険別利用回数（2020〔令和 2〕年度）

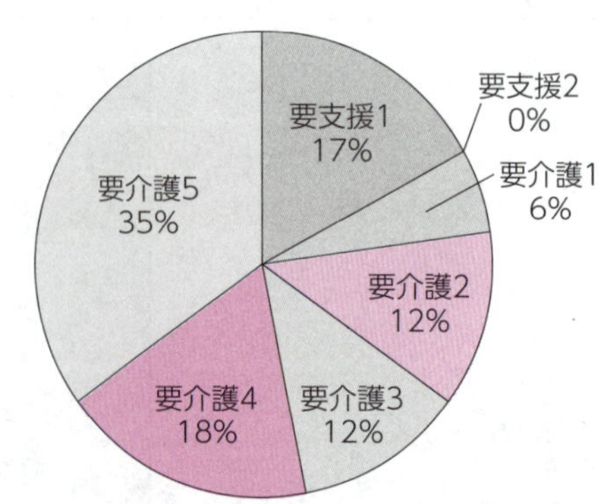

図 5-2-3　介護度別利用者数（2020〔令和 2〕年度）

障がい児が多いのが特徴です。

介護保険対象者は、17 人（24%）に 16 カ所の居宅介護支援事業所からケアプランをいただいています。その対象者は、図 5-2-3 に示すように要介護 3・4・5 の利用者が 65%以上を占め、循環器疾患や呼吸器疾患、悪性新生物の中重度者が多く、要介護 1・2 の利用者は、医療処置を伴う訪問看護が多くなっています。緊急時訪問看護加算は 94%で、特別管理加算は 53%です。

2018（平成 30）年に相談支援事業を併設し機能強化型のステーションの指定を受け、いっそうのサービス向上に努めています。

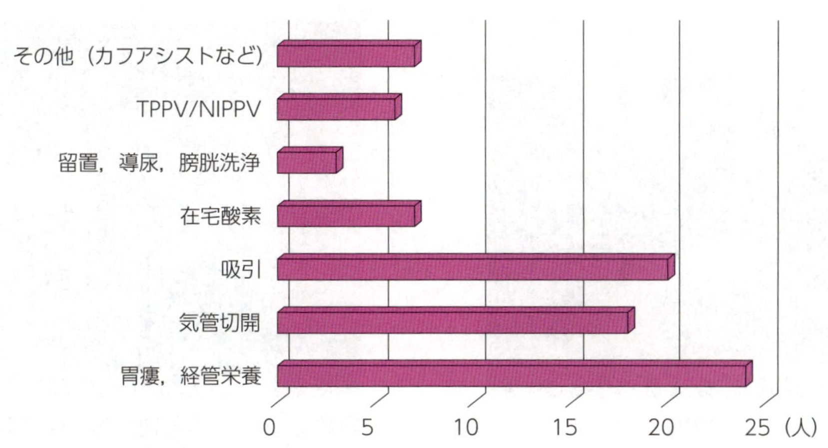

図 5-2-4　医療的管理状況

2　療養通所介護事業の状況

1　運営状況

療養通所介護の対象者は、主に訪問看護ステーションひなたぼっこの利用者であり、介護保険11%、多機能型事業等が89%です。特に人工呼吸器等の医療的管理が必要な児童発達支援、放課後等デイサービスの利用者が多くなっています。

①人員体制

ひなたぼっこ1号館の定員は9人です。職員体制は、専任の管理者1人、常勤看護師2人、非常勤看護師1人、常勤介護職員3人、非常勤介護職員2人です。1号館では、通所サービスに加え、家族の健康障害や緊急な用事等に対応するため、お泊まりサービスができるようにスプリンクラー（2015年設置義務化）の設置を行っています。しかし、人員配置の問題や高額な自費サービスとなってしまうという観点から、積極的には実施できていない現状です。

ひなたぼっこ2号館の定員は6人です。職員体制は、管理者は訪問看護ステーションと兼務、常勤看護師1人、非常勤看護師2人、非常勤介護職員2人で運営しています。

②緊急時の対応

介護保険の利用者は要介護4・5の方で、疾患は重度脳血管後遺症や難病が多く、多機能型事業等の利用者では先天性奇形、染色体異常や神経系難病等が多く、ほとんどの利用者が図5-2-4に示すように、気管切開、吸引、経管栄養等の医療的管理が必要です。そのため、主治医との連携表を作成し、安全・安心なケアに努めています。

主治医連携表の作成は、主に訪問看護師を含めた担当者会議で、医療的ケアや緊急時の対応について確認し、記入後、主治医に内容確認をお願いし、サインをいただきます。処置等の変更が生じた場合は、医療連携室を活用し、連携表の変更を行っています。

また、生命にかかわる病状の急変時に備え、「急変事態に関する確認書」を、利用者または家族に記入していただき、急変時にスムーズな対応が行えるようにしています。

③送迎

送迎は、利用者の状態に応じたストレッチャーや車椅子（リクライニング等）による個別

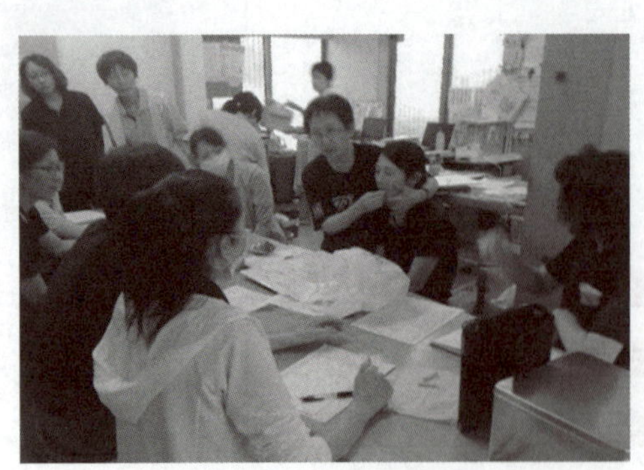
写真 5-2-3　嚥下訓練の勉強会

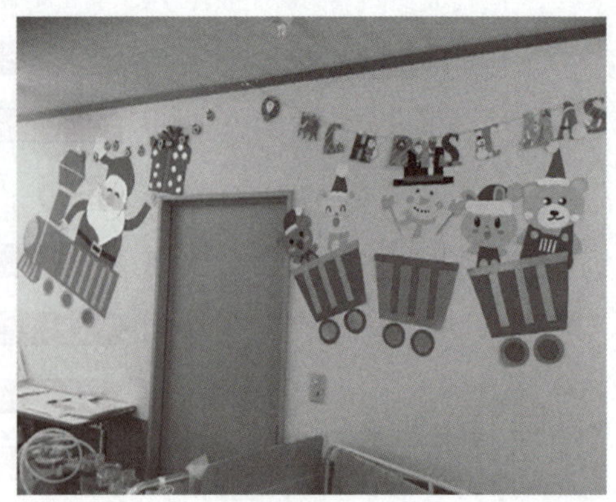
写真 5-2-4　療養通所内のクリスマス装飾

送迎で、看護職員と介護職員による２人体制で行います。

送迎時の工夫として、利用者ごとに送迎の道順、必要物品、自宅での注意点等の送迎マニュアルを作成し、全職員が対応できるように送迎車に準備しています。また、送迎中の状態変化に対しても吸引器やアンビューバッグ等を準備し、また感染対策として次亜塩素酸ナトリウムも準備しています。

④入浴

入浴は個別入浴で、医療的ケアが必要な利用者に対しては、介護職員と看護職員の２人体制で実施します。シャワーストレッチャー浴槽セットを使用し、ゆっくりお湯に浸ってもらい、個々に浴槽の湯を変え、消毒を行っています。

⑤食事

食事は、約８割近くの利用者が経管栄養で、看護職員が実施しています。経口摂取が可能な利用者は、個々に合わせた形態のお弁当を持参していただき、主に介護職員が介助しています。誤嚥リスクが高い利用者が多いため、間接的嚥下訓練等の勉強会（写真 5-2-3）を行い、安全な食事介助を目指しています。

⑥レクリエーション

児童・小児の利用者が増え、療育も重要な支援となってきました。当事業所では、レクリエーション担当者を中心に、季節に合わせた壁の装飾を行ったり（写真 5-2-4）、１年間の行事の計画を立てています。４月は花見、夏はプール、秋は運動会や音楽会、冬はクリスマス会などの行事を計画します。その他、日々のレクリエーションでは短冊、てるてる坊主、クリスマス飾りなど四季を感じることができるような物を一緒に作成したりします。天気のよい日は近くの公園に散歩に行き、遊具遊びを楽しみます。室内では見られないたくさんの笑顔を見ることができます。

2　経営状況

2018（平成 30）年度の介護保険・障がい福祉サービス報酬改定があり、介護保険では、共生型社会の実現に向けて、療養通所介護の定員が 18 人に拡大され、また、重度心身障害を支援する児童発達支援および放課後等デイサービスにも看護職員加配加算（Ⅰ・Ⅱ）や児童指

表 5-2-1 療養通所介護における多機能型事業所（重心型の児童発達支援事業・重心型の生活介護事業）の特徴

①療養通所介護の定員枠内（2018〔平成 30〕年 4 月から、定員 18 人以下）で定員 5 人の指定を受け、療養通所介護と一体的に利用者の受け入れができる。 ②人員配置は、児童指導員または保育士 1 人以上が必須であり、その職種が生活支援員を兼務できることから、提供時間に 3 人の職員配置（児童指導員または保育士・生活指導員、看護師→療養通所介護と兼務可能、機能訓練担当指導員、各 1 人以上）が必要となる。また、療養通所介護の管理者が、多機能型事業の管理者を兼務でき、支援管理責任者（児童発達支援管理責任者、サービス管理責任者）も兼務可能。 ③報酬については、利用時間に対する料金ではなく、1 回の利用に対する料金である。また、②における管理者の兼務においても、児童発達支援管理責任者専任加算も可能となっている。

導員等加配加算（Ⅰ・Ⅱ）等が新設され、主に医療的ケア児等の通所サービスを提供している当事業において、経営改善に繋がりました。しかし、医療依存度が高く、病状的に不安定なため、急な欠席や入院が多く、また、介護者のレスパイト目的の定期的なショート利用があり、稼働率は70%前後となり、経営的には厳しい状況です。なるべく空床にならないよう、臨時の利用を声かけるようにしていますが、介護保険では支給限度額が超過してしまうため、利用回数を増やすことが困難であったり、障がい児者サービスにおいても、利用日数が決められているため増やすことができないのが現状です（表 5-2-1）。

3 就労継続支援 B 型事業（在宅就労支援）の状況

2018（平成 30）年 9 月に開設した「ひなたぼっこワークここ」は、内科的疾患により、感染などの問題から団体の場に入ることが困難な方、重度障害により外出が困難な方、閉じこもりなど精神疾患により、なかなか職場に出ることができない方などを対象とし、訪問看護と連携し利用者の体調管理を行い、在宅中心で行う就労です。基本的には、週に 1 回以上スタッフが利用者宅に訪問し状況の確認を行い、月に 1 回は事業所に通所し仕事内容の確認、評価などを行うことが義務付けられています。

開設して 3 年目となり、関係機関の方々に周知されるようになり、利用者は徐々に増えてきました。しかし、さまざまな利用者の、身体的・精神的技能に合わせた仕事を提供する必要があるため、仕事を探すのに苦労しています。スタッフ（常勤 2 人・非常勤 3 人）は、就労することや収入を得ることの喜びを利用者に伝えたいと日々努力しています。既存にない就労の形であり、公益的事業としては大切な事業ですが、事業経営として成り立たせるにはいっそうの努力が必要と考えています。

4 事例

事例 1：「訪問看護」と「療養通所介護」による継続看護

A さん（60 歳・男性）
病名：脳幹部梗塞
障害の状況：四肢麻痺、気管切開、胃瘻
医療処置：気管切開（永久気管孔）、胃瘻造設

表 5-2-2　A さんのウイークプラン

日	月	火	水	木	金	土
訪問介護	療養通所介護	訪問看護	療養通所介護	訪問看護	訪問介護	訪問入浴
		訪問リハビリ			訪問リハビリ	

訪問診療 1 回/2 週　介護保険料超過時は療養通所介護を生活介護とし利用している

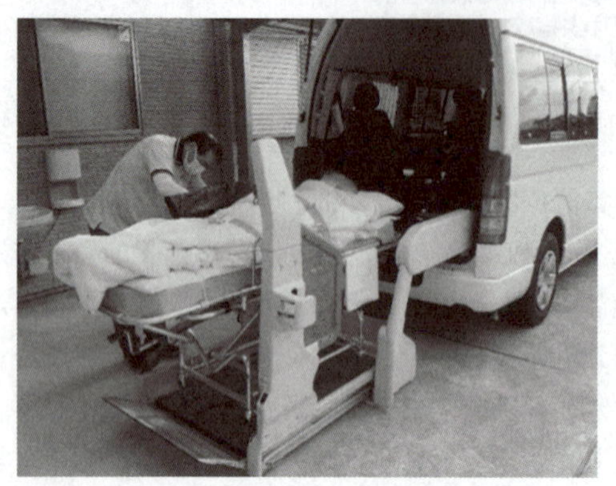
写真 5-2-5　療養通所介護来所時

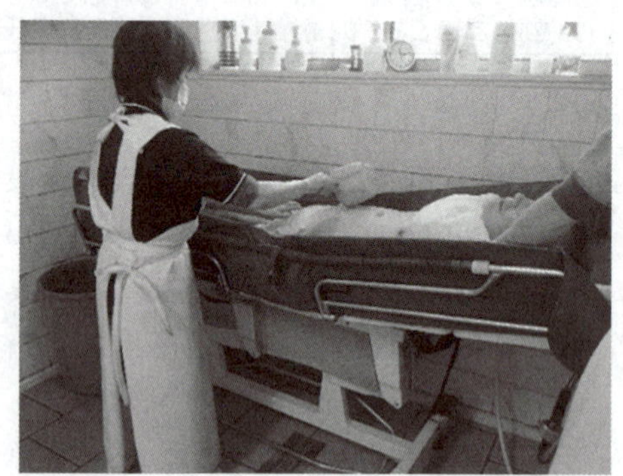
写真 5-2-6　入浴

意思疎通：質問に対し眼の動き、表情や口角の動きで返答あり

＊サービス利用状況（表 5-2-2）

訪問看護　　週 2 回
訪問リハビリ　週 2 回
療養通所介護　週 2 回（6〜8 時間利用）
訪問介護　　週 2 回
訪問入浴　　週 1 回・祝日など適宜
訪問診療　　2 週に 1 回程度

1）訪問看護の実際

・状態の観察　・緊急対応　・排便援助（浣腸）　・胃瘻管理
・身体の清潔ケア　・多機関との連携　・介護指導　・介護者支援

2）療養通所介護の 1 日の流れ

10：00　自宅（バイタルサインチェック、通所利用の可否決定）
　送迎は看護師が同乗し個別送迎
10：40　来所（写真 5-2-5）
　水分 150 mL 注入、吸入
11：20　入浴　特殊浴槽にて援助（写真 5-2-6）
　入浴後、気管切開孔・胃瘻部ケア
11：40　口周囲マッサージ、口腔ケア、間接的嚥下訓練（写真 5-2-7）
12：10　食事注入　ラコール半固形食 300 g 注入
12：30　食事終了　薬、白湯 20 mL 注入

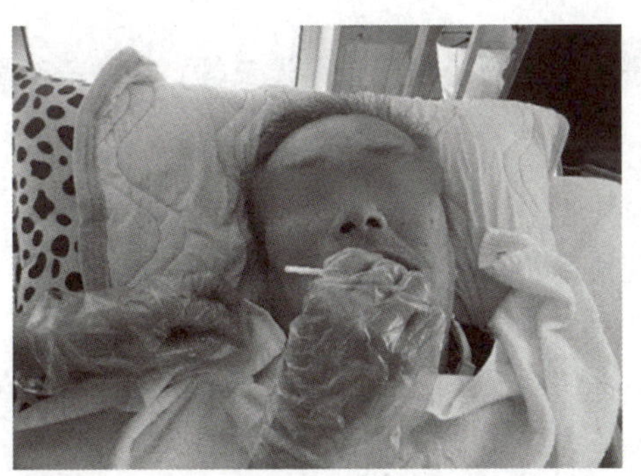

写真 5-2-7　口腔ケア・嚥下訓練

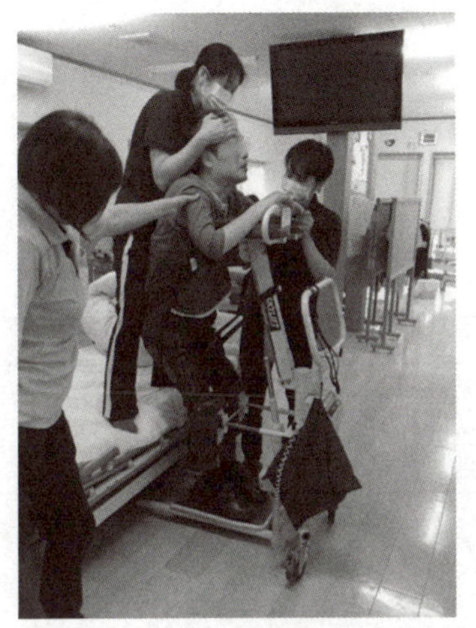

写真 5-2-8　スカイリフトを利用した立位訓練

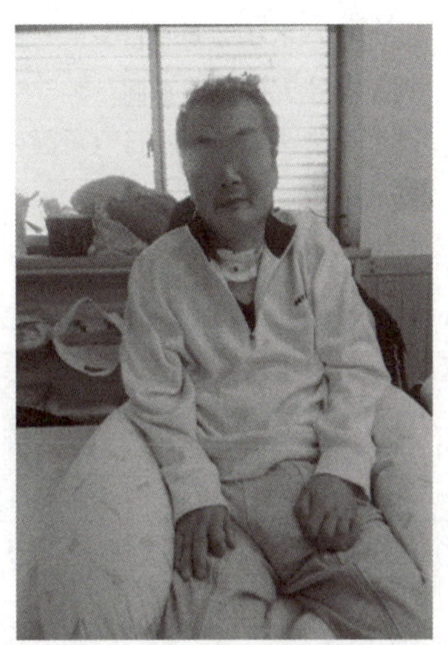

写真 5-2-9　端座位にて発声訓練・呼吸リハビリ

13：30　水分 150 mL 注入（夏場は 200 mL）　ネブライザー吸入
14：30　四肢 ROM 訓練　左右側臥位　排痰援助
16：10　お送り
16：30　自宅（バイタルサインチェック、通所終了後の体調確認）

3）経過

A さんは脳幹部梗塞にて四肢麻痺、気管切開、胃瘻造設状況となり 10 年近い療養生活を行っています。まだ若い年齢での疾患発症にて、本人・家族共に「歩きたい。社会復帰したい」との想いが強く、在宅では訪問リハビリスタッフにて立位訓練を行い、通所においてはスカイリフトを使用し立位訓練（写真 5-2-8）を行っていました。また、スピーチカニューレ使用のため会話が可能な状況だったので、端座位にてカラオケを唄い（写真 5-2-9）、発声訓練・呼吸リハビリを行っていました。しかし、昨年再梗塞を起こしたことにより血圧の変動が激しくなり、現在では立位訓練は難しい状態になってしまいましたが、体調に合わせ可能な限りのリハビリを行っています。今後も、訪問看護と療養通所介護が連携し、本人、家族の想いに添えるような支援ができるよう努力していきたいと思います。

事例２：「訪問看護」と「重心型児童発達支援」による継続看護

Ｂちゃん（５歳・女児）

病名：脊髄性筋萎縮症Ⅰ型

障害の状態：多少手足を動かせる程度でほぼ四肢麻痺

意思疎通：表情・目の動きにて対応可能

医療処置：気管切開、人工呼吸器装着、胃瘻造設、在宅酸素適宜使用、
コンフォートカフⅡにて排痰援助

＊サービス利用状況（表 5-2-3）

訪問看護　　　週５日
訪問リハビリ　週５日
児童発達支援　週１回
訪問介護　　　週４日（看護の保清援助時）
訪問診療　　　週１回

表 5-2-3　Ｂちゃんのウイークプラン

日	月	火	水	木	金	土
	訪問看護 訪問介護	訪問看護 訪問介護	訪問看護 児童発達支援 訪問リハビリ	訪問看護 訪問介護	訪問看護 訪問介護	
	訪問リハビリ	訪問看護		訪問リハビリ	訪問看護	

＊基本的に月２回の往診あり　＊気管カニューレ・胃ろうは受診にて交換

1）訪問看護の実際

・状態観察　・緊急対応
・呼吸器感染症の予防（吸引・気管切開部のケア・呼吸リハビリ・パーカッション・カフアシスト・体位ドレナージ）
・排泄コントロール
・胃瘻管理
・保清援助（入浴または全身洗浄）
・機能訓練（ROM 確保・拘縮予防）
・療育支援（遊び・音読等）
・他機関との連携
・就学支援・家族支援等

2）児童発達支援の１日の流れ

9：30　自宅　看護職員・介護職員の２人体制にて車いす対応車にて迎え（写真 5-2-10）
自宅では訪問看護が 30 分前に訪問し、体調確認し、バギーに移乗し呼吸器などのセットを行っている。通所の看護師は訪問看護師と共に体調確認を行う

9：50　来所　バイタルサイン測定、呼吸器など医療機器の設置、作動確認

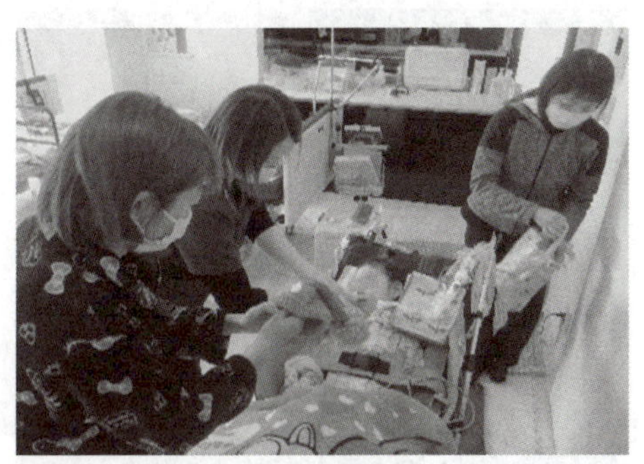
写真 5-2-10 自宅にお迎え―訪問看護師との連携

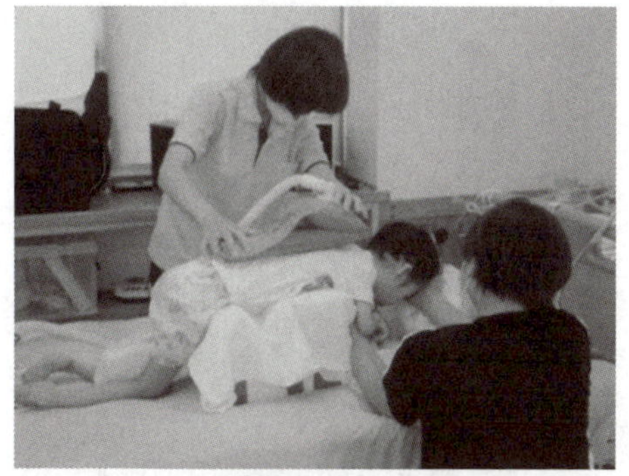
写真 5-2-11 腹臥位にてパーカッション施行

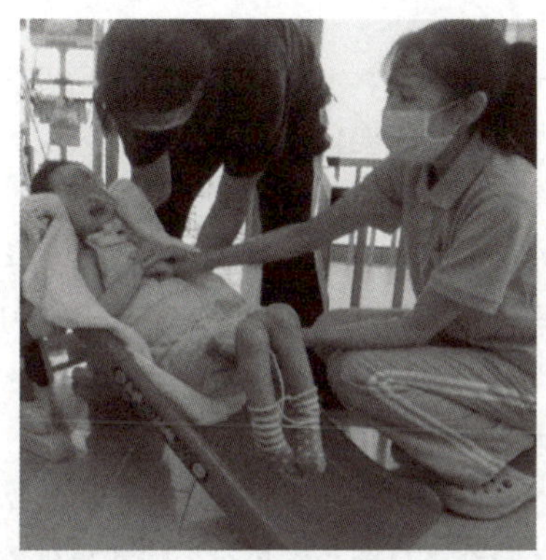
写真 5-2-12 レクリエーション（滑り台）

10：10 入浴 特殊浴槽にて呼吸器装着状態にて援助
呼吸器はなるべく隣室に設置しビニールをかけ湿気予防をしている
10：30 胃瘻処置、カニューレガーゼ・ベルト交換、カフ確認
10：40 仰臥位・両側臥位・腹臥位にてパーカッション 5 分ずつ施行（写真 5-2-11）
痰切れの状況にて適宜カフアシスト、吸入施行
11：10 水分援助（ソリタ 100 mL）
＊アニメ等のテレビ鑑賞や本読みしながら過ごす
12：00 食事注入（母手作りのペースト状にしたお弁当を持参）
13：30 四肢 ROM 訓練、表情筋マッサージ等リハビリ施行
14：00 レクリエーション参加・周囲のお散歩など療育支援（写真 5-2-12）
14：30 お送り
14：50 自宅 訪問看護師が訪問しており家族と共に、ベッドへの移乗・呼吸器のセット等を行う。通所の看護師は通所での状況を母に申し送る

3）経過・今後の課題

B ちゃんは 4 歳の頃まで、右肺の無気肺や肺炎にて、入退院を頻回に繰り返していました

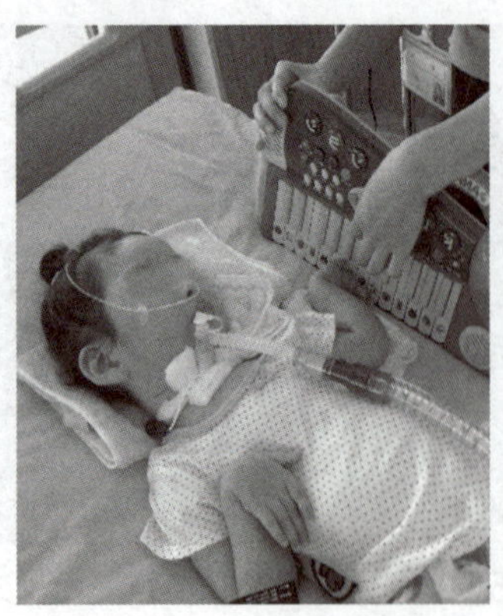

写真 5-2-13　ピアノ弾き

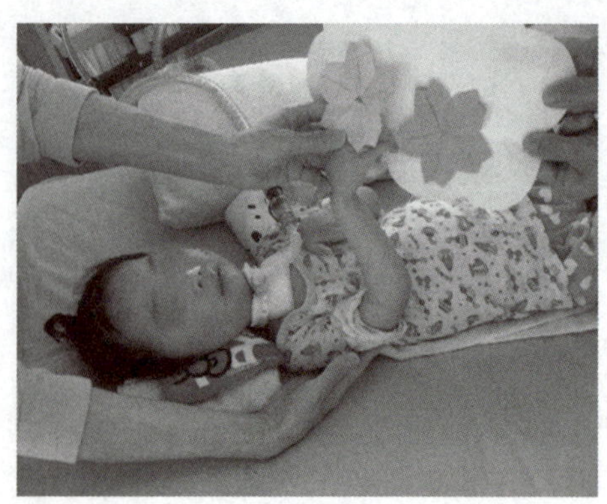

写真 5-2-14　工作作り

が、吸入、排痰機器（パーカッション・カフアシスト）の使用に加え、腹臥位保持の実施により排痰効果が得られ、多少の体調変化はあるものの入院することなく在宅生活の継続が可能になりました。また、脊髄性筋萎縮治療薬（スピンラザ）によって体幹・四肢の動きが少しずつよくなってきており、特に腕を引く力が強くなってきています。その動きを利用し、楽器の音を鳴らしたり（写真 5-2-13）、工作を一緒に作るリハビリ（写真 5-2-14）を行っています。今後、パソコンを利用した画像選択等によって、コミュニケーションが行えることを目指していきたいと思っています。

来年は小学校に入学になります。訪問看護師と通所のスタッフと共に、市の就学に向けたカンファレンスに参加し、教育委員会や学校への情報提供を行いました。来年からは児童発達支援から放課後デイサービスに変更となります。B ちゃんの社会が広がっていくことを楽しみにし、今後も成長に合わせた支援を行っていきたいと思います。

5　おわりに

訪問看護と療養通所介護サービスの提供により、医療ニーズと介護ニーズを併せもった在宅療養者に対して生活環境や介護状況の情報を共有し、本人や家族の想いに沿った個別ケアを行っています。それによって在宅療養者の状態の安定や笑顔が多くなるなど、QOL の向上や社会参加等の成果を感じています。また、家族からも、安心して利用できると評価をいただき、家族のレスパイトの効果も感じています。さらに、就労支援事業を併設し、身体的・精神的に障がいをもつ利用者の社会参加、社会貢献の場を提供できるようになりました。しかし、まだまだ実績が少なく、訪問看護と連動した充分な支援には至っていないのが現状です。今後、訪問看護と情報共有しながら、利用者の QOL の向上や経営的安定に向けスタッフ一同協力していきたいと思います。

また、財団立として、現場の意見や地域特性も踏まえた情報発信、政策提言等を行い、今まで以上に公益性を尊重し安全で信頼性の高いサービスを提供していきたいと思います。

3 小さなステーションから多機能への展開—看護小規模多機能型居宅介護の実際
〈ナーシングホームゆらりん・サテライトゆらりん家〉

1 事業所の概要と経過

1 事業所の概要

当社は2011（平成23）年4月に「訪問看護ステーションゆらりん」を開設し、2年後の2013（平成25）年4月に川崎市初の看護小規模多機能型居宅介護（以下、看多機）「ナーシングホーム岡上（現 ナーシングホームゆらりん）」を開所しました。その後、2014（平成26）年に「居宅支援センターゆらりん」「ヘルパーステーションゆらりん」、2016（平成28）年に「KIDSゆらりん（児童発達支援・放課後等デイサービス、主に重心児の多機能型）」を立ち上げ、2017（平成29）年にサテライト型看多機「ゆらりん家」開所、2023（令和5）年に「巡回ゆらりん（定期巡回随時対応型訪問介護看護）、2024（令和6）年に「相談支援ゆらりん」と、事業を展開してきました。訪問看護師として走り始めた頃にこのようなビジョンをもっていたわけではなく、予想もしてなかった展開です。「“家で地域で暮らしたい”に寄り添う」という理念のもと、目の前のニーズに当社ができる範囲で応えてきたことが、小規模ながらも多機能に発展し、共生型地域つくりの一役を果たしてきています。

2 看多機 開設までの経緯

1）用地探しに苦労

2012（平成24）年春の介護報酬改定で、旧「複合型サービス」を知り、医療ケアが必要な方でも柔軟に通ったり泊まったりできる所が地域にあれば、「ずっと自宅で暮らしたいという希望にもっと寄り添える事業所になれる！」と思いました。長く訪問看護師として活動していると、吸引や点滴、人工呼吸器などが必要な重症者を介護する家族が、自分の病気を我慢したり、身内の冠婚葬祭に参列できなかったり、早期退職をしたりという場面に出合うことが何度もありました。また、多くの高齢者は最期まで住み慣れた家で療養したいと思っても、家族に迷惑をかけたくないという気持ちが強いことから、地域にもう一つの家をもつというコンセプトの看多機が果たせる役割は大きいと開設を考えました。

しかし決意したものの、「スタッフ4、5人で訪問看護ステーションを開所してやっと1年の会社にできるのだろうか？　用地・建築・資金・介護スタッフは……」と不安もありました。訪問看護がやっと黒字になったところでしたが、「やりたいと思ったことはとりあえず動いてみてから考えよう」と用地探しを始めました。場所は訪問看護ステーションのあるこの岡上（川崎市麻生区の飛び地）にこだわりました。マーケティングやリサーチよりも、愛着のある地域でやりたいと思ったからです。空き地や古いアパート、駐車場の地主さんを探しては事業計画書を持って訪ね4カ月後に、やっと376 m^2の土地を貸してもよいと言ってくだ

第5章

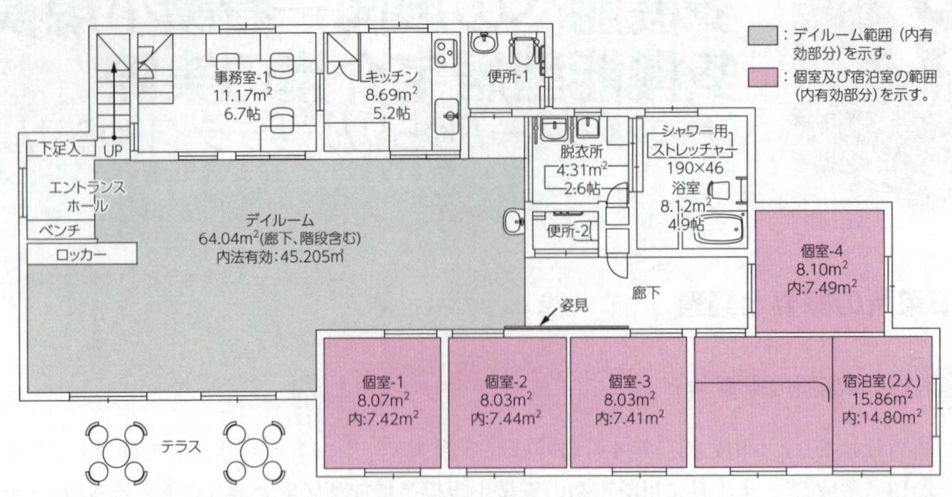

図 5-3-1　フロア図

さる地主さんに出会うことができました。念じれば通じるという体験でした。そのとき快く土地を貸してくださった恩人の地主さんは、その後当事業所で亡くなられました。入院先の病院から生まれ育った場所に戻りたいという希望に寄り添うことができ、少し恩返しができたかもしれません。

2）行政への相談と施設の体制づくり

用地探しと並行して、指定申請・建築許可や補助金などについて川崎市に相談しました。市にとっても看多機の申請相談は初めてで、まだ公募体制も整備されていない頃でしたが、丁寧に対応していただきました。医療ニーズの高い退院患者の受け皿が充足していない地域では、自治体が公募していなくても事業所側から積極的に開設の意思を伝えていくとよいでしょう。結果的に市から公的介護施設整備助成（当時 2,000 万円）の交付が受けられ助けられました。しかし助成金だけでは不足なため建築費用として 4,500 万円を銀行から借り入れました。

看多機は地域密着型サービスです。当社のある岡上は川崎市麻生区の飛び地で周囲を東京都町田市に囲まれている地域のため、訪問看護の利用者も約半数は町田市にお住まいの方でした。そのため訪問看護同様に町田市の方からも看多機の希望があり、市に調整をお願いして 2 km 以内にお住いの方であれば 5 人までは町田市からも受け入れ可能な体制をつくることができました。

3）施設の概要と特徴

当事業所は土地を借り入れて、建物を自社で建設しました。木造 2 階建てで、1 階は通いや泊まりの利用者スペース、2 階がステーションの事務所や休憩室、洗濯室などになっています（図 5-3-1、写真 5-3-1、5-3-2）。外観的にはちょっと細長い一軒家に見えます。できるだけ施設・病院のような雰囲気ではなく、普通の家のように見えるように設計しました。資金に余裕がなく土地も 376 m^{2}だったのでおのずとそうなったところもありますが……。泊まりのベッドは 6 床にしました。2 階に宿泊スペースを広げることは可能でした

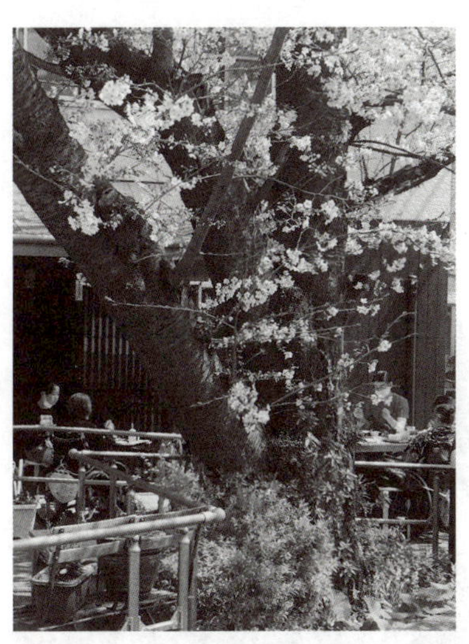
写真 5-3-1 シンボルツリーの桜の下での会食

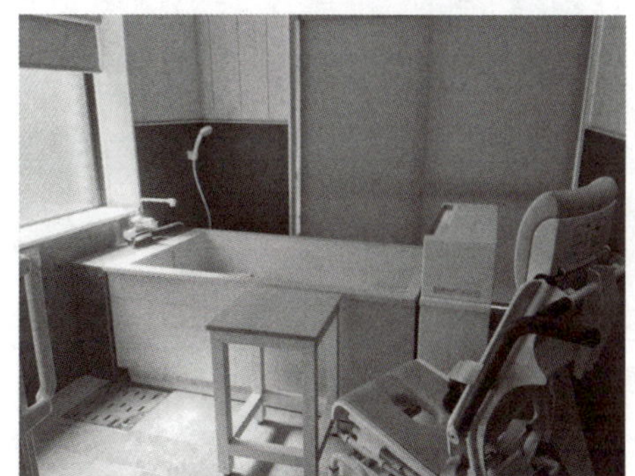
写真 5-3-2 ヒノキ風呂の機械浴

がエレベーターが必要になってしまうこともあり、1階の6床にしました。制度上は9床可能ですが、重症者が予想されるので、夜勤者1人で1階・2階を見守るのは事故のリスクが上がってしまうと考えたこともあります。

もし広さに余裕があれば、倉庫のスペースや処置を行える部屋を設置するとよいでしょう。後から狭くなって倉庫としてアパートを借りることになりました。古家などをうまく改装できるとよいのでしょうが、バリアフリー化やスプリンクラーの設備、防災・衛生管理などの整備も必要になります。

2 開所後の運営状況

1 開所後の経過

年末にチラシやハローワークで初めて介護職員の求人・採用を行い、何とか人員基準をクリアして開所にこぎつけました。経営面は半年間は火の車でした。利用を希望されていた数人の方が開所前に亡くなられて、開所時は1人の利用者さんを6人の介護職が担当しているような状況でした。今思うと開所前の広報活動が不十分だったと反省しています。ケアマネジャーも看多機を知らない時期でしたから、開所してから慌てて住民や病院の地域連携室、ケアマネジャー連絡会に出向いて周知活動をしました。地域の夏祭りに出店したり、地域の方も参加できる餅つき会や認知症研修を開催したりして町内会にも馴染むことができました（写真 5-3-3、5-3-4）。

一時的には身内に借金を頼んだ時期もありましたが、少しずつ大学病院や地域包括支援センターから直接紹介がくるようになり、利用者登録が15人を超えてからは経営も軌道に乗りました。地域密着型サービスを行う大手の会社では、開所時に登録者を15人確保しておくのは当たり前のようです。医療職には苦手な営業分野ですが重要だと反省しています。現在は看多機も全国で500事業所を超え、ノウハウをもち、相談できるところもあります。

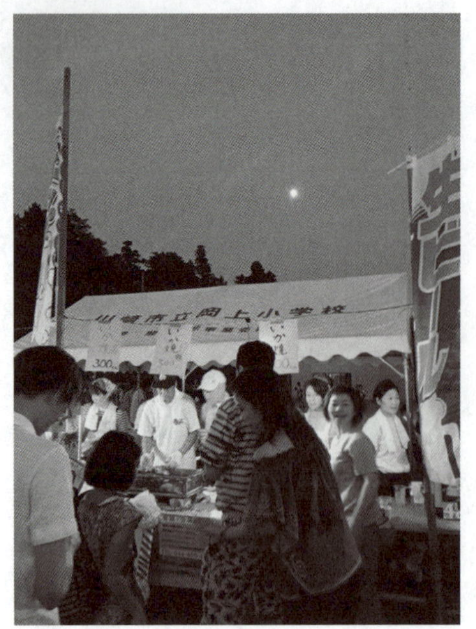
写真 5-3-3　夏祭り

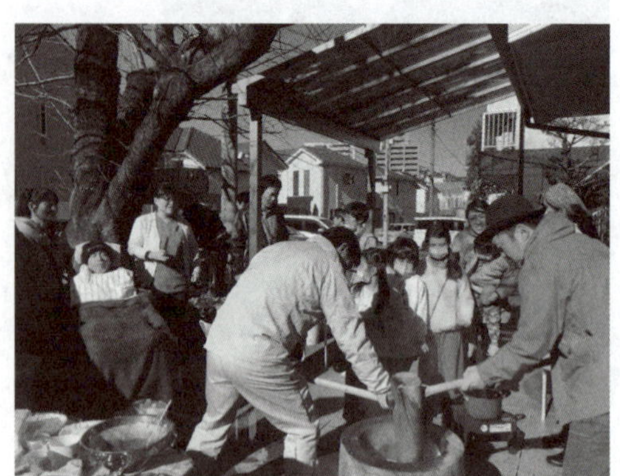
写真 5-3-4　餅つき会

2　効率的な開設とサービス提供のために

看多機開設半年後に「居宅支援センターゆらりん」「ヘルパーステーションゆらりん」を併設しました。通常の居宅サービスと地域密着型サービスの行き来ができやすいこと（ケアマネジャーが変わることの抵抗感があるため）は必要だと考えたからです。なかなか実現できませんが、今月は居宅・来月は看多機、グループホームや特別養護老人ホームに入所したけれどもう一度最期は看多機を使って在宅で、というような対応が普通になるといいなと考えています。介護スタッフも順次、喀痰吸引等研修（第一号）の資格を取得する中で、その力を看多機以外の在宅で発揮する場も考え訪問介護も作りました。大手や医療法人は別として、訪問看護ステーションから立ち上げる事業所の場合には、先に居宅支援・訪問介護を開設して、看多機に取り組まれるのがよいかもしれません。どうしても訪問看護と比較して看多機は初期投資が大きいですし、職員が医療職だけの訪問看護ステーションがほとんどでしょうから、まずは同じスペースで居宅支援・訪問介護を開始し、軌道に乗ってから看多機を開設するのがよいかもしれません。同一敷地であれば、専任以外のスタッフ人員配置は柔軟に行うことができます。看多機開設時の人材・利用者確保のうえでも有効かもしれません。また通常の在宅サービスと看多機を利用者の状態によってスムーズに行き来できる体制づくりができれば、一人暮らしや退院直後の不安定な期間、介護する家族の状況が整わない間や最期の看取りの時期など、必要な時期にそれぞれのサービスを利用することができるでしょう。それによって在宅療養の質はかなり高くなります。

3 実践事例

訪問看護だけでは利用者のニーズにこたえることが難しかったと思われる事例をいくつか紹介します。

1 Aさん

70代・男性　肺がん末期　要介護2

数年前に妻を亡くし、生活保護受給。全く身寄りのない独居。

ケアマネジャーからの依頼で、春に週2回の訪問看護から開始となりました。夏に外出困難となり訪問診療が開始となって、在宅酸素療法・医療用麻薬による疼痛緩和が導入されました。訪問介護も週3回入っていましたが、転倒が頻回となって晩秋に看多機に移行。「病院は嫌いだ。ぎりぎりまで家で過ごす。布団から出られなくなったら、お前さんのところに連れて行ってくれ。死んだら妻の遺骨と一緒にどこかに埋葬してくれ」というのがAさんの希望でした。訪問看護・介護で毎日訪問し、週1回の通いで入浴を行っていましたが、年末にはベッド横のポータブルトイレにも移乗できなくなり、自宅から看多機に移って連続の泊まりとなりました。最期の2週間を看多機で過ごされたのですが、クリスマスには、唐揚げやケーキを一緒に食べることもできました。言葉遣いは荒い方でしたが、本当は寂しがりやでした。人の話し声がいつも聞こえ、馴染みのスタッフとのかかわりの中で笑顔もたくさん見せ、スタッフに見守られながら最期を迎えました。火葬に参列し、その後奥様の遺骨とともに埋葬できました。

Aさんだけではありません。家族とともに最期まで訪問看護で看取ることももちろんですが、独居の場合や介護者が高齢の場合、動けなくなったら誰かに傍にいて欲しいと望まれることがあります。一人きりで天井を眺めて不安の中で過ごす時間は長く辛いことです。そのような方々が連続した泊まりで最期を過ごされるのを、看多機のスタッフで見守り、看取ってきました。

2 Bさん

80代・女性　くも膜下出血　右麻痺、失語症　要介護5

発症後救急病院から半年間リハビリ病院に入院していました。いよいよ退院の時期となり、娘さんが開設したばかりの当事業所を見学にいらっしゃいました。仕事があって平日は忙しいが、失語症の母を施設には入れたくないと希望され看多機の利用開始となりました。

リハビリ病院からの退院サマリーには、重度の摂食嚥下障害があり、胃ろうからの経管栄養、嘔気もあるので毎食前に胃ろうを開放・頻回な吸引も必要と記されていました。平日は看多機通所で過ごされていたため、往診医・歯科医と相談しながら半固形注入に変え、少しずつ経口からゼリーなどを摂取することを試み始めました。誤嚥のないことを確認しながらミキサー食、全粥と進み、普通食を食べられるようになりました。毎日3食すべてに馴染みの看護師・介護職がかかわれたことが、改善を導いたのだと思います。

このようなADLの改善例は、Bさんだけではありません。経鼻経管栄養で両手をミトンでくるまれて退院された方が、数カ月後にご自身で普通食を食べられるようになりました。また、食事はミキサー食で食後は必ず吸引が必要と退院カンファレンスで言われて、家族の不安が強く看多機に移行された方が、３カ月後にはお粥・軟菜にアップし、吸引も必要ないと判断し、以前の居宅サービスや特養に戻られました。病院は治療の場であるため患者さんの可能性にゆっくり付き添う時間はなく、リスク管理に追われていますから生活を整えることはできません。看多機では本人や家族との信頼関係を築けば、もしかしたらこの方は食べられるのではないか、という挑戦が可能になります。万一必要になったら、吸引・点滴などの医療ケアが行えるという安心感もあります。

３　Cさん

60代・女性　多系統萎縮症・人工呼吸器、胃ろう、尿道留置カテーテル　要介護５

病気が進行し、ほぼ寝たきりとなってからも、ご主人の懸命の介護とさまざまなサービスを利用しながら在宅を継続されていました。しかし、今回の入院で人工呼吸器が導入となり、吸引も頻回なために今までの在宅サービスでは対応できなくなって、大学病院から相談が来ました。退院カンファレンスでご主人は「自分がずっと看たいと思っている。だが週１、２日の大学講師の仕事は続けていきたい」と言われました。そこで、ご主人の仕事のある月・火曜は泊まり、金曜日は通いを利用され、その他の曜日は訪問で対応しています。もうその生活が６年続いています。時々ご主人の体調や用事で予定外に泊まりを利用されることはありますが、知らない所にお願いするわけではないので安心だと言われます。

医療ケアが必要で看多機を選択された利用者は、Cさん以外にもたくさんいます。介護者の出張や夜勤などの仕事の都合に合わせた泊まり、あるいは遅い時間や早い時間の送迎に対応したりといった利用ができることで、介護と仕事の両立が可能になります。介護疲れのレスパイトという役割だけでなく、「通い」と「泊まり」が同じ場所にあることで、家族の就労

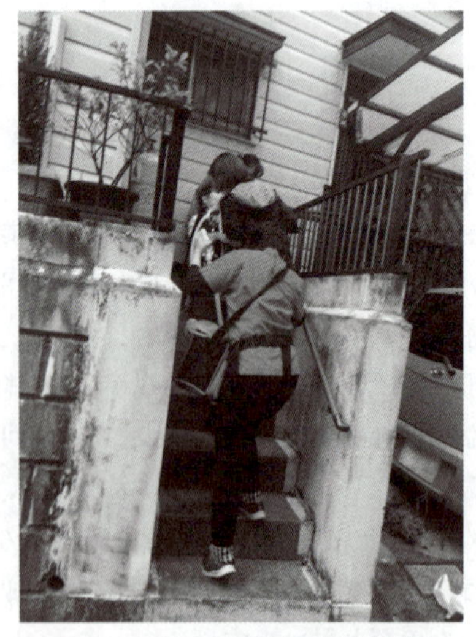

写真 5-3-5　人工呼吸器を利用している方の送迎

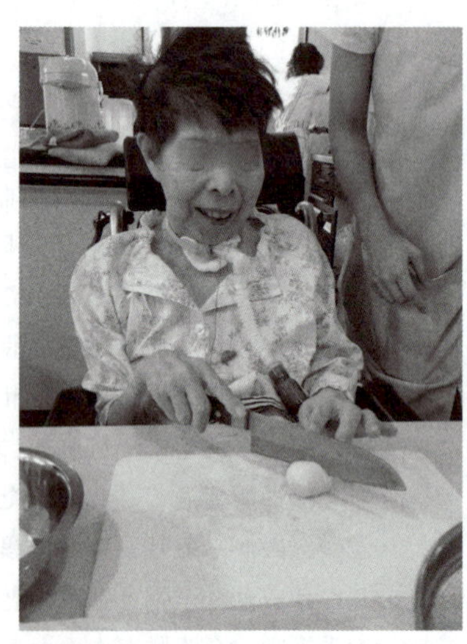

写真 5-3-6　カレーライスづくり

継続を支援することができるのです。ショートだけどこかに行くというのではないので、認知症の方にとっても安心感があります。「ここがあったから親を嫌がる施設に入れることなく、仕事も辞めなくて済みました」と言われるのが私たちにスタッフにとって喜びです。在宅で人工呼吸器を利用している方も複数いますが、看護職と介護職で、階段があれば3人での送迎にも対応しています（写真 5-3-5・6）。雨の日は通いを訪問看護・介護に変えるなど柔軟にプランを変更しています。

4　看護小規模多機能型居宅介護が担う役割とこれからの課題

1　看多機が地域で果たす役割

介護保険創設から21年、看多機という新しいサービスも10年目を迎えようとしていますが、医療職・介護職の方にもまだまだ周知が不足しています。当事業所は8年目、毎年地区の夏祭りなどに出店したり、運営推進会議に町内会や民生委員さんに参加していただきながら、地域に溶け込むように努力してきました。地域の中に歩いて行けて気楽に相談ができる場所があることは大切です。少しずつですが、小さな会社でも看多機を開設したことにより在宅を支える手ワザが増え、訪問看護だけではなし得ない効果を実感するとともに、限られた介護保険の資源を有効に活用するためのツールとして機能していると考えます（税金の無駄使いをしていないという達成感です）。都会で特別養護老人ホームの造設には多額の資金が必要です。病院のベッド数が減っていく中、看多機は地域包括ケアシステムで重要な役割を担っていくことになるでしょう。

また地域包括ケアシステムでは医療と介護の連携がその構築のために重要なポイントになります。その観点から見ても看多機は看護と介護の協働が一番効果的に行われるサービスで、人材を育成し有効に活用していくことができます。介護職員が順次、喀痰吸引等研修（第一号）を修了していきます。看護師がトイレ介助をしている間に介護職員が胃ろうをつないでいるという場面も、当事業所では珍しくありません。休職期間が長かった看護師がここで医療ケアを再確認したり、訪問介護は自信がないと言っていた介護職員が観察能力を向上させて重症者の訪問に行けるようになったりという育成の場としての機能もあります。看多機の現場は、急に泊まりになったり、送迎の時間が変わったり、通院に付き添ったり、買い物に一緒に行ったりと毎日のようにプラン変更に対応していかなければなりません。スタッフは大変ですが、その小回りがきくところが小規模であることの良さです。多くの時間を利用者とともに過ごすことで、体調・生活・精神面の変化などを把握しケアに活かすことができるので、悪化の防止にもつながります。小規模だからどのスタッフも利用者の情報を共有しているため、ケアを改善していくことができ、自信にもつながります

また何より素晴らしいことは、訪問看護ステーションだけでは十分に果たすことができないグリーフケアの場になるということです。主介護者だった配偶者やその家族が、看取ったあとにボランティアで来てくださることがたくさんあります。習字を教えにきてくれたり、野菜を育ててくれたり、イベントを手伝ってくれたり、利用者さんの話相手になってくれたり……。そういったボランティアの方々がいつの日かもし認知症や病気で介護される側になったとしても、そこで同じ場所で最期まで知ってる顔に囲まれて過ごせることができたら

幸せなことではないでしょうか。

施設をつくるということはハードルが高く、採算性などが不安で開設を躊躇されるかもしれません。しかし介護保険サービスの中で初めて"看護"という言葉が付いたサービスです。看護師が引っ張っていかなければなりません。いくつかの事業所を見学しましたが、訪問看護から参入した看多機のほうが、重度な方を支え、看取りも多く行っていました。訪問看護師にとって「重度だから断る」ということは、そのプライドが許さないのだろうと思います。訪問看護ステーションが黒字化したら、看多機への参入もぜひ検討していただき、看多機の仲間が広がり、医療ニーズの高い方でも地域で暮らせる町が増えていくことを願っています。

2　これからの地域共生にむけて

看多機「ナーシングホームゆらりん」の登録数がいっぱいになったわけではありませんでしたが、2017（平成29）年に数百メートル先にサテライト「ゆらりん家」を開所しました。末期がん・難病などの重症者が多くなる中で、軽度者の方へのレクリエーションや活動を十分に行えないことや「KIDSゆらりん」を発展させて、子どもから高齢者までという年齢や縦横のない地域包括的なものをつくりたいと思ったからです。「ゆらりん家」では子どもと高齢者が行事や散歩を一緒に楽しむことができて、穏やかな空気が流れています（**写真5-3-7・8**）。

ここにきて「KIDSゆらりん」の子どもが18歳になり、高校卒業、養護学校卒業後に通う生活介護がこの地区に全く足りていない現実を知りました。毎日学校や放課後デイに通っていた児が週に2日しか外出できないことへの憤りから、「KIDSゆらりん」を生活介護も含む多機能型にしました。看多機でも共生型サービス（児童発達支援・放課後等デイ・生活介護）の申請を行いました。今もまだ目の前の"困ったな～"の中で、できることに対応してるよ

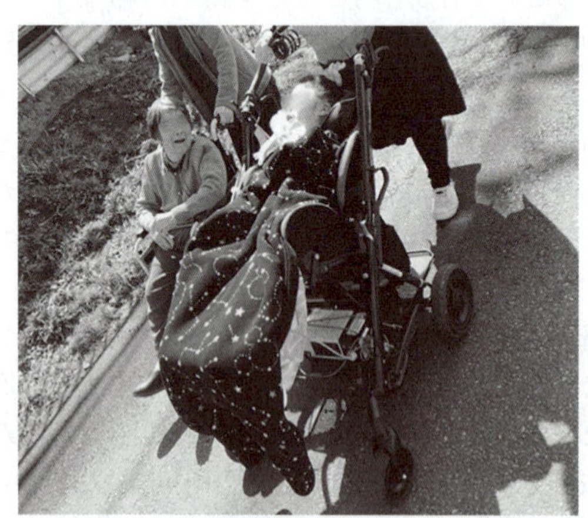

写真5-3-7　一緒の散歩は笑顔いっぱい

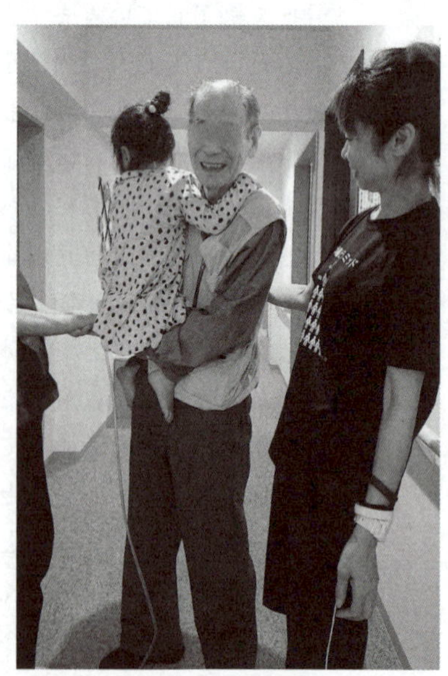

写真5-3-8　子どもを抱くと背筋がピン！

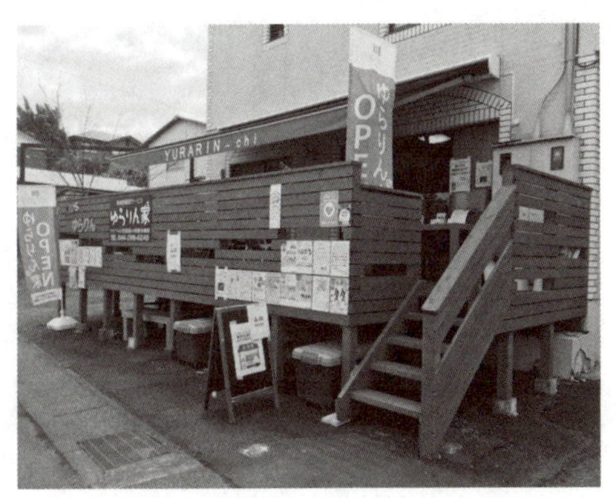

写真 5-3-9　地域開放「ゆらりん家」

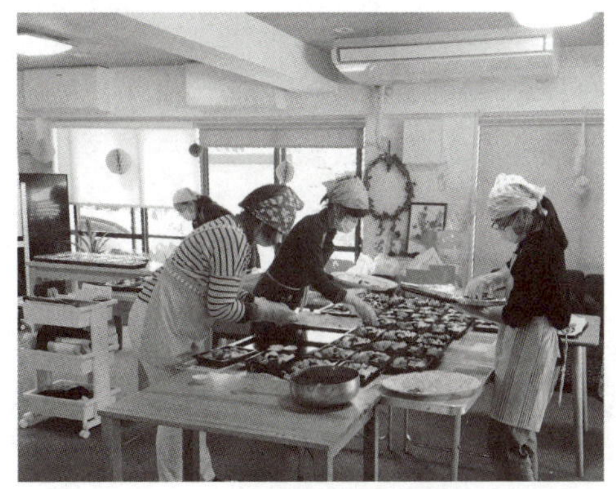

写真 5-3-10　毎日曜の弁当づくり

うな状況は変わりませんが、国も高齢者課題だけではなく、地域包括ケアシステムにシフトしています。自分の地域の課題解決が以前より行政に提案できる時代に変わってきています。

2019年10月から「ゆらりん家」では市のモデル事業（小地域における生活支援体制整備事業）の年間350万円の予算をいただき、生活支援コーディネーターを配置して、地域住民への「ゆらりん家」開放を行っています。毎週日曜日に料理上手な人に料理を作っていただき、ボランティアも募って、「だれでもおいで～」とゆらりん家食堂を始めました（写真 5-3-9）。子ども食堂のように、でも年齢にかかわらず、地域の高齢者の方や子育て奮闘中の親子らが自然な形で集まっています（コロナ禍の現在は弁当を60食作り、配達・販売をしています。毎週予約で完売です）（写真 5-3-10）。健康体操や歌声喫茶、健康ウォークやガーデン作りなども企画してきました。ボランティアもさまざまな年齢で、「ここに来る日が楽しみなんです」と中学生ボランティアも増えています。

要介護になる前に顔見知りを増やし、「あの人、認知症よ。早くどこかに入所させないと可哀想よ」などとご近所さんに言われるのではなく、「○○さん、今日一緒にゆらりん家行かない？　買物とか困ってない？」と声かけられる輪を拡げるのが目標です。

訪問看護だけでなく、事業が多機能になったことで、高齢者・子ども・障がい者という制約のない、共に暮らすための居場所づくり・地域づくりに向かうことが可能になりました。

資料編

資料１　介護保険法（抄）

資料２　介護保険法施行規則（抄）

資料３　指定居宅サービス等の事業の人員、設備及び運営に関する基準（抄）

資料４　指定居宅サービス等及び指定介護予防サービス等に関する基準について(抄)

資料５　訪問看護療養費に係る指定訪問看護の費用の額の算定方法の一部改正に伴う実施上の留意事項について

資料６　指定老人訪問看護の事業及び指定訪問看護の事業の会計・経理準則(抄)

資料７　医療保険・介護保険に係る訪問看護等の報酬

資料1　法律

介護保険法（抄）

（平成9年12月17日法律第123号/最終改正　令和5年5月19日法律第31号）

第1章　総則

（目的）

第1条　この法律は、加齢に伴って生ずる心身の変化に起因する疾病等により要介護状態となり、入浴、排せつ、食事等の介護、機能訓練並びに看護及び療養上の管理その他の医療を要する者等について、これらの者が尊厳を保持し、その有する能力に応じ自立した日常生活を営むことができるよう、必要な保健医療サービス及び福祉サービスに係る給付を行うため、国民の共同連帯の理念に基づき介護保険制度を設け、その行う保険給付等に関して必要な事項を定め、もって国民の保健医療の向上及び福祉の増進を図ることを目的とする。

（介護保険）

第2条　介護保険は、被保険者の要介護状態又は要支援状態（以下「要介護状態等」という。）に関し、必要な保険給付を行うものとする。

2　前項の保険給付は、要介護状態等の軽減又は悪化の防止に資するよう行われるとともに、医療との連携に十分配慮して行われなければならない。

3　第1項の保険給付は、被保険者の心身の状況、その置かれている環境等に応じて、被保険者の選択に基づき、適切な保健医療サービス及び福祉サービスが、多様な事業者又は施設から、総合的かつ効率的に提供されるよう配慮して行われなければならない。

4　第1項の保険給付の内容及び水準は、被保険者が要介護状態となった場合においても、可能な限り、その居宅において、その有する能力に応じ自立した日常生活を営むことができるように配慮されなければならない。

（保険者）

第3条　市町村及び特別区は、この法律の定めるところにより、介護保険を行うものとする。

2　市町村及び特別区は、介護保険に関する収入及び支出について、政令で定めるところにより、特別会計を設けなければならない。

（国民の努力及び義務）

第4条　国民は、自ら要介護状態となることを予防するため、加齢に伴って生ずる心身の変化を自覚して常に健康の保持増進に努めるとともに、要介護状態となった場合においても、進んでリハビリテーションその他の適切な保健医療サービス及び福祉サービスを利用することにより、その有する能力の維持向上に努めるものとする。

2　国民は、共同連帯の理念に基づき、介護保険事業に要する費用を公平に負担するものとする。

（国及び地方公共団体の責務）

第5条　国は、介護保険事業の運営が健全かつ円滑に行われるよう保健医療サービス及び福祉サービスを提供する体制の確保に関する施策その他の必要な各般の措置を講じなければならない。

2　都道府県は、介護保険事業の運営が健全かつ円滑に行われるように、必要な助言及び適切な援助をしなければならない。

3　都道府県は、前項の助言及び援助をするに当たっては、介護サービスを提供する事業所又は施設における業務の効率化、介護サービスの質の向上その他の生産性の向上に資する取組が促進されるよう努めなければならない。

4　国及び地方公共団体は、被保険者が、可能な限り、住み慣れた地域でその有する能力に応じ自立した日常生活を営むことができるよう、保険給付に係る保健医療サービス及び福祉サービスに関する施策、要介護状態等となることの予防又は要介護状態等の軽減若しくは悪化の防止のための施策並びに地域における自立した日常生活の支援のための施策を、医療及び居住に関する施策との有機的な連携を図りつつ包括的に推進するよう努めなければならない。

5　国及び地方公共団体は、前項の規定により同項に掲げる施策を包括的に推進するに当たっては、障害者その他の者の福祉に関する施策との有機的な連携を図るよう努めるとともに、地域住民が相互に人格と個性を尊重し合いながら、参加し、共生する地域社会の実現に資するよう努めなければならない。

（認知症に関する施策の総合的な推進等）

第5条の2　国及び地方公共団体は、認知症（アルツハイマー病その他の神経変性疾患、脳血管疾患その他の疾患により日常生活に支障が生じる程度にまで認知機能が低下した状態として政令で定める状態をいう。以下同じ。）に対する国民の関心及び理解を深め、認知症である者への支援が適切に行われるよう、認知症に関する知識の普及及び啓発に努めなければならない。

2　国及び地方公共団体は、被保険者に対して認知症に係る適切な保健医療サービス及び福祉サービスを提供するため、研究機関、医療機関、介護サービス事業者（第115条の32第1項に規定する介護サービス事業者をいう。）等と連携し、認知症の予防、診断及び治療並びに認知症である者の心身の特性に応じたリハビリテーション及び介護方法に関する調査研究の推進に努めるとともに、その成果を普及し、活用し、及び発展させるよう努めなければならない。

3　国及び地方公共団体は、地域における認知症である者への支援体制を整備すること、認知症である者を現に介護する者の支援並びに認知症である者の支援に係る人材の確保及び資質の向上を図るために必要な措置を講ずることその他の認知症に関する施策を総合的に推進するよう努めなければならない。

4　国及び地方公共団体は、前三項の施策の推進に当たっては、認知症である者及びその家族の意向の尊重に配慮するとともに、認知症である者が地域社会において尊厳を保持しつつ他の人々と共生することができるように努めなければならない。

（医療保険者の協力）

第6条　医療保険者は、介護保険事業が健全かつ円滑に行われるよう協力しなければならない。

（定義）

第7条　この法律において「要介護状態」とは、身体上又は精神上の障害があるために、入浴、排せつ、食事等の日常生活における基本的な動作の全部又は一部について、厚生労働省令で定める期間にわたり継続して、常時介護を要すると見込まれる状態であって、その介護の必要の程度に応じて厚生労働省令で定める区分（以下「要介護状態区分」という。）のいずれかに該当するもの（要支援状態に該当するものを除く。）をいう。

2　この法律において「要支援状態」とは、身体上若しくは精神上の障害があるために入浴、排せつ、食事等の日常生活における基本的な動作の全部若しくは一部について厚生労働省令で定める期間にわたり継続して常時介護を要する状態の軽減若しくは悪化の防止に特に資する支援を要すると見込まれ、又は身体上若しくは精神上の障害があるために厚生労働省令で定める期間にわたり継続して日常生活を営むのに支障があると見込まれる状態であって、支援の必要の程度に応じて厚生労働省令で定める区分（以下「要支援状態区分」という。）のいずれかに該当するものをいう。
3　この法律において「要介護者」とは、次の各号のいずれかに該当する者をいう。
一　要介護状態にある65歳以上の者
二　要介護状態にある40歳以上65歳未満の者であって、その要介護状態の原因である身体上又は精神上の障害が加齢に伴って生ずる心身の変化に起因する疾病であって政令で定めるもの（以下「特定疾病」という。）によって生じたものであるもの
4　この法律において「要支援者」とは、次の各号のいずれかに該当する者をいう。
一　要支援状態にある65歳以上の者
二　要支援状態にある40歳以上65歳未満の者であって、その要支援状態の原因である身体上又は精神上の障害が特定疾病によって生じたものであるもの
5　この法律において「介護支援専門員」とは、要介護者又は要支援者（以下「要介護者等」という。）からの相談に応じ、及び要介護者等がその心身の状況等に応じ適切な居宅サービス、地域密着型サービス、施設サービス、介護予防サービス若しくは地域密着型介護予防サービス又は特定介護予防・日常生活支援総合事業（第115条の45第1項第一号イに規定する第一号訪問事業、同号ロに規定する第一号通所事業又は同号ハに規定する第一号生活支援事業をいう。以下同じ。）を利用できるよう市町村、居宅サービス事業を行う者、地域密着型サービス事業を行う者、介護保険施設、介護予防サービス事業を行う者、地域密着型介護予防サービス事業を行う者、特定介護予防・日常生活支援総合事業を行う者等との連絡調整等を行う者であって、要介護者等が自立した日常生活を営むのに必要な援助に関する専門的知識及び技術を有するものとして第69条の7第1項の介護支援専門員証の交付を受けたものをいう。
6　この法律において「医療保険各法」とは、次に掲げる法律をいう。
一　健康保険法（大正11年法律第70号）
二　船員保険法（昭和14年法律第73号）
三　国民健康保険法（昭和33年法律第192号）
四　国家公務員共済組合法（昭和33年法律第128号）
五　地方公務員等共済組合法（昭和37年法律第152号）
六　私立学校教職員共済法（昭和28年法律第245号）
7　この法律において「医療保険者」とは、医療保険各法の規定により医療に関する給付を行う全国健康保険協会、健康保険組合、都道府県及び市町村（特別区を含む。）、国民健康保険組合、共済組合又は日本私立学校振興・共済事業団をいう。
8　この法律において「医療保険加入者」とは、次に掲げる者をいう。
一　健康保険法の規定による被保険者。ただし、同法第3条第2項の規定による日雇特例被保険者を除く。
二　船員保険法の規定による被保険者
三　国民健康保険法の規定による被保険者
四　国家公務員共済組合法又は地方公務員等共済組合法に基づく共済組合の組合員
五　私立学校教職員共済法の規定による私立学校教職員共済制度の加入者
六　健康保険法、船員保険法、国家公務員共済組合法（他の法律において準用する場合を含む。）又は地方公務員等共済組合法の規定による被扶養者。ただし、健康保険法第3条第2項の規定による日雇特例被保険者の同法の規定による被扶養者を除く。
七　健康保険法第126条の規定により日雇特例被保険者手帳の交付を受け、その手帳に健康保険印紙をはり付けるべき余白がなくなるに至るまでの間にある者及び同法の規定によるその者の被扶養者。ただし、同法第3条第2項ただし書の規定による承認を受けて同項の規定による日雇特例被保険者とならない期間内にある者及び同法第126条第3項の規定により当該日雇特例被保険者手帳を返納した者並びに同法の規定によるその者の被扶養者を除く。
9　この法律において「社会保険各法」とは、次に掲げる法律をいう。
一　この法律
二　第6項各号（第四号を除く。）に掲げる法律
三　厚生年金保険法（昭和29年法律第115号）
四　国民年金法（昭和34年法律第141号）

第8条　この法律において「居宅サービス」とは、訪問介護、訪問入浴介護、訪問看護、訪問リハビリテーション、居宅療養管理指導、通所介護、通所リハビリテーション、短期入所生活介護、短期入所療養介護、特定施設入居者生活介護、福祉用具貸与及び特定福祉用具販売をいい、「居宅サービス事業」とは、居宅サービスを行う事業をいう。
2　この法律において「訪問介護」とは、要介護者であって、居宅（老人福祉法（昭和38年法律第133号）第20条の6に規定する軽費老人ホーム、同法第29条第1項に規定する有料老人ホーム（以下「有料老人ホーム」という。）その他の厚生労働省令で定める施設における居室を含む。以下同じ。）において介護を受けるもの（以下「居宅要介護者」という。）について、その者の居宅において介護福祉士その他政令で定める者により行われる入浴、排せつ、食事等の介護その他の日常生活上の世話であって、厚生労働省令で定めるもの（定期巡回・随時対応型訪問介護看護（第15項第2号に掲げるものに限る。）又は夜間対応型訪問介護に該当するものを除く。）をいう。
3　この法律において「訪問入浴介護」とは、居宅要介護者について、その者の居宅を訪問し、浴槽を提供して行われる入浴の介護をいう。
4　この法律において「訪問看護」とは、居宅要介護者（主治の医師がその治療の必要の程度につき厚生労働省令で定める基準に適合していると認めたものに限る。）について、その者の居宅において看護師その他厚生労働省令で定める者により行われる療養上の世話又は必要な診療の補助をいう。
5　この法律において「訪問リハビリテーション」とは、居宅要介護者（主治の医師がその治療の必要の程度につき厚生労働省令で定める基準に適合していると認めたものに限る。）について、その者の居宅において、その心身の機能の維持回復を図り、日常生活の自立を助けるために行われる理学療法、作業療法その他必要なリハビリテーションをいう。
6　この法律において「居宅療養管理指導」とは、居宅要介護者について、病院、診療所又は薬局（以下「病院等」という。）の医師、歯科医師、薬剤師その他厚生労働省令で定める者により行われる療養上の管理及び指導であって、厚生労働省令で定めるものをいう。
7　この法律において「通所介護」とは、居宅要介護者について、老人福祉法第5条の2第3項の厚生労働省令で定め

る施設又は同法第20条の2の2に規定する老人デイサービスセンターに通わせ、当該施設において入浴、排せつ、食事等の介護その他の日常生活上の世話であって厚生労働省令で定めるもの及び機能訓練を行うこと（利用定員が厚生労働省令で定める数以上であるものに限り、認知症対応型通所介護に該当するものを除く。）をいう。

8　この法律において「通所リハビリテーション」とは、居宅要介護者（主治の医師がその治療の必要の程度につき厚生労働省令で定める基準に適合していると認めたものに限る。）について、介護老人保健施設、介護医療院、病院、診療所その他の厚生労働省令で定める施設に通わせ、当該施設において、その心身の機能の維持回復を図り、日常生活の自立を助けるために行われる理学療法、作業療法その他必要なリハビリテーションをいう。

9　この法律において「短期入所生活介護」とは、居宅要介護者について、老人福祉法第5条の2第4項の厚生労働省令で定める施設又は同法第20条の3に規定する老人短期入所施設に短期間入所させ、当該施設において入浴、排せつ、食事等の介護その他の日常生活上の世話及び機能訓練を行うことをいう。

10　この法律において「短期入所療養介護」とは、居宅要介護者（その治療の必要の程度につき厚生労働省令で定めるものに限る。）について、介護老人保健施設、介護医療院その他の厚生労働省令で定める施設に短期間入所させ、当該施設において看護、医学的管理の下における介護及び機能訓練その他必要な医療並びに日常生活上の世話を行うことをいう。

11　この法律において「特定施設」とは、有料老人ホームその他厚生労働省令で定める施設であって、第21項に規定する地域密着型特定施設でないものをいい、「特定施設入居者生活介護」とは、特定施設に入居している要介護者について、当該特定施設が提供するサービスの内容、これを担当する者その他厚生労働省令で定める事項を定めた計画に基づき行われる入浴、排せつ、食事等の介護その他の日常生活上の世話であって厚生労働省令で定めるもの、機能訓練及び療養上の世話をいう。

12　この法律において「福祉用具貸与」とは、居宅要介護者について福祉用具（心身の機能が低下し日常生活を営むのに支障がある要介護者等の日常生活上の便宜を図るための用具及び要介護者等の機能訓練のための用具であって、要介護者等の日常生活の自立を助けるためのものをいう。次項並びに次条第10項及び第11項において同じ。）のうち厚生労働大臣が定めるものの政令で定めるところにより行われる貸与をいう。

13　この法律において「特定福祉用具販売」とは、居宅要介護者について福祉用具のうち入浴又は排せつの用に供するものその他の厚生労働大臣が定めるもの（以下「特定福祉用具」という。）の政令で定めるところにより行われる販売をいう。

14　この法律において「地域密着型サービス」とは、定期巡回・随時対応型訪問介護看護、夜間対応型訪問介護、地域密着型通所介護、認知症対応型通所介護、小規模多機能型居宅介護、認知症対応型共同生活介護、地域密着型特定施設入居者生活介護、地域密着型介護老人福祉施設入所者生活介護及び複合型サービスをいい、「特定地域密着型サービス」とは、定期巡回・随時対応型訪問介護看護、夜間対応型訪問介護、地域密着型通所介護、認知症対応型通所介護、小規模多機能型居宅介護及び複合型サービスをいい、「地域密着型サービス事業」とは、地域密着型サービスを行う事業をいう。

15　この法律において「定期巡回・随時対応型訪問介護看護」とは、次の各号のいずれかに該当するものをいう。

一　居宅要介護者について、定期的な巡回訪問により、又は随時通報を受け、その者の居宅において、介護福祉士その他第2項の政令で定める者により行われる入浴、排せつ、食事等の介護その他の日常生活上の世話であって、厚生労働省令で定めるものを行うとともに、看護師その他厚生労働省令で定める者により行われる療養上の世話又は必要な診療の補助を行うこと。ただし、療養上の世話又は必要な診療の補助にあっては、主治の医師がその治療の必要の程度につき厚生労働省令で定める基準に適合していると認めた居宅要介護者についてのものに限る。

二　居宅要介護者について、定期的な巡回訪問により、又は随時通報を受け、訪問看護を行う事業所と連携しつつ、その者の居宅において介護福祉士その他第2項の政令で定める者により行われる入浴、排せつ、食事等の介護その他の日常生活上の世話であって、厚生労働省令で定めるものを行うこと。

16　この法律において「夜間対応型訪問介護」とは、居宅要介護者について、夜間において、定期的な巡回訪問により、又は随時通報を受け、その者の居宅において介護福祉士その他第2項の政令で定める者により行われる入浴、排せつ、食事等の介護その他の日常生活上の世話であって、厚生労働省令で定めるもの（定期巡回・随時対応型訪問介護看護に該当するものを除く。）をいう。

17　この法律において「地域密着型通所介護」とは、居宅要介護者について、老人福祉法第5条の2第3項の厚生労働省令で定める施設又は同法第20条の2の2に規定する老人デイサービスセンターに通わせ、当該施設において入浴、排せつ、食事等の介護その他の日常生活上の世話であって厚生労働省令で定めるもの及び機能訓練を行うこと（利用定員が第7項の厚生労働省令で定める数未満であるものに限り、認知症対応型通所介護に該当するものを除く。）をいう。

18　この法律において「認知症対応型通所介護」とは、居宅要介護者であって、認知症であるものについて、老人福祉法第5条の2第3項の厚生労働省令で定める施設又は同法第20条の2の2に規定する老人デイサービスセンターに通わせ、当該施設において入浴、排せつ、食事等の介護その他の日常生活上の世話であって厚生労働省令で定めるもの及び機能訓練を行うことをいう。

19　この法律において「小規模多機能型居宅介護」とは、居宅要介護者について、その者の心身の状況、その置かれている環境等に応じて、その者の選択に基づき、その者の居宅において、又は厚生労働省令で定めるサービスの拠点に通わせ、若しくは短期間宿泊させ、当該拠点において、入浴、排せつ、食事等の介護その他の日常生活上の世話であって厚生労働省令で定めるもの及び機能訓練を行うことをいう。

20　この法律において「認知症対応型共同生活介護」とは、要介護者であって認知症であるもの（その者の認知症の原因となる疾患が急性の状態にある者を除く。）について、その共同生活を営むべき住居において、入浴、排せつ、食事等の介護その他の日常生活上の世話及び機能訓練を行うことをいう。

21　この法律において「地域密着型特定施設入居者生活介護」とは、有料老人ホームその他第11項の厚生労働省令で定める施設であって、その入居者が要介護者、その配偶者その他厚生労働省令で定める者に限られるもの（以下「介護専用型特定施設」という。）のうち、その入居定員が29人以下であるもの（以下この項において「地域密着型特定施設」という。）に入居している要介護者について、当該地域密着型特定施設が提供するサービスの内容、これを担当する者その他厚生労働省令で定める事項を定めた計画に基づき行われる入浴、排せつ、食事等の介護その他の日常生活上の世話であって厚生労働省令で定めるもの、機能訓練及び療養上の世話をいう。

22　この法律において「地域密着型介護老人福祉施設」とは、老人福祉法第20条の5に規定する特別養護老人ホーム（入所定員が29人以下であるものに限る。以下この項において同じ。）であって、当該特別養護老人ホームに入所する要介護者（厚生労働省令で定める要介護状態区分に該当する状態である者その他居宅において日常生活を営むことが困難な者として厚生労働省令で定めるものに限る。以下この項及び第27項において同じ。）に対し、地域密着型施設サービス計画（地域密着型介護老人福祉施設に入所している要介護者について、当該施設が提供するサービスの内容、これを担当する者その他厚生労働省令で定める事項を定めた計画をいう。以下この項において同じ。）に基づいて、入浴、排せつ、食事等の介護その他の日常生活上の世話、機能訓練、健康管理及び療養上の世話を行うことを目的とする施設をいい、「地域密着型介護老人福祉施設入所者生活介護」とは、地域密着型介護老人福祉施設に入所する要介護者に対し、地域密着型施設サービス計画に基づいて行われる入浴、排せつ、食事等の介護その他の日常生活上の世話、機能訓練、健康管理及び療養上の世話をいう。

23　この法律において「複合型サービス」とは、居宅要介護者について、訪問介護、訪問入浴介護、訪問看護、訪問リハビリテーション、居宅療養管理指導、通所介護、通所リハビリテーション、短期入所生活介護、短期入所療養介護、定期巡回・随時対応型訪問介護看護、夜間対応型訪問介護、地域密着型通所介護、認知症対応型通所介護又は小規模多機能型居宅介護を2種類以上組み合わせることにより提供されるサービスのうち、次に掲げるものをいう。

一　訪問看護及び小規模多機能型居宅介護を一体的に提供することにより、居宅要介護者について、その者の居宅において、又は第19項の厚生労働省令で定めるサービスの拠点に通わせ、若しくは短期間宿泊させ、日常生活上の世話及び機能訓練並びに療養上の世話又は必要な診療の補助を行うもの

二　前号に掲げるもののほか、居宅要介護者について一体的に提供されることが特に効果的かつ効率的なサービスの組合せにより提供されるサービスとして厚生労働省令で定めるもの

24　この法律において「居宅介護支援」とは、居宅要介護者が第41条第1項に規定する指定居宅サービス又は特例居宅介護サービス費に係る居宅サービス若しくはこれに相当するサービス、第42条の2第1項に規定する指定地域密着型サービス又は特例地域密着型介護サービス費に係る地域密着型サービス若しくはこれに相当するサービス及びその他の居宅において日常生活を営むために必要な保健医療サービス又は福祉サービス（以下この項において「指定居宅サービス等」という。）の適切な利用等をすることができるよう、当該居宅要介護者の依頼を受けて、その心身の状況、その置かれている環境、当該居宅要介護者及びその家族の希望等を勘案し、利用する指定居宅サービス等の種類及び内容、これを担当する者その他厚生労働省令で定める事項を定めた計画（以下この項、第115条の45第2項第3号及び別表において「居宅サービス計画」という。）を作成するとともに、当該居宅サービス計画に基づく指定居宅サービス等の提供が確保されるよう、第41条第1項に規定する指定居宅サービス事業者、第42条の2第1項に規定する指定地域密着型サービス事業者その他の者との連絡調整その他の便宜の提供を行い、並びに当該居宅要介護者が地域密着型介護老人福祉施設又は介護保険施設への入所を要する場合にあっては、地域密着型介護老人福祉施設又は介護保険施設への紹介その他の便宜の提供を行うことをいい、「居宅介護支援事業」とは、居宅介護支援を行う事業をいう。

25　この法律において「介護保険施設」とは、第48条第1項第1号に規定する指定介護老人福祉施設、介護老人保健施設及び介護医療院をいう。

26　この法律において「施設サービス」とは、介護福祉施設サービス、介護保健施設サービス及び介護医療院サービスをいい、「施設サービス計画」とは、介護老人福祉施設、介護老人保健施設又は介護医療院に入所している要介護者について、これらの施設が提供するサービスの内容、これを担当する者その他厚生労働省令で定める事項を定めた計画をいう。

27　この法律において「介護老人福祉施設」とは、老人福祉法第20条の5に規定する特別養護老人ホーム（入所定員が30人以上であるものに限る。以下この項において同じ。）であって、当該特別養護老人ホームに入所する要介護者に対し、施設サービス計画に基づいて、入浴、排せつ、食事等の介護その他の日常生活上の世話、機能訓練、健康管理及び療養上の世話を行うことを目的とする施設をいい、「介護福祉施設サービス」とは、介護老人福祉施設に入所する要介護者に対し、施設サービス計画に基づいて行われる入浴、排せつ、食事等の介護その他の日常生活上の世話、機能訓練、健康管理及び療養上の世話をいう。

28　この法律において「介護老人保健施設」とは、要介護者であって、主としてその心身の機能の維持回復を図り、居宅における生活を営むことができるようにするための支援が必要である者（その治療の必要の程度につき厚生労働省令で定めるものに限る。以下この項において単に「要介護者」という。）に対し、施設サービス計画に基づいて、看護、医学的管理の下における介護及び機能訓練その他必要な医療並びに日常生活上の世話を行うことを目的とする施設として、第94条第1項の都道府県知事の許可を受けたものをいい、「介護保健施設サービス」とは、介護老人保健施設に入所する要介護者に対し、施設サービス計画に基づいて行われる看護、医学的管理の下における介護及び機能訓練その他必要な医療並びに日常生活上の世話をいう。

29　この法律において「介護医療院」とは、要介護者であって、主として長期にわたり療養が必要である者（その治療の必要の程度につき厚生労働省令で定めるものに限る。以下この項において単に「要介護者」という。）に対し、施設サービス計画に基づいて、療養上の管理、看護、医学的管理の下における介護及び機能訓練その他必要な医療並びに日常生活上の世話を行うことを目的とする施設として、第107条第1項の都道府県知事の許可を受けたものをいい、「介護医療院サービス」とは、介護医療院に入所する要介護者に対し、施設サービス計画に基づいて行われる療養上の管理、看護、医学的管理の下における介護及び機能訓練その他必要な医療並びに日常生活上の世話をいう。

第8条の2　この法律において「介護予防サービス」とは、介護予防訪問入浴介護、介護予防訪問看護、介護予防訪問リハビリテーション、介護予防居宅療養管理指導、介護予防通所リハビリテーション、介護予防短期入所生活介護、介護予防短期入所療養介護、介護予防特定施設入居者生活介護、介護予防福祉用具貸与及び特定介護予防福祉用具販売をいい、「介護予防サービス事業」とは、介護予防サービスを行う事業をいう。

2　この法律において「介護予防訪問入浴介護」とは、要支援者であって、居宅において支援を受けるもの（以下「居宅要支援者」という。）について、その介護予防（身体上又は精神上の障害があるために入浴、排せつ、食事等の日常生活における基本的な動作の全部若しくは一部について常

時介護を要し、又は日常生活を営むのに支障がある状態の軽減又は悪化の防止をいう。以下同じ。）を目的として、厚生労働省令で定める場合に、その者の居宅を訪問し、厚生労働省令で定める期間にわたり浴槽を提供して行われる入浴の介護をいう。

3　この法律において「介護予防訪問看護」とは、居宅要支援者（主治の医師がその治療の必要の程度につき厚生労働省令で定める基準に適合していると認めたものに限る。）について、その者の居宅において、その介護予防を目的として、看護師その他厚生労働省令で定める者により、厚生労働省令で定める期間にわたり行われる療養上の世話又は必要な診療の補助をいう。

4　この法律において「介護予防訪問リハビリテーション」とは、居宅要支援者（主治の医師がその治療の必要の程度につき厚生労働省令で定める基準に適合していると認めたものに限る。）について、その者の居宅において、その介護予防を目的として、厚生労働省令で定める期間にわたり行われる理学療法、作業療法その他必要なリハビリテーションをいう。

5　この法律において「介護予防居宅療養管理指導」とは、居宅要支援者について、その介護予防を目的として、病院等の医師、歯科医師、薬剤師その他厚生労働省令で定める者により行われる療養上の管理及び指導であって、厚生労働省令で定めるものをいう。

6　この法律において「介護予防通所リハビリテーション」とは、居宅要支援者（主治の医師がその治療の必要の程度につき厚生労働省令で定める基準に適合していると認めたものに限る。）について、介護老人保健施設、介護医療院、病院、診療所その他の厚生労働省令で定める施設に通わせ、当該施設において、その介護予防を目的として、厚生労働省令で定める期間にわたり行われる理学療法、作業療法その他必要なリハビリテーションをいう。

7　この法律において「介護予防短期入所生活介護」とは、居宅要支援者について、老人福祉法第５条の２第４項の厚生労働省令で定める施設又は同法第20条の3に規定する老人短期入所施設に短期間入所させ、その介護予防を目的として、厚生労働省令で定める期間にわたり、当該施設において入浴、排せつ、食事等の介護その他の日常生活上の支援及び機能訓練を行うことをいう。

8　この法律において「介護予防短期入所療養介護」とは、居宅要支援者（その治療の必要の程度につき厚生労働省令で定めるものに限る。）について、介護老人保健施設、介護医療院その他の厚生労働省令で定める施設に短期間入所させ、その介護予防を目的として、厚生労働省令で定める期間にわたり、当該施設において看護、医学的管理の下における介護及び機能訓練その他必要な医療並びに日常生活上の支援を行うことをいう。

9　この法律において「介護予防特定施設入居者生活介護」とは、特定施設（介護専用型特定施設を除く。）に入居している要支援者について、その介護予防を目的として、当該特定施設が提供するサービスの内容、これを担当する者その他厚生労働省令で定める事項を定めた計画に基づき行われる入浴、排せつ、食事等の介護その他の日常生活上の支援であって厚生労働省令で定めるもの、機能訓練及び療養上の世話をいう。

10　この法律において「介護予防福祉用具貸与」とは、居宅要支援者について福祉用具のうちその介護予防に資するものとして厚生労働大臣が定めるものの政令で定めるところにより行われる貸与をいう。

11　この法律において「特定介護予防福祉用具販売」とは、居宅要支援者について福祉用具のうちその介護予防に資するものであって入浴又は排せつの用に供するものその他の厚生労働大臣が定めるもの（以下「特定介護予防福祉用具」という。）の政令で定めるところにより行われる販売をいう。

12　この法律において「地域密着型介護予防サービス」とは、介護予防認知症対応型通所介護、介護予防小規模多機能型居宅介護及び介護予防認知症対応型共同生活介護をいい、「特定地域密着型介護予防サービス」とは、介護予防認知症対応型通所介護及び介護予防小規模多機能型居宅介護をいい、「地域密着型介護予防サービス事業」とは、地域密着型介護予防サービスを行う事業をいう。

13　この法律において「介護予防認知症対応型通所介護」とは、居宅要支援者であって、認知症であるものについて、その介護予防を目的として、老人福祉法第５条の２第３項の厚生労働省令で定める施設又は同法第20条の２の２に規定する老人デイサービスセンターに通わせ、当該施設において、厚生労働省令で定める期間にわたり、入浴、排せつ、食事等の介護その他の日常生活上の支援であって厚生労働省令で定めるもの及び機能訓練を行うことをいう。

14　この法律において「介護予防小規模多機能型居宅介護」とは、居宅要支援者について、その者の心身の状況、その置かれている環境等に応じて、その者の選択に基づき、その者の居宅において、又は厚生労働省令で定めるサービスの拠点に通わせ、若しくは短期間宿泊させ、当該拠点において、その介護予防を目的として、入浴、排せつ、食事等の介護その他の日常生活上の支援であって厚生労働省令で定めるもの及び機能訓練を行うことをいう。

15　この法律において「介護予防認知症対応型共同生活介護」とは、要支援者（厚生労働省令で定める要支援状態区分に該当する状態である者に限る。）であって認知症であるもの（その者の認知症の原因となる疾患が急性の状態にある者を除く。）について、その共同生活を営むべき住居において、その介護予防を目的として、入浴、排せつ、食事等の介護その他の日常生活上の支援及び機能訓練を行うことをいう。

16　この法律において「介護予防支援」とは、居宅要支援者が第53条第1項に規定する指定介護予防サービス又は特例介護予防サービス費に係る介護予防サービス若しくはこれに相当するサービス、第54条の２第１項に規定する指定地域密着型介護予防サービス又は特例地域密着型介護予防サービス費に係る地域密着型介護予防サービス若しくはこれに相当するサービス、特定介護予防・日常生活支援総合事業（市町村、第115条の45の３第１項に規定する指定事業者又は第115条の47第７項の受託者が行うものに限る。以下この項及び第32条第４項第２号において同じ。）及びその他の介護予防に資する保健医療サービス又は福祉サービス（以下この項において「指定介護予防サービス等」という。）の適切な利用等をすることができるよう、第115条の46第1項に規定する地域包括支援センターの職員及び第46条第1項に規定する指定居宅介護支援を行う事業所の従業者のうち厚生労働省令で定める者が、当該居宅要支援者の依頼を受けて、その心身の状況、その置かれている環境、当該居宅要支援者及びその家族の希望等を勘案し、利用する指定介護予防サービス等の種類及び内容、これを担当する者その他厚生労働省令で定める事項を定めた計画（以下この項、第115条の30の２第１項、第115条の45第２項第３号及び別表において「介護予防サービス計画」という。）を作成するとともに、当該介護予防サービス計画に基づく指定介護予防サービス等の提供が確保されるよう、第53条第１項に規定する指定介護予防サービス事業者、第54条の２第１項に規定する指定地域密着型介護予防サービス事業者、特定介護予防・日常生活支援総合事業を行う者その他の者との連絡調整その他の便宜の提供を行うことをいい、

「介護予防支援事業」とは、介護予防支援を行う事業をいう。

第5章　介護支援専門員並びに事業者及び施設

第2節　指定居宅サービス事業者

（指定居宅サービス事業者の指定）

第70条　第41条第1項本文の指定は、厚生労働省令で定めるところにより、居宅サービス事業を行う者の申請により、居宅サービスの種類及び当該居宅サービスの種類に係る居宅サービス事業を行う事業所（以下この節において単に「事業所」という。）ごとに行う。

2　都道府県知事は、前項の申請があった場合において、次の各号（病院等により行われる居宅療養管理指導又は病院若しくは診療所により行われる訪問看護、訪問リハビリテーション、通所リハビリテーション若しくは短期入所療養介護に係る指定の申請にあっては、第六号の二、第六号の三、第十号の二及び第十二号を除く。）のいずれかに該当するときは、第41条第1項本文の指定をしてはならない。

一　申請者が都道府県の条例で定める者でないとき。

二　当該申請に係る事業所の従業者の知識及び技能並びに人員が、第74条第1項の都道府県の条例で定める基準及び同項の都道府県の条例で定める員数を満たしていないとき。

三　申請者が、第74条第2項に規定する指定居宅サービスの事業の設備及び運営に関する基準に従って適正な居宅サービス事業の運営をすることができないと認められるとき。

四　申請者が、拘禁刑以上の刑に処せられ、その執行を終わり、又は執行を受けることがなくなるまでの者であるとき。

五　申請者が、この法律その他国民の保健医療若しくは福祉に関する法律で政令で定めるものの規定により罰金の刑に処せられ、その執行を終わり、又は執行を受けることがなくなるまでの者であるとき。

五の二　申請者が、労働に関する法律の規定であって政令で定めるものにより罰金の刑に処せられ、その執行を終わり、又は執行を受けることがなくなるまでの者であるとき。

五の三　申請者が、社会保険各法又は労働保険の保険料の徴収等に関する法律（昭和44年法律第84号）の定めるところにより納付義務を負う保険料、負担金又は掛金（地方税法の規定による国民健康保険税を含む。以下この号、第78条の2第4項第五号の三、第79条第2項第四号の三、第94条第3項第五号の三、第107条第3項第七号、第115条の2第2項第五号の三、第115条の12第2項第五号の三、第115条の22第2項第四号の三及び第203条第2項において「保険料等」という。）について、当該申請をした日の前日までに、これらの法律の規定に基づく滞納処分を受け、かつ、当該処分を受けた日から正当な理由なく3月以上の期間にわたり、当該処分を受けた日以降に納期限の到来した保険料等の全て（当該処分を受けた者が、当該処分に係る保険料等の納付義務を負うことを定める法律によって納付義務を負う保険料等に限る。第78条の2第4項第五号の三、第79条第2項第四号の三、第94条第3項第五号の三、第107条第3項第七号、第115条の2第2項第五号の三、第115条の12第2項第五号の三及び第115条の22第2項第四号の三において同じ。）を引き続き滞納している者であるとき。

六　申請者（特定施設入居者生活介護に係る指定の申請者を除く。）が、第77条第1項又は第115条の35第6項の規定により指定（特定施設入居者生活介護に係る指定を除く。）を取り消され、その取消しの日から起算して5年を経過しない者（当該指定を取り消された者が法人である場合においては、当該取消しの処分に係る行政手続法第15条の規定による通知があった日前60日以内に当該法人の役員（業務を執行する社員、取締役、執行役又はこれらに準ずる者をいい、相談役、顧問その他いかなる名称を有する者であるかを問わず、法人に対し業務を執行する社員、取締役、執行役又はこれらに準ずる者と同等以上の支配力を有するものと認められる者を含む。第5節及び第203条第2項において同じ。）又はその事業所を管理する者その他の政令で定める使用人（以下「役員等」という。）であった者で当該取消しの日から起算して5年を経過しないものを含み、当該指定を取り消された者が法人でない事業所である場合においては、当該通知があった日前60日以内に当該事業所の管理者であった者で当該取消しの日から起算して5年を経過しないものを含む。）であるとき。ただし、当該指定の取消しが、指定居宅サービス事業者の指定の取消しのうち当該指定の取消しの処分の理由となった事実及び当該事実の発生を防止するための当該指定居宅サービス事業者による業務管理体制の整備についての取組の状況その他の当該事実に関して当該指定居宅サービス事業者が有していた責任の程度を考慮して、この号本文に規定する指定の取消しに該当しないこととすることが相当であると認められるものとして厚生労働省令で定めるものに該当する場合を除く。

六の二　申請者（特定施設入居者生活介護に係る指定の申請者に限る。）が、第77条第1項又は第115条の35第6項の規定により指定（特定施設入居者生活介護に係る指定に限る。）を取り消され、その取消しの日から起算して5年を経過しない者（当該指定を取り消された者が法人である場合においては、当該取消しの処分に係る行政手続法第15条の規定による通知があった日前60日以内に当該法人の役員等であった者で当該取消しの日から起算して5年を経過しないものを含み、当該指定を取り消された者が法人でない事業所である場合においては、当該通知があった日前60日以内に当該事業所の管理者であった者で当該取消しの日から起算して5年を経過しないものを含む。）であるとき。ただし、当該指定の取消しが、指定居宅サービス事業者の指定の取消しのうち当該指定の取消しの処分の理由となった事実及び当該事実の発生を防止するための当該指定居宅サービス事業者による業務管理体制の整備についての取組の状況その他の当該事実に関して当該指定居宅サービス事業者が有していた責任の程度を考慮して、この号本文に規定する指定の取消しに該当しないこととすることが相当であると認められるものとして厚生労働省令で定めるものに該当する場合を除く。

六の三　申請者と密接な関係を有する者（申請者（法人に限る。以下この号において同じ。）の株式の所有その他の事由を通じて当該申請者の事業を実質的に支配し、若しくはその事業に重要な影響を与える関係にある者として厚生労働省令で定めるもの（以下この号において「申請者の親会社等」という。）、申請者の親会社等が株式の所有その他の事由を通じてその事業を実質的に支配し、若しくはその事業に重要な影響を与える関係にある者として厚生労働省令で定めるもの又は当該申請者が株式の所有その他の事由を通じてその事業を実質的に支配し、若しくはその事業に重要な影響を与える関係にある者として厚生労働省令で定めるもののうち、当該申請者と厚生労働省令で定める密接な関係を有する法人をいう。以下この章において同じ。）が、第77条第1項又は第115条の35第6項の規定により指定を取り消され、その取消しの日から起算して5年を経過していないとき。ただし、当該指定の取消しが、指定居宅サービス事業者の指定の取消しのうち当該指定の取消しの処分の理由となった事実及び当該事実の発生を防止するための当該指定居宅サービス事業者による業務管理体制の整備についての取組の状況その他の当該事実に関して当該指定居宅サービス事業者が有していた責任の程度を考慮して、この号本文に規定する指定の取消しに該当しないこととすることが相当であると認められるものとして厚生労働省令で定めるものに該当する場合を除く。

七　申請者が、第77条第1項又は第115条の35第6項の規定による指定の取消しの処分に係る行政手続法第15条の規定による通知があった日から当該処分をする日又は処分をしないことを決定する日までの間に第75条第2項の規定による事業の廃止の届出をした者（当該事業の廃止について相当の理由がある者を除く。）で、当該届出の日から起算して5年を経過しないものであるとき。

七の二　申請者が、第76条第1項の規定による検査が行われた日から聴聞決定予定日（当該検査の結果に基づき第77条第1項の規定による指定の取消しの処分に係る聴聞を行うか否かの決定をすることが見込まれる日として厚生労働省令で定めるところにより都道府県知事が当該申請者に当該検査が行われた日から10日以内に特定の日を通知した場合における当該特定の日をいう。）までの間に第75条第2項の規定による事業の廃止の届出をした者（当該事業の廃止について相当の理由がある者を除く。）で、当該届出の日から起算して5年を経過しないものであるとき。

八　第七号に規定する期間内に第75条第2項の規定による事業の廃止の届出があった場合において、申請者が、同号の通知の日前60日以内に当該届出に係る法人（当該事業の廃止について相当の理由がある法人を除く。）の役員等又は当該届出に係る法人でない事業所（当該事業の廃止について相当の理由があるものを除く。）の管理者であった者で、当該届出の日から起算して5年を経過しないものであるとき。

九　申請者が、指定の申請前5年以内に居宅サービス等に関し不正又は著しく不当な行為をした者であるとき。

十　申請者（特定施設入居者生活介護に係る指定の申請者を除く。）が、法人で、その役員等のうちに第四号から第六号まで又は第七号から前号までのいずれかに該当する者のあるものであるとき。

十の二　申請者（特定施設入居者生活介護に係る指定の申請者に限る。）が、法人で、その役員等のうちに第四号から第五号の三まで、第六号の二又は第七号から第九号までのいずれかに該当する者のあるものであるとき。

十一　申請者（特定施設入居者生活介護に係る指定の申請者を除く。）が、法人でない事業所で、その管理者が第四号から第六号まで又は第七号から第九号までのいずれかに該当する者であるとき。

十二　申請者（特定施設入居者生活介護に係る指定の申請者に限る。）が、法人でない事業所で、その管理者が第四号から第五号の三まで、第六号の二又は第七号から第九号までのいずれかに該当する者であるとき。

3　都道府県が前項第一号の条例を定めるに当たっては、厚生労働省令で定める基準に従い定めるものとする。

4　都道府県知事は、介護専用型特定施設入居者生活介護（介護専用型特定施設に入居している要介護者について行われる特定施設入居者生活介護をいう。以下同じ。）につき第1項の申請があった場合において、当該申請に係る事業所の所在地を含む区域（第118条第2項第一号の規定により当該都道府県が定める区域とする。）における介護専用型特定施設入居者生活介護の利用定員の総数及び地域密着型特定施設入居者生活介護の利用定員の総数の合計数が、同条第1項の規定により当該都道府県が定める都道府県介護保険事業支援計画において定めるその区域の介護専用型特定施設入居者生活介護の必要利用定員総数及び地域密着型特定施設入居者生活介護の必要利用定員総数の合計数に既に達しているか、又は当該申請に係る事業者の指定によってこれを超えることになると認めるとき、その他の当該都道府県介護保険事業支援計画の達成に支障を生ずるおそれがあると認めるときは、第41条第1項本文の指定をしないことができる。

5　都道府県知事は、混合型特定施設入居者生活介護（介護専用型特定施設以外の特定施設に入居している要介護者について行われる特定施設入居者生活介護をいう。以下同じ。）につき第1項の申請があった場合において、当該申請に係る事業所の所在地を含む区域（第118条第2項第一号の規定により当該都道府県が定める区域とする。）における混合型特定施設入居者生活介護の推定利用定員（厚生労働省令で定めるところにより算定した定員をいう。）の総数が、同条第1項の規定により当該都道府県が定める都道府県介護保険事業支援計画において定めるその区域の混合型特定施設入居者生活介護の必要利用定員総数に既に達しているか、又は当該申請に係る事業者の指定によってこれを超えることになると認めるとき、その他の当該都道府県介護保険事業支援計画の達成に支障を生ずるおそれがあると認めるときは、第41条第1項本文の指定をしないことができる。

6　都道府県知事は、第41条第1項本文の指定（特定施設入居者生活介護その他の厚生労働省令で定める居宅サービスに係るものに限る。）をしようとするときは、関係市町村長に対し、厚生労働省令で定める事項を通知し、相当の期間を指定して、当該関係市町村の第117条第1項に規定する市町村介護保険事業計画との調整を図る見地からの意見を求めなければならない。

7　関係市町村長は、厚生労働省令で定めるところにより、都道府県知事に対し、第41条第1項本文の指定（前項の厚生労働省令で定める居宅サービスに係るものを除く。次項において同じ。）について、当該指定をしようとするときは、あらかじめ、当該関係市町村長にその旨を通知するよう求めることができる。この場合において、当該都道府県知事は、その求めに応じなければならない。

8　関係市町村長は、前項の規定による通知を受けたときは、厚生労働省令で定めるところにより、第41条第1項本文の指定に関し、都道府県知事に対し、当該関係市町村の第117条第1項に規定する市町村介護保険事業計画との調整を図る見地からの意見を申し出ることができる。

9　都道府県知事は、第6項又は前項の意見を勘案し、第41条第1項本文の指定を行うに当たって、当該事業の適正な運営を確保するために必要と認める条件を付することができる。

10　市町村長は、第42条の2第1項本文の指定を受けて定期巡回・随時対応型訪問介護看護等（認知症対応型共同生活介護、地域密着型特定施設入居者生活介護及び地域密着型介護老人福祉施設入所者生活介護以外の地域密着型サービスであって、定期巡回・随時対応型訪問介護看護、小規模多機能型居宅介護その他の厚生労働省令で定めるものをいう。以下この条において同じ。）の事業を行う者の当該指定に係る当該事業を行う事業所（以下この項において「定期巡回・随時対応型訪問介護看護等事業所」という。）が当該市町村の区域にある場合その他の厚生労働省令で定める場合であって、次の各号のいずれかに該当すると認めるときは、都道府県知事に対し、訪問介護、通所介護その他の厚生労働省令で定める居宅サービス（当該市町村の区域に所在する事業所が行うものに限る。）に係る第41条第1項本文の指定について、厚生労働省令で定めるところにより、当該市町村が定める市町村介護保険事業計画（第117条第1項に規定する市町村介護保険事業計画をいう。以下この項において同じ。）において定める当該市町村又は当該定期巡回・随時対応型訪問介護看護等事業所の所在地を含む区域（第117条第2項第一号の規定により当該市町村が定める区域とする。以下この項において「日常生活圏域」という。）における定期巡回・随時対応型訪問介護看護等の見込量を確保するため必要な協議を求めることができる。この場合において、当該都道府県知事は、その求めに応じなければならない。

一　当該市町村又は当該日常生活圏域における居宅サービス（この項の規定により協議を行うものとされたものに限る。以下この号及び次項において同じ。）の種類ごとの量が、当該市町村が定める市町村介護保険事業計画において定める当該市町村又は当該日常生活圏域における当該居宅サービスの種類ごとの見込量に既に達しているか、又は第1項の申請に係る事業者の指定によってこれを超えることになるとき。

二　その他当該市町村介護保険事業計画の達成に支障を生ずるおそれがあるとき。

11　都道府県知事は、前項の規定による協議の結果に基づき、当該協議を求めた市町村長の管轄する区域に所在する事業所が行う居宅サービスにつき第1項の申請があった場合において、厚生労働省令で定める基準に従って、第41条第1項本文の指定をしないこととし、又は同項本文の指定を行うに当たって、定期巡回・随時対応型訪問介護看護等の事業の適正な運営を確保するために必要と認める条件を付することができる。

（指定の更新）

第70条の2　第41条第1項本文の指定は、6年ごとにその更新を受けなければ、その期間の経過によって、その効力を失う。

2　前項の更新の申請があった場合において、同項の期間（以下この条において「指定の有効期間」という。）の満了の日までにその申請に対する処分がされないときは、従前の指定は、指定の有効期間の満了後もその処分がされるまでの間は、なおその効力を有する。

3　前項の場合において、指定の更新がされたときは、その指定の有効期間は、従前の指定の有効期間の満了の日の翌日から起算するものとする。

4　前条の規定は、第1項の指定の更新について準用する。

（指定の変更）

第70条の3　第41条第1項本文の指定を受けて特定施設入居者生活介護の事業を行う者は、同項本文の指定に係る特定施設入居者生活介護の利用定員を増加しようとするときは、あらかじめ、厚生労働省令で定めるところにより、当該特定施設入居者生活介護に係る同項本文の指定の変更を申請することができる。

2　第70条第4項から第6項までの規定は、前項の指定の変更の申請があった場合について準用する。この場合において、同条第4項及び第5項中「指定をしない」とあるのは、「指定の変更を拒む」と読み替えるものとする。

（指定居宅サービス事業者の特例）

第71条　病院等について、健康保険法第63条第3項第一号の規定による保険医療機関又は保険薬局の指定があったとき（同法第69条の規定により同号の指定があったものとみなされたときを含む。）は、その指定の時に、当該病院等の開設者について、当該病院等により行われる居宅サービス（病院又は診療所にあっては居宅療養管理指導その他厚生労働省令で定める種類の居宅サービスに限り、薬局にあっては居宅療養管理指導に限る。）に係る第41条第1項本文の指定があったものとみなす。ただし、当該病院等の開設者が、厚生労働省令で定めるところにより別段の申出をしたとき、又はその指定の時前に第77条第1項若しくは第115条の35第6項の規定により第41条第1項本文の指定を取り消されているときは、この限りでない。

2　前項の規定により指定居宅サービス事業者とみなされた者に係る第41条第1項本文の指定は、当該指定に係る病院等について、健康保険法第80条の規定による保険医療機関又は保険薬局の指定の取消しがあったときは、その効力を失う。

第72条　介護老人保健施設又は介護医療院について、第94条第1項又は第107条第1項の許可があったときは、その許可の時に、当該介護老人保健施設又は介護医療院の開設者について、当該介護老人保健施設又は介護医療院により行われる居宅サービス（短期入所療養介護その他厚生労働省令で定める居宅サービスの種類に限る。）に係る第41条第1項本文の指定があったものとみなす。ただし、当該介護老人保健施設又は介護医療院の開設者が、厚生労働省令で定めるところにより、別段の申出をしたときは、この限りでない。

2　前項の規定により指定居宅サービス事業者とみなされた者に係る第41条第1項本文の指定は、当該指定に係る介護老人保健施設又は介護医療院について、第94条の2第1項若しくは第108条第1項の規定により許可の効力が失われたとき又は第104条第1項、第114条の6第1項若しくは第115条の35第6項の規定により許可の取消しがあったときは、その効力を失う。

（指定居宅サービスの事業の基準）

第73条　指定居宅サービス事業者は、次条第2項に規定する指定居宅サービスの事業の設備及び運営に関する基準に従い、要介護者の心身の状況等に応じて適切な指定居宅サービスを提供するとともに、自らその提供する指定居宅サービスの質の評価を行うことその他の措置を講ずることにより常に指定居宅サービスを受ける者の立場に立ってこれを提供するように努めなければならない。

2　指定居宅サービス事業者は、指定居宅サービスを受けようとする被保険者から提示された被保険者証に、第27条第7項第二号（第28条第4項及び第29条第2項において準用する場合を含む。）若しくは第32条第6項第二号（第33条第4項及び第33条の2第2項において準用する場合を含む。）に掲げる意見又は第30条第1項後段若しくは第33条の3第1項後段に規定する意見（以下「認定審査会意見」という。）が記載されているときは、当該認定審査会意見に配慮して、当該被保険者に当該指定居宅サービスを提供するように努めなければならない。

第74条　指定居宅サービス事業者は、当該指定に係る事業所ごとに、都道府県の条例で定める基準に従い都道府県の条例で定める員数の当該指定居宅サービスに従事する従業者を有しなければならない。

2　前項に規定するもののほか、指定居宅サービスの事業の設備及び運営に関する基準は、都道府県の条例で定める。

3　都道府県が前2項の条例を定めるに当たっては、第一号から第三号までに掲げる事項については厚生労働省令で定める基準に従い定めるものとし、第四号に掲げる事項については厚生労働省令で定める基準を標準として定めるものとし、その他の事項については厚生労働省令で定める基準を参酌するものとする。

一　指定居宅サービスに従事する従業者に係る基準及び当該従業者の員数

二　指定居宅サービスの事業に係る居室、療養室及び病室の床面積

三　指定居宅サービスの事業の運営に関する事項であって、利用する要介護者のサービスの適切な利用、適切な処遇及び安全の確保並びに秘密の保持等に密接に関連するものとして厚生労働省令で定めるもの

四　指定居宅サービスの事業に係る利用定員

4　厚生労働大臣は、前項に規定する厚生労働省令で定める基準（指定居宅サービスの取扱いに関する部分に限る。）を定めようとするときは、あらかじめ社会保障審議会の意見を聴かなければならない。

5　指定居宅サービス事業者は、次条第2項の規定による事業の廃止又は休止の届出をしたときは、当該届出の日前1月以内に当該指定居宅サービスを受けていた者であって、当該事業の廃止又は休止の日以後においても引き続き当該指定居宅サービスに相当するサービスの提供を希望する者に対し、必要な居宅サービス等が継続的に提供されるよう、指定居宅介護支援事業者、他の指定居宅サービス事業者その他関係者との連絡調整その他の便宜の提供を行わなければならない。

6　指定居宅サービス事業者は、要介護者の人格を尊重するとともに、この法律又はこの法律に基づく命令を遵守し、要介護者のため忠実にその職務を遂行しなければならない。

（変更の届出等）

第75条　指定居宅サービス事業者は、当該指定に係る事業所の名称及び所在地その他厚生労働省令で定める事項に変更があったとき、又は休止した当該指定居宅サービスの事業を再開したときは、厚生労働省令で定めるところにより、10日以内に、その旨を都道府県知事に届け出なければならない。

2　指定居宅サービス事業者は、当該指定居宅サービスの事業を廃止し、又は休止しようとするときは、厚生労働省令で定めるところにより、その廃止又は休止の日の1月前までに、その旨を都道府県知事に届け出なければならない。

（都道府県知事等による連絡調整又は援助）

第75条の2　都道府県知事又は市町村長は、指定居宅サービス事業者による第74条第5項に規定する便宜の提供が円滑に行われるため必要があると認めるときは、当該指定居宅サービス事業者及び指定居宅介護支援事業者、他の指定居宅サービス事業者その他の関係者相互間の連絡調整又は当該指定居宅サービス事業者及び当該関係者に対する助言その他の援助を行うことができる。

2　厚生労働大臣は、同一の指定居宅サービス事業者について2以上の都道府県知事が前項の規定による連絡調整又は援助を行う場合において、当該指定居宅サービス事業者による第74条第5項に規定する便宜の提供が円滑に行われるため必要があると認めるときは、当該都道府県知事相互間の連絡調整又は当該指定居宅サービス事業者に対する都道府県の区域を超えた広域的な見地からの助言その他の援助を行うことができる。

（報告等）

第76条　都道府県知事又は市町村長は、居宅介護サービス費の支給に関して必要があると認めるときは、指定居宅サービス事業者若しくは指定居宅サービス事業者であった者若しくは当該指定に係る事業所の従業者であった者（以下この項において「指定居宅サービス事業者であった者等」という。）に対し、報告若しくは帳簿書類の提出若しくは提示を命じ、指定居宅サービス事業者若しくは当該指定に係る事業所の従業者若しくは指定居宅サービス事業者であった者等に対し出頭を求め、又は当該職員に関係者に対して質問させ、若しくは当該指定居宅サービス事業者の当該指定に係る事業所、事務所その他指定居宅サービスの事業に関係のある場所に立ち入り、その設備若しくは帳簿書類その他の物件を検査させることができる。

2　第24条第3項の規定は、前項の規定による質問又は検査について、同条第4項の規定は、前項の規定による権限について準用する。

（勧告、命令等）

第76条の2　都道府県知事は、指定居宅サービス事業者が、次の各号に掲げる場合に該当すると認めるときは、当該指定居宅サービス事業者に対し、期限を定めて、それぞれ当該各号に定める措置をとるべきことを勧告することができる。

一　第70条第9項又は第11項の規定により当該指定を行うに当たって付された条件に従わない場合　当該条件に従うこと。

二　当該指定に係る事業所の従業者の知識若しくは技能又は人員について第74条第1項の都道府県の条例で定める基準又は同項の都道府県の条例で定める員数を満たしていない場合　当該都道府県の条例で定める基準又は当該都道府県の条例で定める員数を満たすこと。

三　第74条第2項に規定する指定居宅サービスの事業の設備及び運営に関する基準に従って適正な指定居宅サービスの事業の運営をしていない場合　当該指定居宅サービスの事業の設備及び運営に関する基準に従って適正な指定居宅サービスの事業の運営をすること。

四　第74条第5項に規定する便宜の提供を適正に行っていない場合　当該便宜の提供を適正に行うこと。

2　都道府県知事は、前項の規定による勧告をした場合において、その勧告を受けた指定居宅サービス事業者が同項の期限内にこれに従わなかったときは、その旨を公表することができる。

3　都道府県知事は、第1項の規定による勧告を受けた指定居宅サービス事業者が、正当な理由がなくてその勧告に係る措置をとらなかったときは、当該指定居宅サービス事業者に対し、期限を定めて、その勧告に係る措置をとるべきことを命ずることができる。

4　都道府県知事は、前項の規定による命令をした場合においては、その旨を公示しなければならない。

5　市町村は、保険給付に係る指定居宅サービスを行った指定居宅サービス事業者について、第1項各号に掲げる場合のいずれかに該当すると認めるときは、その旨を当該指定に係る事業所の所在地の都道府県知事に通知しなければならない。

（指定の取消し等）

第77条　都道府県知事は、次の各号のいずれかに該当する場合においては、当該指定居宅サービス事業者に係る第41条第1項本文の指定を取り消し、又は期間を定めてその指定の全部若しくは一部の効力を停止することができる。

一　指定居宅サービス事業者が、第70条第2項第四号から第五号の二まで、第十号（第五号の三に該当する者のあるものであるときを除く。）、第十号の二（第五号の三に該当する者のあるものであるときを除く。）、第十一号（第五号の三に該当する者であるときを除く。）又は第十二号（第五号の三に該当する者であるときを除く。）のいずれかに該当するに至ったとき。

二　指定居宅サービス事業者が、第70条第9項又は第11

項の規定により当該指定を行うに当たって付された条件に違反したと認められるとき。

三　指定居宅サービス事業者が、当該指定に係る事業所の従業者の知識若しくは技能又は人員について、第74条第1項の都道府県の条例で定める基準又は同項の都道府県の条例で定める員数を満たすことができなくなったとき。

四　指定居宅サービス事業者が、第74条第2項に規定する指定居宅サービスの事業の設備及び運営に関する基準に従って適正な指定居宅サービスの事業の運営をすることができなくなったとき。

五　指定居宅サービス事業者が、第74条第6項に規定する義務に違反したと認められるとき。

六　居宅介護サービス費の請求に関し不正があったとき。

七　指定居宅サービス事業者が、第76条第1項の規定により報告又は帳簿書類の提出若しくは提示を命ぜられてこれに従わず、又は虚偽の報告をしたとき。

八　指定居宅サービス事業者又は当該指定に係る事業所の従業者が、第76条第1項の規定により出頭を求められてこれに応ぜず、同項の規定による質問に対して答弁せず、若しくは虚偽の答弁をし、又は同項の規定による検査を拒み、妨げ、若しくは忌避したとき。ただし、当該指定に係る事業所の従業者がその行為をした場合において、その行為を防止するため、当該指定居宅サービス事業者が相当の注意及び監督を尽くしたときを除く。

九　指定居宅サービス事業者が、不正の手段により第41条第1項本文の指定を受けたとき。

十　前各号に掲げる場合のほか、指定居宅サービス事業者が、この法律その他国民の保健医療若しくは福祉に関する法律で政令で定めるもの又はこれらの法律に基づく命令若しくは処分に違反したとき。

十一　前各号に掲げる場合のほか、指定居宅サービス事業者が、居宅サービス等に関し不正又は著しく不当な行為をしたとき。

十二　指定居宅サービス事業者が法人である場合において、その役員等のうちに指定の取消し又は指定の全部若しくは一部の効力の停止をしようとするとき前5年以内に居宅サービス等に関し不正又は著しく不当な行為をした者があるとき。

十三　指定居宅サービス事業者が法人でない事業所である場合において、その管理者が指定の取消し又は指定の全部若しくは一部の効力の停止をしようとするとき前5年以内に居宅サービス等に関し不正又は著しく不当な行為をした者であるとき。

2　市町村は、保険給付に係る指定居宅サービスを行った指定居宅サービス事業者について、前項各号のいずれかに該当すると認めるときは、その旨を当該指定に係る事業所の所在地の都道府県知事に通知しなければならない。

（公示）

第78条　都道府県知事は、次に掲げる場合には、当該指定居宅サービス事業者の名称又は氏名、当該指定に係る事業所の所在地その他の厚生労働省令で定める事項を公示しなければならない。

一　第41条第1項本文の指定をしたとき。

二　第75条第2項の規定による事業の廃止の届出があったとき。

三　前条第1項又は第115条の35第6項の規定により第41条第1項本文の指定を取り消し、又は指定の全部若しくは一部の効力を停止したとき。

第3節　指定地域密着型サービス事業者

（指定地域密着型サービス事業者の指定）

第78条の2　第42条の2第1項本文の指定は、厚生労働省令で定めるところにより、地域密着型サービス事業を行う者（地域密着型介護老人福祉施設入所者生活介護を行う事業にあっては、老人福祉法第20条の5に規定する特別養護老人ホームのうち、その入所定員が29人以下であって市町村の条例で定める数であるものの開設者）の申請により、地域密着型サービスの種類及び当該地域密着型サービスの種類に係る地域密着型サービス事業を行う事業所（第78条の13第1項及び第78条の14第1項を除き、以下この節において「事業所」という。）ごとに行い、当該指定をする市町村長がその長である市町村が行う介護保険の被保険者（特定地域密着型サービスに係る指定にあっては、当該市町村の区域内に所在する住所地特例対象施設に入所等をしている住所地特例適用要介護被保険者を含む。）に対する地域密着型介護サービス費及び特例地域密着型介護サービス費の支給について、その効力を有する。

2　市町村長は、第42条の2第1項本文の指定をしようとするときは、厚生労働省令で定めるところにより、あらかじめその旨を都道府県知事に届け出なければならない。

3　都道府県知事は、地域密着型特定施設入居者生活介護につき市町村長から前項の届出があった場合において、当該申請に係る事業所の所在地を含む区域（第118条第2項第一号の規定により当該都道府県が定める区域とする。）における介護専用型特定施設入居者生活介護の利用定員の総数及び地域密着型特定施設入居者生活介護の利用定員の総数の合計数が、同条第1項の規定により当該都道府県が定める都道府県介護保険事業支援計画において定めるその区域の介護専用型特定施設入居者生活介護の必要利用定員総数及び地域密着型特定施設入居者生活介護の必要利用定員総数の合計数に既に達しているか、又は当該申請に係る事業者の指定によってこれを超えることになると認めるとき、その他の当該都道府県介護保険事業支援計画の達成に支障を生ずるおそれがあると認めるときは、当該市町村長に対し、必要な助言又は勧告をすることができる。

4　市町村長は、第1項の申請があった場合において、次の各号（病院又は診療所により行われる複合型サービス（厚生労働省令で定めるものに限る。第6項において同じ。）に係る指定の申請にあっては、第六号の二、第六号の三、第十号及び第十二号を除く。）のいずれかに該当するときは、第42条の2第1項本文の指定をしてはならない。

一　申請者が市町村の条例で定める者でないとき。

二　当該申請に係る事業所の従業者の知識及び技能並びに人員が、第78条の4第1項の市町村の条例で定める基準若しくは同項の市町村の条例で定める員数又は同条第5項に規定する指定地域密着型サービスに従事する従業者に関する基準を満たしていないとき。

三　申請者が、第78条の4第2項又は第5項に規定する指定地域密着型サービスの事業の設備及び運営に関する基準に従って適正な地域密着型サービス事業の運営をすることができないと認められるとき。

四　当該申請に係る事業所が当該市町村の区域の外にある場合であって、その所在地の市町村長（以下この条において「所在地市町村長」という。）の同意を得ていないとき。

四の二　申請者が、拘禁刑以上の刑に処せられ、その執行を終わり、又は執行を受けることがなくなるまでの者であるとき。

五　申請者が、この法律その他国民の保健医療若しくは福祉に関する法律で政令で定めるものの規定により罰金の刑に処せられ、その執行を終わり、又は執行を受けることがなくなるまでの者であるとき。

五の二　申請者が、労働に関する法律の規定であって政令で定めるものにより罰金の刑に処せられ、その執行を終わり、又は執行を受けることがなくなるまでの者であるとき。

五の三　申請者が、保険料等について、当該申請をした日の前日までに、納付義務を定めた法律の規定に基づく滞納処分を受け、かつ、当該処分を受けた日から正当な理由なく3月以上の期間にわたり、当該処分を受けた日以降に納期限の到来した保険料等の全てを引き続き滞納している者であるとき。

六　申請者（認知症対応型共同生活介護、地域密着型特定施設入居者生活介護又は地域密着型介護老人福祉施設入所者生活介護に係る指定の申請者を除く。）が、第78条の10（第二号から第五号までを除く。）の規定により指定（認知症対応型共同生活介護、地域密着型特定施設入居者生活介護又は地域密着型介護老人福祉施設入所者生活介護に係る指定を除く。）を取り消され、その取消しの日から起算して5年を経過しない者（当該指定を取り消された者が法人である場合においては、当該取消しの処分に係る行政手続法第15条の規定による通知があった日前60日以内に当該法人の役員等であった者で当該取消しの日から起算して5年を経過しないものを含み、当該指定を取り消された者が法人でない事業所である場合においては、当該通知があった日前60日以内に当該事業所の管理者であった者で当該取消しの日から起算して5年を経過しないものを含む。）であるとき。ただし、当該指定の取消しが、指定地域密着型サービス事業者の指定の取消しのうち当該指定の取消しの処分の理由となった事実及び当該事実の発生を防止するための当該指定地域密着型サービス事業者による業務管理体制の整備についての取組の状況その他の当該事実に関して当該指定地域密着型サービス事業者が有していた責任の程度を考慮して、この号本文に規定する指定の取消しに該当しないこととすることが相当であると認められるものとして厚生労働省令で定めるものに該当する場合を除く。

六の二　申請者（認知症対応型共同生活介護、地域密着型特定施設入居者生活介護又は地域密着型介護老人福祉施設入所者生活介護に係る指定の申請者に限る。）が、第78条の10（第二号から第五号までを除く。）の規定により指定（認知症対応型共同生活介護、地域密着型特定施設入居者生活介護又は地域密着型介護老人福祉施設入所者生活介護に係る指定に限る。）を取り消され、その取消しの日から起算して5年を経過しない者（当該指定を取り消された者が法人である場合においては、当該取消しの処分に係る行政手続法第15条の規定による通知があった日前60日以内に当該法人の役員等であった者で当該取消しの日から起算して5年を経過しないものを含み、当該指定を取り消された者が法人でない事業所である場合においては、当該通知があった日前60日以内に当該事業所の管理者であった者で当該取消しの日から起算して5年を経過しないものを含む。）であるとき。ただし、当該指定の取消しが、指定地域密着型サービス事業者の指定の取消しのうち当該指定の取消しの処分の理由となった事実及び当該事実の発生を防止するための当該指定地域密着型サービス事業者による業務管理体制の整備についての取組の状況その他の当該事実に関して当該指定地域密着型サービス事業者が有していた責任の程度を考慮して、この号本文に規定する指定の取消しに該当しないこととすることが相当であると認められるものとして厚生労働省令で定めるものに該当する場合を除く。

六の三　申請者と密接な関係を有する者（地域密着型介護老人福祉施設入所者生活介護に係る指定の申請者と密接な関係を有する者を除く。）が、第78条の10（第二号から第五号までを除く。）の規定により指定を取り消され、その取消しの日から起算して5年を経過していないとき。ただし、当該指定の取消しが、指定地域密着型サービス事業者の指定の取消しのうち当該指定の取消しの処分の理由となった事実及び当該事実の発生を防止するための当該指定地域密着型サービス事業者による業務管理体制の整備についての取組の状況その他の当該事実に関して当該指定地域密着型サービス事業者が有していた責任の程度を考慮して、この号本文に規定する指定の取消しに該当しないこととすることが相当であると認められるものとして厚生労働省令で定めるものに該当する場合を除く。

七　申請者が、第78条の10（第二号から第五号までを除く。）の規定による指定の取消しの処分に係る行政手続法第15条の規定による通知があった日から当該処分をする日又は処分をしないことを決定する日までの間に第78条の5第2項の規定による事業の廃止の届出をした者（当該事業の廃止について相当の理由がある者を除く。）又は第78条の8の規定による指定の辞退をした者（当該指定の辞退について相当の理由がある者を除く。）で、当該届出又は指定の辞退の日から起算して5年を経過しないものであるとき。

七の二　前号に規定する期間内に第78条の5第2項の規定による事業の廃止の届出又は第78条の8の規定による指定の辞退があった場合において、申請者が、同号の通知の日前60日以内に当該届出に係る法人（当該事業の廃止について相当の理由がある法人を除く。）の役員等若しくは当該届出に係る法人でない事業所（当該事業の廃止について相当の理由があるものを除く。）の管理者であった者又は当該指定の辞退に係る法人（当該指定の辞退について相当の理由がある法人を除く。）の役員等若しくは当該指定の辞退に係る法人でない事業所（当該指定の辞退について相当の理由があるものを除く。）の管理者であった者で、当該届出又は指定の辞退の日から起算して5年を経過しないものであるとき。

八　申請者が、指定の申請前5年以内に居宅サービス等に関し不正又は著しく不当な行為をした者であるとき。

九　申請者（認知症対応型共同生活介護、地域密着型特定施設入居者生活介護又は地域密着型介護老人福祉施設入所者生活介護に係る指定の申請者を除く。）が、法人で、その役員等のうちに第四号の二から第六号まで又は前3号のいずれかに該当する者のあるものであるとき。

十　申請者（認知症対応型共同生活介護、地域密着型特定施設入居者生活介護又は地域密着型介護老人福祉施設入所者生活介護に係る指定の申請者に限る。）が、法人で、その役員等のうちに第四号の二から第五号の三まで、第六号の二又は第七号から第八号までのいずれかに該当する者のあるものであるとき。

十一　申請者（認知症対応型共同生活介護、地域密着型特定施設入居者生活介護又は地域密着型介護老人福祉施設入所者生活介護に係る指定の申請者を除く。）が、法人でない事業所で、その管理者が第四号の二から第六号まで又は第七号から第八号までのいずれかに該当する者であるとき。

十二　申請者（認知症対応型共同生活介護、地域密着型特

定施設入居者生活介護又は地域密着型介護老人福祉施設入所者生活介護に係る指定の申請者に限る。）が、法人でない事業所で、その管理者が第四号の二から第五号の三まで、第六号の二又は第七号から第八号までのいずれかに該当する者であるとき。

5　市町村が前項第一号の条例を定めるに当たっては、厚生労働省令で定める基準に従い定めるものとする。

6　市町村長は、第1項の申請があった場合において、次の各号（病院又は診療所により行われる複合型サービスに係る指定の申請にあっては、第一号の二、第一号の三、第三号の二及び第三号の四から第五号までを除く。）のいずれかに該当するときは、第42条の2第1項本文の指定をしないことができる。

一　申請者（認知症対応型共同生活介護、地域密着型特定施設入居者生活介護又は地域密着型介護老人福祉施設入所者生活介護に係る指定の申請者を除く。）が、第78条の10第二号から第五号までの規定により指定（認知症対応型共同生活介護、地域密着型特定施設入居者生活介護又は地域密着型介護老人福祉施設入所者生活介護に係る指定を除く。）を取り消され、その取消しの日から起算して5年を経過しない者（当該指定を取り消された者が法人である場合においては、当該取消しの処分に係る行政手続法第15条の規定による通知があった日前60日以内に当該法人の役員等であった者で当該取消しの日から起算して5年を経過しないものを含み、当該指定を取り消された者が法人でない事業所である場合においては、当該通知があった日前60日以内に当該事業所の管理者であった者で当該取消しの日から起算して5年を経過しないものを含む。）であるとき。

一の二　申請者（認知症対応型共同生活介護、地域密着型特定施設入居者生活介護又は地域密着型介護老人福祉施設入所者生活介護に係る指定の申請者に限る。）が、第78条の10第二号から第五号までの規定により指定（認知症対応型共同生活介護、地域密着型特定施設入居者生活介護又は地域密着型介護老人福祉施設入所者生活介護に係る指定に限る。）を取り消され、その取消しの日から起算して5年を経過しない者（当該指定を取り消された者が法人である場合においては、当該取消しの処分に係る行政手続法第15条の規定による通知があった日前60日以内に当該法人の役員等であった者で当該取消しの日から起算して5年を経過しないものを含み、当該指定を取り消された者が法人でない事業所である場合においては、当該通知があった日前60日以内に当該事業所の管理者であった者で当該取消しの日から起算して5年を経過しないものを含む。）であるとき。

一の三　申請者と密接な関係を有する者（地域密着型介護老人福祉施設入所者生活介護に係る指定の申請者と密接な関係を有する者を除く。）が、第78条の10第二号から第五号までの規定により指定を取り消され、その取消しの日から起算して5年を経過していないとき。

二　申請者が、第78条の10第二号から第五号までの規定による指定の取消しの処分に係る行政手続法第15条の規定による通知があった日から当該処分をする日又は処分をしないことを決定する日までの間に第78条の5第2項の規定による事業の廃止の届出をした者（当該事業の廃止について相当の理由がある者を除く。）又は第78条の8の規定による指定の辞退をした者（当該指定の辞退について相当の理由がある者を除く。）で、当該届出又は指定の辞退の日から起算して5年を経過しないものであるとき。

二の二　申請者が、第78条の7第1項の規定による検査が行われた日から聴聞決定予定日（当該検査の結果に基づき第78条の10の規定による指定の取消しの処分に係る聴聞を行うか否かの決定をすることが見込まれる日として厚生労働省令で定めるところにより市町村長が当該申請者に当該検査が行われた日から10日以内に特定の日を通知した場合における当該特定の日をいう。）までの間に第78条の5第2項の規定による事業の廃止の届出をした者（当該事業の廃止について相当の理由がある者を除く。）又は第78条の8の規定による指定の辞退をした者（当該指定の辞退について相当の理由がある者を除く。）で、当該届出又は指定の辞退の日から起算して5年を経過しないものであるとき。

二の三　第二号に規定する期間内に第78条の5第2項の規定による事業の廃止の届出又は第78条の8の規定による指定の辞退があった場合において、申請者が、同号の通知の日前60日以内に当該届出に係る法人（当該事業の廃止について相当の理由がある法人を除く。）の役員等若しくは当該届出に係る法人でない事業所（当該事業の廃止について相当の理由があるものを除く。）の管理者であった者又は当該指定の辞退に係る法人（当該指定の辞退について相当の理由がある法人を除く。）の役員等若しくは当該指定の辞退に係る法人でない事業所（当該指定の辞退について相当の理由があるものを除く。）の管理者であった者で、当該届出又は指定の辞退の日から起算して5年を経過しないものであるとき。

三　申請者（認知症対応型共同生活介護、地域密着型特定施設入居者生活介護又は地域密着型介護老人福祉施設入所者生活介護に係る指定の申請者を除く。）が、法人で、その役員等のうちに第一号又は前3号のいずれかに該当する者のあるものであるとき。

三の二　申請者（認知症対応型共同生活介護、地域密着型特定施設入居者生活介護又は地域密着型介護老人福祉施設入所者生活介護に係る指定の申請者に限る。）が、法人で、その役員等のうちに第一号の二又は第二号から第二号の三までのいずれかに該当する者のあるものであるとき。

三の三　申請者（認知症対応型共同生活介護、地域密着型特定施設入居者生活介護又は地域密着型介護老人福祉施設入所者生活介護に係る指定の申請者を除く。）が、法人でない事業所で、その管理者が第一号又は第二号から第二号の三までのいずれかに該当する者であるとき。

三の四　申請者（認知症対応型共同生活介護、地域密着型特定施設入居者生活介護又は地域密着型介護老人福祉施設入所者生活介護に係る指定の申請者に限る。）が、法人でない事業所で、その管理者が第一号の二又は第二号から第二号の三までのいずれかに該当する者であるとき。

四　認知症対応型共同生活介護、地域密着型特定施設入居者生活介護又は地域密着型介護老人福祉施設入所者生活介護につき第1項の申請があった場合において、当該市町村又は当該申請に係る事業所の所在地を含む区域（第117条第2項第一号の規定により当該市町村が定める区域とする。以下この号及び次号イにおいて「日常生活圏域」という。）における当該地域密着型サービスの利用定員の総数が、同条第1項の規定により当該市町村が定める市町村介護保険事業計画において定める当該市町村又は当該日常生活圏域における当該地域密着型サービスの必要利用定員総数に既に達しているか、又は当該申請に係る事業者の指定によってこれを超えることになると認めるとき、その他の当該市町村介護保険事業計画の達成に支障を生ずるおそれがあると認めるとき。

五　地域密着型通所介護その他の厚生労働省令で定める地域密着型サービスにつき第1項の申請があった場合において、第42条の2第1項本文の指定を受けて定期巡回・随時対応型訪問介護看護等（認知症対応型共同生活介護、地域密着型特定施設入居者生活介護及び地域密着型介護老人福祉施設入所者生活介護以外の地域密着型サービスであって、定期巡回・随時対応型訪問介護看護、小規模多機能型居宅介護その他の厚生労働省令で定めるものをいう。）の事業を行う者の当該指定に係る当該事業を行う事業所（イにおいて「定期巡回・随時対応型訪問介護看護等事業所」という。）が当該市町村の区域にある場合その他の厚生労働省令で定める場合に該当し、かつ、当該市町村長が次のいずれかに該当すると認めるとき。

イ　当該市町村又は当該定期巡回・随時対応型訪問介護看護等事業所の所在地を含む日常生活圏域における地域密着型サービス（地域密着型通所介護その他の厚生労働省令で定めるものに限る。以下このイにおいて同じ。）の種類ごとの量が、第117条第1項の規定により当該市町村が定める市町村介護保険事業計画において定める当該市町村又は当該日常生活圏域における当該地域密着型サービスの種類ごとの見込量に既に達しているか、又は当該申請に係る事業者の指定によってこれを超えることになるとき。

ロ　その他第117条第1項の規定により当該市町村が定める市町村介護保険事業計画の達成に支障を生ずるおそれがあるとき。

7　市町村長は、第42条の2第1項本文の指定を行おうとするとき、又は前項第四号若しくは第五号の規定により同条第1項本文の指定をしないこととするときは、あらかじめ、当該市町村が行う介護保険の被保険者その他の関係者の意見を反映させるために必要な措置を講ずるよう努めなければならない。

8　市町村長は、第42条の2第1項本文の指定を行うに当たって、当該事業の適正な運営を確保するために必要と認める条件を付することができる。

9　第1項の申請を受けた市町村長(以下この条において「被申請市町村長」という。）と所在地市町村長との協議により、第4項第四号の規定による同意を要しないことについて所在地市町村長の同意があるときは、同号の規定は適用しない。

10　前項の規定により第4項第四号の規定が適用されない場合であって、第1項の申請に係る事業所（所在地市町村長の管轄する区域にあるものに限る。）について、次の各号に掲げるときは、それぞれ当該各号に定める時に、当該申請者について、被申請市町村長による第42条の2第1項本文の指定があったものとみなす。

一　所在地市町村長が第42条の2第1項本文の指定をしたとき　当該指定がされた時

二　所在地市町村長による第42条の2第1項本文の指定がされているとき　被申請市町村長が当該事業所に係る地域密着型サービス事業を行う者から第1項の申請を受けた時

11　第78条の10の規定による所在地市町村長による第42条の2第1項本文の指定の取消し若しくは効力の停止又は第78条の12において準用する第70条の2第1項若しくは第78条の15第1項若しくは第3項（同条第5項において準用する場合を含む。）の規定による第42条の2第1項本文の指定の失効は、前項の規定により受けたものとみなされた被申請市町村長による第42条の2第1項本文の指定の効力に影響を及ぼさないものとする。

（指定地域密着型サービスの事業の基準）

第78条の3　指定地域密着型サービス事業者は、次条第2項又は第5項に規定する指定地域密着型サービスの事業の設備及び運営に関する基準に従い、要介護者の心身の状況等に応じて適切な指定地域密着型サービスを提供するとともに、自らその提供する指定地域密着型サービスの質の評価を行うことその他の措置を講ずることにより常に指定地域密着型サービスを受ける者の立場に立ってこれを提供するように努めなければならない。

2　指定地域密着型サービス事業者は、指定地域密着型サービスを受けようとする被保険者から提示された被保険者証に、認定審査会意見が記載されているときは、当該認定審査会意見に配慮して、当該被保険者に当該指定地域密着型サービスを提供するように努めなければならない。

第78条の4　指定地域密着型サービス事業者は、当該指定に係る事業所ごとに、市町村の条例で定める基準に従い市町村の条例で定める員数の当該指定地域密着型サービスに従事する従業者を有しなければならない。

2　前項に規定するもののほか、指定地域密着型サービスの事業の設備及び運営に関する基準は、市町村の条例で定める。

3　市町村が前2項の条例を定めるに当たっては、第一号から第四号までに掲げる事項については厚生労働省令で定める基準に従い定めるものとし、第五号に掲げる事項については厚生労働省令で定める基準を標準として定めるものとし、その他の事項については厚生労働省令で定める基準を参酌するものとする。

一　指定地域密着型サービスに従事する従業者に係る基準及び当該従業者の員数

二　指定地域密着型サービスの事業に係る居室の床面積

三　認知症対応型通所介護の事業に係る利用定員

四　指定地域密着型サービスの事業の運営に関する事項であって、利用又は入所する要介護者のサービスの適切な利用、適切な処遇及び安全の確保並びに秘密の保持等に密接に関連するものとして厚生労働省令で定めるもの

五　指定地域密着型サービスの事業（第三号に規定する事業を除く。）に係る利用定員

4　厚生労働大臣は、前項に規定する厚生労働省令で定める基準（指定地域密着型サービスの取扱いに関する部分に限る。）を定めようとするときは、あらかじめ社会保障審議会の意見を聴かなければならない。

5　市町村は、第3項の規定にかかわらず、同項第一号から第四号までに掲げる事項については、厚生労働省令で定める範囲内で、当該市町村における指定地域密着型サービスに従事する従業者に関する基準及び指定地域密着型サービスの事業の設備及び運営に関する基準を定めることができる。

6　市町村は、前項の当該市町村における指定地域密着型サービスに従事する従業者に関する基準及び指定地域密着型サービスの事業の設備及び運営に関する基準を定めようとするときは、あらかじめ、当該市町村が行う介護保険の被保険者その他の関係者の意見を反映させ、及び学識経験を有する者の知見の活用を図るために必要な措置を講じなければならない。

7　指定地域密着型サービス事業者は、次条第2項の規定による事業の廃止若しくは休止の届出をしたとき又は第78条の8の規定による指定の辞退をするときは、当該届出の

日前１月以内に当該指定地域密着型サービス（地域密着型介護老人福祉施設入所者生活介護を除く。）を受けていた者又は同条に規定する予告期間の開始日の前日に当該地域密着型介護老人福祉施設入所者生活介護を受けていた者であって、当該事業の廃止若しくは休止の日又は当該指定の辞退の日以後においても引き続き当該指定地域密着型サービスに相当するサービスの提供を希望する者に対し、必要な居宅サービス等が継続的に提供されるよう、指定居宅介護支援事業者、他の指定地域密着型サービス事業者その他関係者との連絡調整その他の便宜の提供を行わなければならない。

８　指定地域密着型サービス事業者は、要介護者の人格を尊重するとともに、この法律又はこの法律に基づく命令を遵守し、要介護者のため忠実にその職務を遂行しなければならない。

（変更の届出等）

第78条の５　指定地域密着型サービス事業者は、当該指定に係る事業所の名称及び所在地その他厚生労働省令で定める事項に変更があったとき、又は休止した当該指定地域密着型サービス（地域密着型介護老人福祉施設入所者生活介護を除く。）の事業を再開したときは、厚生労働省令で定めるところにより、10日以内に、その旨を市町村長に届け出なければならない。

２　指定地域密着型サービス事業者は、当該指定地域密着型サービス（地域密着型介護老人福祉施設入所者生活介護を除く。）の事業を廃止し、又は休止しようとするときは、厚生労働省令で定めるところにより、その廃止又は休止の日の１月前までに、その旨を市町村長に届け出なければならない。

（市町村長等による連絡調整又は援助）

第78条の６　市町村長は、指定地域密着型サービス事業者による第78条の４第７項に規定する便宜の提供が円滑に行われるため必要があると認めるときは、当該指定地域密着型サービス事業者及び指定居宅介護支援事業者、他の指定地域密着型サービス事業者その他の関係者相互間の連絡調整又は当該指定地域密着型サービス事業者及び当該関係者に対する助言その他の援助を行うことができる。

２　都道府県知事は、同一の指定地域密着型サービス事業者について２以上の市町村長が前項の規定による連絡調整又は援助を行う場合において、当該指定地域密着型サービス事業者による第78条の４第７項に規定する便宜の提供が円滑に行われるため必要があると認めるときは、当該市町村長相互間の連絡調整又は当該指定地域密着型サービス事業者に対する市町村の区域を超えた広域的な見地からの助言その他の援助を行うことができる。

３　厚生労働大臣は、同一の指定地域密着型サービス事業者について２以上の都道府県知事が前項の規定による連絡調整又は援助を行う場合において、当該指定地域密着型サービス事業者による第78条の４第７項に規定する便宜の提供が円滑に行われるため必要があると認めるときは、当該都道府県知事相互間の連絡調整又は当該指定地域密着型サービス事業者に対する都道府県の区域を超えた広域的な見地からの助言その他の援助を行うことができる。

（報告等）

第78条の７　市町村長は、地域密着型介護サービス費の支給に関して必要があると認めるときは、指定地域密着型サービス事業者若しくは指定地域密着型サービス事業者であった者若しくは当該指定に係る事業所の従業者であった者（以下この項において「指定地域密着型サービス事業者であった者等」という。）に対し、報告若しくは帳簿書類の提出若しくは提示を命じ、指定地域密着型サービス事業者若しくは当該指定に係る事業所の従業者若しくは指定地域密着型サービス事業者であった者等に対し出頭を求め、又は当該職員に関係者に対して質問させ、若しくは当該指定地域密着型サービス事業者の当該指定に係る事業所、事務所その他指定地域密着型サービスの事業に関係のある場所に立ち入り、その設備若しくは帳簿書類その他の物件を検査させることができる。

２　第24条第３項の規定は前項の規定による質問又は検査について、同条第４項の規定は前項の規定による権限について準用する。

（指定の辞退）

第78条の８　第42条の２第１項本文の指定を受けて地域密着型介護老人福祉施設入所者生活介護の事業を行う者は、１月以上の予告期間を設けて、その指定を辞退することができる。

（勧告、命令等）

第78条の９　市町村長は、指定地域密着型サービス事業者が、次の各号に掲げる場合に該当すると認めるときは、当該指定地域密着型サービス事業者に対し、期限を定めて、それぞれ当該各号に定める措置をとるべきことを勧告することができる。

一　第78条の２第８項の規定により当該指定を行うに当たって付された条件に従わない場合　当該条件に従うこと。

二　当該指定に係る事業所の従業者の知識若しくは技能又は人員について第78条の４第１項の市町村の条例で定める基準若しくは同項の市町村の条例で定める員数又は同条第５項に規定する指定地域密着型サービスに従事する従業者に関する基準を満たしていない場合　当該市町村の条例で定める基準若しくは当該市町村の条例で定める員数又は当該指定地域密着型サービスに従事する従業者に関する基準を満たすこと。

三　第78条の４第２項又は第５項に規定する指定地域密着型サービスの事業の設備及び運営に関する基準に従って適正な指定地域密着型サービスの事業の運営をしていない場合　当該指定地域密着型サービスの事業の設備及び運営に関する基準に従って適正な指定地域密着型サービスの事業の運営をすること。

四　第78条の４第７項に規定する便宜の提供を適正に行っていない場合　当該便宜の提供を適正に行うこと。

２　市町村長は、前項の規定による勧告をした場合において、その勧告を受けた指定地域密着型サービス事業者が同項の期限内にこれに従わなかったときは、その旨を公表することができる。

３　市町村長は、第１項の規定による勧告を受けた指定地域密着型サービス事業者が、正当な理由がなくてその勧告に係る措置をとらなかったときは、当該指定地域密着型サービス事業者に対し、期限を定めて、その勧告に係る措置をとるべきことを命ずることができる。

４　市町村長は、前項の規定による命令をした場合においては、その旨を公示しなければならない。

（指定の取消し等）

第78条の10　市町村長は、次の各号のいずれかに該当する場合においては、当該指定地域密着型サービス事業者に係る第42条の２第１項本文の指定を取り消し、又は期間を定めてその指定の全部若しくは一部の効力を停止することができる。

一　指定地域密着型サービス事業者が、第78条の２第４項第四号の二から第五号の二まで、第九号（第五号の三に該当する者のあるものであるときを除く。）、第十号（第五号の三に該当する者のあるものであるときを除く。）、第十一号（第五号の三に該当する者であるときを除く。）又は第十二号（第五号の三に該当する者であるときを除く。）のいずれかに該当するに至ったとき。

二　指定地域密着型サービス事業者が、第78条の2第6項第三号から第三号の四までのいずれかに該当するに至ったとき。

三　指定地域密着型サービス事業者が、第78条の2第8項の規定により当該指定を行うに当たって付された条件に違反したと認められるとき。

四　指定地域密着型サービス事業者が、当該指定に係る事業所の従業者の知識若しくは技能又は人員について、第78条の4第1項の市町村の条例で定める基準若しくは同項の市町村の条例で定める員数又は同条第5項に規定する指定地域密着型サービスに従事する従業者に関する基準を満たすことができなくなったとき。

五　指定地域密着型サービス事業者が、第78条の4第2項又は第5項に規定する指定地域密着型サービスの事業の設備及び運営に関する基準に従って適正な指定地域密着型サービスの事業の運営をすることができなくなったとき。

六　指定地域密着型サービス事業者が、第78条の4第8項に規定する義務に違反したと認められるとき。

七　指定地域密着型サービス事業者（地域密着型介護老人福祉施設入所者生活介護を行うものに限る。）が、第28条第5項（第29条第2項、第30条第2項、第31条第2項、第33条第4項、第33条の2第2項、第33条の3第2項及び第34条第2項において準用する場合を含む。第84条、第92条、第104条及び第114条の6において同じ。）の規定により調査の委託を受けた場合において、当該調査の結果について虚偽の報告をしたとき。

八　地域密着型介護サービス費の請求に関し不正があったとき。

九　指定地域密着型サービス事業者が、第78条の7第1項の規定により報告又は帳簿書類の提出若しくは提示を命ぜられてこれに従わず、又は虚偽の報告をしたとき。

十　指定地域密着型サービス事業者又は当該指定に係る事業所の従業者が、第78条の7第1項の規定により出頭を求められてこれに応ぜず、同項の規定による質問に対して答弁せず、若しくは虚偽の答弁をし、又は同項の規定による検査を拒み、妨げ、若しくは忌避したとき。ただし、当該指定に係る事業所の従業者がその行為をした場合において、その行為を防止するため、当該指定地域密着型サービス事業者が相当の注意及び監督を尽くしたときを除く。

十一　指定地域密着型サービス事業者が、不正の手段により第42条の2第1項本文の指定を受けたとき。

十二　前各号に掲げる場合のほか、指定地域密着型サービス事業者が、この法律その他国民の保健医療若しくは福祉に関する法律で政令で定めるもの又はこれらの法律に基づく命令若しくは処分に違反したとき。

十三　指定地域密着型サービス事業者に係る老人福祉法第29条第18項の規定による通知を受けたとき。

十四　前各号に掲げる場合のほか、指定地域密着型サービス事業者が、居宅サービス等に関し不正又は著しく不当な行為をしたとき。

十五　指定地域密着型サービス事業者が法人である場合において、その役員等のうちに指定の取消し又は指定の全部若しくは一部の効力の停止をしようとするとき前5年以内に居宅サービス等に関し不正又は著しく不当な行為をした者があるとき。

十六　指定地域密着型サービス事業者が法人でない事業所である場合において、その管理者が指定の取消し又は指定の全部若しくは一部の効力の停止をしようとするとき前5年以内に居宅サービス等に関し不正又は著しく不当な行為をした者であるとき。

（公示）

第78条の11　市町村長は、次に掲げる場合には、遅滞なく、当該指定地域密着型サービス事業者の名称、当該指定に係る事業所の所在地その他の厚生労働省令で定める事項を都道府県知事に届け出るとともに、これを公示しなければならない。

一　第42条の2第1項本文の指定をしたとき。

二　第78条の5第2項の規定による事業の廃止の届出があったとき。

三　第78条の8の規定による第42条の2第1項本文の指定の辞退があったとき。

四　前条の規定により第42条の2第1項本文の指定を取り消し、又は指定の全部若しくは一部の効力を停止したとき。

（準用）

第78条の12　第70条の2、第71条及び第72条の規定は、第42条の2第1項本文の指定について準用する。この場合において、第70条の2第4項中「前条」とあるのは、「第78条の2」と読み替えるものとするほか、必要な技術的読替えは、政令で定める。

（公募指定）

第78条の13　市町村長は、第117条第1項の規定により当該市町村が定める市町村介護保険事業計画において定める当該市町村又は同条第2項第一号の規定により当該市町村が定める区域における定期巡回・随時対応型訪問介護看護等（認知症対応型共同生活介護、地域密着型特定施設入居者生活介護及び地域密着型介護老人福祉施設入所者生活介護以外の地域密着型サービスであって、定期巡回・随時対応型訪問介護看護、小規模多機能型居宅介護その他の厚生労働省令で定めるものをいう。以下この項において同じ。）の見込量の確保及び質の向上のために特に必要があると認めるときは、その定める期間（以下「市町村長指定期間」という。）中は、当該見込量の確保のため公募により第42条の2第1項本文の指定を行うことが適当な区域として定める区域（以下「市町村長指定区域」という。）に所在する事業所（定期巡回・随時対応型訪問介護看護等のうち当該市町村長が定めるもの（以下「市町村長指定定期巡回・随時対応型訪問介護看護等」という。）の事業を行う事業所に限る。以下「市町村長指定区域・サービス事業所」という。）に係る同項本文の指定を、公募により行うものとする。

2　市町村長指定期間中における市町村長指定区域・サービス事業所に係る第42条の2第1項本文の指定については、第78条の2の規定は適用しない。

3　市町村長は、当該市町村長指定期間の開始日の前日までにされた市町村長指定区域・サービス事業所に係る第78条の2第1項の指定の申請であって、当該市町村長指定期間の開始の際、指定をするかどうかの処分がなされていないものについては、前項の規定にかかわらず、当該申請に対する処分を行うものとする。

4　前項の規定は、市町村長が市町村長指定区域を拡張する場合又は市町村長指定定期巡回・随時対応型訪問介護看護等を追加する場合について準用する。この場合において、必要な技術的読替えは、政令で定める。

第78条の14　前条第1項の規定により行われる第42条の2第1項本文の指定（以下「公募指定」という。）は、厚生労働省令で定めるところにより、市町村長指定定期巡回・随時対応型訪問介護看護等の種類及び当該市町村長指定定期巡回・随時対応型訪問介護看護等の種類に係る市町村長指定定期巡回・随時対応型訪問介護看護等の事業を行う事業所ごとに行い、当該公募指定をする市町村長がその長である市町村が行う介護保険の被保険者（特定地域密着型サービスに係る公募指定にあっては、当該市町村の区域内に所在する住所地特例対象施設に入所等をしている住所地特例適用要介護被保険者を含む。）に対する地域密着型介護サービス費及び特例地域密着型介護サービス費の支給について、その効力を有する。

2　市町村長は、公募指定をしようとするときは、厚生労働省令で定める基準に従い、その応募者のうちから公正な方法で選考をし、指定地域密着型サービス事業者を決定するものとする。

3　第78条の2第2項、第4項（第四号、第六号の二、第十号及び第十二号を除く。）、第5項、第6項（第一号の二、第三号の二及び第三号の四から第五号までを除く。）、第7項及び第8項の規定は、公募指定について準用する。この場合において、これらの規定に関し必要な技術的読替えは、政令で定める。

第10節　介護サービス情報の公表

（介護サービス情報の報告及び公表）

第115条の35　介護サービス事業者は、指定居宅サービス事業者、指定地域密着型サービス事業者、指定居宅介護支援事業者、指定介護老人福祉施設、指定介護予防サービス事業者、指定地域密着型介護予防サービス事業者若しくは指定介護予防支援事業者の指定又は介護老人保健施設若しくは介護医療院の許可を受け、訪問介護、訪問入浴介護その他の厚生労働省令で定めるサービス（以下「介護サービス」という。）の提供を開始しようとするときその他厚生労働省令で定めるときは、政令で定めるところにより、その提供する介護サービスに係る介護サービス情報（介護サービスの内容及び介護サービスを提供する事業者又は施設の運営状況に関する情報であって、介護サービスを利用し、又は利用しようとする要介護者等が適切かつ円滑に当該介護サービスを利用する機会を確保するために公表されることが必要なものとして厚生労働省令で定めるものをいう。以下同じ。）を、当該介護サービスを提供する事業所又は施設の所在地を管轄する都道府県知事に報告しなければならない。

2　都道府県知事は、前項の規定による報告を受けた後、厚生労働省令で定めるところにより、当該報告の内容を公表しなければならない。

3　都道府県知事は、第1項の規定による報告に関して必要があると認めるときは、当該報告をした介護サービス事業者に対し、介護サービス情報のうち厚生労働省令で定めるものについて、調査を行うことができる。

4　都道府県知事は、介護サービス事業者が第1項の規定による報告をせず、若しくは虚偽の報告をし、又は前項の規定による調査を受けず、若しくは調査の実施を妨げたときは、期間を定めて、当該介護サービス事業者に対し、その報告を行い、若しくはその報告の内容を是正し、又はその調査を受けることを命ずることができる。

5　都道府県知事は、指定地域密着型サービス事業者、指定居宅介護支援事業者、指定地域密着型介護予防サービス事業者又は指定介護予防支援事業者に対して前項の規定による処分をしたときは、遅滞なく、その旨を、当該指定地域密着型サービス事業者、指定居宅介護支援事業者、指定地域密着型介護予防サービス事業者又は指定介護予防支援事業者の指定をした市町村長に通知しなければならない。

6　都道府県知事は、指定居宅サービス事業者、若しくは指定介護予防サービス事業者又は指定介護老人福祉施設、介護老人保健施設若しくは介護医療院の開設者が第4項の規定による命令に従わないときは、当該指定居宅サービス事業者、指定居宅介護支援事業者、指定介護予防サービス事業者若しくは指定介護老人福祉施設の指定若しくは介護老人保健施設若しくは介護医療院の許可を取り消し、又は期間を定めてその指定若しくは許可の全部若しくは一部の効力を停止することができる。

7　都道府県知事は、指定地域密着型サービス事業者、指定居宅介護支援事業者、指定地域密着型介護予防サービス事業者又は指定介護予防支援事業者が第4項の規定による命令に従わない場合において、当該指定地域密着型サービス事業者、指定居宅介護支援事業者、指定地域密着型介護予防サービス事業者又は指定介護予防支援事業者の指定を取り消し、又は期間を定めてその指定の全部若しくは一部の効力を停止することが適当であると認めるときは、理由を付して、その旨をその指定をした市町村長に通知しなければならない。

（指定調査機関の指定）

第115条の36　都道府県知事は、その指定する者（以下「指定調査機関」という。）に、前条第3項の調査の実施に関する事務（以下「調査事務」という。）を行わせることができる。

2　前項の指定は、都道府県の区域ごとに、その指定を受けようとする者の申請により、当該都道府県知事が行う。

（調査員）

第115条の37　指定調査機関は、調査事務を行うときは、厚生労働省令で定める方法に従い、調査員に調査事務を実施させなければならない。

2　調査員は、調査事務に関する専門的知識及び技術を有するものとして政令で定める要件を備える者のうちから選任しなければならない。

（秘密保持義務等）

第115条の38　指定調査機関（その者が法人である場合にあっては、その役員。次項において同じ。）若しくはその職員（調査員を含む。同項において同じ。）又はこれらの職にあった者は、調査事務に関して知り得た秘密を漏らしてはならない。

2　指定調査機関及びその職員で調査事務に従事する者は、刑法その他の罰則の適用については、法令により公務に従事する職員とみなす。

（帳簿の備付け等）

第115条の39　指定調査機関は、厚生労働省令で定めるところにより、調査事務に関する事項で厚生労働省令で定めるものを記載した帳簿を備え、保存しなければならない。

（報告等）

第115条の40　都道府県知事は、調査事務の公正かつ適確な実施を確保するため必要があると認めるときは、指定調査機関に対し、調査事務に関し必要な報告を求め、又は当該職員に関係者に対して質問させ、若しくは指定調査機関の事務所に立ち入り、その設備若しくは帳簿書類その他の物件を検査させることができる。

2　第24条第3項の規定は前項の規定による質問又は検査について、同条第4項の規定は前項の規定による権限について準用する。

（業務の休廃止等）

第115条の41　指定調査機関は、都道府県知事の許可を受けなければ、調査事務の全部又は一部を休止し、又は廃止してはならない。

（指定情報公表センターの指定）

第115条の42　都道府県知事は、その指定する者（以下「指定情報公表センター」という。）に、介護サービス情報の報告の受理及び公表並びに指定調査機関の指定に関する事務で厚生労働省令で定めるもの（以下「情報公表事務」という。）の全部又は一部を行わせることができる。

2　前項の指定は、都道府県の区域ごとに、その指定を受けようとする者の申請により、当該都道府県知事が行う。

3　第115条の38から前条までの規定は、指定情報公表センターについて準用する。この場合において、これらの規定中「調査事務」とあるのは「情報公表事務」と、「指定調査機関」とあるのは「指定情報公表センター」と、「職員（調査員を含む。同項において同じ。）」とあるのは「職員」と読み替えるものとするほか、必要な技術的読替えは、政令で定める。

（政令への委任）

第115条の43　この節に定めるもののほか、指定調査機関及び指定情報公表センターに関し必要な事項は、政令で定める。

（都道府県知事による情報の公表の推進）

第115条の44　都道府県知事は、介護サービスを利用し、又は利用しようとする要介護者等が適切かつ円滑に当該介護サービスを利用する機会の確保に資するため、介護サービスの質及び介護サービスに従事する従業者に関する情報（介護サービス情報に該当するものを除く。）であって厚生労働省令で定めるものの提供を希望する介護サービス事業者から提供を受けた当該情報について、公表を行うよう配慮するものとする。

第11節　介護サービス事業者経営情報の調査及び分析等

第115条の44の2　都道府県知事は、地域において必要とされる介護サービスの確保のため、当該都道府県の区域内に介護サービスを提供する事業所又は施設を有する介護サービス事業者（厚生労働省令で定める者を除く。以下この条において同じ。）の当該事業所又は施設ごとの収益及び費用その他の厚生労働省令で定める事項（次項及び第3項において「介護サービス事業者経営情報」という。）について、調査及び分析を行い、その内容を公表するよう努めるものとする。

2　介護サービス事業者は、厚生労働省令で定めるところにより、介護サービス事業者経営情報を、当該事業所又は施設の所在地を管轄する都道府県知事に報告しなければならない。

3　厚生労働大臣は、介護サービス事業者経営情報を収集し、整理し、及び当該整理した情報の分析の結果を国民にインターネットその他の高度情報通信ネットワークの利用を通じて迅速に提供することができるよう必要な施策を実施するものとする。

4　厚生労働大臣は、前項の施策を実施するため必要があると認めるときは、都道府県知事に対し、当該都道府県の区域内に介護サービスを提供する事業所又は施設を有する介護サービス事業者の当該事業所又は施設に係る活動の状況その他の厚生労働省令で定める事項に関する情報の提供を求めることができる。

5　都道府県知事は、前項の規定による厚生労働大臣の求めに応じて情報を提供するときは、電磁的方法その他の厚生労働省令で定める方法によるものとする。

6　都道府県知事は、介護サービス事業者が第2項の規定による報告をせず、又は虚偽の報告をしたときは、期間を定めて、当該介護サービス事業者に対し、その報告を行い、又はその報告の内容を是正することを命ずることができる。

7　都道府県知事は、指定地域密着型サービス事業者、指定居宅介護支援事業者、指定地域密着型介護予防サービス事業者又は指定介護予防支援事業者に対して前項の規定による処分をしたときは、遅滞なく、その旨を、当該指定地域密着型サービス事業者、指定居宅介護支援事業者、指定地域密着型介護予防サービス事業者又は指定介護予防支援事業者の指定をした市町村長に通知しなければならない。

8　都道府県知事は、指定居宅サービス事業者若しくは指定介護予防サービス事業者又は指定介護老人福祉施設、介護老人保健施設若しくは介護医療院の開設者が第5項の規定による命令に従わないときは、当該指定居宅サービス事業者、指定介護予防サービス事業者若しくは指定介護老人福祉施設の指定若しくは介護老人保健施設若しくは介護医療院の許可を取り消し、又は期間を定めてその指定若しくは許可の全部若しくは一部の効力を停止することができる。

9　都道府県知事は、指定地域密着型サービス事業者、指定居宅介護支援事業者、指定地域密着型介護予防サービス事業者又は指定介護予防支援事業者が第5項の規定による命令に従わない場合において、当該指定地域密着型サービス事業者、指定居宅介護支援事業者、指定地域密着型介護予防サービス事業者又は指定介護予防支援事業者の指定を取り消し、又は期間を定めてその指定の全部若しくは一部の効力を停止することが適当であると認めるときは、理由を付して、その旨をその指定をした市町村長に通知しなければならない。

第6章　地域支援事業等

（地域支援事業）

第115条の45　市町村は、被保険者（当該市町村が行う介護保険の住所地特例適用被保険者を除き、当該市町村の区域内に所在する住所地特例対象施設に入所等をしている住所地特例適用被保険者を含む。第3項第3号及び第115条の49を除き、以下この章において同じ。）の要介護状態等となることの予防又は要介護状態等の軽減若しくは悪化の防止及び地域における自立した日常生活の支援のための施策を総合的かつ一体的に行うため、厚生労働省令で定める基準に従って、地域支援事業として、次に掲げる事業（以下「介護予防・日常生活支援総合事業」という。）を行うものとする。

一　居宅要支援被保険者その他の厚生労働省令で定める被保険者（以下「居宅要支援被保険者等」という。）に対して、次に掲げる事業を行う事業（以下「第一号事業」という。）

イ　居宅要支援被保険者等の介護予防を目的として、当該居宅要支援被保険者等の居宅において、厚生労働省令で定める基準に従って、厚生労働省令で定める期間にわたり日常生活上の支援を行う事業（以下この項において「第一号訪問事業」という。）

ロ　居宅要支援被保険者等の介護予防を目的として、厚生労働省令で定める施設において、厚生労働省令で定める基準に従って、厚生労働省令で定める期間にわたり日常生活上の支援又は機能訓練を行う事業（以下この項において「第一号通所事業」という。）

ハ　厚生労働省令で定める基準に従って、介護予防サービス事業若しくは地域密着型介護予防サービス事業又は第一号訪問事業若しくは第一号通所事業と一体的に行われる場合に効果があると認められる居宅要支援被保険者等の地域における自立した日常生活の支援として厚生労働省令で定めるものを行う事業（ニにおいて「第一号生活支援事業」という。）

ニ　居宅要支援被保険者等（指定介護予防支援又は特例介護予防サービス計画費に係る介護予防支援を受けている者を除く。）の介護予防を目的として、厚生労働省令で定める基準に従って、その心身の状況、その置かれている環境その他の状況に応じて、その選択に基づき、第一号訪問事業、第一号通所事業又は第一号生活支援事業その他の適切な事業が包括的かつ効率的に提供されるよう必要な援助を行う事業（以下「第一号介護予防支援事業」という。）
二　被保険者（第一号被保険者に限る。）の要介護状態等となることの予防又は要介護状態等の軽減若しくは悪化の防止のため必要な事業（介護予防サービス事業及び地域密着型介護予防サービス事業並びに第一号訪問事業及び第一号通所事業を除く。）

2　市町村は、介護予防・日常生活支援総合事業のほか、被保険者が要介護状態等となることを予防するとともに、要介護状態等となった場合においても、可能な限り、地域において自立した日常生活を営むことができるよう支援するため、地域支援事業として、次に掲げる事業を行うものとする。
一　被保険者の心身の状況、その居宅における生活の実態その他の必要な実情の把握、保健医療、公衆衛生、社会福祉その他の関連施策に関する総合的な情報の提供、関係機関との連絡調整その他の被保険者の保健医療の向上及び福祉の増進を図るための総合的な支援を行う事業
二　被保険者に対する虐待の防止及びその早期発見のための事業その他の被保険者の権利擁護のため必要な援助を行う事業
三　保健医療及び福祉に関する専門的知識を有する者による被保険者の居宅サービス計画、施設サービス計画及び介護予防サービス計画の検証、その心身の状況、介護給付等対象サービスの利用状況その他の状況に関する定期的な協議その他の取組を通じ、当該被保険者が地域において自立した日常生活を営むことができるよう、包括的かつ継続的な支援を行う事業
四　医療に関する専門的知識を有する者が、介護サービス事業者、居宅における医療を提供する医療機関その他の関係者の連携を推進するものとして厚生労働省令で定める事業（前号に掲げる事業を除く。）
五　被保険者の地域における自立した日常生活の支援及び要介護状態等となることの予防又は要介護状態等の軽減若しくは悪化の防止に係る体制の整備その他のこれらを促進する事業
六　保健医療及び福祉に関する専門的知識を有する者による認知症の早期における症状の悪化の防止のための支援その他の認知症である又はその疑いのある被保険者に対する総合的な支援を行う事業

3　市町村は、介護予防・日常生活支援総合事業及び前項各号に掲げる事業のほか、厚生労働省令で定めるところにより、地域支援事業として、次に掲げる事業を行うことができる。
一　介護給付等に要する費用の適正化のための事業
二　介護方法の指導その他の要介護被保険者を現に介護する者の支援のため必要な事業
三　その他介護保険事業の運営の安定化及び被保険者（当該市町村の区域内に所在する住所地特例対象施設に入所等をしている住所地特例適用被保険者を含む。）の地域における自立した日常生活の支援のため必要な事業

4　地域支援事業は、当該市町村における介護予防に関する事業の実施状況、介護保険の運営の状況、75歳以上の被保険者の数その他の状況を勘案して政令で定める額の範囲内で行うものとする。

5　市町村は、地域支援事業を行うに当たっては、第118条の2第1項に規定する介護保険等関連情報その他必要な情報を活用し、適切かつ有効に実施するよう努めるものとする。

6　市町村は、地域支援事業を行うに当たっては、高齢者保健事業（高齢者の医療の確保に関する法律第125条第1項に規定する高齢者保健事業をいう。以下この条及び第117条第3項第10号において同じ。）を行う後期高齢者医療広域連合(同法第48条に規定する後期高齢者医療広域連合をいう。以下この条において同じ。）との連携を図るとともに、高齢者の身体的、精神的及び社会的な特性を踏まえ、地域支援事業を効果的かつ効率的で被保険者の状況に応じたきめ細かなものとするため、高齢者保健事業及び国民健康保険法第82条第5項に規定する高齢者の心身の特性に応じた事業(同号において「国民健康保険保健事業」という。）と一体的に実施するよう努めるものとする。

7　市町村は、前項の規定により地域支援事業を行うに当たって必要があると認めるときは、他の市町村及び後期高齢者医療広域連合に対し、被保険者に係る保健医療サービス若しくは福祉サービスに関する情報、高齢者の医療の確保に関する法律の規定による療養に関する情報若しくは同法第125条第1項に規定する健康診査若しくは保健指導に関する記録の写し若しくは同法第18条第1項に規定する特定健康診査若しくは特定保健指導に関する記録の写し又は国民健康保険法の規定による療養に関する情報その他地域支援事業を効果的かつ効率的に実施するために必要な情報として厚生労働省令で定めるものの提供を求めることができる。

8　前項の規定により、情報又は記録の写しの提供を求められた市町村及び後期高齢者医療広域連合は、厚生労働省令で定めるところにより、当該情報又は記録の写しを提供しなければならない。

9　市町村は、第6項の規定により地域支援事業を実施するため、前項の規定により提供を受けた情報又は記録の写しに加え、自らが保有する当該被保険者に係る保健医療サービス若しくは福祉サービスに関する情報、高齢者の医療の確保に関する法律第18条第1項に規定する特定健康診査若しくは特定保健指導に関する記録又は国民健康保険法の規定による療養に関する情報を併せて活用することができる。

10　市町村は、地域支援事業の利用者に対し、厚生労働省令で定めるところにより、利用料を請求することができる。

（介護予防・日常生活支援総合事業の指針等）

第115条の45の2　厚生労働大臣は、市町村が行う介護予防・日常生活支援総合事業に関して、その適切かつ有効な実施を図るため必要な指針を公表するものとする。

2　市町村は、定期的に、介護予防・日常生活支援総合事業の実施状況について、調査、分析及び評価を行うよう努めるとともに、その結果に基づき必要な措置を講ずるよう努めるものとする。

（指定事業者による第一号事業の実施）

第115条の45の3　市町村は、第一号事業（第一号介護予防支援事業にあっては、居宅要支援被保険者に係るものに限る。）については、居宅要支援被保険者等が、当該市町村の長が指定する者（以下「指定事業者」という。）の当該指定に係る第一号事業を行う事業所により行われる当該第一号事業を利用した場合において、当該居宅要支援被保険者等に対し、当該第一号事業に要した費用について、第一号事業支給費を支給することにより行うことができる。

2　前項の第一号事業支給費（以下「第一号事業支給費」という。）の額は、第一号事業に要する費用の額を勘案して、厚生労働省令で定めるところにより算定する額とする。

3　居宅要支援被保険者等が、指定事業者の当該指定に係る第一号事業を行う事業所により行われる当該第一号事業を利用したときは、市町村は、当該居宅要支援被保険者等が当該指定事業者に支払うべき当該第一号事業に要した費用について、第一号事業支給費として当該居宅要支援被保険者等に対し支給すべき額の限度において、当該居宅要支援

被保険者等に代わり、当該指定事業者に支払うことができる。

4　前項の規定による支払があったときは、居宅要支援被保険者等に対し第一号事業支給費の支給があったものとみなす。

5　市町村は、指定事業者から第一号事業支給費の請求があったときは、厚生労働省令で定めるところにより審査した上、支払うものとする。

6　市町村は、前項の規定による審査及び支払に関する事務を連合会に委託することができる。

7　前項の規定による委託を受けた連合会は、当該委託をした市町村の同意を得て、厚生労働省令で定めるところにより、当該委託を受けた事務の一部を、営利を目的としない法人であって厚生労働省令で定める要件に該当するものに委託することができる。

（租税その他の公課の禁止）

第115条の45の4　租税その他の公課は、第一号事業支給費として支給を受けた金銭を標準として、課することができない。

（指定事業者の指定）

第115条の45の5　第115条の45の3第1項の指定（第115条の45の7第1項を除き、以下この章において「指定事業者の指定」という。）は、厚生労働省令で定めるところにより、第一号事業を行う者の申請により、当該事業の種類及び当該事業の種類に係る当該第一号事業を行う事業所ごとに行う。

2　市町村長は、前項の申請があった場合において、申請者が、厚生労働省令で定める基準に従って適正に第一号事業を行うことができないと認められるときは、指定事業者の指定をしてはならない。

（指定の更新）

第115条の45の6　指定事業者の指定は、厚生労働省令で定める期間ごとにその更新を受けなければ、その期間の経過によって、その効力を失う。

2　前項の更新の申請があった場合において、同項の期間（以下この条において「有効期間」という。）の満了の日までにその申請に対する処分がされないときは、従前の指定事業者の指定は、有効期間の満了後もその処分がされるまでの間は、なおその効力を有する。

3　前項の場合において、指定事業者の指定の更新がされたときは、その有効期間は、従前の有効期間の満了の日の翌日から起算するものとする。

4　前条の規定は、指定事業者の指定の更新について準用する。

（報告等）

第115条の45の7　市町村長は、第一号事業支給費の支給に関して必要があると認めるときは、指定事業者若しくは指定事業者であった者若しくは当該第115条の45の3第1項の指定に係る事業所の従業者であった者（以下この項において「指定事業者であった者等」という。）に対し、報告若しくは帳簿書類の提出若しくは提示を命じ、指定事業者若しくは当該指定に係る事業所の従業者若しくは指定事業者であった者等に対し出頭を求め、又は当該職員に、関係者に対して質問させ、若しくは当該指定事業者の当該指定に係る事業所、事務所その他当該指定事業者が行う第一号事業に関係のある場所に立ち入り、その設備若しくは帳簿書類その他の物件を検査させることができる。

2　第24条第3項の規定は前項の規定による質問又は検査について、同条第4項の規定は前項の規定による権限について、それぞれ準用する。

（勧告、命令等）

第115条の45の8　市町村長は、指定事業者が、第115条の45第1項第一号イからニまで又は第115条の45の5第2項の厚生労働省令で定める基準に従って第一号事業を行っていないと認めるときは、当該指定事業者に対し、期限を定めて、これらの厚生労働省令で定める基準に従って第一号事業を行うことを勧告することができる。

2　市町村長は、前項の規定による勧告をした場合において、その勧告を受けた指定事業者が同項の期限内にこれに従わなかったときは、その旨を公表することができる。

3　市町村長は、第1項の規定による勧告を受けた指定事業者が、正当な理由がなくてその勧告に係る措置をとらなかったときは、当該指定事業者に対し、期限を定めて、その勧告に係る措置をとるべきことを命ずることができる。

4　市町村長は、前項の規定による命令をした場合においては、その旨を公示しなければならない。

（地域包括支援センター）

第115条の46　地域包括支援センターは、第一号介護予防支援事業（居宅要支援被保険者に係るものを除く。）及び第115条の45第2項各号に掲げる事業（以下「包括的支援事業」という。）その他厚生労働省令で定める事業を実施し、地域住民の心身の健康の保持及び生活の安定のために必要な援助を行うことにより、その保健医療の向上及び福祉の増進を包括的に支援することを目的とする施設とする。

2　市町村は、地域包括支援センターを設置することができる。

3　次条第1項の規定による委託を受けた者（第115条の45第2項第四号から第六号までに掲げる事業のみの委託を受けたものを除く。）は、包括的支援事業その他第1項の厚生労働省令で定める事業を実施するため、厚生労働省令で定めるところにより、あらかじめ、厚生労働省令で定める事項を市町村長に届け出て、地域包括支援センターを設置することができる。

4　地域包括支援センターの設置者は、自らその実施する事業の質の評価を行うことその他必要な措置を講ずることにより、その実施する事業の質の向上を図らなければならない。

5　地域包括支援センターの設置者は、包括的支援事業を実施するために必要なものとして市町村の条例で定める基準を遵守しなければならない。

6　市町村が前項の条例を定めるに当たっては、地域包括支援センターの職員に係る基準及び当該職員の員数については厚生労働省令で定める基準に従い定めるものとし、その他の事項については厚生労働省令で定める基準を参酌するものとする。

7　地域包括支援センターの設置者は、包括的支援事業の効果的な実施のために、介護サービス事業者、医療機関、民生委員法（昭和23年法律第198号）に定める民生委員、被保険者の地域における自立した日常生活の支援又は要介護状態等となることの予防若しくは要介護状態等の軽減若しくは悪化の防止のための事業を行う者その他の関係者との連携に努めなければならない。

8　地域包括支援センターの設置者（設置者が法人である場合にあっては、その役員）若しくはその職員又はこれらの職にあった者は、正当な理由なしに、その業務に関して知り得た秘密を漏らしてはならない。

9　市町村は、定期的に、地域包括支援センターにおける事業の実施状況について、評価を行うとともに、必要があると認めるときは、次条第1項の方針の変更その他の必要な措置を講じなければならない。

10　市町村は、地域包括支援センターが設置されたとき、その他厚生労働省令で定めるときは、厚生労働省令で定めるところにより、当該地域包括支援センターの事業の内容及び運営状況に関する情報を公表するよう努めなければならない。

11 第69条の14の規定は、地域包括支援センターについて準用する。この場合において、同条の規定に関し必要な技術的読替えは、政令で定める。

12 前各項に規定するもののほか、地域包括支援センターに関し必要な事項は、政令で定める。

（実施の委託）

第115条の47 市町村は、老人福祉法第20条の7の2第1項に規定する老人介護支援センターの設置者その他の厚生労働省令で定める者に対し、厚生労働省令で定めるところにより、包括的支援事業の実施に係る方針を示して、当該包括的支援事業を委託することができる。

2 前項の規定による委託は、包括的支援事業（第115条の45第2項第4号から第6号までに掲げる事業を除く。）の全てにつき一括して行わなければならない。

3 前条第7項及び第8項の規定は、第1項の規定による委託を受けた者について準用する。

4 地域包括支援センターの設置者は、指定居宅介護支援事業者その他の厚生労働省令で定める者に対し、厚生労働省令で定めるところにより、第115条の45第2項第1号に掲げる事業の一部を委託することができる。この場合において、当該委託を受けた者は、第1項の方針（地域包括支援センターの設置者が市町村である場合にあっては、厚生労働省令で定めるところにより当該市町村が示す当該事業の実施に係る方針）に従って、当該事業を実施するものとする。

5 市町村は、介護予防・日常生活支援総合事業（第一号介護予防支援事業にあっては、居宅要支援被保険者に係るものに限る。）については、当該介護予防・日常生活支援総合事業を適切に実施することができるものとして厚生労働省令で定める基準に適合する者に対して、当該介護予防・日常生活支援総合事業の実施を委託することができる。

6 前項の規定により第一号介護予防支援事業の実施の委託を受けた者は、厚生労働省令で定めるところにより、当該委託を受けた事業の一部を、厚生労働省令で定める者に委託することができる。

7 市町村長は、介護予防・日常生活支援総合事業について、第1項又は第5項の規定により、その実施を委託した場合には、当該委託を受けた者（第9項、第180条第1項並びに第181条第2項及び第3項において「受託者」という。）に対する当該実施に必要な費用の支払決定に係る審査及び支払の事務を連合会に委託することができる。

8 前項の規定による委託を受けた連合会は、当該委託をした市町村長の同意を得て、厚生労働省令で定めるところにより、当該委託を受けた事務の一部を、営利を目的としない法人であって厚生労働省令で定める要件に該当するものに委託することができる。

9 受託者は、介護予防・日常生活支援総合事業の利用者に対し、厚生労働省令で定めるところにより、利用料を請求することができる。

10 市町村は、第115条の45第3項各号に掲げる事業の全部又は一部について、老人福祉法第20条の7の2第1項に規定する老人介護支援センターの設置者その他の当該市町村が適当と認める者に対し、その実施を委託することができる。

（会議）

第115条の48 市町村は、第115条の45第2項第三号に掲げる事業の効果的な実施のために、介護支援専門員、保健医療及び福祉に関する専門的知識を有する者、民生委員その他の関係者、関係機関及び関係団体（以下この条において「関係者等」という。）により構成される会議（以下この条において「会議」という。）を置くように努めなければならない。

2 会議は、厚生労働省令で定めるところにより、要介護被保険者その他の厚生労働省令で定める被保険者（以下この項において「支援対象被保険者」という。）への適切な支援を図るために必要な検討を行うとともに、支援対象被保険者が地域において自立した日常生活を営むために必要な支援体制に関する検討を行うものとする。

3 会議は、前項の検討を行うため必要があると認めるときは、関係者等に対し、資料又は情報の提供、意見の開陳その他必要な協力を求めることができる。

4 関係者等は、前項の規定に基づき、会議から資料又は情報の提供、意見の開陳その他必要な協力の求めがあった場合には、これに協力するよう努めなければならない。

5 会議の事務に従事する者又は従事していた者は、正当な理由がなく、会議の事務に関して知り得た秘密を漏らしてはならない。

6 前各項に定めるもののほか、会議の組織及び運営に関し必要な事項は、会議が定める。

（保健福祉事業）

第115条の49 市町村は、地域支援事業のほか、要介護被保険者を現に介護する者の支援のために必要な事業、被保険者が要介護状態等となることを予防するために必要な事業、指定居宅サービス及び指定居宅介護支援の事業並びに介護保険施設の運営その他の保険給付のために必要な事業、被保険者が利用する介護給付等対象サービスのための費用に係る資金の貸付けその他の必要な事業を行うことができる。

第13章　雑則

（時効）

第200条 保険料、納付金その他この法律の規定による徴収金を徴収し、又はその還付を受ける権利及び保険給付を受ける権利は、これらを行使することができる時から2年を経過したときは、時効によって消滅する。

2 保険料その他この法律の規定による徴収金の督促は、時効の更新の効力を生ずる。

（賦課決定の期間制限）

第200条の2 保険料の賦課決定は、当該年度における最初の保険料の納期（この法律又はこれに基づく条例の規定により保険料を納付し、又は納入すべき期限をいい、当該納期後に保険料を課することができることとなった場合にあっては、当該保険料を課することができることとなった日とする。）の翌日から起算して2年を経過した日以後においては、することができない。

（期間の計算）

第201条 この法律又はこの法律に基づく命令に規定する期間の計算については、民法の期間に関する規定を準用する。

第14章　罰則

第205条 認定審査会、都道府県介護認定審査会、給付費等審査委員会若しくは保険審査会の委員、保険審査会の専門調査員若しくは連合会若しくは連合会から第41条第11項（第42条の2第9項、第46条第7項、第48条第7項、第51条の3第8項、第53条第7項、第54条の2第9項、第58条第7項及び第61条の3第8項において準用する場合を含む。）、第115条の45の3第7項若しくは第115条の47第8項の規定により第41条第9項、第42条の2第8

項、第46条第6項、第48条第6項、第51条の3第7項、第53条第6項、第54条の2第8項、第58条第6項、第61条の3第7項、第115条の45の3第5項若しくは第115条の47第7項に規定する審査及び支払に関する事務の委託を受けた法人の役員若しくは職員又はこれらの者であった者が、正当な理由がなく、職務上知り得た指定居宅サービス事業者、指定地域密着型サービス事業者、指定居宅介護支援事業者、介護保険施設の開設者、指定介護予防サービス事業者、指定地域密着型介護予防サービス事業者、指定介護予防支援事業者若しくは居宅サービス等を行った者若しくは第一号事業を行う者の業務上の秘密又は個人の秘密を漏らしたときは、1年以下の懲役又は100万円以下の罰金に処する。

2　第24条の2第3項、第24条の3第2項、第28条第7項（第29条第2項、第30条第2項、第31条第2項、第33条第4項、第33条の2第2項、第33条の3第2項及び第34条第2項において準用する場合を含む。）、第69条の17第1項、第69条の28第1項、第69条の37、第115条の38第1項（第115条の42第3項において準用する場合を含む。）、第115条の46第8項（第115条の47第3項において準用する場合を含む。）又は第115条の48第5項の規定に違反した者は、1年以下の懲役又は100万円以下の罰金に処する。

資料2　省令

介護保険法施行規則（抄）

（平成11年3月31日厚生省令第36号/最終改正　令和6年10月3日厚生労働省令第135号）

第4章　介護支援専門員並びに事業者及び施設

（指定訪問看護事業者に係る指定の申請等）

第116条　法第70条第1項の規定に基づき訪問看護に係る指定居宅サービス事業者の指定を受けようとする者は、次に掲げる事項を記載した申請書又は書類を、当該指定に係る事業所の所在地を管轄する都道府県知事に提出しなければならない。

一　事業所（当該事業所の所在地以外の場所に当該事業所の一部として使用される事務所を有するときは、当該事務所を含む。）の名称及び所在地
二　申請者の名称及び主たる事務所の所在地並びにその代表者の氏名、生年月日、住所及び職名（当該申請に係る事業所が法人以外の者の開設する病院又は診療所であるときは、開設者の氏名、生年月日、住所及び職名）
三　当該申請に係る事業の開始の予定年月日
四　申請者の登記事項証明書又は条例等（当該申請に係る事業所が法人以外の者の開設する病院又は診療所であるときを除く。）
五　事業所の病院若しくは診療所又はその他の訪問看護事業所のいずれかの別
六　事業所の平面図
七　利用者の推定数
八　事業所の管理者の氏名、生年月日及び住所並びに免許証の写し
九　運営規程
十　利用者からの苦情を処理するために講ずる措置の概要
十一　当該申請に係る事業に係る従業者の勤務の体制及び勤務形態
十二　誓約書
十三　その他指定に関し必要と認める事項

2　前項の規定にかかわらず、都道府県知事は、当該指定を受けようとする者が法第115条の2第1項の規定に基づき介護予防訪問看護に係る指定介護予防サービス事業者の指定を受けている場合において、既に当該都道府県知事に提出している前項第四号から第十一号までに掲げる事項に変更がないときは、これらの事項に係る申請書の記載又は書類の提出を省略させることができる。

3　法第70条の2第1項の規定に基づき訪問看護に係る指定居宅サービス事業者の指定の更新を受けようとする者は、第1項各号（第三号及び第十二号を除く。）に掲げる事項及び次に掲げる事項を記載した申請書又は書類を、当該指定に係る事業所の所在地を管轄する都道府県知事に提出しなければならない。

一　現に受けている指定の有効期間満了日
二　誓約書

4　前項の規定にかかわらず、都道府県知事は、当該申請に係る事業者が既に当該都道府県知事に提出している第1項第四号から第十一号までに掲げる事項に変更がないときは、これらの事項に係る申請書の記載又は書類の提出を省略させることができる。

5　第1項及び第2項に規定する申請書は、厚生労働大臣が定める様式によるものとする。

（指定居宅療養管理指導事業者に係る指定の申請等）

第118条　法第70条第1項の規定に基づき居宅療養管理指導に係る指定居宅サービス事業者の指定を受けようとする者は、次に掲げる事項を記載した申請書又は書類を、当該指定に係る事業所の所在地を管轄する都道府県知事に提出しなければならない。

一　事業所の名称及び所在地
二　申請者の名称及び主たる事務所の所在地並びにその代表者の氏名、生年月日、住所及び職名（当該申請に係る事業所が法人以外の者の開設する病院、診療所又は薬局であるときは、開設者の氏名、生年月日、住所及び職名）
三　当該申請に係る事業の開始の予定年月日
四　申請者の登記事項証明書又は条例等（当該申請に係る事業所が法人以外の者の開設する病院、診療所又は薬局であるときを除く。）
五　事業所の病院、診療所又は薬局の別及び提供する居宅療養管理指導の種類
六　事業所の平面図
七　利用者の推定数
八　事業所の管理者の氏名、生年月日及び住所
九　運営規程
十　利用者からの苦情を処理するために講ずる措置の概要
十一　誓約書
十二　その他指定に関し必要と認める事項

2　前項の規定にかかわらず、都道府県知事は、当該指定を受けようとする者が法第115条の2第1項の規定に基づき介護予防居宅療養管理指導に係る指定介護予防サービス事

業者の指定を受けている場合において、既に当該都道府県知事に提出している前項第四号から第十号までに掲げる事項に変更がないときは、これらの事項に係る申請書の記載又は書類の提出を省略させることができる。

3　法第70条の2第1項の規定に基づき居宅療養管理指導に係る指定居宅サービス事業者の指定の更新を受けようとする者は、第1項各号（第三号及び第十一号を除く。）に掲げる事項及び次に掲げる事項を記載した申請書又は書類を、当該指定に係る事業所の所在地を管轄する都道府県知事に提出しなければならない。

一　現に受けている指定の有効期間満了日

二　誓約書

4　前項の規定にかかわらず、都道府県知事は、当該申請に係る事業者が既に当該都道府県知事に提出している第1項第四号から第十号までに掲げる事項に変更がないときは、これらの事項に係る申請書の記載又は書類の提出を省略させることができる。

5　第1項及び第2項に規定する申請書は、厚生労働大臣が定める様式によるものとする。

（指定居宅サービス事業者の名称等の変更の届出等）

第131条　指定居宅サービス事業者は、次の各号に掲げる指定居宅サービス事業者が行う居宅サービスの種類に応じ、当該各号に定める事項に変更があったときは、当該変更に係る事項について当該指定居宅サービス事業者の事業所の所在地を管轄する都道府県知事に届け出なければならない。

一、二　略

三　訪問看護　第116条第1項第一号、第二号及び第四号（当該指定に係る事業に関するものに限る。）から第九号までに掲げる事項

四　略

五　居宅療養管理指導　第118条第1項第一号、第二号及び第四号（当該指定に係る事業に関するものに限る。）から第九号までに掲げる事項

六〜十二　略

2　前項の届出であって、同項第六号から第十号までに掲げる居宅サービスの利用者の定員の増加に伴うものは、それぞれ当該居宅サービスに係る事業者の勤務の体制及び勤務形態を記載した書類を添付して行うものとする。

3　指定居宅サービス事業者は、休止した当該指定居宅サービスの事業を再開したときは、再開した年月日を当該指定居宅サービス事業者の事業所の所在地を管轄する都道府県知事に届け出なければならない。

4　指定居宅サービス事業者は、当該指定居宅サービスの事業を廃止し、又は休止しようとするときは、その廃止又は休止の日の1月前までに、次に掲げる事項を当該指定居宅サービス事業者の事業所の所在地を管轄する都道府県知事に届け出なければならない。

一　廃止し、又は休止しようとする年月日

二　廃止し、又は休止しようとする理由

三　現に指定居宅サービスを受けている者に対する措置

四　休止しようとする場合にあっては、休止の予定期間

5　第1項及び前2項の規定による届出は、厚生労働大臣が定める様式により行うものとする。

（指定介護予防訪問看護事業者に係る指定の申請）

第140条の5　法第115条の2第1項の規定に基づき介護予防訪問看護に係る指定介護予防サービス事業者の指定を受けようとする者は、次に掲げる事項を記載した申請書又は書類を、当該指定に係る事業所の所在地を管轄する都道府県知事に提出しなければならない。

一　事業所（当該事業所の所在地以外の場所に当該事業所の一部として使用される事務所を有するときは、当該事務所を含む。）の名称及び所在地

二　申請者の名称及び主たる事務所の所在地並びにその代表者の氏名、生年月日、住所及び職名（当該申請に係る事業所が法人以外の者の開設する病院又は診療所であるときは、開設者の氏名、生年月日、住所及び職名）

三　当該申請に係る事業の開始の予定年月日

四　申請者の登記事項証明書又は条例等（当該申請に係る事業所が法人以外の者の開設する病院又は診療所であるときを除く。）

五　事業所の病院若しくは診療所又はその他の訪問看護事業所のいずれかの別

六　事業所の平面図

七　利用者の推定数

八　事業所の管理者の氏名、生年月日及び住所並びに免許証の写し

九　運営規程

十　利用者からの苦情を処理するために講ずる措置の概要

十一　当該申請に係る事業に係る従業者の勤務の体制及び勤務形態

十二　誓約書

十三　その他指定に関し必要と認める事項

2　前項の規定にかかわらず、都道府県知事は、当該指定を受けようとする者が法第70条第1項に規定する訪問看護に係る指定居宅サービス事業者の指定を受けている場合において、既に当該都道府県知事に提出している前項第四号から第十一号までに掲げる事項に変更がないときは、これらの事項に係る申請書の記載又は書類の提出を省略させることができる。

3　法第115条の11において準用する法第70条の2第1項の規定に基づき介護予防訪問看護に係る指定介護予防サービス事業者の指定の更新を受けようとする者は、第1項各号（第三号及び第十二号を除く。）に掲げる事項及び次に掲げる事項を記載した申請書又は書類を、当該指定に係る事業所の所在地を管轄する都道府県知事に提出しなければならない。

一　現に受けている指定の有効期間満了日

二　誓約書

4　前項の規定にかかわらず、都道府県知事は、当該申請に係る事業者が既に当該都道府県知事に提出している第1項第四号から第十一号までに掲げる事項に変更がないときは、これらの事項に係る申請書の記載又は書類の提出を省略させることができる。

5　第1項及び第3項に規定する申請書は、厚生労働大臣が定める様式によるものとする。

（指定介護予防居宅療養管理指導事業者に係る指定の申請）

第140条の7　法第115条の2第1項の規定に基づき介護予防居宅療養管理指導に係る指定介護予防サービス事業者の指定を受けようとする者は、次に掲げる事項を記載した申請書又は書類を、当該指定に係る事業所の所在地を管轄する都道府県知事に提出しなければならない。

一　事業所の名称及び所在地

二　申請者の名称及び主たる事務所の所在地並びにその代表者の氏名、生年月日、住所及び職名（当該申請に係る事業所が法人以外の者の開設する病院、診療所又は薬局であるときは、開設者の氏名、生年月日、住所及び職名）

三　当該申請に係る事業の開始の予定年月日

四　申請者の登記事項証明書又は条例等（当該申請に係る事業所が法人以外の者の開設する病院、診療所又は薬局であるときを除く。）

五　事業所の病院、診療所又は薬局の別及び提供する介護予防居宅療養管理指導の種類

六　事業所の平面図

七　利用者の推定数
八　事業所の管理者の氏名、生年月日及び住所
九　運営規程
十　利用者からの苦情を処理するために講ずる措置の概要
十一　誓約書
十二　その他指定に関し必要と認める事項
2　前項の規定にかかわらず、都道府県知事は、当該指定を受けようとする者が法第70条第1項の規定に基づき居宅療養管理指導に係る指定居宅サービス事業者の指定を受けている場合において、既に当該都道府県知事に提出している前項第四号から第十号までに掲げる事項に変更がないときは、これらの事項に係る申請書の記載又は書類の提出を省略させることができる。
3　法第115条の11において準用する法第70条の2第1項の規定に基づき介護予防居宅療養管理指導に係る指定介護予防サービス事業者の指定の更新を受けようとする者は、第1項各号（第三号及び第十一号を除く。）に掲げる事項及び次に掲げる事項を記載した申請書又は書類を、当該指定に係る事業所の所在地を管轄する都道府県知事に提出しなければならない。
一　現に受けている指定の有効期間満了日
二　誓約書
4　前項の規定にかかわらず、都道府県知事は、当該申請に係る事業者が既に当該都道府県知事に提出している第1項第四号から第十号までに掲げる事項に変更がないときは、これらの事項に係る申請書の記載又は書類の提出を省略させることができる。
5　第1項及び第3項に規定する申請書は、厚生労働大臣が定める様式によるものとする。

（介護予防サービス事業者の名称等の変更の届出等）
第140条の22　指定介護予防サービス事業者は、次の各号に掲げる指定介護予防サービス事業者が行う介護予防サービスの種類に応じ、当該各号に定める事項に変更があったときは、当該変更に係る事項について当該指定介護予防サービス事業者の事業所の所在地を管轄する都道府県知事に届け出なければならない。
一、二　略
三　介護予防訪問看護　第140条の5第1項第一号、第二号及び第四号（当該指定に係る事業に関するものに限る。）から第九号までに掲げる事項
四　略
五　介護予防居宅療養管理指導　第140条の7第1項第一号、第二号及び第四号（当該指定に係る事業に関するものに限る。）から第九号までに掲げる事項
六～十二　略
2　前項の届出であって、同項第七号から第十号までに掲げる介護予防サービスの利用者の定員の増加に伴うものは、それぞれ当該介護予防サービスに係る事業者の勤務の体制及び勤務形態を記載した書類を添付して行うものとする。
3　指定介護予防サービス事業者は、休止した当該指定介護予防サービスの事業を再開したときは、再開した年月日を当該指定介護予防サービス事業者の事業所の所在地を管轄する都道府県知事に届け出なければならない。
4　指定介護予防サービス事業者は、当該指定介護予防サービスの事業を廃止し、又は休止しようとするときは、その廃止又は休止の日の一月前までに、次に掲げる事項を当該指定介護予防サービス事業者の事業所の所在地を管轄する都道府県知事に届け出なければならない。
一　廃止し、又は休止しようとする年月日
二　廃止し、又は休止しようとする理由
三　現に指定介護予防サービスを受けている者に対する措置
四　休止しようとする場合にあっては、休止の予定期間
5　第1項及び前2項の規定による届出は、厚生労働大臣が定める様式により行うものとする。

資料3　省令

指定居宅サービス等の事業の人員、設備及び運営に関する基準（抄）

（平成11年3月31日厚生省令第37号/最終改正　令和6年1月25日厚生労働省令第16号）

第1章　総則

（定義）
第2条　この省令において、次の各号に掲げる用語の意義は、それぞれ当該各号に定めるところによる。
一　居宅サービス事業者　法第8条第1項に規定する居宅サービス事業を行う者をいう。
二　指定居宅サービス事業者又は指定居宅サービス　それぞれ法第41条第1項に規定する指定居宅サービス事業者又は指定居宅サービスをいう。
三　利用料　法第41条第1項に規定する居宅介護サービス費の支給の対象となる費用に係る対価をいう。
四　居宅介護サービス費用基準額　法第41条第4項第一号又は第二号に規定する厚生労働大臣が定める基準により算定した費用の額（その額が現に当該指定居宅サービスに要した費用の額を超えるときは、当該現に指定居宅サービスに要した費用の額とする。）をいう。
五　法定代理受領サービス　法第41条第6項の規定により居宅介護サービス費が利用者に代わり当該指定居宅サービス事業者に支払われる場合の当該居宅介護サービス費に係る指定居宅サービスをいう。
六　基準該当居宅サービス　法第42条第1項第二号に規定する基準該当居宅サービスをいう。
七　共生型居宅サービス　法第72条の2第1項の申請に係る法第41条第1項本文の指定を受けた者による指定居宅サービスをいう。
八　常勤換算方法　当該事業所の従業者の勤務延時間数を当該事業所において常勤の従業者が勤務すべき時間数で除することにより、当該事業所の従業者の員数を常勤の従業者の員数に換算する方法をいう。

（指定居宅サービスの事業の一般原則）
第3条　指定居宅サービス事業者は、利用者の意思及び人格を尊重して、常に利用者の立場に立ったサービスの提供に努めなければならない。
2　指定居宅サービス事業者は、指定居宅サービスの事業を運営するに当たっては、地域との結び付きを重視し、市町村（特別区を含む。以下同じ。）、他の居宅サービス事業者その他の保健医療サービス及び福祉サービスを提供する者との連携に努めなければならない。

3　指定居宅サービス事業者は、利用者の人権の擁護、虐待の防止等のため、必要な体制の整備を行うとともに、その従業者に対し、研修を実施する等の措置を講じなければならない。

4　指定居宅サービス事業者は、指定居宅サービスを提供するに当たっては、法第 118 条の２第１項に規定する介護保険等関連情報その他必要な情報を活用し、適切かつ有効に行うよう努めなければならない。

第４章　訪問看護

第１節　基本方針

（基本方針）

第 59 条　指定居宅サービスに該当する訪問看護（以下「指定訪問看護」という。）の事業は、要介護状態となった場合においても、その利用者が可能な限りその居宅において、その有する能力に応じ自立した日常生活を営むことができるよう、その療養生活を支援し、心身の機能の維持回復及び生活機能の維持又は向上を目指すものでなければならない。

第２節　人員に関する基準

（看護師等の員数）

第 60 条　指定訪問看護の事業を行う者（以下「指定訪問看護事業者」という。）が当該事業を行う事業所（以下「指定訪問看護事業所」という。）ごとに置くべき看護師その他の指定訪問看護の提供に当たる従業者（以下「看護師等」という。）の員数は、次に掲げる指定訪問看護事業所の種類の区分に応じて、次に定めるとおりとする。

一　病院又は診療所以外の指定訪問看護事業所（以下「指定訪問看護ステーション」という。）

イ　保健師、看護師又は准看護師（以下この条において「看護職員」という。）　常勤換算方法で、2.5 以上となる員数

ロ　理学療法士、作業療法士又は言語聴覚士　指定訪問看護ステーションの実情に応じた適当数

二　病院又は診療所である指定訪問看護事業所（以下「指定訪問看護を担当する医療機関」という。）　指定訪問看護の提供に当たる看護職員を適当数置くべきものとする。

2　前項第一号イの看護職員のうち１名は、常勤でなければならない。

3　指定訪問看護事業者が指定介護予防訪問看護事業者（指定介護予防サービス等基準第63条第1項に規定する指定介護予防訪問看護事業者をいう。以下同じ。）の指定を併せて受け、かつ、指定訪問看護の事業と指定介護予防訪問看護（指定介護予防サービス等基準第 62 条に規定する指定介護予防訪問看護をいう。以下同じ。）の事業とが同一の事業所において一体的に運営されている場合については、指定介護予防サービス等基準第63条第1項及び第2項に規定する人員に関する基準を満たすことをもって、前２項に規定する基準を満たしているものとみなすことができる。

4　指定訪問看護事業者が指定定期巡回・随時対応型訪問介護看護事業者（指定地域密着型サービス基準第３条の４第１項に規定する指定定期巡回・随時対応型訪問介護看護事業者をいう。以下同じ。）の指定を併せて受け、かつ、指定訪問看護の事業と指定定期巡回・随時対応型訪問介護看護（指定地域密着型サービス基準第3条の2に規定する指定定期巡回・随時対応型訪問介護看護をいう。）の事業が同一の事業所において一体的に運営されている場合に、指定地域密着型サービス基準第３条の４第１項第四号イに規定する人員に関する基準を満たすとき（次項の規定により第１項第一号イ及び第二号に規定する基準を満たしているものとみなされているときを除く。）は、当該指定訪問看護事業者は、第１項第一号イ及び第二号に規定する基準を満たしているものとみなすことができる。

5　指定訪問看護事業者が指定複合型サービス事業者（指定地域密着型サービス基準第171条第14項に規定する指定複合型サービス事業者をいう。）の指定を併せて受け、かつ、指定訪問看護の事業と指定看護小規模多機能型居宅介護（指定地域密着型サービス基準第 170 条に規定する指定看護小規模多機能型居宅介護をいう。）の事業が同一の事業所において一体的に運営されている場合に、指定地域密着型サービス基準第 171 条第４項に規定する人員に関する基準を満たすとき（前項の規定により第１項第一号イ及び第二号に規定する基準を満たしているものとみなされているときを除く。）は、当該指定訪問看護事業者は、第１項第一号イ及び第二号に規定する基準を満たしているものとみなすことができる。

（管理者）

第 61 条　指定訪問看護事業者は、指定訪問看護ステーションごとに専らその職務に従事する常勤の管理者を置かなければならない。ただし、指定訪問看護ステーションの管理上支障がない場合は、当該指定訪問看護ステーションの他の職務に従事し、又は同一敷地内にある他の事業所、施設等の職務に従事することができるものとする。

2　指定訪問看護ステーションの管理者は、保健師又は看護師でなければならない。ただし、やむを得ない理由がある場合は、この限りでない。

3　指定訪問看護ステーションの管理者は、適切な指定訪問看護を行うために必要な知識及び技能を有する者でなければならない。

第３節　設備に関する基準

（設備及び備品等）

第 62 条　指定訪問看護ステーションには、事業の運営を行うために必要な広さを有する専用の事務室を設けるほか、指定訪問看護の提供に必要な設備及び備品等を備えなければならない。ただし、当該指定訪問看護ステーションの同一敷地内に他の事業所、施設等がある場合は、事業の運営を行うために必要な広さを有する専用の区画を設けることで足りるものとする。

2　指定訪問看護を担当する医療機関は、事業の運営を行うために必要な広さを有する専ら指定訪問看護の事業の用に供する区画を確保するとともに、指定訪問看護の提供に必要な設備及び備品等を備えなければならない。

3　指定訪問看護事業者が指定介護予防訪問看護事業者の指定を併せて受け、かつ、指定訪問看護の事業と指定介護予防訪問看護の事業とが同一の事業所において一体的に運営されている場合については、指定介護予防サービス等基準第65条第1項又は第2項に規定する設備に関する基準を満たすことをもって、第１項又は前項に規定する基準を満たしているものとみなすことができる。

第４節　運営に関する基準

（サービス提供困難時の対応）

第 63 条　指定訪問看護事業者は、利用申込者の病状、当該指定訪問看護事業所の通常の事業の実施地域等を勘案し、自ら適切な指定訪問看護を提供することが困難であると認めた場合は、主治の医師及び居宅介護支援事業者への連絡を行い、適当な他の指定訪問看護事業者等を紹介する等の必要な措置を速やかに講じなければならない。

（居宅介護支援事業者等との連携）
第64条　指定訪問看護事業者は、指定訪問看護を提供するに当たっては、居宅介護支援事業者その他保健医療サービス又は福祉サービスを提供する者との密接な連携に努めなければならない。
2　指定訪問看護事業者は、指定訪問看護の提供の終了に際しては、利用者又はその家族に対して適切な指導を行うとともに、主治の医師及び居宅介護支援事業者に対する情報の提供並びに保健医療サービス又は福祉サービスを提供する者との密接な連携に努めなければならない。
第65条　削除
（利用料等の受領）
第66条　指定訪問看護事業者は、法定代理受領サービスに該当する指定訪問看護を提供した際には、その利用者から利用料の一部として、当該指定訪問看護に係る居宅介護サービス費用基準額から当該指定訪問看護事業者に支払われる居宅介護サービス費の額を控除して得た額の支払を受けるものとする。
2　指定訪問看護事業者は、法定代理受領サービスに該当しない指定訪問看護を提供した際にその利用者から支払を受ける利用料の額及び指定訪問看護に係る居宅介護サービス費用基準額と、健康保険法（大正11年法律第70号）第63条第1項に規定する療養の給付若しくは同法第88条第1項に規定する指定訪問看護又は高齢者の医療の確保に関する法律（昭和57年法律第80号）第64条第1項に規定する療養の給付若しくは同法第78条第1項に規定する指定訪問看護に要する費用の額との間に、不合理な差額が生じないようにしなければならない。
3　指定訪問看護事業者は、前2項の支払を受ける額のほか、利用者の選定により通常の事業の実施地域以外の地域の居宅において指定訪問看護を行う場合は、それに要した交通費の額の支払を利用者から受けることができる。
4　指定訪問看護事業者は、前項の費用の額に係るサービスの提供に当たっては、あらかじめ、利用者又はその家族に対し、当該サービスの内容及び費用について説明を行い、利用者の同意を得なければならない。
（指定訪問看護の基本取扱方針）
第67条　指定訪問看護は、利用者の要介護状態の軽減又は悪化の防止に資するよう、療養上の目標を設定し、計画的に行われなければならない。
2　指定訪問看護事業者は、自らその提供する指定訪問看護の質の評価を行い、常にその改善を図らなければならない。
（指定訪問看護の具体的取扱方針）
第68条　看護師等の行う指定訪問看護の方針は、次に掲げるところによるものとする。
一　指定訪問看護の提供に当たっては、主治の医師との密接な連携及び第70条第1項に規定する訪問看護計画書に基づき、利用者の心身の機能の維持回復を図るよう妥当適切に行う。
二　指定訪問看護の提供に当たっては、懇切丁寧に行うことを旨とし、利用者又はその家族に対し、療養上必要な事項について、理解しやすいように指導又は説明を行う。
三　指定訪問看護の提供に当たっては、当該利用者又は他の利用者等の生命又は身体を保護するため緊急やむを得ない場合を除き、身体的拘束等を行ってはならない。
四　前号の身体的拘束等を行う場合には、その態様及び時間、その際の利用者の心身の状況並びに緊急やむを得ない理由を記録しなければならない。
五　指定訪問看護の提供に当たっては、医学の進歩に対応し、適切な看護技術をもって、これを行う。
六　指定訪問看護の提供に当たっては、常に利用者の病状、心身の状況及びその置かれている環境の的確な把握に努め、利用者又はその家族に対し、適切な指導を行う。
七　特殊な看護等については、これを行ってはならない。
（主治の医師との関係）
第69条　指定訪問看護事業所の管理者は、主治の医師の指示に基づき適切な指定訪問看護が行われるよう必要な管理をしなければならない。
2　指定訪問看護事業者は、指定訪問看護の提供の開始に際し、主治の医師による指示を文書で受けなければならない。
3　指定訪問看護事業者は、主治の医師に次条第1項に規定する訪問看護計画書及び訪問看護報告書を提出し、指定訪問看護の提供に当たって主治の医師との密接な連携を図らなければならない。
4　当該指定訪問看護事業所が指定訪問看護を担当する医療機関である場合にあっては、前2項の規定にかかわらず、第2項の主治の医師の文書による指示並びに前項の訪問看護計画書及び訪問看護報告書の提出は、診療録その他の診療に関する記録（以下「診療記録」という。）への記載をもって代えることができる。
（訪問看護計画書及び訪問看護報告書の作成）
第70条　看護師等（准看護師を除く。以下この条において同じ。）は、利用者の希望、主治の医師の指示及び心身の状況等を踏まえて、療養上の目標、当該目標を達成するための具体的なサービスの内容等を記載した訪問看護計画書を作成しなければならない。
2　看護師等は、既に居宅サービス計画等が作成されている場合は、当該計画の内容に沿って訪問看護計画書を作成しなければならない。
3　看護師等は、訪問看護計画書の作成に当たっては、その主要な事項について利用者又はその家族に対して説明し、利用者の同意を得なければならない。
4　看護師等は、訪問看護計画書を作成した際には、当該訪問看護計画書を利用者に交付しなければならない。
5　看護師等は、訪問日、提供した看護内容等を記載した訪問看護報告書を作成しなければならない。
6　指定訪問看護事業所の管理者は、訪問看護計画書及び訪問看護報告書の作成に関し、必要な指導及び管理を行わなければならない。
7　前条第4項の規定は、訪問看護計画書及び訪問看護報告書の作成について準用する。
（同居家族に対する訪問看護の禁止）
第71条　指定訪問看護事業者は、看護師等にその同居の家族である利用者に対する指定訪問看護の提供をさせてはならない。
（緊急時等の対応）
第72条　看護師等は、現に指定訪問看護の提供を行っているときに利用者に病状の急変等が生じた場合には、必要に応じて臨時応急の手当を行うとともに、速やかに主治の医師への連絡を行い指示を求める等の必要な措置を講じなければならない。
（運営規程）
第73条　指定訪問看護事業者は、指定訪問看護事業所ごとに、次に掲げる事業の運営についての重要事項に関する規程（以下この章において「運営規程」という。）を定めておかなければならない。
一　事業の目的及び運営の方針
二　従業者の職種、員数及び職務の内容
三　営業日及び営業時間
四　指定訪問看護の内容及び利用料その他の費用の額
五　通常の事業の実施地域
六　緊急時等における対応方法

七　虐待の防止のための措置に関する事項
八　その他運営に関する重要事項

（記録の整備）

第73条の2　指定訪問看護事業者は、従業者、設備、備品及び会計に関する諸記録を整備しておかなければならない。

2　指定訪問看護事業者は、利用者に対する指定訪問看護の提供に関する次の各号に掲げる記録を整備し、その完結の日から2年間保存しなければならない。

一　第69条第2項に規定する主治の医師による指示の文書
二　訪問看護計画書
三　訪問看護報告書
四　次条において準用する第19条第2項の規定による提供した具体的なサービスの内容等の記録
五　第68条第4号の規定による身体的拘束等の態様及び時間、その際の利用者の心身の状況並びに緊急やむを得ない理由の記録
六　次条において準用する第26条の規定による市町村への通知に係る記録
七　次条において準用する第36条第2項の規定による苦情の内容等の記録
八　次条において準用する第37条第2項の規定による事故の状況及び事故に際して採った処置についての記録

（準用）

第74条　第8条、第9条、第11条から第13条まで、第15条から第19条まで、第21条、第26条、第30条から第34条まで、第35条から第38条まで及び第52条の規定は、指定訪問看護の事業について準用する。この場合において、これらの規定中「訪問介護員等」とあるのは「看護師等」と、第8条第1項中「第29条」とあるのは「第73条」と、第13条中「心身の状況」とあるのは「心身の状況、病歴」と読み替えるものとする。

資料4　通知

指定居宅サービス等及び指定介護予防サービス等に関する基準について（抄）

（平成11年9月17日老企第25号/最終改正　令和3年4月22日老高発0422第1号・老認発0422第1号・老老発0422第1号）

第一　基準の性格

1　基準は、指定居宅サービスの事業がその目的を達成するために必要な最低限度の基準を定めたものであり、指定居宅サービス事業者は、常にその事業の運営の向上に努めなければならないこと。

2　指定居宅サービスの事業を行う者又は行おうとする者が満たすべき基準等を満たさない場合には、指定居宅サービスの指定又は更新は受けられず、また、基準に違反することが明らかになった場合には、①相当の期間を定めて基準を遵守するよう勧告を行い、②相当の期間内に勧告に従わなかったときは、事業者名、勧告に至った経緯、当該勧告に対する対応等を公表し、③正当な理由が無く、当該勧告に係る措置を採らなかったときは、相当の期限を定めて当該勧告に係る措置を採るよう命令することができるものであること。また、③の命令をした場合には事業者名、命令に至った経緯等を公示しなければならない。なお、③の命令に従わない場合には、当該指定を取り消すこと、又は取消しを行う前に相当の期間を定めて指定の全部若しくは一部の効力を停止すること（不適正なサービスが行われていることが判明した場合、当該サービスに関する介護報酬の請求を停止させること）ができる。ただし、次に掲げる場合には、基準に従った適正な運営ができなくなったものとして、直ちに指定を取り消すこと又は指定の全部若しくは一部の効力を停止することができるものであること。

①　次に掲げるときその他の事業者が自己の利益を図るために基準に違反したとき
イ　指定居宅サービスの提供に際して利用者が負担すべき額の支払を適正に受けなかったとき
ロ　居宅介護支援事業者又はその従業者に対し、利用者に対して特定の事業者によるサービスを利用させることの代償として、金品その他の財産上の利益を供与したとき

②　利用者の生命又は身体の安全に危害を及ぼすおそれがあるとき

③　その他①及び②に準ずる重大かつ明白な基準違反があったとき

3　運営に関する基準及び介護予防のための効果的な支援の方法に関する基準に従って事業の運営をすることができなくなったことを理由として指定が取り消され、法に定める期間の経過後に再度当該事業者から当該事業所について指定の申請がなされた場合には、当該事業者が運営に関する基準及び介護予防のための効果的な支援の方法に関する基準を遵守することを確保することに特段の注意が必要であり、その改善状況等が確認されない限り指定を行わないものとすること。

4　特に、居宅サービスの事業の多くの分野においては、基準に合致することを前提に自由に事業への参入を認めていること等にかんがみ、基準違反に対しては、厳正に対応すべきであること。

第二　総論

1　事業者指定の単位について

事業者の指定は、原則としてサービス提供の拠点ごとに行うものとするが、地域の実情等を踏まえ、サービス提供体制の面的な整備、効率的な事業実施の観点から本体の事業所とは別にサービス提供等を行う出張所等であって、次の要件を満たすものについては、一体的なサービス提供の単位として「事業所」に含めて指定することができる取扱いとする。なお、この取扱いについては、同一法人にのみ認められる。

①　利用申込みに係る調整、サービス提供状況の把握、職員に対する技術指導等が一体的に行われること。

②　職員の勤務体制、勤務内容等が一元的に管理されること。必要な場合に随時、主たる事業所や他の出張所等との間で相互支援が行える体制（例えば、当該出張所等の従業者が急病等でサービスの提供ができなくなった場合に、主たる事業所から急遽代替要員を派遣できるような体制）にあること。

③　苦情処理や損害賠償等に際して、一体的な対応ができる体制にあること。

④　事業の目的や運営方針、営業日や営業時間、利用料等を定める同一の運営規程が定められること。

⑤　人事、給与・福利厚生等の勤務条件等による職員管理が一元的に行われること。

なお、サテライト型指定看護小規模多機能型居宅介護事業所の本体事業所が訪問看護事業所として指定を受けている場合であって、当該サテライト指定看護小規模多機能型居宅介護事業所が指定訪問看護を行うものとして①～⑤を満たす場合には、本体事業所の指定訪問看護事業所に含めて指定できるものであること。

2　用語の定義

基準第2条において、一定の用語についてその定義を明らかにしているところであるが、以下は、同条に定義が置かれている用語について、その意味をより明確なものとするとともに、基準中に用いられている用語であって、定義規定が置かれていないものの意味を明らかにするものである。

(1)「常勤換算方法」

当該事業所の従業者の勤務延時間数を当該事業所において常勤の従業者が勤務すべき時間数（32時間を下回る場合は32時間を基本とする。）で除することにより、当該事業所の従業者の員数を常勤の従業者の員数に換算する方法をいうものである。この場合の勤務延時間数は、当該事業所の指定に係る事業のサービスに従事する勤務時間の延べ数であり、例えば、当該事業所が訪問介護と訪問看護の指定を重複して受ける場合であって、ある従業者が訪問介護員等と看護師等を兼務する場合、訪問介護員等の勤務延時間数には、訪問介護員等としての勤務時間だけを算入することとなるものであること。

ただし、雇用の分野における男女の均等な機会及び待遇の確保等に関する法律（昭和47年法律第113号）第13条第1項に規定する措置（以下「母性健康管理措置」という。）又は育児休業、介護休業等育児又は家族介護を行う労働者の福祉に関する法律（平成3年法律第76号。以下「育児・介護休業法」という。）第23条第1項、同条第3項又は同法第24条に規定する所定労働時間の短縮等の措置若しくは厚生労働省「事業場における治療と仕事の両立支援のためのガイドライン」に沿って事業者が自主的に設ける所定労働時間の短縮措置（以下「育児、介護及び治療のための所定労働時間の短縮等の措置」という。）が講じられている場合、30時間以上の勤務で、常勤換算方法での計算に当たり、常勤の従業者が勤務すべき時間数を満たしたものとし、1として取り扱うことを可能とする。

(2)「勤務延時間数」

勤務表上、当該事業に係るサービスの提供に従事する時間又は当該事業に係るサービスの提供のための準備等を行う時間（待機の時間を含む。）として明確に位置付けられている時間の合計数とする。なお、従業者1人につき、勤務延時間数に算入することができる時間数は、当該事業所において常勤の従業者が勤務すべき勤務時間数を上限とすること。

(3)「常勤」

当該事業所における勤務時間が、当該事業所において定められている常勤の従業者が勤務すべき時間数（32時間を下回る場合は32時間を基本とする。）に達していることをいうものである。ただし、母性健康管理措置又は育児、介護及び治療のための所定労働時間の短縮等の措置が講じられている者については、利用者の処遇に支障がない体制が事業所として整っている場合は、例外的に常勤の従業者が勤務すべき時間数を30時間として取り扱うことを可能とする。

同一の事業者によって当該事業所に併設される事業所（同一敷地内に所在する又は道路を隔てて隣接する事業所をいう。ただし、管理上支障がない場合は、その他の事業所を含む。）の職務であって、当該事業所の職務と同時並行的に行われることが差し支えないと考えられるものについては、それぞれに係る勤務時間の合計が常勤の従業者が勤務すべき時間数に達していれば、常勤の要件を満たすものであることとする。例えば、一の事業者によって行われる指定訪問介護事業所と指定居宅介護支援事業所が併設されている場合、指定訪問介護事業所の管理者と指定居宅介護支援事業所の管理者を兼務している者は、その勤務時間の合計が所定の時間に達していれば、常勤要件を満たすこととなる。

また、人員基準において常勤要件が設けられている場合、従事者が労働基準法（昭和22年法律第49号）第65条に規定する休業（以下「産前産後休業」という。）、母性健康管理措置、育児・介護休業法第2条第一号に規定する育児休業（以下「育児休業」という。）、同条第二号に規定する介護休業（以下「介護休業」という。）、同法第23条第2項の育児休業に関する制度に準ずる措置又は同法第24条第1項（第二号に係る部分に限る。）の規定により同項第二号に規定する育児休業に関する制度に準じて講ずる措置による休業（以下「育児休業に準ずる休業」という。）を取得中の期間において、当該人員基準において求められる資質を有する複数の非常勤の従事者を常勤の従業者の員数に換算することにより、人員基準を満たすことが可能であることとする。

(4)「専ら従事する」「専ら提供に当たる」

原則として、サービス提供時間帯を通じて当該サービス以外の職務に従事しないことをいうものである。この場合のサービス提供時間帯とは、当該従事者の当該事業所における勤務時間（指定通所介護及び指定通所リハビリテーションについては、サービスの単位ごとの提供時間）をいうものであり、当該従業者の常勤・非常勤の別を問わない。ただし、通所介護及び通所リハビリテーションについては、あらかじめ計画された勤務表に従って、サービス提供時間帯の途中で同一職種の従業者と交代する場合には、それぞれのサービス提供時間を通じて当該サービス以外の職務に従事しないことをもって足りるものである。

また、指定通所リハビリテーション（1時間以上2時間未満に限る。）又は指定介護予防通所リハビリテーションが、保険医療機関において医療保険の脳血管疾患等リハビリテーション料、廃用症候群リハビリテーション料、運動器リハビリテーション料又は呼吸器リハビリテーション料のいずれかを算定すべきリハビリテーションが同じ訓練室で実施されている場合に限り、専ら当該指定通所リハビリテーション又は指定介護予防通所リハビリテーションの提供に当たる理学療法士、作業療法士又は言語聴覚士は、医療保険の脳血管疾患等リハビリテーション料、廃用症候群リハビリテーション料、運動器リハビリテーション料又は呼吸器リハビリテーション料のいずれかを算定すべきリハビリテーションに従事して差し支えない。ただし、当該従事者が指定通所リハビリテーション又は指定介護予防通所リハビリテーションに従事していない時間帯については、基準第111条第1項第二号又は第2項の従事者の員数及び厚生労働大臣が定める基準（平成27年厚生労働省告示第95号）の第24号の3の従業者の合計数に含めない。

(5)「前年度の平均値」

① 基準第121条第3項（指定短期入所生活介護に係る生活相談員、介護職員又は看護職員の員数を算定する場合の利用者の数の算定方法）及び第175条第3項（指定特定施設における生活相談員、看護職員若しくは介護職員の人員並びに計画作成担当者の人員の標準を算定する場合の利用者の数の算定方法）における「前年度の平均値」は、当該年度の前年度（毎年4月1日に始まり翌年3月31日をもって終わる年度とする。以下同じ。）の平均を用いる。この場合、利用者数等の平均は、前年度の全利用者等の延数を当

該前年度の日数で除して得た数とする。この平均利用者数等の算定に当たっては、小数点第2位以下を切り上げるものとする。

② 新たに事業を開始し、若しくは再開し、又は増床した事業者又は施設においては、新設又は増床分のベッドに関しては、前年度において1年未満の実績しかない場合（前年度の実績が全くない場合を含む。）の利用者数等は、新設又は増床の時点から6月未満の間は、便宜上、ベッド数の90％を利用者数等とし、新設又は増床の時点から6月以上1年未満の間は、直近の6月における全利用者等の延数を6月間の日数で除して得た数とし、新設又は増床の時点から1年以上経過している場合は、直近1年間における全利用者等の延数を1年間の日数で除して得た数とする。また、減床の場合には、減床後の実績が3月以上あるときは、減床後の利用者数等の延数を延日数で除して得た数とする。ただし、短期入所生活介護及び特定施設入居者生活介護については、これらにより難い合理的な理由がある場合には、他の適切な方法により利用者数を推定するものとする。

3　指定居宅サービスと指定介護予防サービス等の一体的運営等について

指定居宅サービス又は基準該当居宅サービスに該当する各事業を行う者が、指定介護予防サービス等又は基準該当介護予防サービス等に該当する各事業者の指定を併せて受け、かつ、指定居宅サービス又は基準該当居宅サービスの各事業と指定介護予防サービス等又は基準該当介護予防サービス等の各事業とが同じ事業所で一体的に運営されている場合については、介護予防における各基準を満たすことによって、基準を満たしているとみなすことができる等の取扱いを行うことができるとされたが、その意義は次のとおりである。

例えば、訪問介護においては、指定居宅サービスにおいても、第一号訪問事業（指定介護予防訪問介護に相当するものとして市町村が定めるものに限る。以下同じ。）においても、訪問介護員等を常勤換算方法で2.5人以上配置しなければならないとされているが、同じ事業所で一体的に運営している場合には、合わせて常勤換算方法で5人以上を置かなければならないという趣旨ではなく、常勤換算方法で2.5人以上配置していることで、指定居宅サービスに該当する訪問介護も、第一号訪問事業も、双方の基準を満たすこととするという趣旨である。

設備、備品についても同様であり、例えば、定員30人の指定通所介護事業所においては、機能訓練室の広さは30人×3 m^2＝90 m^2を確保する必要があるが、この30人に第一号通所事業（指定介護予防通所介護に相当するものとして市町村が定めるものに限る。以下同じ。）の利用者も含めて通算することにより、要介護者15人、要支援者15人であっても、あるいは要介護者20人、要支援者10人の場合であっても、合計で90 m^2が確保されていれば、基準を満たすこととするという趣旨である。

要するに、人員についても、設備、備品についても、同一の事業所で一体的に運営する場合にあっては、例えば、従前から、指定居宅サービス事業を行っている者が、従来通りの体制を確保していれば、指定介護予防サービスの基準も同時に満たしていると見なすことができるという趣旨である。

なお、居宅サービスと介護予防サービスを同一の拠点において運営されている場合であっても、完全に体制を分離して行われており一体的に運営されているとは評価されない場合にあっては、人員についても設備、備品についてもそれぞれが独立して基準を満たす必要があるので留意されたい。

また、例えば、指定居宅サービスと緩和した基準による第一号訪問事業等を一体的に運営する場合には、緩和した基準による第一号訪問事業等については、市町村がサービス内容等に応じて基準を定められるが、例えば、サービス提供責任者であれば、要介護者数で介護給付の基準を満たす必要があるので留意されたい。

第三　介護サービス

三　訪問看護

1　人員に関する基準

(1) 看護師等の員数（居宅基準第60条）

① 指定訪問看護ステーションの場合（居宅基準第60条第1項第一号）

イ　指定訪問看護ステーションにおける保健師、看護師又は准看護師（以下「看護職員」という。）の員数については、常勤換算方法で2.5人以上と定められたが、これについては、職員の支援体制等を考慮した最小限の員数として定められたものであり、各地域におけるサービス利用の状況や利用者数及び指定訪問看護の事業の業務量を考慮し、適切な員数の人員を確保するものとする。

ロ　勤務日及び勤務時間が不定期な看護師等についての勤務延時間数の算定については、指定訪問介護の場合と同様である。

ハ　理学療法士、作業療法士及び言語聴覚士については、実情に応じた適当数を配置するものとする（配置しないことも可能である。）。

ニ　出張所等があるときは、常勤換算を行う際の事業所の看護職員の勤務延時間数とは、出張所等における勤務延時間数も含めるものとする。

② 指定訪問看護を担当する医療機関の場合（居宅基準第60条第1項第二号）

指定訪問看護事業所ごとに、指定訪問看護の提供に当たる看護職員を適当数置かなければならない。

③ 指定定期巡回・随時対応訪問介護看護又は指定複合型サービスとの一体的運営について

指定訪問看護事業者が、指定定期巡回・随時対応型訪問介護看護事業者又は指定複合型サービス事業者の指定を併せて受け、かつ、当該事業が指定訪問看護事業所と同じ事業所で一体的に運営されている場合については、指定定期巡回・随時対応型訪問介護看護事業又は指定複合型サービス事業（以下③において「指定定期巡回・随時対応型訪問介護看護事業等」という。）の指定を受ける上で必要とされている看護職員の員数（常勤換算方法で二・五）を配置していることをもって、指定訪問看護の看護職員の人員基準を満たしているものとみなすことができることとしている。

なお、指定肪問看護事業者が指定定期巡回・随時対応型訪問介護看護事業等の看護職員の人員配置基準を満たしていることにより指定訪問看護の看護職員の人員配置基準を満たしているものとみなされている場合については、当該指定訪問看護事業の人員配置基準を満たしていることをもって別の指定定期巡回・随時対応型訪問介護看護事業等の看護職員の人員配置基準を満たしているものとはみなされないので留意すること。

(2) 指定訪問看護ステーションの管理者（居宅基準第61条）

① 訪問看護ステーションの管理者は常勤であり、かつ、原則として専ら当該指定訪問看護ステーションの管理業務に従事するものとする。ただし、以下の場合であって、当該指定訪問看護ステーションの管理業務に支障がないときは、他の職務を兼ねることができるものとする。

イ　当該指定訪問看護ステーションの看護職員としての職務に従事する場合

ロ　当該指定訪問看護ステーションが健康保険法による指

定を受けた訪問看護ステーションである場合に、当該訪問看護ステーションの管理者又は看護職員としての職務に従事する場合

ハ　同一の事業者によって設置された他の事業所、施設等の管理者又は従業者としての職務に従事する場合であって、当該他の事業所、施設等の管理者又は従業者としての職務に従事する時間帯も、当該指定訪問看護ステーションの利用者へのサービス提供の場面等で生じる事象を適時かつ適切に把握でき、職員及び業務に関し、一元的な管理及び指揮命令に支障が生じないときに、当該他の事業所等の管理者又は従業者としての職務に従事する場合（この場合の他の事業所、施設等の事業の内容は問わないが、例えば、管理すべき事業所数が過剰であると個別に判断される場合や、併設される入所施設における看護業務（管理業務を含む。）と兼務する場合（施設における勤務時間が極めて限られている場合を除く。）、事故発生時等の緊急時において管理者自身が速やかに当該指定訪問看護ステーション又は利用者へのサービス提供の現場に駆け付けることができない体制となっている場合などは、管理者の業務に支障があると考えられる。）

② 指定訪問看護ステーションの管理者は、管理者としてふさわしいと認められる保健師又は看護師であって、保健師助産師看護師法（昭和23年法律第203号）第14条第3項の規定により保健師又は看護師の業務の停止を命ぜられ、業務停止の期間終了後2年を経過しない者に該当しないものである。

③ 管理者の長期間の傷病又は出張等のやむを得ない理由がある場合には、老人の福祉の向上に関し相当の知識、経験及び熱意を有し、過去の経歴等を勘案して指定訪問看護ステーションの管理者としてふさわしいと都道府県知事に認められた者であれば、管理者として保健師及び看護師以外の者をあてることができるものとする。ただし、この場合においても、可能な限り速やかに常勤の保健師及び看護師の管理者が確保されるように努めなければならないものである。

④ 指定訪問看護ステーションの管理者は、医療機関における看護、訪問看護又は老人保健法第19条及び健康増進法（平成14年法律第103号）第17条第1項の規定に基づく訪問指導の業務に従事した経験のある者である必要がある。さらに、管理者としての資質を確保するために関連機関が提供する研修等を受講していることが望ましい。

2　設備に関する基準

(1) 指定訪問看護ステーションの場合（居宅基準第62条第1項）

① 指定訪問看護ステーションには、運営に必要な面積を有する専用の事務室を設ける必要がある。ただし、当該指定訪問看護ステーションが健康保険法による指定を受けた訪問看護ステーションである場合には、両者を共用することは差し支えない。また、当該指定訪問看護ステーションが、他の事業の事業所を兼ねる場合には、必要な広さの専用の区画を有することで差し支えないものとする。なお、この場合に、区分されていなくても業務に支障がないときは、指定訪問看護の事業を行うための区画が明確に特定されていれば足りるものである。

② 事務室については、利用申込みの受付、相談等に対応するのに適切なスペースを確保するものとする。

③ 指定訪問看護に必要な設備及び備品等を確保する必要がある。特に、感染症予防に必要な設備等に配慮する必要がある。ただし、他の事業所、施設等と同一敷地内にある場合であって、指定訪問看護の事業又は当該他の事業所、施設等の運営に支障がない場合は、当該他の事業所、施設等に備え付けられた設備及び備品等を使用することができるものとする。

(2) 指定訪問看護を担当する医療機関の場合（居宅基準第62条第2項）

① 指定訪問看護を担当する病院又は診療所には、指定訪問看護の事業を行うために必要な専用の区画を設ける必要がある。なお、業務に支障がないときは、指定訪問看護の事業を行うための区画が明確に特定されていれば足りるものである。

② 指定訪問看護の事業に必要な設備及び備品等を確保する必要がある。ただし、設備及び備品等については、当該医療機関における診療用に備え付けられたものを使用することができるものである。

3　運営に関する基準

(1) サービス提供困難時の対応

指定訪問看護事業者が、指定訪問看護の提供を拒否する正当な理由としては、第三の一の3の(3)に示した理由のほか、利用申込者の病状等により、自ら適切な訪問看護の提供が困難と判断した場合が該当するが、これらの場合には、居宅基準第63条の規定により、指定訪問看護事業者は、主治医及び居宅介護支援事業者への連絡を行い、適当な他の指定訪問看護事業者等を紹介する等の必要な措置を速やかに講じなければならない。

(2) 利用料等の受領

① 居宅基準第66条第1項、第3項及び第4項については、第三の一の3の(11)の①、③及び④を参照されたいこと。

② 居宅基準第66条第2項は、利用者間の公平及び利用者の保護の観点から、法定代理受領サービスでない指定訪問看護を提供した際にその利用者から支払を受ける利用料の額及び法定代理受領サービスである指定訪問看護に係る費用の額と、医療保険給付又は訪問看護療養費の対象となる健康保険法上の指定訪問看護の費用の額の間に不合理な差異を設けてはならないこととしたものであること。

なお、そもそも介護保険給付、医療保険給付又は訪問看護療養費の給付対象となる訪問看護と明確に区分されるサービスについては、第三の一の3の(11)の②のなお書きを参照されたいこと。

(3) 指定訪問看護の基本取扱方針及び具体的取扱方針

居宅基準第67条及び第68条にいう指定訪問看護の取扱方針において、特に留意すべきことは、次のとおりであること。

① 指定訪問看護は、利用者の心身の状態を踏まえて、妥当適切に行うとともにその生活の質の確保を図るよう、主治医との密接な連携のもとに訪問看護計画に沿って行うこととしたものであること。

② 指定訪問看護の提供については、目標達成の度合いやその効果等について評価を行うとともに、訪問看護計画の修正を行い改善を図る等に努めなければならないものであること。

③ 利用者の健康状態と経過、看護の目標や内容、具体的な方法その他療養上必要な事項について利用者及び家族に理解しやすいよう指導又は説明を行うこと。

④ 指定訪問看護の提供に当たっては、当該利用者又は他の利用者等の生命又は身体を保護するため緊急やむを得ない場合を除き、身体的拘束等を行ってはならず、緊急やむを得ない場合に身体的拘束等を行う場合にあっても、その態様及び時間、その際の利用者の心身の状況並びに緊急やむを得ない理由を記録しなければならないこととしたものである。

また、緊急やむを得ない理由については、切迫性、非代替性及び一時性の3つの要件を満たすことについて、組織等としてこれらの要件の確認等の手続きを極めて慎重に行

うこととし、その具体的な内容について記録しておくことが必要である。なお、居宅基準第73条の2第2項の規定に基づき、当該記録は、2年間保存しなければならない。

⑤　指定訪問看護の提供に当たっては、医学の進歩に沿った適切な看護技術をもって対応できるよう、新しい技術の習得等、研鑽を積むことを定めたものであること。

⑥　医学の立場を堅持し、広く一般に認められていない看護等については行ってはならないこと。

(4) 主治医との関係（居宅基準第69条）

①　指定訪問看護事業所の管理者は、利用者の主治医が発行する訪問看護指示の文書（以下、第三の三において「指示書」という。）に基づき指定訪問看護が行われるよう、主治医との連絡調整、指定訪問看護の提供を担当する看護師等の監督等必要な管理を行わなければならないこと。なお、主治医とは、利用申込者の選定により加療している医師をいい、主治医以外の複数の医師から指示書の交付を受けることはできないものであること。

②　居宅基準第69条第2項は、指定訪問看護の利用対象者は、その主治医が指定訪問看護の必要性を認めたものに限られるものであることを踏まえ、指定訪問看護事業者は、指定訪問看護の提供の開始に際しては、指示書の交付を受けなければならないこととしたものであること。

③　指定訪問看護事業所の管理者は、主治医と連携を図り、適切な指定訪問看護を提供するため、定期的に訪問看護計画書及び訪問看護報告書を主治医に提出しなければならないこと。

④　指定訪問看護事業所が主治医に提出する訪問看護計画書及び訪問看護報告書については、書面又は電子的な方法により主治医に提出できるものとする。ただし、電子的方法によって、個々の利用者の訪問看護に関する訪問看護計画書及び訪問看護報告書を主治医に提出する場合は、厚生労働省「医療情報システムの安全管理に関するガイドライン」を遵守し、安全な通信環境を確保するとともに、厚生労働省の定める準拠性監査基準を満たす保健医療福祉分野の公開鍵基盤（HPKI：Healthcare Public Key Infrastructure）による電子署名を施すこと。

⑤　指定訪問看護の実施に当たっては、特に医療施設内の場合と異なり、看護師等が単独で行うことに十分留意するとともに慎重な状況判断等が要求されることを踏まえ、主治医との密接かつ適切な連携を図ること。

⑥　保険医療機関が指定訪問看護事業者である場合には、主治医の指示は診療録に記載されるもので差し支えないこと。また、訪問看護計画書及び訪問看護報告書についても看護記録等の診療記録に記載されるもので差し支えないこと。

(5) 訪問看護計画書及び訪問看護報告書の作成

①　居宅基準第70条は、看護師等（准看護師を除く。）が利用者ごとに、訪問看護計画書及び訪問看護報告書を作成することとしたものである。

②　看護師等は、訪問看護計画書には、利用者の希望及び心身の状況、主治医の指示等を踏まえて、看護目標、具体的なサービス内容等を記載する。なお、既に居宅サービス計画等が作成されている場合には、当該計画に沿って訪問看護の計画を立案する。

③　看護師等は、訪問看護計画の目標や内容等について、利用者及びその家族に理解しやすい方法で説明を行うとともに、その実施状況や評価についても説明を行う必要がある。

④　訪問看護計画書は、居宅サービス計画に沿って作成されなければならないこととしたものである。なお、訪問看護計画書を作成後に居宅サービス計画が作成された場合は、当該訪問看護計画書が居宅サービス計画に沿ったものであるか確認し、必要に応じて変更するものとする。

⑤　訪問看護計画書は、利用者の希望、主治医の指示及び心身の状況を踏まえて作成されなければならないものであり、サービス内容等への利用者の意向の反映の機会を保障するため、看護師等は、訪問看護計画書の作成に当たっては、その内容及び理学療法士、作業療法士若しくは言語聴覚士による指定訪問看護については、その訪問が看護業務の一環としてのリハビリテーションを中心としたものである場合に、看護職員の代わりに訪問させるものであること等を説明した上で利用者の同意を得なければならず、また、当該訪問看護計画書を利用者に交付しなければならない。

なお、交付した訪問看護計画書は、居宅基準第73条の2第2項の規定に基づき、2年間保存しなければならない。

⑥　指定訪問看護事業所が保険医療機関である場合は、居宅基準第69条第4項により、主治の医師への訪問看護計画書の提出は、診療記録への記載をもって代えることができることとされているため、居宅基準第70条第4項に基づく訪問看護計画書の交付については、「訪問看護計画書及び訪問看護報告書等の取扱いについて」（平成12年3月30日老企第55号）に定める訪問看護計画書を参考に各事業所ごとに定めるものを交付することで差し支えない。

⑦　看護師等は、訪問看護報告書には、訪問を行った日、提供した看護内容、サービス提供結果等を記載する。なお、第70条に規定する報告書は、訪問の都度記載する記録とは異なり、主治医に定期的に提出するものをいい、当該報告書の記載と先に主治医に提出した訪問看護計画書（当該計画書を居宅基準第69条第4項において診療記録の記載をもって代えた場合を含む。）の記載において重複する箇所がある場合は、当該報告書における当該箇所の記載を省略しても差し支えないこととする。

⑧　理学療法士、作業療法士又は言語聴覚士が指定訪問看護を提供している利用者については、訪問看護計画書及び訪問看護報告書は、看護職員（准看護師を除く。）と理学療法士、作業療法士若しくは言語聴覚士が連携し作成すること。具体的には、訪問看護計画書には、理学療法士、作業療法士又は言語聴覚士が提供するものも含め訪問看護の内容を一体的に記載するとともに、訪問看護報告書には訪問日や主な内容を記載することに加え、理学療法士、作業療法士又は言語聴覚士が提供した指定訪問看護の内容とその結果等を記載した文書を添付すること。

⑨　管理者にあっては、訪問看護計画に沿った実施状況を把握し、計画書及び報告書に関し、助言、指導等必要な管理を行わなければならない。

⑩　指定訪問看護事業者は、主治医との連携を図り、適切な指定訪問看護を提供するため、訪問看護計画書及び訪問看護報告書を定期的に主治医に提出しなければならない。

⑪　居宅サービス計画に基づきサービスを提供している指定訪問看護事業者については、第三の一の3の（14）の⑥を準用する。この場合において、「訪問介護計画」とあるのは「訪問看護計画」と読み替える。

(6) 業務継続計画の策定等

居宅基準第74条の規定により指定訪問看護の事業について準用される居宅基準第30条の2の規定については、訪問入浴介護と同様であるので、第3の二の3の（7）を参照されたい。

(7) 衛生管理等

居宅基準第74条の規定により指定訪問看護の事業について準用される居宅基準第31条の規定については、訪問入浴介護と同様であるので、第3の二の3の（8）を参照されたい。

(8) 虐待の防止

居宅基準第74条の規定により指定訪問看護の事業につ

いて準用される居宅基準第37条の2の規定については、訪問介護と同様であるので、第3の一の3の（31）を参照されたい。

(9) 記録の整備

居宅基準第73条の2第2項は、指定訪問看護事業者が同項各号に規定する記録を整備し、2年間保存しなければならないこととしたものである。

なお、「その完結の日」とは、個々の利用者につき、契約終了（契約の解約・解除、他の施設への入所、利用者の死亡、利用者の自立等）により一連のサービス提供が終了した日を指すものとする。

また、指定訪問看護事業所が保険医療機関である場合は、同条により整備すべき記録のうち、指示書、訪問看護計画書及び訪問看護報告書については、診療録及び診療記録の保存でも差し支えない。

(10) 準用等

居宅基準第74条の規定により、居宅基準第8条、第9条、第11条から第13条まで、第15条から第19条まで、第21条、第26条、第30条から第34条まで及び第35条から第38条及び第52条までの規定は、指定訪問看護の事業について準用されるため、第三の一の3の（2）（第三者評価の実施状況に係る規定を除く。）、(3)、(5) から（10）まで、(12)、(15)、(21)、(24)、(25)、(27) から（30）まで及び（32）並びに第三の二の3の（4）を参照されたい。この場合において、次の点に留意するものとする。

① 居宅基準第13条（心身の状況等の把握）中「心身の状況」とあるのは、「心身の状況、病歴」と読み替えられること。

② 準用される居宅基準第30条については、指定訪問看護ステーションにおいては、原則として月ごとの勤務表を作成し、看護師等については、日々の勤務時間、職務の内容、常勤・非常勤の別、管理者との兼務関係等を明確にすること。指定訪問看護を担当する医療機関においては、指定訪問看護事業所ごとに、指定訪問看護に従事する看護師等を明確にし、原則として月ごとの勤務表を作成し、それらの者の職務の内容、常勤・非常勤の別等を明確にすること。なお、指定訪問看護事業所の看護師等については、労働者派遣法に規定する派遣労働者であってはならないものであること。

資料5 通知

訪問看護療養費に係る指定訪問看護の費用の額の算定方法の一部改正に伴う実施上の留意事項について

（平成24年3月5日保発0305第3号/最終改正　令和6年3月5日保発0305第12号）

本日、「訪問看護療養費に係る指定訪問看護の費用の額の算定方法の一部を改正する件」（令和6年厚生労働省告示第62号）が告示され、令和6年6月1日から適用されることとされたことに伴い、標記について、同日から下記のとおり取り扱うこととしたので、その実施に遺漏のないよう関係者に対し周知徹底を図られたい。なお、「訪問看護療養費に係る指定訪問看護の費用の額の算定方法の一部改正に伴う実施上の留意事項について」（令和4年3月4日保発0304第3号）は、令和6年5月31日限り廃止する。

記

第1　通則に関する事項

1　健康保険法（大正11年法律第70号）及び高齢者の医療の確保に関する法律（昭和57年法律第80号）に規定する指定訪問看護（以下「指定訪問看護」という。）に係る指定訪問看護の費用の額は、訪問看護基本療養費又は精神科訪問看護基本療養費の額に、訪問看護管理療養費、訪問看護情報提供療養費及び訪問看護ターミナルケア療養費及び訪問看護ベースアップ評価額の額を加えた額とすること。ただし、訪問看護管理療養費の退院支援指導加算については、利用者が退院日の翌日以降の初回の指定訪問看護が行われる前に死亡又は再入院した場合に限り、当該加算のみを算定することができること。また、訪問看護基本療養費の緊急訪問看護加算又は精神科訪問看護基本療養費の精神科緊急訪問看護加算については、複数の訪問看護ステーションから現に指定訪問看護を受けている利用者に対し、当該複数の訪問看護ステーションのいずれかが定期的な指定訪問看護を行った日に、当該複数の訪問看護ステーションのうちその他のステーションが緊急の指定訪問看護を行った場合に限り、当該加算のみを算定することができること。

2　指定訪問看護の費用の額は、「訪問看護療養費に係る訪問看護ステーションの基準等」（平成18年厚生労働省告示第103号。以下「基準告示」という。）第4の1に規定する場合を除き、介護保険法（平成9年法律第123号）第62条に規定する要介護被保険者等については、算定の対象としないこと。

3　文書による提供等をすることとされている個々の利用者の訪問看護に関する情報等を、電磁的方法によって、利用者、保険医療機関、保険薬局、他の指定訪問看護事業者等に提供等する場合は、厚生労働省「医療情報システムの安全管理に関するガイドライン」を遵守し、安全な通信環境を確保するとともに、書面における署名又は記名・押印に代わり、本ガイドラインに定められた電子署名（厚生労働省の定める準拠性監査基準を満たす保健医療福祉分野PKI認証局の発行する電子証明書を用いた電子署名、認定認証事業者（電子署名及び認証業務に関する法律（平成12年法律第102号）第2条第3項に規定する特定認証業務を行う者をいう。）又は認証事業者（同条第2項に規定する認証業務を行う者（認定認証事業者を除く。）をいう。）の発行する電子証明書を用いた電子署名、電子署名等に係る地方公共団体情報システム機構の認証業務に関する法律（平成14年法律第153号）に基づき、平成16年1月29日から開始されている公的個人認証サービスを用いた電子署名等）を施すこと。

第2　訪問看護基本療養費について

1（1）訪問看護基本療養費（Ⅰ）（ハを除く。）については、指定訪問看護を受けようとする者（訪問看護基本療養費（Ⅱ）を算定する者を除く。）に対して、その主治医（保険医療機関の保険医又は介護老人保健施設若しくは介護医療院の医師に限る。（ただし、介護老人保健施設又は介護医療院の医師については「退所時の場合」に限る。）以下同じ。）から交付を受けた訪問看護指示書及び訪問看護計画書に基づき、訪問看護ステーションの保健師、助産師、看護師、准看護師、理学療法士、作業療法士又は言語聴覚士（以下「看護師等」という。）が、当該指示書に記載された有効期間内（6か月を限度とする。以下同じ。）に行った指定訪問看護について、利用者１人につき週３日を限度として算定する。ただし、基準告示第２の１に規定する疾病等の利用者（特掲診療料の施設基準等（平成20年厚生労働省告示第63号）別表第７に掲げる疾病等の者及び別表第８に掲げる者をいう。以下同じ。）については、週４日以上算定でき、この場合において、週４日以降の日については、訪問看護基本療養費（Ⅰ）のイの（2）、ロの（2）又はニの所定額を算定する。

【基準告示第２の１に規定する疾病等の利用者】

○特掲診療料の施設基準等別表第７に掲げる疾病等の者

末期の悪性腫瘍、多発性硬化症、重症筋無力症、スモン、筋萎縮性側索硬化症、脊髄小脳変性症、ハンチントン病、進行性筋ジストロフィー症、パーキンソン病関連疾患（進行性核上性麻痺、大脳皮質基底核変性症及びパーキンソン病（ホーエン・ヤールの重症度分類がステージ３以上であって生活機能障害度がⅡ度又はⅢ度のものに限る。））、多系統萎縮症（線条体黒質変性症、オリーブ橋小脳萎縮症及びシャイ・ドレーガー症候群）、プリオン病、亜急性硬化性全脳炎、ライソゾーム病、副腎白質ジストロフィー、脊髄性筋萎縮症、球脊髄性筋萎縮症、慢性炎症性脱髄性多発神経炎、後天性免疫不全症候群、頸髄損傷又は人工呼吸器を使用している状態の者

○特掲診療料の施設基準等別表第８に掲げる者

在宅麻薬等注射指導管理、在宅腫瘍化学療法注射指導管理又は在宅強心剤持続投与指導管理若しくは在宅気管切開患者指導管理を受けている状態にある者又は気管カニューレ若しくは留置カテーテルを使用している状態にある者、在宅自己腹膜灌流指導管理、在宅血液透析指導管理、在宅酸素療法指導管理、在宅中心静脈栄養法指導管理、在宅成分栄養経管栄養法指導管理、在宅自己導尿指導管理、在宅人工呼吸指導管理、在宅持続陽圧呼吸療法指導管理、在宅自己疼痛管理指導管理又は在宅肺高血圧症患者指導管理を受けている状態にある者、人工肛門又は人工膀胱を設置している状態にある者、真皮を越える褥瘡の状態にある者又は在宅患者訪問点滴注射管理指導料を算定している者

（2）（1）の場合において、基準告示第２の１に規定する疾病等の利用者を除き、訪問看護基本療養費（Ⅱ）（ハを除く。）及び精神科訪問看護基本療養費（Ⅰ）及び（Ⅲ）を算定する日と合わせて、利用者１人につき週３日を限度とする。

（3）訪問看護基本療養費（Ⅰ）のハについては、悪性腫瘍の鎮痛療法若しくは化学療法を行っている利用者、真皮を越える褥瘡の状態にある利用者（診療報酬の算定方法（平成20年厚生労働省告示第59号）別表第一（以下「医科点数表」という。）の区分番号C013に掲げる在宅患者訪問褥瘡管理指導料を算定する場合にあっては真皮までの状態の利用者）又は人工肛門若しくは人工膀胱周囲の皮膚にびらん等の皮膚障害が継続又は反復して生じている状態にある利用者若しくは人工肛門若しくは人工膀胱のその他の合併症を有する利用者に対して、それらの者の主治医から交付を受けた訪問看護指示書及び訪問看護計画書に基づき、緩和ケア、褥瘡ケア又は人工肛門ケア及び人工膀胱ケアに係る専門の研修を受けた看護師が、他の訪問看護ステーションの看護師若しくは准看護師又は当該利用者の在宅療養を担う保険医療機関の看護師若しくは准看護師と共同して指定訪問看護を行った場合に月に１回を限度として、緩和ケア、褥瘡ケア又は人工肛門ケア及び人工膀胱ケアに係る専門の研修を受けた看護師が所属する訪問看護ステーションが算定できるものである。なお、当該所定額を算定する場合にあっては、同一日に訪問看護管理療養費は算定できない。

（4）（3）の場合の指示とは、当該利用者の主治医から、他の訪問看護ステーションの看護師若しくは准看護師又は当該利用者の在宅療養を担う保険医療機関の看護師若しくは准看護師に対するものであり、その指示に基づき、共同して行われるものであること。その際には、共同して指定訪問看護を行った看護師若しくは准看護師と共に、訪問看護報告書等により当該利用者の主治医へ報告又は相談を行うこと。

２（1）訪問看護基本療養費（Ⅱ）（ハを除く。）については、指定訪問看護を受けようとする同一建物居住者に対して、その主治医から交付を受けた訪問看護指示書及び訪問看護計画書に基づき、訪問看護ステーションの看護師等が当該指示書に記載された有効期間内に同一日に行った指定訪問看護について、以下のア又はイにより、利用者１人につき週３日を限度として算定する。なお、同一建物居住者に係る人数については、同一日に訪問看護基本療養費を算定する利用者数と精神科訪問看護基本療養費を算定する利用者数とを合算した人数とすること。

ア　同一建物居住者が２人の場合は、当該利用者全員に対して、イの（1）の①、ロの（1）の①又はニの（1）により算定

イ　同一建物居住者が３人以上の場合は、当該利用者全員に対して、イの（2）の①、ロの（2）の①又はニの（2）により算定

ただし、基準告示第２の１に規定する疾病等の利用者については、週４日以上算定でき、この場合において、週４日以降の日については、以下のウ又はエにより、訪問看護基本療養費（Ⅱ）の所定額を算定すること。

ウ　同一建物居住者が２人の場合は、当該利用者全員に対して、イの（1）の②、ロの（1）の②又はニの（1）により算定

エ　同一建物居住者が３人以上の場合は、当該利用者全員に対して、イの（2）の②、ロの（2）の②又はニの（2）により算定

（2）同一建物居住者とは、基本的には、建築基準法（昭和25年法律第201号）第２条第１号に掲げる建築物に居住する複数の利用者のことをいうが、具体的には、例えば以下のような利用者のことをいう。

ア　老人福祉法（昭和38年法律第133号）第20条の４に規定する養護老人ホーム、同法第20条の５に規定する特別養護老人ホーム、同法第20条の６に規定する軽費老人ホーム、同法第29条第１項に規定する有料老人ホーム、マンションなどの集合住宅等に入居又は入所している複数の利用者

イ　介護保険法第８条第９項に規定する短期入所生活介護、同条第19項に規定する小規模多機能型居宅介護（指定地域密着型サービスの事業の人員、設備及び運営に関する基準（平成18年厚生労働省令第34号）第63条第5項に規定する宿泊サービスに限る。）、同条第20項に規定する認知症対応型共同生活介護、同法第８条の２第７項に規定する介護予防短期入所生活介護、同条第14項に規定する介護予防小規模多機能型居宅介護（指定地域密着型介護予防サービスの事業の人員、設備及び運営並びに指定地域密着型介護予防サービスに係る介護予防のための効果的な支援の方法に関する基準（平成18年厚生労働省令第36号）第44条第５項に規定する宿泊サービスに限る。）、同条第15項に規定する介護予防認知症対応型共同生活介護などのサービスを受けている複数の利用者

(3) (1) の場合において、基準告示第2の1に規定する疾病等の利用者を除き、訪問看護基本療養費（Ⅰ）（ハを除く。）及び精神科訪問看護療養費（Ⅰ）及び（Ⅲ）を算定する日と合わせて、利用者1人につき週3日を限度とする。
(4) 訪問看護基本療養費（Ⅱ）のハについては、第2の1の (3) 及び (4) の場合と同様である。

3 (1) 訪問看護基本療養費（Ⅲ）は、入院中に退院後に指定訪問看護を受けようとする者（基準告示第2の2に規定する者（特掲診療料の施設基準等別表第7に掲げる疾病等の者若しくは別表第8に掲げる者又はその他在宅療養に備えた一時的な外泊に当たり、訪問看護が必要であると認められた者をいう。）に限る。）が、在宅療養に備えて一時的に外泊をする際、訪問看護ステーションの看護師等が指定訪問看護を行った時には、入院中1回に限り算定できる。ただし、基準告示第2の1に規定する疾病等の利用者で、外泊が必要と認められた者に関しては、入院中2回まで算定可能とする。この場合の外泊とは、1泊2日以上の外泊のことをいう。

【基準告示第2の2に規定する者】

○特掲診療料の施設基準等別表第7に掲げる疾病等の者
○特掲診療料の施設基準等別表第8に掲げる者
○その他在宅療養に備えた一時的な外泊に当たり、訪問看護が必要であると認められた者

(2) 当該所定額を算定する場合にあっては、同一日に訪問看護管理療養費は算定できない。

4 (1) 指定訪問看護を受けようとする者（基準告示第2の1に規定する疾病等の利用者を除く。）であって注6に規定する特別訪問看護指示書が交付された者に対する指定訪問看護については、当該特別訪問看護指示書の交付の日から起算して14日以内に行った場合は、月1回（気管カニューレを使用している状態にある者又は真皮を越える褥瘡の状態にある者については、月2回）に限り、14日を限度として所定額を算定できる。
(2) 特別訪問看護指示書の交付の日の属する週及び当該交付のあった日から起算して14日目の日の属する週においては、当該週のうち特別訪問看護指示書の期間中に算定した日を除き週3日を限度として算定する。また、特別訪問看護指示書が交付された利用者に対する指定訪問看護については、当該利用者の病状等を十分把握し、一時的に頻回に指定訪問看護が必要な理由を記録書に記載し、訪問看護計画書の作成及び指定訪問看護の実施等において、主治医と連携を密にすること。特別訪問看護指示書が連続して交付されている利用者については、その旨を訪問看護療養費明細書に記載すること。

5 (1) 注7に規定する難病等複数回訪問加算は、基準告示第2の1に規定する疾病等の利用者又は特別訪問看護指示書が交付された利用者に対して、必要に応じて1日に2回又は3回以上指定訪問看護を実施した場合に算定する。
(2) 訪問看護基本療養費（Ⅱ）を算定する場合にあっては、同一建物内において、当該加算又は精神科複数回訪問加算（1日当たりの回数の区分が同じ場合に限る。）を同一日に算定する利用者の人数に応じて、以下のア又はイにより算定する。
　ア　同一建物内に1人又は2人の場合は、当該加算を算定する利用者全員に対して、イの (1) 又はロの (1) により算定
　イ　同一建物内に3人以上の場合は、当該加算を算定する利用者全員に対して、イの (2) 又はロの (2) により算定

6 (1) 注8に規定する特別地域訪問看護加算は、訪問看護ステーションの所在地から利用者の家庭までの訪問につき、最も合理的な通常の経路及び方法で片道1時間以上要する利用者に対して、基準告示第3に規定する地域（以下「特別地域」という。）に所在する訪問看護ステーションの看護師等が指定訪問看護を行った場合又は特別地域外に所在する訪問看護ステーションの看護師等が、特別地域に居住する利用者に対して指定訪問看護を行った場合に、訪問看護基本療養費の所定額（注に規定する加算は含まない。）の100分の50に相当する額を加算する。
なお、当該加算は、交通事情等の特別の事情により訪問に要した時間が片道1時間以上となった場合は算定できない。
(2) 特別地域訪問看護加算を算定する訪問看護ステーションは、その所在地又は利用者の家庭の所在地が特別地域に該当するか否かについては、地方厚生（支）局に確認すること。

7 (1) 注9に規定する緊急訪問看護加算は、訪問看護計画に基づき定期的に行う指定訪問看護以外であって、利用者又はその家族等の緊急の求めに応じて、主治医（診療所又は在宅療養支援病院の保険医に限る。7において同じ。）の指示により、連携する訪問看護ステーションの看護師等が訪問看護を行った場合に1日につき1回に限り算定する。なお、主治医の属する診療所が、他の保険医療機関等と連携して24時間の往診体制及び連絡体制を構築し、当該利用者に対して医科点数表の区分番号C002に掲げる在宅時医学総合管理料の注9に規定する在宅療養移行加算1（以下「在宅療養移行加算1」という。）を算定している場合、主治医が対応していない夜間等においては、連携先の保険医療機関等の医師の指示により緊急に指定訪問看護を行った場合においても算定できる。
(2) (1) の場合であって、複数の訪問看護ステーションから現に指定訪問看護を受けている利用者に対し、当該複数の訪問看護ステーションのいずれかが計画に基づく指定訪問看護を行った日に、当該複数の訪問看護ステーションのうちその他の訪問看護ステーションが緊急の指定訪問看護を行った場合は、緊急の指定訪問看護を行った訪問看護ステーションは緊急訪問看護加算のみ算定する。ただし、当該緊急の指定訪問看護を行った訪問看護ステーションが24時間対応体制加算を届け出ていない場合又は当該利用者に対して過去1月以内に指定訪問看護を実施していない場合は算定できない。
(3) 当該加算は、診療所又は在宅療養支援病院が、24時間往診及び指定訪問看護により対応できる体制を確保し、診療所又は在宅療養支援病院において、24時間連絡を受ける医師又は保健師、助産師、看護師若しくは准看護師（以下「連絡担当者」という。）の氏名、連絡先電話番号等、担当日、緊急時の注意事項等並びに往診担当医及び訪問看護担当者の氏名等について、文書により提供している利用者に限り算定できる。なお、指示を行った主治医は、指示内容を診療録に記載すること。
(4) 当該加算に関し、利用者又はその家族等からの電話等による緊急の求めに応じて、主治医の指示により、緊急に指定訪問看護を実施したその日時、内容及び対応状況を訪問看護記録書に記録すること。
(5) 緊急の指定訪問看護を行った場合は、速やかに主治医に利用者の病状等を報告するとともに、必要な場合は特別訪問看護指示書の交付を受け、訪問看護計画について見直しを行うこと。
(6) 当該加算を算定する場合にあっては、訪問看護療養費明細書に算定する理由を記載すること。

8 (1) 注10に規定する長時間訪問看護加算は、基準告示第2の3の (1) に規定する長時間の訪問を要する者に対して、1回の指定訪問看護の時間が90分を超えた場合について算定するものであり、週1回（基準告示第2の3の (2) に規定する者にあっては週3回）に限り算定できるものと

する。なお、基準告示第２の３の（2）に規定する超重症児及び準超重症児については、「基本診療料の施設基準等及びその届出に関する手続きの取扱いについて」（令和６年３月５日保医発0305第５号）の「別添６」の「別紙14」に掲げる超重症児（者）・準超重症児（者）の判定基準による判定スコアが10以上のものをいう。

(2) 長時間訪問看護加算を算定した日以外の日に、指定訪問看護に要する平均的な時間を超える訪問看護を行った場合は、「厚生労働大臣が定める指定訪問看護」（平成12年厚生省告示第169号）第１に規定する指定訪問看護に該当し、「指定訪問看護の事業の人員及び運営に関する基準」（平成12年厚生省告示第169号）第13条第１項に規定する利用料を受け取ることができる。

9 (1) 注11に規定する乳幼児加算は、６歳未満の利用者に対して、指定訪問看護を実施した場合に１日につき１回に限り算定する。

(2)「厚生労働大臣が定める者」とは、基準告示第２の４に規定する者をいう。

【基準告示第２の４に規定する者】
○超重症児又は準超重症児
○特掲診療料の施設基準等別表第７に掲げる疾病等の者
○特掲診療料の施設基準等別表第８に掲げる者

10 (1) 注12に規定する複数名訪問看護加算は、基準告示第２の５の（1）に規定する複数名訪問看護加算に係る厚生労働大臣が定める者に該当する１人の利用者に対して当該利用者又はその家族等の同意を得て、保健師、助産師、看護師又は准看護師（以下「看護職員」という。）と他の看護師等又は看護補助者（以下「その他職員」という。）の複数名が同時に指定訪問看護を実施した場合に、１日につき注12のイからニまでのいずれかを算定する。なお、単に２人の看護師等又は看護補助者が同時に指定訪問看護を行ったことのみをもって算定することはできない。

ア　看護職員が他の看護師等（准看護師を除く。）と同時に指定訪問看護を行う場合は、週１日に限り、注12のイを算定する。

イ　看護職員が他の准看護師と同時に指定訪問看護を行う場合は、週１日に限り、注12のロを算定する。

ウ　看護職員がその他職員と同時に、基準告示第２の５の（1）に規定する複数名訪問看護加算に係る厚生労働大臣が定める者のうち、同（2）に規定する厚生労働大臣が定める場合に該当しない利用者に指定訪問看護を行う場合は、週３日に限り、注12のハを算定する。

エ　看護職員がその他職員と同時に、基準告示第２の５の（1）に規定する複数名訪問看護加算に係る厚生労働大臣が定める者のうち、同（2）に規定する厚生労働大臣が定める場合に該当する利用者に指定訪問看護を行う場合は注12のニを、１日当たりの回数に応じて算定する。

(2) 訪問看護基本療養費（Ⅱ）を算定する場合にあっては、同一建物内において、当該加算又は複数名精神科訪問看護加算（同時に指定訪問看護を実施する職種及び１日当たりの回数の区分が同じ場合に限る。）を同一日に算定する利用者の人数に応じて、以下のア又はイにより算定する。

ア　同一建物内に１人又は２人の場合は、当該加算を算定する利用者全員に対して、イの（1）、ロの（1）、ハの（1）、ニの（1）の①、ニの（2）の①又はニの（3）の①により算定

イ　同一建物内に３人以上の場合は、当該加算を算定する利用者全員に対して、イの（2）、ロの（2）、ハの（2）、ニの（1）の②、ニの（2）の②又はニの（3）の②により算定

(3) 同時に複数の看護師等による指定訪問看護を行う場合は、１人以上は看護職員である場合に算定できる。

(4) 看護職員と同行するその他職員は、常に同行の必要はないが、必ず利用者の居宅において両者が同時に滞在する一定の時間が確保された場合に算定できる。

11 (1) 注13に規定する夜間・早朝訪問看護加算は、夜間（午後６時から午後10時までをいう。以下同じ）又は早朝（午前６時から午前８時までの時間をいう。以下同じ）に指定訪問看護を行った場合に、深夜訪問看護加算は、深夜（午後10時から午前６時までをいう。以下同じ。）に指定訪問看護を行った場合に、それぞれ算定する。

(2) （1）の場合については、利用者又はその家族等の求めに応じて、当該時間に指定訪問看護を行った場合にのみ算定できるものであり、訪問看護ステーションの都合により、当該時間に指定訪問看護を行った場合には算定できない。

(3) 当該加算は緊急訪問看護加算と併算定が可能であること。

12 (1) 利用者が次のいずれかに該当する場合は、所定額は算定しない。ただし、基準告示第４の２に定める場合については、この限りでない。

ア　病院、診療所、介護老人保健施設、介護医療院等の医師又は看護師若しくは准看護師が配置されている施設に入院中又は入所中の場合

イ　介護保険法第８条第11項に規定する特定施設入居者生活介護又は同条第20項に規定する認知症対応型共同生活介護の提供を受けている場合

ウ　すでに他の訪問看護ステーションからの指定訪問看護（注２又は注４に規定する緩和ケア、褥瘡ケア又は人工肛門ケア及び人工膀胱ケアに係る専門の研修を受けた看護師による指定訪問看護はその数から除く。）を利用している場合（下記の（イ）から（ニ）までの場合を除く。）

（イ）基準告示第２の１に規定する疾病等の利用者がすでに他の１つの訪問看護ステーションから指定訪問看護を受けている場合

（ロ）特別訪問看護指示書の交付の対象となった利用者であって週４日以上の指定訪問看護が計画されているものがすでに他の１つの訪問看護ステーションから指定訪問看護を受けている場合

（ハ）基準告示第２の１に規定する疾病等の利用者であって週７日の指定訪問看護が計画されているものがすでに他の２つ以下の訪問看護ステーションから指定訪問看護を受けている場合

（ニ）注２又は注４に規定する緩和ケア、褥瘡ケア又は人工肛門ケア及び人工膀胱ケアに係る専門の研修を受けた看護師の指定訪問看護を受けようとする場合

(2) （1）のウにおいて、１人の利用者に対し複数の訪問看護ステーションが指定訪問看護を実施している場合であっても、同一日にそれぞれの訪問看護ステーションで訪問看護療養費は算定できないこと。ただし、緩和ケア、褥瘡ケア又は人工肛門ケア及び人工膀胱ケアに係る専門の研修を受けた看護師が、他の訪問看護ステーションの看護師若しくは准看護師又は当該利用者の在宅療養を担う保険医療機関の看護師若しくは准看護師と共同して指定訪問看護を行った場合には訪問看護療養費を算定できる。

(3) （1）のウの（ロ）に該当する利用者に対して２つの訪問看護ステーションが指定訪問看護を行うことができる期間は、特別訪問看護指示書の指示期間中であって、週４日

以上の指定訪問看護が計画されている週に限ること。ただし、特別訪問看護指示期間の開始の日の属する週及び当該指示期間の終了日の属する週においては、当該週で週4日以上の指定訪問看護が計画されていること。

(4) (1) のウの (ハ) に該当する利用者に対して3つの訪問看護ステーションが指定訪問看護を行うことができる期間は、週7日の指定訪問看護が計画されている期間に限る。

第3　精神科訪問看護基本療養費について

1　精神科訪問看護基本療養費を算定する場合には、次のいずれかに該当する精神疾患を有する者に対する看護について相当の経験を有する保健師、看護師、准看護師又は作業療法士（以下「保健師等」という。）が指定訪問看護を行うこと。

(1) 精神科を標榜する保険医療機関において、精神病棟又は精神科外来に勤務した経験を1年以上有する者

(2) 精神疾患を有する者に対する訪問看護の経験を1年以上有する者

(3) 精神保健福祉センター又は保健所等における精神保健に関する業務の経験を1年以上有する者

(4) 国、都道府県又は医療関係団体等が主催する精神科訪問看護に関する研修を修了している者

2 (1) 精神科訪問看護基本療養費（Ⅰ）は、指定訪問看護を受けようとする精神疾患を有する者又はその家族等（精神科訪問看護基本療養費（Ⅲ）を算定するものを除く。）に対して、それらの者の主治医（精神科を標榜する保険医療機関において精神科を担当する医師に限る。第3において同じ。）から交付を受けた精神科訪問看護指示書及び精神科訪問看護計画書に基づき、訪問看護ステーションの保健師等が指定訪問看護を行った場合に所定額を算定する。なお、指定訪問看護は訪問看護計画に基づき行われるため、精神科訪問看護計画についても、相当の経験を有する保健師等（准看護師を除く。）が作成するものである。

(2) (1) の場合において、利用者1人につき、精神科訪問看護基本療養費（Ⅲ）及び訪問看護基本療養費（Ⅰ）（ハを除く。）及び（Ⅱ）（ハを除く。）を算定する日と合わせて週3日（当該利用者の退院日から起算して3月以内（ただし退院日は含まない。）の期間において行われる場合は週5日）を限度とする。また、当該利用者が退院後3月となる週においては、当該週のうち退院後3月の期間中に算定した日を除き週3日を限度として算定する。

3 (1) 精神科訪問看護基本療養費（Ⅲ）は、指定訪問看護を受けようとする精神疾患を有する者又はその家族等であって同一建物居住者に対して、それらのものの主治医から交付を受けた精神科訪問看護指示書及び精神科訪問看護計画書に基づき、訪問看護ステーションの保健師等が指定訪問看護を行った場合に、以下のア又はイにより、所定額を算定する。なお、同一建物居住者に係る人数については、同一日に訪問看護基本療養費を算定する利用者数と精神科訪問看護基本療養費を算定する利用者数とを合算した人数とすること。

ア　同一建物居住者が2人の場合は、訪問回数及び訪問時間の別に応じて、当該利用者全員に対して、イの (1) の①から④まで、又はロの (1) の①から④までにより算定

イ　同一建物居住者が3人以上の場合は、訪問日数及び訪問時間の別に応じて、当該利用者全員に対して、イの (2) の①から④まで、又はロの (2) の①から④までにより算定

(2) (1) の場合において、利用者1人につき、精神科訪問看護基本療養費（Ⅰ）及び訪問看護基本療養費（Ⅰ）（ハを除く。）及び（Ⅱ）（ハを除く。）を算定する日と合わせて週3日（当該利用者の退院日から起算して3月以内（ただし退院日は含まない。）の期間において行われる場合は週5日）を限度とする。また、当該利用者が退院後3月となる週においては、当該週のうち退院後3月の期間中に算定した日を除き週3日を限度として算定する。

(3) 同一建物居住者とは、第2の2の (2) に規定するものと同様である。

4　精神科訪問看護基本療養費（Ⅰ）及び（Ⅲ）については、1回の指定訪問看護の実施時間に基づき、30分未満の場合又は30分以上の場合の時間区分のいずれか一方を算定する。30分未満の訪問については、当該利用者に短時間訪問の必要性があると医師が認め、精神科訪問看護指示書に明記されている場合にのみ算定する。

5　精神科訪問看護基本療養費（Ⅰ）又は（Ⅲ）を算定する場合にあっては、訪問看護記録書、訪問看護報告書及び訪問看護療養費明細書に、月の初日の指定訪問看護時におけるGAF尺度により判定した値を記載する。

6 (1) 精神科訪問看護基本療養費（Ⅳ）は、入院中に退院後の指定訪問看護を受けようとする者（基準告示第2の2に規定する者に限る。）が、在宅療養に備えて一時的に外泊をする際、訪問看護ステーションの保健師等が指定訪問看護を行った場合に、入院中1回に限り算定できる。ただし、基準告示第2の1に規定する疾病等の利用者で、外泊が必要と認められた者に関しては、入院中2回まで算定可能とする。この場合の外泊とは、1泊2日以上の外泊をいう。

(2) 当該所定額を算定する場合にあっては、同一日に訪問看護管理療養費は算定できない。

7　指定訪問看護を受けようとする者であって注4に規定する精神科特別訪問看護指示書が交付された者に対する指定訪問看護については、当該精神科特別訪問看護指示書の交付の日から起算して14日以内に行った場合は、月1回に限り、14日を限度として所定額を算定できる。

なお、精神科特別訪問看護指示書の交付の日の属する週及び当該交付のあった日から起算して14日目の日の属する週においては、当該週のうち精神科特別訪問看護指示書の期間中に算定した日を除き週3日を限度として算定すること。また、精神科特別訪問看護指示書が交付された利用者に対する指定訪問看護については、当該利用者の病状等を十分把握し、一時的に頻回に指定訪問看護が必要な理由を記録書に記載し、訪問看護計画書の作成及び指定訪問看護の実施等において、主治医と連携を密にすること。頻回に精神科特別訪問看護指示書が交付されている利用者については、その旨を訪問看護療養費明細書に記載すること。

8 (1) 注5に規定する特別地域訪問看護加算は、当該訪問看護ステーションの所在地から利用者の家庭までの訪問につき、最も合理的な通常の経路及び方法で片道1時間以上要する利用者に対して、特別地域に所在する訪問看護ステーションの保健師等が、指定訪問看護を行った場合又は特別地域外に所在する訪問看護ステーションの保健師等が、特別地域に居住する利用者に対して指定訪問看護を行った場合に、精神科訪問看護基本療養費の所定額（注に規定する加算は含まない。）の100分の50に相当する額を加算する。なお、当該加算は、交通事情等の特別の事情により訪問に要した時間が片道1時間以上となった場合は算定できない。

(2) 特別地域訪問看護加算を算定する訪問看護ステーションは、その所在地又は利用者の家庭の所在地が特別地域に該当するか否かについては、地方厚生（支）局に確認すること。

9 (1) 注6に規定する精神科緊急訪問看護加算は、訪問看護計画に基づき定期的に行う指定訪問看護以外であって、利用者又はその家族等の緊急の求めに応じて、主治医（診療所又は在宅療養支援病院の保険医に限る。9において同

じ。）の指示により、連携する訪問看護ステーションの保健師等が訪問看護を行った場合に1日につき1回に限り算定する。なお、主治医の属する診療所が、他の保険医療機関等と連携して24時間の往診体制及び連絡体制を構築し、当該利用者に対して在宅療養移行加算1を算定している場合、主治医が対応していない夜間等においては、連携先の保険医療機関の医師の指示により緊急に指定訪問看護を行った場合においても算定できる。

(2) (1) の場合であって、複数の訪問看護ステーションから現に指定訪問看護を受けている利用者に対し、当該複数の訪問看護ステーションのいずれかが計画に基づく指定訪問看護を行った日に、当該複数の訪問看護ステーションのうちその他の訪問看護ステーションが緊急の指定訪問看護を行った場合は、緊急の指定訪問看護を行った訪問看護ステーションは精神科緊急訪問看護加算のみ算定すること。ただし、当該緊急の指定訪問看護を行った訪問看護ステーションが24時間対応体制加算を届け出ていない場合又は当該利用者に対して過去1月以内に指定訪問看護を実施していない場合は算定できない。

(3) 当該加算は、診療所又は在宅療養支援病院が、24時間往診及び指定訪問看護により対応できる体制を確保し、診療所又は在宅療養支援病院において、24時間連絡を受ける連絡担当者の氏名、連絡先電話番号等、担当日、緊急時の注意事項等並びに往診担当医及び訪問看護担当者の氏名等について、文書により提供している利用者に限り算定できる。なお、指示を行った診療所又は在宅療養支援病院の主治医は、指示内容を診療録に記載すること。

(4) 当該加算に関し、利用者又はその家族等からの電話等による緊急の求めに応じて、主治医の指示により、緊急に指定訪問看護を実施したその日時、内容及び対応状況を訪問看護記録書に記録すること。

(5) 緊急の指定訪問看護を行った場合は、速やかに主治医に利用者の病状等を報告するとともに、必要な場合は精神科特別訪問看護指示書の交付を受け、訪問看護計画について見直しを行うこと。

(6) 当該加算を算定する場合にあっては、訪問看護療養費明細書に算定する理由を記載すること。

10 (1) 注7に規定する長時間精神科訪問看護加算は、基準告示第2の3の (1) に規定する長時間の訪問を要する者に対して、1回の指定訪問看護の時間が90分を超えた場合について算定するものであり、週1回（基準告示第2の3の (2) に規定する者にあっては週3回）に限り算定できるものとする。

(2) 長時間精神科訪問看護加算を算定した日以外の日に、指定訪問看護に要する平均的な時間を超える訪問看護を行った場合は、厚生労働大臣が定める指定訪問看護第1に規定する指定訪問看護に該当し、指定訪問看護の事業の人員及び運営に関する基準第13条第1項に規定する利用料を受け取ることができること。

11 (1) 注8に規定する複数名精神科訪問看護加算は、同時に保健師又は看護師と保健師等、看護補助者又は精神保健福祉士との同行による指定訪問看護を実施した場合（30分未満の場合を除く。）、1日につき注8のイ、ロ又はハのいずれかを算定する。指定訪問看護を行う保健師又は看護師に保健師、看護師、作業療法士が同行する場合はイを、准看護師が同行する場合はロを、1日当たりの回数に応じて算定する。また、看護補助者又は精神保健福祉士が同行する場合はハを算定する。ただし、看護補助者又は精神保健福祉士が同行する場合には、週1日に限り算定する。

(2) 精神科訪問看護基本療養費（Ⅲ）を算定する場合にあっては、同一建物内において、当該加算又は複数名訪問看護加算（同時に指定訪問看護を実施する職種及び1日当たりの回数の区分が同じ場合に限る。）を同一日に算定する利用者の人数に応じて、以下のア又はイにより算定する。

ア　同一建物内に1人又は2人の場合は、当該加算を算定する利用者全員に対して、イの (1) の①、イの (2) の①、イの (3) の①、ロの (1) の①、ロの (2) の①、ロの (3) の①又はハの (1) により算定

イ　同一建物内に3人以上の場合は、当該加算を算定する利用者全員に対して、イの (1) の②、イの (2) の②、イの (3) の②、ロの (1) の②、ロの (2) の②、ロの (3) の②又はハの (2) により算定

(3) 同時に複数の保健師等による指定訪問看護を行うことについて、利用者又はその家族等の同意を得る。

(4) 当該加算は、医師が複数名訪問の必要性があると認め、精神科訪問看護指示書にその旨の記載がある場合に算定する。

(5) 単に2人の保健師等、看護補助者又は精神保健福祉士が同時に指定訪問看護を行ったことのみをもって複数名精神科訪問看護加算を算定することはできない。

(6) 同時に複数の保健師等による指定訪問看護を行う場合は、1人以上は保健師又は看護師である場合に算定できる。

(7) 保健師又は看護師と同行する看護補助者は、常に同行の必要はないが、必ず利用者の居宅において両者が同時に滞在する一定の時間が確保された場合に算定できる。

12 (1) 注9に規定する夜間・早朝訪問看護加算は、夜間又は早朝に指定訪問看護を行った場合に、深夜訪問看護加算は深夜に指定訪問看護を行った場合に、それぞれ算定する。

(2) (1) の場合については、利用者の求めに応じて、当該時間に指定訪問看護を行った場合にのみ算定できるものであり、訪問看護ステーションの都合により、当該時間に指定訪問看護を行った場合には算定できない。

(3) 当該加算は精神科緊急訪問看護加算と併算定が可能である。

13 (1) 注10に規定する精神科複数回訪問加算は、医科点数表の区分番号I016に掲げる精神科在宅患者支援管理料を算定し、主治医が複数回の訪問看護が必要であると認めた利用者に対して、1日に2回又は3回以上の訪問看護を行った場合、精神科訪問看護基本療養費に加算する。

(2) 精神科訪問看護基本療養費（Ⅲ）を算定する場合にあっては、同一建物内において、当該加算又は難病等複数回訪問加算（1日当たりの回数の区分が同じ場合に限る。）を同一日に算定する利用者の人数に応じて、以下のア又はイにより算定する。

ア　同一建物内に1人又は2人の場合は、当該加算を算定する利用者全員に対して、イの (1) 又はロの (1) により算定

イ　同一建物内に3人以上の場合は、当該加算を算定する利用者全員に対して、イの (2) 又はロの (2) により算定

(3) 精神科在宅患者支援管理料1又は3を算定する保険医療機関と連携する訪問看護ステーションのそれぞれが、同一日に2回又は3回以上の訪問看護を行った場合は、当該訪問看護ステーションは訪問看護療養費に係る精神科複数回訪問加算を算定せず、当該保険医療機関が医科点数表の区分番号I012に掲げる精神科訪問看護・指導料の注10に規定する精神科複数回訪問加算を算定する。

(4) 精神科在宅患者支援管理料2を算定する保険医療機関と連携する訪問看護ステーションのそれぞれが、同一日に2回又は3回以上の訪問看護を行った場合、当該訪問看護ステーションが訪問看護療養費に係る精神科複数回訪問加算を算定し、当該保険医療機関は精神科訪問看護・指導料の注10に規定する精神科複数回訪問加算を算定できない。

14　利用者が次のいずれかに該当する場合は、所定額は算

定しない。ただし、基準告示第4の2に定める場合については、この限りでない。
(1) 病院、診療所、介護老人保健施設、介護医療院等の医師又は看護師若しくは准看護師が配置されている施設に入院中又は入所中の場合
(2) 介護保険法第8条第11項に規定する特定施設入居者生活介護又は同条第20項に規定する認知症対応型共同生活介護の提供を受けている場合
(3) すでに他の訪問看護ステーションからの指定訪問看護を利用している場合（下記のアからウまでの場合を除く。）
ア 基準告示第2の1に規定する疾病等の利用者がすでに他の1つの訪問看護ステーションから指定訪問看護を受けている場合
イ 精神科特別訪問看護指示書の交付の対象となった利用者であって週4日以上の指定訪問看護が計画されているものがすでに他の1つの訪問看護ステーションから指定訪問看護を受けている場合
ウ 基準告示第2の1に規定する疾病等の利用者であって週7日の指定訪問看護が計画されているものがすでに他の2つ以下の訪問看護ステーションから指定訪問看護を受けている場合

第4 訪問看護基本療養費及び精神科訪問看護基本療養費の共通事項について

1 (1) 同一の利用者について、保険医療機関において医科点数表の区分番号C005に掲げる在宅患者訪問看護・指導料、区分番号C005-1-2に掲げる同一建物居住者訪問看護・指導料又は精神科訪問看護・指導料（以下第4の1においては「在宅患者訪問看護・指導料等」という。）のいずれかを算定した月においては、訪問看護療養費を算定できないこと。ただし、次に掲げる場合はこの限りではないこと。なお、カの場合にあっては、精神科訪問看護・指導料及び訪問看護基本療養費を算定する日と合わせて週3日（退院後3月以内の期間において行われる場合にあっては、週5日）を限度とする。
ア 基準告示第2の1に規定する疾病等の利用者について、在宅患者訪問看護・指導料等を算定した場合
イ 特別訪問看護指示書又は精神科特別訪問看護指示書の交付を受けた利用者であって週4日以上の指定訪問看護が計画されている場合
ウ 保険医療機関を退院後1月以内の利用者であって当該保険医療機関が在宅患者訪問看護・指導料若しくは同一建物居住者訪問看護・指導料を算定した場合又は保険医療機関を退院後3月以内の利用者であって当該保険医療機関が精神科訪問看護・指導料を算定した場合
エ 緩和ケア、褥瘡ケア又は人工肛門ケア及び人工膀胱ケアに係る専門の研修を修了した看護師が、訪問看護ステーションの看護師若しくは准看護師又は当該利用者の在宅療養を担う保険医療機関の看護師若しくは准看護師と共同して指定訪問看護を行った場合
オ 精神科在宅患者支援管理料を算定する利用者
カ 精神科在宅患者支援管理料の施設基準に適合しているものとして地方厚生（支）局長に届け出ている保険医療機関において、精神保健福祉士による精神科訪問看護・指導を行った場合
(2) 訪問看護ステーションと特別の関係にあり、かつ、当該訪問看護ステーションに対して訪問看護指示書を交付した医師が所属する保険医療機関等において、往診料、在宅患者訪問診療料（Ⅰ）、在宅患者訪問診療料（Ⅱ）、在宅がん医療総合診療料、在宅患者訪問リハビリテーション指導管理料、在宅患者訪問薬剤管理指導料又は在宅患者訪問栄養食事指導料（以下第4の1において「往診料等」という。）のいずれかを算定した日については、当該訪問看護ステーションは訪問看護療養費を算定できない。
ただし、次に掲げる場合はこの限りではないこと。
ア 当該訪問看護ステーションが指定訪問看護を行った後、利用者の病状の急変等により、保険医療機関等が往診を行って往診料を算定した場合
イ 利用者が保険医療機関等を退院後1月を経過するまでに往診料等のいずれかを算定した場合
ウ 在宅患者訪問褥瘡管理指導料の算定に必要なカンファレンスを実施する場合であって、当該利用者に対して、継続的な訪問看護を実施する必要がある場合（ただし、医科点数表の区分番号C001に掲げる在宅患者訪問診療料（Ⅰ）、区分番号C001-2に掲げる在宅患者訪問診療料（Ⅱ）、区分番号C009に掲げる在宅患者訪問栄養食事指導料を算定する場合に限る。）
(3) (2) の「特別の関係」とは、「診療報酬の算定方法の一部改正に伴う実施上の留意事項について」(令和6年3月5日保医発0305第4号) の別添1第1章第2部通則7の(3) に規定する関係をいう。
(4) (1) において、同一の利用者について、在宅患者訪問看護・指導料等を算定できる場合であっても、在宅患者訪問看護・指導料等を算定した日については、訪問看護療養費を算定できない。ただし、(1) のウ及びエの場合並びに特別の関係にある保険医療機関が精神科在宅患者支援管理料1又は3を算定する利用者に対して精神科訪問看護・指導料（作業療法士又は精神保健福祉士による精神科訪問看護・指導が行われる場合に限る。）を算定する場合又は保険医療機関が精神科在宅患者支援管理料2を算定する利用者に対して精神科訪問看護・指導料を算定した場合は、この限りではない。
2 指定訪問看護の実施時間は、1回の訪問につき、訪問看護基本療養費（Ⅰ）及び（Ⅱ）については30分から1時間30分程度を標準とする。
3 初回の訪問時においては、訪問看護記録書に、病歴、家族の構成、家庭での看護の状況、家屋の状況、日常生活活動の状況、保健福祉サービスの利用状況等の概要を記入すること。
4 毎回の訪問時においては、訪問看護記録書に、訪問年月日、利用者の体温、脈拍等の心身の状態、利用者の病状、家庭等での看護の状況、実施した指定訪問看護の内容、指定訪問看護に要した時間等の概要（精神科訪問看護基本療養費（Ⅰ）又は（Ⅲ）を算定する場合は、第3の5に掲げる内容も加えて記入すること。）及び訪問に要した時間（特別地域訪問看護加算を算定する場合に限る。）を記入すること。また、訪問看護ステーションにおける日々の訪問看護利用者氏名、訪問場所、訪問時間（開始時刻及び終了時刻）及び訪問人数等について記録し、保管しておくこと。
5 指定訪問看護は、当該利用者の診療を担う保険医療機関の主治医から交付される指定訪問看護に係る指示書（以下この項において「指示書」という。）に基づき行われるものである。ただし、同一の保険医療機関において同一の診療科に所属する複数の医師が、主治医として利用者の診療を共同で担っている場合については、当該複数の医師のいずれかにより交付された指示書に基づき、指定訪問看護を行うことは可能である。なお、複数の傷病を有する利用者が、複数の保険医療機関において診療を受けている場合は、原則として指定訪問看護が必要となる主傷病の診療を担う主治医によって交付された指示書に基づき行われた指定訪問看護については訪問看護療養費が算定できる。

第５　訪問看護管理療養費について

１（1）訪問看護管理療養費は、訪問看護ステーションにおいて指定訪問看護を行うにつき安全な提供体制が整備されており、訪問看護基本療養費又は精神科訪問看護基本療養費を算定すべき指定訪問看護を行っている訪問看護ステーションが、利用者に係る訪問看護計画書及び訪問看護報告書又は精神科訪問看護計画書及び精神科訪問看護報告書を主治医に書面又は電子的な方法により提出するとともに、主治医との連携確保や訪問看護計画の見直し等を含め、当該利用者に係る指定訪問看護の実施に関する休日・祝日等も含めた計画的な管理を継続して行った場合に算定する。なお、月の初日の訪問の場合であって、常勤看護職員の数等について基準告示の第一の六（1）、（2）又は（3）に掲げる基準を満たす場合には、機能強化型訪問看護管理療養費としてイ、ロ又はハをそれぞれ算定し、それ以外の場合はニを算定する。

（2）（1）の安全な提供体制の整備とは、以下の要件を満たすものである。

ア　安全管理に関する基本的な考え方、事故発生時の対応方法等が文書化されていること。

イ　訪問先等で発生した事故、インシデント等が報告され、その分析を通した改善策が実施される体制が整備されていること。

ウ　日常生活の自立度が低い利用者につき、褥瘡に関する危険因子の評価を行い、褥瘡に関する危険因子のある利用者及び既に褥瘡を有する利用者については、適切な褥瘡対策の看護計画を作成、実施及び評価を行うこと。なお、褥瘡アセスメントの記録については、参考様式（褥瘡対策に関する看護計画書）を踏まえて記録すること。

エ　災害等が発生した場合においても、指定訪問看護の提供を中断させない、又は中断しても可能な限り短い期間で復旧させ、利用者に対する指定訪問看護の提供を継続的に実施できるよう業務継続計画を策定し必要な措置を講じていること。

オ　毎年８月において、褥瘡を有する利用者数等について地方厚生（支）局長へ報告を行うこと。

（3）訪問看護ステーションの営業時間内における利用者又はその家族等との電話連絡、居宅における療養に関する相談等、指定訪問看護の実施に関する計画的な管理（他の訪問看護ステーションとの連絡調整を含む。）に要する費用は、訪問看護管理療養費に含まれる。

（4）利用者の主治医に対して訪問看護報告書を提出した場合は、当該報告書の写しを訪問看護記録書に添付しておくこと。ただし、訪問看護報告書と訪問看護記録書の内容が同一の場合は、訪問看護記録書に提出年月日を記録することでこれに代えることができる。

（5）理学療法士、作業療法士及び言語聴覚士（以下「理学療法士等」という。）が訪問看護を提供している利用者について、訪問看護計画書及び訪問看護報告書は、理学療法士等が提供する内容についても一体的に含むものとし、看護職員（准看護師を除く。）と理学療法士等が連携し作成する。また、訪問看護計画書及び訪問看護報告書の作成に当たっては、指定訪問看護の利用開始時及び利用者の状態の変化等に合わせ看護職員による定期的な訪問により、利用者の病状及びその変化に応じた適切な評価を行うこと。訪問看護計画書には訪問看護を提供する予定の職種について、訪問看護報告書には訪問看護を提供した職種について、それぞれ記載すること。

（6）１人の利用者に対し、複数の訪問看護ステーションや保険医療機関において訪問看護を行う場合は、訪問看護ステーション間及び訪問看護ステーションと保険医療機関との間において十分に連携を図ること。具体的には、訪問看護の実施による利用者の目標の設定、計画の立案、訪問看護の実施状況及び評価を共有すること。

（7）介護保険法第８条第20項に規定する認知症対応型共同生活介護を行う施設、高齢者の居住の安定確保に関する法律（平成13年法律第26号）第５条第１項に規定するサービス付き高齢者向け住宅、障害者の日常生活及び社会生活を総合的に支援するための法律（平成17年法律第123号）第５条第１項に規定する障害福祉サービスを行う施設その他の高齢者向け施設等に入所している利用者に指定訪問看護を行う場合においては、介護保険等による医療及び看護サービスの提供に係る加算の算定等を含む当該施設における利用者の医療ニーズへの対応について確認し、当該施設で行われているサービスと十分に連携すること。また、当該施設において当該訪問看護ステーションが日常的な健康管理等（医療保険制度の給付によるものを除く。）を行っている場合は、健康管理等と医療保険制度の給付による指定訪問看護を区別して実施すること。

（8）指定訪問看護の実施に関する計画的な管理に当たっては、市町村（特別区を含む。以下同じ。）、保健所又は精神保健福祉センターにおいて実施する保健福祉サービスとの連携に十分配慮すること。

（9）衛生材料を使用している利用者について、療養に必要な衛生材料が適切に使用されているか確認し、療養に支障が生じている場合、必要な量、種類及び大きさ等について訪問看護計画書に記載するとともに、使用実績を訪問看護報告書に記載し、主治医に報告し療養生活を整えること。

２（1）　注２に規定する24時間対応体制加算は、必要時の緊急時訪問看護に加えて、営業時間外における利用者や家族等との電話連絡及び利用者又はその家族等への指導等による日々の状況の適切な管理といった対応やその体制整備を評価するものである。また、注２のイの24時間対応体制における看護業務の負担軽減の取組を行っている場合とは、訪問看護ステーションにおける看護師等の働き方改革及び持続可能な24時間対応体制の確保を推進するために、看護業務の負担の軽減に資する十分な業務管理等の体制が整備されていることをいうものである。なお、当該加算を算定するにあたっては、以下のア～エに留意すること。

ア　24時間対応体制加算は、利用者又はその家族等から電話等により看護に関する意見を求められた場合に常時対応できる体制にある場合であって、緊急時訪問看護を必要に応じて行う体制にあるものとして地方厚生（支）局長に届け出た訪問看護ステーションにおいて、看護職員（准看護師を除く。）が指定訪問看護を受けようとする者に対して当該体制にある旨を説明し、その同意を得た場合に、月１回に限り算定する。

イ　24時間対応体制加算に係る指定訪問看護を受けようとする者に対する説明に当たっては、当該者に対して、訪問看護ステーションの名称、所在地、電話番号並びに時間外及び緊急時の連絡方法を記載した文書を交付すること。

ウ　24時間対応体制加算は、１人の利用者に対し、１つの訪問看護ステーションにおいてのみ算定できるものであること。このため、24時間対応体制加算に係る指定訪問看護を受けようとする者に説明するに当たっては、当該者に対して、他の訪問看護ステーションから24時間対応体制加算に係る指定訪問看護を受けていないか確認すること。

エ　24時間対応体制加算に関し、利用者等から電話等により看護に関する意見を求められ、これに対応した場合及び緊急に指定訪問看護を実施した場合は、その日時、内容及び対応状況を訪問看護記録書に記録すること。

(2) 24時間対応体制に係る連絡相談を担当する者は、原則として、当該訪問看護ステーションの保健師又は看護師とし、勤務体制等を明確にすること。ただし、次のいずれにも該当し、24時間対応体制に係る連絡相談に支障がない体制を構築している場合には、24時間対応体制に係る連絡相談を担当する者について、当該訪問看護ステーションの保健師又は看護師以外の職員（以下この項において「看護師等以外の職員」とする。）でも差し支えない。

ア　看護師等以外の職員が利用者又はその家族等からの電話等による連絡及び相談に対応する際のマニュアルが整備されていること。

イ　緊急の訪問看護の必要性の判断を保健師又は看護師が速やかに行える連絡体制及び緊急の訪問看護が可能な体制が整備されていること。

ウ　当該訪問看護ステーションの管理者は、連絡相談を担当する看護師等以外の職員の勤務体制及び勤務状況を明らかにすること。

エ　看護師等以外の職員は、電話等により連絡及び相談を受けた際に、保健師又は看護師へ報告すること。報告を受けた保健師又は看護師は、当該報告内容等を訪問看護記録書に記録すること。

オ　アからエについて、利用者及び家族等に説明し、同意を得ること。

カ　指定訪問看護事業者は、連絡相談を担当する看護師等以外の職員に関して別紙様式2又は3を用いて地方厚生（支）局長に届け出ること。

(3) 24時間対応体制に係る連絡相談に支障がない体制を構築するにあたっては、以下の点に留意すること。

ア (2) のアの「マニュアル」には以下の内容を定めること。

① 連絡相談の内容に応じた電話対応の方法及び流れ。

② 利用者の体調や看護・ケアの方法など看護に関する意見を求められた場合の保健師又は看護師への連絡方法、連絡相談に関する記録方法。

③ 保健師又は看護師及び看護師等以外の職員の情報共有方法等。

イ (2) のウの「勤務体制及び勤務状況を明らかにすること」では、看護師等以外の職員の勤務日及び勤務時間を勤務時間割表で示し、保健師又は看護師と共有すること。

(4) (2)、(3) によらず、機能強化型訪問看護管理療養費3を届け出ている訪問看護ステーションにおいて、同一敷地内に訪問看護ステーションと同一開設者である保険医療機関が併設されている場合は、営業時間外の利用者又はその家族等からの電話等による看護に関する相談への対応は、併設する当該保険医療機関の看護師が行うことができる。この場合、訪問看護ステーションの看護職員（准看護師を除く。）が指定訪問看護を受けようとする者に対して、併設している保険医療機関の看護師と連携し営業時間外の電話等に対応する体制にある旨を説明し、利用者の同意を得るとともに、当該利用者の指定訪問看護に関する情報を当該保険医療機関の看護師と共有することについても利用者の同意を得ること。

なお、当該保険医療機関の看護師が電話等の対応をした結果、主治医の指示により緊急時訪問看護を行う必要がある場合は、訪問看護ステーションの看護師等が実施すること。そのため、営業時間外の電話対応等を併設する保険医療機関の看護師が行う場合は、当該保険医療機関の看護師が訪問看護ステーションの看護師等に常に連絡がとれる体制を確保しているとともに、日頃より訪問看護ステーションと当該保険医療機関の連携に努めること。

(5) (1) の「24時間対応体制における看護業務の負担軽減の取組」とは、次のア又はイを含む2項目以上を行っている場合に満たすものであること。

ア　夜間対応した翌日の勤務間隔の確保

イ　夜間対応に係る勤務の連続回数が2連続（2回）まで

ウ　夜間対応後の暦日の休日確保

エ　夜間勤務のニーズを踏まえた勤務体制の工夫

オ　ICT、AI、IoT等の活用による業務負担軽減

カ　電話等による連絡及び相談を担当する者に対する支援体制の確保

(6) (5) アからウまでにおける「夜間対応」とは、当該訪問看護ステーションの運営規程に定める営業日及び営業時間以外における必要時の緊急時訪問看護や、利用者又はその家族等からの電話連絡を受けて当該者への指導を行った場合とし、単に勤務時間割表等において営業日及び営業時間外の対応が割り振られているが夜間対応がなかった場合等は該当しない。また、翌日とは、営業日及び営業時間外の対応の終了時刻を含む日をいう。

イにおける「夜間対応に係る勤務の連続回数」は、夜間対応の開始から終了までの一連の対応を1回として考える。なお、専ら夜間対応に従事する者は含まないものとする。また、夜間対応と次の夜間対応との間に暦日の休日を挟んだ場合は、休日前までの連続して行う夜間対応の回数を数えることとするが、暦日の休日に夜間対応をした場合には当該対応を1回と数えることとし、暦日の休日前までの夜間対応と合算して夜間対応の回数を数えること。

エの「夜間勤務のニーズを踏まえた勤務体制の工夫」は、単に従業者の希望に応じた夜間対応の調整をする場合等は該当しない。

オの「ICT、AI、IoT等の活用による業務負担軽減」は、例えば、看護記録の音声入力、情報通信機器を用いた利用者の自宅等での電子カルテの入力、医療情報連携ネットワーク等のICTを用いた関係機関との利用者情報の共有、ICTやAIを活用した業務管理や職員間の情報共有等であって、業務負担軽減に資するものが想定される。単に電子カルテを用いていること等は該当しない。

カの「電話等による連絡及び相談を担当する者に対する支援体制の確保」は、例えば、24時間対応体制に係る連絡相談を担当する者からの対応方法等に係る相談を受けられる体制等が挙げられる。

(7) 特別地域若しくは「基本診療料の施設基準等及びその届出に関する手続きの取扱いについて」の「別添3」の「別紙2」に掲げる医療を提供しているが医療資源の少ない地域に所在する訪問看護ステーション又は業務継続計画を策定した上で自然災害等の発生に備えた地域の相互支援ネットワークに参画している訪問看護ステーションにおいては、2つの訪問看護ステーションが連携することによって(1)に規定する24時間対応体制加算に係る体制にあるものとして、地方厚生(支)局長に届け出た訪問看護ステーションの看護職員(准看護師を除く。)が指定訪問看護を受けようとする者に対して、(1) に規定する24時間対応体制加算に係る体制にある旨を説明し、その同意を得た場合に、月1回に限り算定することも可能とする。1つの訪問看護ステーションにおいて連携して届け出ることができる訪問看護ステーションは、他の1つの訪問看護ステーションのみであり、当該訪問看護ステーション間においては、利用者の状況や体制について十分に連携を図ること。なお、24時間対応体制加算は1人の利用者に対し、1つの訪問看護ステーションにおいて一括して算定する。

(8) (7) における自然災害等の発生に備えた地域の相互支

援ネットワークは、次のいずれにも該当するものをいう。
ア　都道府県、市町村又は医療関係団体等（ウにおいて「都道府県等」という。）が主催する事業であること。
イ　自然災害や感染症等の発生により業務継続が困難な事態を想定して整備された事業であること。
ウ　都道府県等が当該事業の調整等を行う事務局を設置し、当該事業に参画する訪問看護ステーション等の連絡先を管理していること。

3 (1) 注3に規定する特別管理加算は、指定訪問看護に関し特別な管理を必要とする利用者に対して指定訪問看護を行うにつき、当該利用者又はその家族等から電話等により看護に関する意見を求められた場合に常時対応できる体制その他必要な体制が整備されているものとして地方厚生(支)局長に届け出た訪問看護ステーションにおいて、指定訪問看護を受けようとする者に対して、当該利用者に係る指定訪問看護の実施に関する計画的な管理を行った場合に、月1回に限り算定する。
(2) (1) の「指定訪問看護に関し特別な管理を必要とする利用者」とは、基準告示第2の6に規定する状態等にある利用者をいい、特別な管理を必要とする利用者のうちで重症度等の高いものとして別に厚生労働大臣が定める状態にある利用者とは、基準告示第2の7に規定するものをいう。
(3) 基準告示第2の6に規定する特掲診療料の施設基準等別表8に掲げる者のうち、「真皮を越える褥瘡の状態にある者」に対して特別管理加算を算定する場合は、定期的（1週間に1回以上）に褥瘡の状態の観察・アセスメント・評価（褥瘡の深さ、滲出液、大きさ、炎症・感染、肉芽組織、壊死組織、ポケット）を行い、褥瘡の発生部位及び実施したケアについて訪問看護記録書に記録すること。なお、実施したケアには必要に応じて利用者の家族等への指導も含むものである。
(4)「在宅患者訪問点滴注射管理指導料を算定している利用者」に対して特別管理加算を算定する場合は、当該管理指導に係る指示書による点滴注射が終了した日及びその他必要が認められる場合には、主治医への連絡を速やかに行うこと。また、訪問看護記録書に在宅患者訪問点滴注射指示書を添付の上、点滴注射の実施内容を記録すること。
(5) 訪問の際、症状が重篤であった場合には、速やかに医師による診療を受けることができるよう必要な支援を行うこととする。

4 (1) 注4に規定する退院時共同指導加算は、指定訪問看護を受けようとする者が主治医の所属する保険医療機関又は介護老人保健施設若しくは介護医療院に入院中又は入所中である場合において、その退院又は退所に当たって、当該訪問看護ステーションの看護師等（准看護師を除く。）が、当該主治医又はその所属する保険医療機関、介護老人保健施設又は介護医療院の職員とともに、当該指定訪問看護を受けようとする者又はその看護に当たっている者に対して、在宅での療養上必要な指導を行い、その内容を文書により提供した場合に、初日の指定訪問看護の実施時に1回に限り算定する。ただし、基準告示第2の1に規定する疾病等の利用者については、複数日に指導を実施した場合に限り、2回に限り算定できる。この場合、当該2回の加算は初日の指定訪問看護の実施日に算定する。

なお、訪問看護管理療養費を算定する月の前月に退院時共同指導を行った場合においても算定できる。
(2) 退院時共同指導加算を算定する利用者のうち、基準告示第2の6（特掲診療料の施設基準等別表第8に掲げる者をいう。）に該当する利用者について、さらに特別管理指導加算を算定できる。
(3) 退院時共同指導加算は、1人の利用者に対し、1つの訪問看護ステーションにおいてのみ算定できるものであること。ただし、基準告示第2の1に規定する疾病等の利用者に対して複数の訪問看護ステーション又は当該利用者の在宅療養を担う保険医療機関の看護師等が退院時指導を行った場合には、合わせて2回まで算定できる。
(4) 退院時共同指導を行った日数については、訪問看護管理療養費の算定に係る訪問日数に算入しない。
(5) 退院時共同指導を行った場合は、その内容を訪問看護記録書に記録すること。
(6) 退院時共同指導は、リアルタイムでのコミュニケーション（以下「ビデオ通話」という。）が可能な機器を用いて共同指導した場合でも算定可能である。
(7) (6) において、利用者の個人情報をビデオ通話の画面上で共有する際は、利用者の同意を得ていること。また、保険医療機関の電子カルテなどを含む医療情報システムと共通のネットワーク上の端末において共同指導を実施する場合には、厚生労働省「医療情報システムの安全管理に関するガイドライン」に対応していること。

5 (1) 注7に規定する退院支援指導加算は退院支援指導を要する者に対して、保険医療機関から退院するに当たって、訪問看護ステーションの看護師等（准看護師を除く。）が、退院日に在宅での療養上必要な指導を行った場合（長時間の訪問を要する者に対して指導を行った場合にあっては、1回の退院支援指導の時間が90分を超えた場合又は複数回の退院支援指導の合計時間が90分を超えた場合に限る。）に初日の指定訪問看護の実施日に1回に限り訪問看護管理療養費に加算する。ただし、当該者が退院日の翌日以降初日の指定訪問看護が行われる前に死亡あるいは再入院した場合においては、死亡若しくは再入院日に算定する。なお、訪問看護管理療養費を算定する月の前月に退院支援指導を行った場合においても算定できる。
(2) (1) の「退院支援指導を要する者」とは、基準告示第2の8に規定する状態等にある利用者をいい、「長時間の訪問を要する者」とは、基準告示第2の3の (1) に規定する状態等にある利用者をいう。
(3) 退院支援指導加算は、利用者の退院時に訪問看護指示書の交付を受けている場合に算定する。
(4) 退院支援指導加算は、1人の利用者に対し、1つの訪問看護ステーションにおいてのみ算定できるものである。ただし、当該利用者が入院する保険医療機関の看護師等が行う退院日の訪問指導とは、併算定可とする。
(5) 退院支援指導を行った場合は、その内容を訪問看護記録書に記録すること。

6 (1) 注8に規定する在宅患者連携指導加算は、在宅での療養を行っている利用者の診療情報等を、当該利用者の診療等を担う保険医療機関等の医療関係職種間で文書等により共有し、それぞれの職種が当該診療情報等を踏まえ診療等を行う取組を評価するものである。
(2) 在宅で療養を行っている利用者であって通院が困難な者について、利用者又はその家族等の同意を得て、月2回以上医療関係職種間で文書等（電子メール、ファクシミリでも可）により共有された診療情報を基に、利用者又はその家族等に対して指導等を行った場合に、月1回に限り算定する。
(3) 単に医療関係職種間で当該利用者に関する診療情報を交換したのみの場合は算定できない。
(4) 他職種から情報提供を受けた場合、できる限り速やかに利用者又はその家族等への指導等に反映させるよう留意しなければならない。また、当該利用者の療養上の指導に関する留意点がある場合には、速やかに他職種に情報提供するよう努めなければならない。
(5) 当該利用者の診療を担う保険医療機関の主治医との間のみで診療情報等を共有し、訪問看護を行った場合は、所定額を算定できない。

(6) 他の医療関係職種から受けた診療情報等の内容及びその情報提供日、並びにその診療情報等を基に行った指導等の内容の要点及び指導日を訪問看護記録書に記載すること。

7 (1) 注9に規定する在宅患者緊急時等カンファレンス加算は、在宅での療養を行っている利用者の状態の急変や診療方針の変更等の際、当該利用者に対する診療等を行う医療関係職種等が一堂に会しカンファレンスを行うことにより、より適切な診療方針を立てること及び当該カンファレンスの参加者の間で診療方針の変更等の的確な情報共有を可能にすることは、利用者及びその家族等が安心して療養生活を行う上で重要であることから、そのような取組に対して評価を行うものである。

(2) 関係する医療関係職種等が共同でカンファレンスを行い、当該カンファレンスで共有した利用者の診療情報等を踏まえ、それぞれの職種が当該利用者又はその家族等に対して療養上必要な指導を行った場合に月2回に限り算定すること。なお、複数の訪問看護ステーションのみが参加しカンファレンスを行った場合は、所定額は算定しないこと。また、当該カンファレンスは、原則利用者の居住する場で行うこととするが、利用者又は家族が利用者の居住する場以外の場所でのカンファレンスを希望する場合はこの限りではない。

(3)当該カンファレンスは、1者以上が患家に赴きカンファレンスを行う場合には、その他の関係者はビデオ通話が可能な機器を用いて参加することができる。

(4) (3) において、利用者の個人情報をビデオ通話の画面上で共有する際は、利用者の同意を得ていること。また、保険医療機関の電子カルテなどを含む医療情報システムと共通のネットワーク上の端末においてカンファレンスを実施する場合には、厚生労働省「医療情報システムの安全管理に関するガイドライン」に対応していること。

(5) カンファレンスの目的のみをもって利用者の居宅を訪問しカンファレンスの結果を受けた指導以外特段の指導を行わなかった場合、訪問看護基本療養費又は精神科訪問看護基本療養費は併せて算定できない。(この場合、カンファレンスを実施した後に実施した指定訪問看護の実施時に算定すること。)

(6) 当該利用者に対する診療を担う保険医療機関の保険医と当該利用者の訪問看護ステーションの看護師等と2者でカンファレンスを行った場合であっても算定できる。

(7) カンファレンスに参加した医療関係職種等の氏名、カンファレンスの要点、利用者に行った指導の要点及びカンファレンスを行った日を訪問看護記録書に記載すること。

8 (1) 注10に規定する精神科重症患者支援管理連携加算は、精神科在宅患者支援管理料2を算定する利用者の主治医が属する保険医療機関と連携し、当該保険医療機関の職員と共同で会議を行い、支援計画を策定し、精神科在宅患者支援管理料2のイを算定する利用者においては週2回以上、2のロを算定する利用者においては月2回以上の精神科訪問看護を実施した場合に、月1回に限り加算し、1人の利用者に対し1つの訪問看護ステーションにおいてのみ算定できるものである。なお、区分01-2の1及び3に規定する指定訪問看護の他に保険医療機関が医科点数表の区分番号I012の1及び3に規定する精神科訪問看護・指導(作業療法士又は精神保健福祉士による場合に限る。)を実施している場合は、その回数を要件となる訪問回数に含めても差し支えない。

(2) 保険医療機関と連携して設置する専任のチームに、保健師、看護師、作業療法士又は精神保健福祉士のいずれか1名以上が参加していること。緊急時に円滑な対応ができるよう、連携する保険医療機関との定期的なカンファレンスの他、あらかじめ利用者又はその家族等の同意を得て、当該利用者の病状、治療計画、直近の診療内容等緊急対応に必要な診療情報について随時提供を受けていること。

(3) 当該加算のイの算定に当たっては、専任のチームによるカンファレンス(以下「チームカンファレンス」という。)を週1回以上開催し、うち、2月に1回以上は保健所又は精神保健福祉センター等と共同して会議(以下「共同カンファレンス」という。)を開催する。ロについては、チームカンファレンスを月1回以上開催し、必要に応じて共同カンファレンスを行うこと。なお、連携する保険医療機関が保健所又は精神保健福祉センター等に情報提供及び報告を行っている場合においては、当該共同カンファレンスに係る要件を満たすものとして差し支えない。

(4) チームカンファレンス及び共同カンファレンスの開催に当たっては、以下の点に留意する。

ア　チームカンファレンス及び共同カンファレンスにおいて、利用者についての診療情報の共有、支援計画の作成と見直し、具体的な支援内容、訪問日程の計画及び支援の終了時期等について協議を行うこと。

イ　可能な限り、利用者又はその家族等が同席することが望ましい。

ウ　支援計画の内容については、利用者又はその家族等へ文書による説明を行い、説明に用いた文書を交付すること。また、カンファレンスの要点及び参加者の職種と署名を看護記録に記載し、説明に用いた文書の写しを添付すること。

エ　当該加算において、チームカンファレンス及び共同カンファレンスは、ビデオ通話が可能な機器を用いて実施した場合でも算定可能である。

オ　エにおいて、利用者の個人情報をビデオ通話の画面上で共有する際は、利用者の同意を得ていること。また、保険医療機関の電子カルテなどを含む医療情報システムと共通のネットワーク上の端末においてカンファレンスを実施する場合には、厚生労働省「医療情報システムの安全管理に関するガイドライン」に対応していること。

(5) 特別の関係にある保険医療機関と連携して行う場合は、当該加算を算定することはできない。

(6) 当該訪問看護ステーションと連携する保険医療機関が、往診料、在宅患者訪問診療料(Ⅰ)、在宅患者訪問診療料(Ⅱ)、在宅患者訪問リハビリテーション指導管理料、在宅患者訪問薬剤管理指導料又は在宅患者訪問栄養食事指導料を算定した場合、同一時間帯に行う訪問看護基本療養費(Ⅰ)又は(Ⅱ)、精神科訪問看護基本療養費(Ⅰ)又は(Ⅲ)は算定できない。

(7) 精神科在宅患者支援管理料1又は3を算定する保険医療機関と連携する訪問看護ステーションのそれぞれが、同一時間帯に訪問看護を実施した場合は、当該訪問看護ステーションは訪問看護基本療養費(Ⅰ)又は(Ⅱ)、精神科訪問看護基本療養費(Ⅰ)又は(Ⅲ)を算定せず、当該保険医療機関が精神科訪問看護・指導料(Ⅰ)又は(Ⅲ)を算定する。

(8) 精神科在宅患者支援管理料2を算定する保険医療機関と連携する訪問看護ステーションのそれぞれが、同一時間帯に訪問看護を実施した場合は、当該訪問看護ステーションが精神科訪問看護基本療養費(Ⅰ)又は(Ⅲ)を算定し、当該保険医療機関は在宅患者訪問看護・指導料又は同一建物居住者訪問看護・指導料、在宅患者精神科訪問看護・指導料(Ⅰ)又は(Ⅲ)を算定できない。

(9) 精神科在宅患者支援管理料2を算定する保険医療機関が24時間の往診又は精神科訪問看護・指導を行うことができる体制を確保していない場合であって、当該訪問看護ステーションが24時間対応体制加算を届け出ていないときは、当該加算を算定することはできない。

9 (1) 注11に規定する看護・介護職員連携強化加算については、訪問看護ステーションの看護師又は准看護師が、口腔内の喀痰吸引、鼻腔内の喀痰吸引、気管カニューレ内部の喀痰吸引、胃瘻若しくは腸瘻による経管栄養又は経鼻経管栄養を必要とする利用者に対して、社会福祉士及び介護福祉士法（昭和62年法律第30号）第48条の3第1項の登録を受けた登録喀痰吸引等事業者又は同法附則第27条第1項の登録を受けた登録特定行為事業者（以下「登録喀痰吸引等事業者等」という。）の介護の業務に従事する者（以下「介護職員等」という。）が実施する社会福祉士及び介護福祉士法施行規則（昭和62年厚生省令第49号）第1条各号に掲げる医師の指示の下に行われる行為（以下「喀痰吸引等」という。）の業務が円滑に行われるよう支援を行う取組を評価するものである。

(2) 当該加算は、利用者の病状やその変化に合わせて、主治医の指示により、ア及びイの対応を行っている場合に算定する。

ア　喀痰吸引等に係る計画書や報告書の作成及び緊急時等の対応についての助言

イ　介護職員等に同行し、利用者の居宅において喀痰吸引等の業務の実施状況についての確認

(3) 24時間対応体制加算を届け出ている場合に算定可能である。

(4) 当該加算は、次の場合には算定できない。

ア　介護職員等の喀痰吸引等に係る基礎的な技術取得や研修目的での同行訪問

イ　同一の利用者に、他の訪問看護ステーション又は保険医療機関において看護・介護職員連携強化加算を算定している場合

(5) 当該加算は、介護職員等と同行訪問を実施した日の属する月の初日の指定訪問看護の実施日に算定する。また、その内容を訪問看護記録書に記録すること。

(6) 登録喀痰吸引等事業者等が、利用者に対する安全なサービス提供体制整備や連携体制確保のために会議を行う場合は、当該会議に出席し連携する。また、その場合は、会議の内容を訪問看護記録書に記録すること。

10 (1) 注12に規定する専門管理加算のイは、悪性腫瘍の鎮痛療法若しくは化学療法を行っている利用者、真皮を越える褥瘡の状態にある利用者（医科点数表の区分番号C013に掲げる在宅患者訪問褥瘡管理指導料を算定する場合にあっては真皮までの状態の利用者）又は人工肛門若しくは人工膀胱周囲の皮膚にびらん等の皮膚障害が継続若しくは反復して生じている状態にある利用者若しくは人工肛門若しくは人工膀胱のその他の合併症を有する利用者に対して、それらの者の主治医から交付を受けた訪問看護指示書に基づき、訪問看護ステーションの緩和ケア、褥瘡ケア又は人工肛門ケア及び人工膀胱ケアに係る専門の研修を受けた看護師が、定期的（1月に1回以上）に指定訪問看護を行うとともに、当該利用者に係る指定訪問看護の実施に関する計画的な管理を行った場合に、月1回に限り算定する。

(2) 専門管理加算のロは、保健師助産師看護師法（昭和23年法律第203号）第37条の2第2項第1号に規定する特定行為に係る同項第2号に規定する手順書（以下「手順書」という。）の交付対象となった利用者（医科点数表の区分番号C007に掲げる訪問看護指示料の注3又は区分番号I012-2に掲げる精神科訪問看護指示料の注3に規定する手順書加算を算定する利用者に限る。）に対して、それらの者の主治医から交付を受けた訪問看護指示書及び手順書に基づき、訪問看護ステーションの同項第5号に規定する指定研修機関において行われる研修を修了した看護師が、定期的（1月に1回以上）に指定訪問看護を行うとともに、当該利用者に係る指定訪問看護の実施に関する計画的な管理を行った場合に、月1回に限り算定する。なお、主治医から交付された手順書について、主治医と共に、利用者の状態に応じて手順書の妥当性を検討すること。

11 (1) 注13に規定する訪問看護医療DX情報活用加算は、健康保険法第3条第13項に規定する電子資格確認を行う体制を有し、利用者の同意を得て、居宅同意取得型のオンライン資格確認等システムにより得られる利用者の診療情報、薬剤情報や特定健診等情報を取得・活用して、訪問看護・指導の実施に関する計画的な管理を行うことを評価するものであり、単に健康保険法第3条第13項に規定する電子資格確認を行う体制を有していることのみをもって算定することはできない。

(2) 訪問看護療養費及び公費負担医療に関する費用の請求に関する命令（平成4年厚生省令第5号）第1条に規定する電子情報処理組織の使用による訪問看護療養費の請求を行っていること。

第6　訪問看護情報提供療養費について

1 (1) 訪問看護情報提供療養費1は、保健福祉サービスとの有機的な連携を強化し、利用者に対する総合的な在宅療養を推進することを目的として、訪問看護ステーションから市町村若しくは都道府県（以下「市町村等」という。）又は障害者の日常生活及び社会生活を総合的に支援するための法律第51条の17第1項第1号に規定する指定特定相談支援事業者若しくは児童福祉法（昭和22年法律第164号）第24条の26第1項第1号に規定する指定障害児相談支援事業者（以下「指定特定相談支援事業者等」という。）への情報提供を評価するものである。

(2) 訪問看護情報提供療養費1は、基準告示第2の10に規定する利用者について、訪問看護ステーションが利用者の同意を得て、利用者の居住地を管轄する市町村等又は指定特定相談支援事業者等に対して、市町村等又は指定特定相談支援事業者等からの求めに応じて、指定訪問看護の状況を示す文書を添えて、当該利用者に係る保健福祉サービスに必要な情報を提供した場合に、利用者1人につき月1回に限り算定する。ここでいう保健福祉サービスに必要な情報とは、当該利用者に係る健康教育、健康相談、機能訓練、訪問指導等の保健サービス又はホームヘルプサービス（入浴、洗濯等のサービスも含む。）等の福祉サービスを有効に提供するために必要な情報をいう。

　なお、指定訪問看護を行った日から2週間以内に、別紙様式1又は2の文書により、市町村等又は指定特定相談支援事業者等に対して情報を提供した場合に算定する。

(3) 市町村等又は指定特定相談支援事業者等の情報提供の依頼者及び依頼日については、訪問看護記録書に記載するとともに、市町村等又は指定特定相談支援事業者等に対して提供した文書については、その写しを訪問看護記録書に添付しておくこと。

(4) 市町村等が指定訪問看護事業者である場合には、当該市町村等に居住する利用者に係る訪問看護情報提供療養費1は算定できない。また、訪問看護ステーションと特別の関係にある指定特定相談支援事業者等に対して情報提供を行った場合には、訪問看護情報提供療養費1は算定できない。

(5) 訪問看護情報提供療養費1は、1人の利用者に対し、1つの訪問看護ステーションにおいてのみ算定できるものであること。このため、市町村等又は指定特定相談支援事業者等に対して情報の提供を行う場合には、利用者に対し、他の訪問看護ステーションにおいて市町村等又は指定特定相談支援事業者等に対して情報の提供が行われている

か確認すること。

2 (1) 訪問看護情報提供療養費2は、指定訪問看護を利用している利用者が、児童福祉法第39条第1項に規定する保育所、就学前の子どもに関する教育、保育等の総合的な提供の推進に関する法律（平成18年法律第77号）第2条第6項に規定する認定こども園、児童福祉法第6条の3第9項に規定する家庭的保育事業を行う者、同条第10項に規定する小規模保育事業を行う者及び同条第12項に規定する事業所内保育事業を行う者並びに学校教育法(昭和22年法律第26号）第1条に規定する幼稚園、小学校、中学校、義務教育学校、高等学校、中等教育学校、特別支援学校、高等専門学校又は同法第124条に規定する専修学校（以下「学校等」という。）に通園又は通学するに当たって、当該学校等における生活を安心して安全に送ることができるよう、訪問看護ステーションと学校等の連携を推進することを目的とするものである。

(2) 訪問看護情報提供療養費2は、基準告示第2の11に規定する利用者について、訪問看護ステーションが利用者及びその家族等の同意を得て、学校等からの求めに応じて、医療的ケアの実施方法等の指定訪問看護の状況を示す文書を添えて必要な情報を提供した場合に、利用者1人につき各年度1回に限り算定する。また、入園若しくは入学又は転園若しくは転学等により当該学校等に初めて在籍することとなる月については、当該学校等につき月1回に限り、当該利用者に対する医療的ケアの実施方法等を変更した月については、当該月に1回に限り別に算定できる。同一月に複数の情報提供を行った場合であっても、利用者1人につき月1回に限り算定する。

なお、指定訪問看護を行った日から2週間以内に、別紙様式3の文書により、学校等に対して情報を提供した場合に算定する。

(3) 当該学校等において当該利用者の医療的ケアの実施等に当たる看護職員と連携するための情報を提供すること。

(4) 訪問看護情報提供療養費2は、文書を提供する前6月の期間において、定期的に当該利用者に指定訪問看護を行っている訪問看護ステーションが算定できる。

(5) 当該学校等の情報提供の依頼者及び依頼日については、訪問看護記録書に記載するとともに、当該学校等に対して提供した文書については、その写しを訪問看護記録書に添付しておくこと。

(6) 当該情報を提供する訪問看護ステーションの開設主体が、利用者が在籍する学校等の開設主体と同じである場合には、訪問看護情報提供療養費2は算定できない。

(7) 訪問看護情報提供療養費2は、1人の利用者に対し、1つの訪問看護ステーションにおいてのみ算定できる。このため、学校等に対して情報の提供を行う場合には、利用者に対し、他の訪問看護ステーションにおいて学校等に対して情報の提供が行われているか確認すること。

(8) 訪問看護情報提供療養費2を算定するに当たっては、当該療養費の前回の算定年月日、入園若しくは入学又は転園若しくは転学等による算定の場合はその旨及び医療的ケアの変更による算定の場合はその旨を、訪問看護療養費明細書に記載すること。

3 (1) 訪問看護情報提供療養費3は、利用者が保険医療機関、介護老人保健施設又は介護医療院（以下「保険医療機関等」という。）に入院又は入所し、在宅から保険医療機関等へ療養の場所を変更する場合に、訪問看護ステーションと保険医療機関等の実施する看護の有機的な連携を強化し、利用者が安心して療養生活が送ることができるよう、切れ目のない支援と継続した看護の実施を推進することを目的とするものである。

(2) 訪問看護情報提供療養費3は、保険医療機関等に入院又は入所し、在宅から保険医療機関等へ療養の場所を変更する利用者について、訪問看護ステーションが利用者の同意を得て、指定訪問看護に係る情報を別紙様式4の文書により主治医に提供した場合に、利用者1人につき月1回に限り算定する。また、当該文書の写しを、求めに応じて、入院又は入所先の保険医療機関等と共有すること。

(3) 訪問看護ステーションは、入院又は入所時に保険医療機関等が適切に情報を活用することができるよう、速やかに情報提供を行い、主治医に対して提供した文書については、その写しを訪問看護記録書に添付しておくこと。

(4) 利用者が入院又は入所する保険医療機関等が、訪問看護ステーションと特別の関係にある場合及び主治医の所属する保険医療機関と同一の場合は算定できない。

(5) 訪問看護情報提供療養費3は、1人の利用者に対し、1つの訪問看護ステーションにおいてのみ算定できる。このため、主治医に対して情報の提供を行う場合には、利用者に対し、他の訪問看護ステーションにおいて主治医に対して情報の提供が行われているか確認すること。

第7 訪問看護ターミナルケア療養費について

1 訪問看護ターミナルケア療養費は、主治医との連携の下に、訪問看護ステーションの看護師等が在宅での終末期の看護の提供を行った場合を評価するものであること。ターミナルケアの実施については、厚生労働省「人生の最終段階における医療・ケアの決定プロセスに関するガイドライン」等の内容を踏まえ、利用者及びその家族等と話し合いを行い、利用者本人の意思決定を基本に、他の関係者と連携の上対応すること。

2 訪問看護ターミナルケア療養費は、在宅で死亡した利用者について、死亡日及び死亡日前14日以内の計15日間に訪問看護基本療養費、精神科訪問看護基本療養費又は退院支援指導加算のいずれかを合わせて2回以上算定し、かつ、訪問看護におけるターミナルケアの支援体制（訪問看護ステーションの連絡担当者の氏名、連絡先電話番号、緊急時の注意事項等）について利用者及びその家族等に対して説明した上でターミナルケアを行った場合に算定する。なお、1回を退院支援指導加算とする場合は、退院日にターミナルケアに係る療養上必要な指導を行っていること。また、1つの訪問看護ステーションにおいて、死亡日及び死亡日前14日以内に介護保険制度又は医療保険制度の給付の対象となる訪問看護をそれぞれ1日以上実施した場合は、最後に実施した指定訪問看護が医療保険制度の給付による場合に、訪問看護ターミナルケア療養費を算定する。

3 訪問看護ターミナルケア療養費1は、在宅で死亡した利用者（ターミナルケアを行った後、24時間以内に在宅以外で死亡した者を含む。）又は指定居宅サービス等の事業の人員、設備及び運営に関する基準（平成11年厚生省令第37号）第174条第1項に規定する指定特定施設、指定地域密着型サービスの事業の人員、設備及び運営に関する基準第90条第1項に規定する指定認知症対応型共同生活介護事業所若しくは介護保険法第48条第1項第1号に規定する指定介護老人福祉施設（以下「特別養護老人ホーム等」という。）で死亡した利用者（指定施設サービス等に要する費用の額の算定に関する基準（平成12年厚生省告示第21号）別表の1に規定する看取り介護加算その他これに相当する加算（以下「看取り介護加算等」という。）を算定している利用者を除き、ターミナルケアを行った後、24時間以内に特別養護老人ホーム等以外で死亡した者を含む。）に対して、ターミナルケアを行った場合に算定する。

4 訪問看護ターミナルケア療養費2については、特別養護老人ホーム等で死亡した利用者（看取り介護加算等を算定している利用者に限り、ターミナルケアを行った後、24時間以内に特別養護老人ホーム等以外で死亡した者を含む。）に対して、ターミナルケアを行った場合に算定する。

5　同一の利用者に、他の訪問看護ステーションにおいて訪問看護ターミナルケア療養費を算定している場合又は保険医療機関において在宅患者訪問看護・指導料の在宅ターミナルケア加算若しくは同一建物居住者訪問看護・指導料の同一建物居住者ターミナルケア加算を算定している場合においては算定できない。

6　訪問看護ターミナルケア療養費を算定した場合は、死亡した場所及び死亡時刻等を訪問看護記録書に記録すること。

7　注４に規定する遠隔死亡診断補助加算は、連携する保険医療機関において医科点数表の区分番号 C001 の注８（区分番号 C001-2 の注６の規定により準用する場合を含む。）に規定する死亡診断加算を算定する利用者（特別地域に居住する利用者に限る。）について、主治医の指示により、情報通信機器を用いた在宅での看取りに係る研修を受けた看護師が、厚生労働省「情報通信機器（ICT）を利用した死亡診断等ガイドライン」に基づき、主治医による情報通信機器を用いた死亡診断の補助を行った場合に算定する。

第８　訪問看護ベースアップ評価料について

1　訪問看護ベースアップ評価料（Ⅰ）は、当該訪問看護ステーションに勤務する主として医療に従事する者（専ら管理者の業務に従事する者を除く。以下この項において「対象職員」という。）の賃金の改善を実施することについて評価したものであり、別に厚生労働大臣が定める施設基準を満たす訪問看護ステーションの利用者に対して、当該利用者に係る指定訪問看護の実施に関する計画的な管理を継続して行った場合に算定できるものである。

2　訪問看護ベースアップ評価料（Ⅰ）は、訪問看護管理療養費（月の初日の訪問の場合）を算定する利用者１人につき、月１回に限り算定する。

3　訪問看護ベースアップ評価料（Ⅱ）は、当該訪問看護ステーションに勤務する対象職員の賃金のさらなる改善を必要とする場合において、賃金の改善を実施することについて評価したものであり、別に厚生労働大臣が定める施設基準を満たす訪問看護ステーションの利用者に対して、当該利用者に係る指定訪問看護の実施に関する計画的な管理を継続して行った場合に算定できる。

4　訪問看護ベースアップ評価料（Ⅱ）は、訪問看護ベースアップ評価料（Ⅰ）を算定する利用者１人につき、月１回に限り算定する。

資料6　通知

以下の通知を掲載するのは、「介護保険の給付対象事業における会計の区分について」（平成13年3月28日老振発第18号／最終改正　平成24年3月30日老振発第1号）の「2　本通知の前提となるそれぞれの会計基準と会計処理方法について」において、「(2) 医療系サービス（訪問看護、訪問リハビリテーション、居宅療養管理指導、通所リハビリテーション、短期入所療養介護、介護老人保健施設、指定介護療養型医療施設、介護予防訪問看護、介護予防訪問リハビリテーション、介護予防居宅療養管理指導、介護予防通所リハビリテーション、介護予防短期入所療養介護、定期巡回・随時対応型訪問介護看護、複合型サービス）については、病院会計準則、介護老人保健施設会計・経理準則及び指定老人訪問看護の会計・指定訪問看護の会計・経理準則等を基本として各事業所ごとの収支状況等に関する内容を明らかにすることとする。」と規定されているためです。

指定老人訪問看護の事業及び指定訪問看護の事業の会計・経理準則（抄）

（別表第1、2）（平成7年6月1日老健第122号）

財務諸表科目

損益の部

区分	勘定科目	説明
事業収益	老人訪問看護療養費収益	老人訪問看護療養費の額等に関する告示に規定する老人訪問看護基本療養費、老人訪問看護末期基本療養費、老人訪問看護管理療養費、老人訪問看護情報提供療養費、老人訪問看護ターミナルケア療養費相当分
	訪問看護療養費収益	訪問看護療養費の額等に関する告示に規定する訪問看護基本療養費、訪問看護管理療養費、訪問看護情報提供療養費、訪問看護ターミナル療養費相当分
	老人訪問看護利用料収益	
	老人訪問看護基本利用料収益	老人保健法策46条の5の2第2項の規定に基づく厚生大臣が定める額に関する告示に規定する基本利用料徴収額
	老人訪問看護その他の利用料収益	指定老人訪問看護の事業の人員及び運営に関する基準第20条第2項の規定に基づくその他の利用料徴収額
	長時間利用料収益	
	休日、時間外利用料収益	
	交通費収益	
	その他サービス利用料収益	
	訪問看護利用料収益	
	訪問看護基本利用料収益	健康保険法施行規則第47条ノ12第1項に規定する基本利用料徴収額
	訪問看護その他の利用料収益	健康保険法施行規則第47条ノ12第2項の規定に基づくその他の利用料徴収額
	長時間利用料収益	
	休日、時間外利用料収益	
	交通費収益	
	その他サービス利用料収益	
	その他の事業収益	前記の科目に属さない事業収益
	(老人保健査定減)	社会保険診療報酬支払基金等の審査機関による審査減額。ただし老人訪問看護療養費収益と相殺しても差支えない。
	(健康保健等査定減)	社会保険診療報酬支払基金等の審査機関による審査減額。ただし訪問看護療養費収猿と相殺しても差支えない。
事業費用	給与費	
	常勤職員給与	
	看護婦給	常勤の保健婦（士）、看護婦（士）、准看護婦（士）に対する給料・手当
	理学療法士又は作業療法士給	常勤の理学療法士又は作業療法士に対する給料・手当
	事務員給	常勤の事務員がいる場合には、それに対する給料・手当
	非常勤職員給与	
	看護婦給	常勤職員給与に準ずる。

科目	説明
理学療法士又は作業療法士給	ただし、事業の規模の如何に関わらず、統合又は省略してはならない。
事務員給	なお、他施設等との兼務職員（理学療法士等）についての費用負担は、兼務割合（勤務時間）により計上すること。
退職給与引当金繰入	
退職給与引当金繰入	退職給与引当金への繰入額
法定福利費	
法定福利費	健康保険法、厚生年金保険法、雇用保険法、労働者災害補償保険法、各種の組合法などの法令に基づく事業主負担額
材料費	
指定老人訪問看護・指定訪問看護材料費	包帯、ガーゼなど１回ごとに消費する指定老人訪問看護又は指定訪問看護材料の費消額
医薬品費	指定老人訪問看護又は指定訪問看護に要する医薬品等の費消額
その他の材料費	利用者のおむつ、日用品等の費消額
指定老人訪問看護・指定訪問看護消耗器具備品費	（ア）指定老人訪問看護又は指定訪問看護に要する器具のうち、体温計、シャーレなど１年以内に消費するものの費消額 （イ）指定老人訪問看護又は指定訪問看護に要する器具のうち、聴診器、血圧計など減価償却を必要としないで１年を超えて使用できるものの費消額
経費	
福利厚生費	福利施設負担額、厚生費など職員及びその家族の福利厚生のために要する法定外福利費 （ア）看護婦宿舎、食堂、売店など福利施設を利用する場合における事業主負担額 （イ）健康診断などを行った場合の減免額、その他衛生、保健、慰安などに要する費用、団体生命保険料及び慶弔に際し一定の基準により支給される金品などの現物給与。 ただし、金額の大きいものについては独立した勘定科目を設けて処理することが望ましい。
旅費交通費	業務のための出張旅費。ただし、研修のための旅費を除く。
職員被服費	職員に支給又は貸与する白衣、作業衣などの費用
通信費	電信料、電話料、郵便料などの通信のための費用
消耗品費	老人訪問看護計画書、訪問看護計画書、老人訪問看護報告書、訪問看護報告書、老人訪問看護記録書、訪問看護記録書、会計伝票など医療用、事務用の用紙、帳簿、電球、洗剤など１年以内に消費するものの費消額。ただし、材料費に属するものを除く。
消耗器具備品費	医療用、事務用のスケール、計算機など減価償却を必要としないもので１年を超えて使用できるものの費消額。ただし、指定老人訪問看護・指定訪問看護消耗器具備品費に属するものを除く。
車両費	乗用車などの燃料　車両検査などの費用
会議費	運営諸会議など事業管理のための会議の費用
光熱水費	電気料、ガス料、水道料、石炭、重油、プロパンガスなどの費用
修繕費	有形固定資産に損傷、摩滅、汚損などが生じたとき、現状回復に要した通常の修繕のための費用（固定資産の耐用年数の延長又は当該資産の能率、能力などを高めるような改良に要する費用は資本的支出として当該固定資産勘定に含める。）
賃借料	土地などの賃借料及び設備、器械の使用料などの費用（リース料、レンタル料）
保険料	老人訪問看護事業賠償責任保険料、訪問看護事業賠償責任保険料、自動車損害賠償責任保険料などの費用
交際費	接待費及び慶弔など交際に要する費用
諸会費	各種団体に対する会費、分担金などの費用
租税公課	固定資産税、物品税、自動車税、印紙税、登録税などの租税で、原則として税法上損金に算入されるもの及び町会費など公共的課金としての費用
雑費	前記の科目に属さない費用
委託費	
委託費	委託した業務の対価としての費用 なお、洗濯委託、清掃委託、各種器械保守委託など委託業務の種類により分類することが望ましい。
研修費	
謝金	研修のために招へいした講師に対する謝礼金などの費用

	図書費	研修用図書（定期刊行物を含む。）の購入費用
	旅費交通費	学会、講習会など研修のための旅費又はこれに対する補助額
	研修雑費	印刷費、消耗品費、研修会費など前記の科目に属さない費用
	減価償却費	
	建物減価償却費	建物の減価償却費
	建物付属設備減価償却費	建物の付属設備の減価償却費
	構築物設備減価償却費	構築物の減価償却費
	医療用器械備品償却費	医療用器械備品の減価償却費
	車両船舶備品償却費	車両船舶の減価償却費
	その他の器械備品償却費	その他の器械備品の減価償却費
	その他の有形固定資産償却費	その他の有形固定資産の減価償却費
	無形固定資産償却費	無形固定資産の減価償却費
	本部費	
	本部費	指定老人訪問看護事業者又は指定訪問看護事業者の負担に属する本部費用
	役員報酬	
	役員報酬	指定老人訪問看護事業者又は指定訪問看護事業者の負担に属する役員報酬
事業外収益	受取利息配当金	預貯金の利息、出資金に対する分配金など
	有価証券売却益	一時的に所有する有価証券を売却した場合の売却益
	職員給食収益	職員の給食収益
	その他の事業外収益	前記の科目に属さない事業外収益。ただし、金額の大きいものについては独立の勘定科目を設けて処理することが望ましい。
事業外費用	支払利息	長期借入金、短期借入金の支払利息
	有価証券売却損	一時的に所有する有価証券を売却した場合の売却益
	職員給食用材料費	職員の給食のために使用した食品の消費額
	貸倒損失	貸倒引当金への繰入額
	雑損失	前記の科目に属さない事業外費用。ただし、金額の大きいものについては独立の勘定科目を設けて処理することが望ましい。
特別利益	固定資産売却益	固定資産の売却価格がその帳簿価格を超える差額
	その他の特別利益	転売以外の目的で保有する有価証券の売却益、法人税還付など前記以外の臨時利益、前記損益修正益。ただし、金額の大きいものについては独立の勘定科目を設けて処理することが望ましい。
特別損失	固定資産売却損	固定資産の売却価格がその帳簿価格に不足する差額
	その他の特別損失	転売以外の目的で保有する有価証券の売却損、火災損失などの臨時損失、圧縮記帳損及び各種引当金の追加修正など前記の項目に属さない特別損失。ただし、金額の大きいものについては独立の勘定科目を設けて処理することが望ましい。

資産・負債・資本の部

区　分	勘　定　科　目	説　　　明
資産勘定	流動資産	
	現金・預金	（ア）現金・手許にある当座小切手、送金小切手、送金為替手形・預金手形、郵便為替証書、振替貯金払出証書・官庁支払命令書、既に期限の到来している公社債利札など現金と同じ性質をもつもの及び小口現金など （イ）当座預金、普通預金・定期預金、通知預金、郵便預金・郵便振替預金、金銭信託その他金融機関に対する各種掛金など。ただし、契約期間が1年を超えるものは「その他の資産」に含める。
	事業未収入	事業収益に対する未収入金
	未収入	事業収益以外の収益に対する未収入金
	受取手形	経常的な活動によって生じた手形債券は事業活動上生じた債券とその他債券に区別する。売却等の取引によって生じた手形債券は区別して表示する。なお、金融手形は短期又は長期の貸付金に含める。
	有価証券	国債、地方債、株式、社債、証券投資信託又は貸付信託の受益証券など市場性のある有価証券で一時的所有のもの
	医薬品	医薬品（費用勘定の医薬品費参照）のたな卸高

	貯蔵品	（ア）指定老人訪問看護・指定訪問看護材料（費用勘定の指定老人訪問看護・指定訪問看護材料費参照）のたな卸高 （イ）指定老人訪問看護・指定訪問看護消耗器具備品（費用勘定の指定老人訪問看護・指定訪問看護消耗器具備品費参照）のたな卸高 （ウ）その他の消耗品及び消耗器具備品（費用勘定の消耗品費、消耗器具備品費参照）のたな卸高
	短期貸付金	職員、他会計、本支部などに対する貸付金（1年以内に回収できるもの。）。ただし、役員、職員に対する貸付金はそれ以外の貸付金と区別し、その内容を明示する科目名を使用する。
	前払金	諸材料、燃料の購入代金の前渡額、修繕代金の前渡額、その他これに類する前渡額
	未収収益	受取利息、貸借料など債券としては確定していないが、当期末までに収益として発生した金額
	前払費用	火災保険料、貸借料などの前払分のうち未経過分の金額
	その他の流動資産	立替金、仮払金など前記の科目に属さない債券であって1年以内に回収可能なもの。ただし、金額の大きいものについては独立の勘定科目を設けて処理することが望ましい。
	徴収不能引当金	事業収益に対する事業未収金や受取手形等について回収不能額を見積ったときの引当額
	貸倒引当金	事業収益以外の収益に対する事業未収金や受取手形等について回収不能額を見積ったときの引当額
	固定資産	
	（有形固定資産）	
	土地	
	建物	老人訪問看護ステーション又は訪問看護ステーションに属する建物
	建物付属設備	電気、空調、冷暖房、昇降機、給排水など建物に付属する設備
	構築物	建物及び付帯設備以外の工作物土木設備であって土地に定着したもの
	医療用器械備品	看護、理学療法、作業療法など医療用の器械、器具、備品など
	その他の器械備品	その他前記の科目に属さない器械、器具、備品など
	車両船舶	自動車、船舶など
	その他の有形固定資産	立木竹など前記の科目に属さないもの。ただし、金額の大きいものについては独立した勘定科目を設けて処理することが望ましい。
	建設仮勘定	有形固定資産の建設、拡張、改造などの工事が完了し稼動するまでの請負前渡金、建物用材料部品などの買入代金など
	減価償却累計額	土地を除く有形固定資産について行った減価償却累計額
	（無形固定資産）	
	借地権	地上権及び賃借権の総称
	電話加入権	電話を取得するために要した金額。ただし、電話債券は、「有価証券」又は「その他の資産」に、また、電話債券を売却したときの売却損は電話加入権に含める。
	その他の無形固定資産	特許権など前記の科目に属さないもので期間が1年を超えるもの。ただし、金額の大きいものについては独立した勘定科目を設けて処理することが望ましい。
	（その他の資産）	
	長期貸付金	他会計、本支部などに対する貸付金であって期間が1年を超えるもの。
	その他の投資	投資公債、貸付信託、投資信託関係団体に対する払込済出資金、長期前払費用など前記の科目に属さないもの。ただし、金額の大きいものについては独立した勘定科目を設けて処理することが望ましい。
	繰延資産	
	創立費	法人の設立登記までに要した費用
	その他の繰延資産	開業費など前記の科目に属さない費用。ただし、金額の大きいものについては独立した勘定科目を設けて処理することが望ましい。
負債勘定	流動負債	
	買掛金	医薬品、指定老人訪問看護・指定訪問看護材料消耗品などたな卸資産に対する未払債務

	支払手形	手形上の債務。経常的な活動によって生じた手形債務は事業活動上生じた債務とその他債務に区別する。金融手形は「短期借入金」又は「長期借入金」に含める。又建物設備等の購入等の取引によって生じた債務は区別して表示する。
	未払金	器械、備品など償却資産及び事業費用等に対する未払債務
	短期借入金	銀行などからの借入金及び一般会計、本支部、他会計からの借入金であって、期間が1年以内のもの
	預り金	利用者預り金など職員以外の者からの一時的な預り金
	職員預り金	源泉徴収税及び社会保険料などの徴収額、職員の身許保証金など一時的な預り金
	未払費用	支払利息、賃借料など債務としては確率していないが、当期費用として発生した金額
	前受収益	受取利息、賃貸料などの前受分のうち未経過分の金額
	修繕引当金	修繕費に対する引当額
	賞与引当金	賞与に対する引当額
	その他の引当金	前記の科目に属さない引当金。ただし、金額の大きいものについては独立の勘定科目を設けて処理することが望ましい。
	その他の流動負債	仮受金など前記の科目に属さない債務であって、期間が1年以内のもの。ただし、金額が大きいものについては独立の勘定科目を設けて処理することが望ましい。
	固定負債	
	長期借入金	銀行などからの借入金並びに一般会計、本支部、他会計からの借入金であって期間が1年を超えるもの。
	長期未払金	器械、備品など償却資産に対する未払債務のうち期間が1年を超えるもの。
	退職給与引当金	退職給与に対する引当金
	その他の固定負債	前記の科目に属さない債務であって、期間が1年を超えるもの。ただし、金額が大きいものについては独立の勘定科目を設けて処理することが望ましい。
資本勘定	資本金	「資本金」を「出資金」、「基金」などとしても差し支えない。 ただし、指定老人訪問看護事業者又は指定訪問看護事業者として独自に計上できない場合は、事業分として投資された金額を可能な限り表示すること。
	資本金	一般出資金、政府出資金、自治体出資金など資本主の出資額
	資本剰余金	
	国庫等補助金	資本助成を目的とした国庫等補助金
	指定寄付金	資本助成を目的として指定された寄付金
	その他の資本剰余金	保険差益など前記の科目に属さない資本剰余金。ただし、金額の大きいものについては独立の勘定科目を設けて処理することが望ましい。
	利益剰余金	
	任意積立金	利益準備金、減債積立金、欠損補填積立金、退職給与積立金など、定款の規約、総会の決議などによって積立てられた利益剰余金及び租税特別措置法などによって積立てられた価格変動準備金、特別減価償却準備金など。ただし、金額の大きいものについては独立の勘定科目を設けて処理することが望ましい。
	当期未処分利益	

資料7　医療保険・介護保険に係る訪問看護等の報酬（2024年4月1日現在）

1．訪問看護ステーション

●医療保険　　訪問看護療養費（精神以外）

1　訪問看護基本療養費（Ⅰ）
イ 保健師，助産師，看護師
（1）週3日まで5,550円　（2）週4日目以降6,550円
ロ 准看護師
（1）週3日まで5,050円　（2）週4日目以降6,050円
ハ 緩和ケア，褥瘡ケア又は人工肛門ケア及び人工膀胱ケアに係る専門の研修を受けた看護師（管理療養費なし）12,850円
ニ 理学療法士，作業療法士，言語聴覚士　5,550円
2　訪問看護基本療養費（Ⅱ）（同一建物居住者で同一日2人までの訪問は（Ⅰ）と同じ報酬，3人以上は以下（同3）と略す）
イ 保健師，助産師，看護師（同3）
（1）週3日まで2,780円　（2）週4日目以降3,280円
ロ 准看護師（同3）
（1）週3日まで2,530円　（2）週4日目以降3,030円
ハ 緩和ケア，褥瘡ケア又は人工肛門ケア及び人工膀胱ケアに係る専門の研修を受けた看護師（管理療養費なし）12,850円
ニ 理学療法士，作業療法士，言語聴覚士（同3）2,780円
3　訪問看護基本療養費（Ⅲ）（外泊中の訪問看護）8,500円
○特別地域訪問看護加算……基本療養費の50/100
○緊急訪問看護加算……イ2,650円　ロ2,000円
○難病等複数回訪問加算2回：4,500円，（同3）4,000円
3回以上：8,000円，（同3）7,200円
○長時間訪問看護加算：5,200円（週1日：特別管理加算・特別指示／週3日：15歳未満であって，（準）超重症児又は別表第8の対象）
○乳幼児加算（6歳未満）……1,300円/1,800円
（厚生労働大臣が定める）
○複数名訪問看護加算（1人以上の看護職員との同行）
看護師等（週1日）：4,500円，（同3）4,000円
准看護師（週1日）：3,800円，（同3）3,400円
その他職員（週3日迄。別表第7，8，特別指示の対象週4日以上可）　1日1回：3,000円，（同3）2,700円
2回：6,000円，（同3）5,400円
3回以上：10,000円，（同3）9,000円
○夜間・早朝訪問看護加算……2,100円
○深夜訪問看護加算……4,200円

＋

○月の初日
イ 機能強化型訪問看護管理療養費1……13,230円
ロ 機能強化型訪問看護管理療養費2……10,030円
ハ 機能強化型訪問看護管理療養費3……8,700円
ニ 訪問看護管理療養費（イロハ以外）……7,670円
○月の2日目以降（1日につき）
イ 訪問看護管理療養費1……3,000円
ロ 訪問看護管理療養費2……2,500円
○24時間対応体制加算（月1回）
イ 24時間対応体制の負担軽減の取組を行っている場合……6,800円
ロ イ以外の場合……6,520円
○退院時共同指導加算（1回，がん末期等は2回）…8,000円
○特別管理指導加算（特別管理加算の対象のみ）……2,000円
○退院支援指導加算（退院日）6,000円又は8,400円（長時間）
○在宅患者連携指導加算（月1回）……3,000円
○在宅患者緊急時等カンファレンス加算（月2回）…2,000円
○特別管理加算（月1回）……5,000円又は2,500円
○看護・介護職員連携強化加算（特定業務）……2,500円
○専門管理加算（月1回）……2,500円
○訪問看護医療DX情報活用加算（月1回）……50円

＋

訪問看護情報提供療養費(月1回) 1，2(要件あり)，3…1,500円

＋

訪問看護ターミナルケア療養費1……25,000円
同上2（介護老人福祉施設等で看取り介護加算等算定）…10,000円
○遠隔死亡診断補助加算……1,500円

＋

ベースアップ評価料（Ⅰ）……780円
ベースアップ評価料（Ⅱ）1……10円
〜（略）
ベースアップ評価料（Ⅱ）10……100円
ベースアップ評価料（Ⅱ）11……150円
〜（略）
ベースアップ評価料（Ⅱ）18……500円

●介護保険　　訪問看護費・介護予防訪問看護費

イ 訪問看護ステーションの報酬	（介護）	（介護予防）
(1)20分未満	314単位	303単位
(2)30分未満	471単位	451単位
(3)30分以上1時間未満	823単位	794単位
(4)1時間以上1時間30分未満	1,128単位	1,090単位
(5)理学療法士等（1回20分以上）	294単位	284単位

(5)について
※1日2回を超えた場合は1回90/100の算定　※週6回まで
※厚生労働大臣が定める施設基準に該当する場合（＊）は8単位減算（＊理学療法士等訪問回数が看護職員を超える又,特定の加算算定ない場合）
※介護予防の場合
・1日2回を超えた場合は1回50/100の算定
・厚生労働大臣が定める施設基準に該当する場合（＊）は8単位減算
・12月を超えて行う場合1回5単位又は15単位（＊）減算

○准看護師の場合は所定額の90/100
◎事業所と同一敷地内建物等の利用者及びそれ以外の同一建物の20人以上利用者への訪問看護：所定額の90/100
同一敷地内建物等における50人以上利用者：85/100
○高齢者虐待防止措置未実施減算：　所定額の1/100減算
○業務継続計画未策定減算：　所定額の1/100減算
ハ 定期巡回・随時対応型訪問介護看護との連携型訪問看護（月1回）……2,961単位

(ハについての加算)
○要介護5の利用者の場合は800単位の加算（月1回）
○准看護師訪問が1回でもあれば所定額の98/100を算定
○特別指示等医療保険の訪問看護期間は97単位/日の減算
○要介護5の変更，短期入所利用等は日割り計算
◎サービス提供体制強化加算（Ⅰ）（月1回）……50単位
◎サービス提供体制強化加算（Ⅱ）（月1回）……25単位

＋

○夜間・早朝加算……単位数の25%
○深夜加算……単位数の50%
○複数名訪問加算（Ⅰ）……イ 30分未満　254単位
ロ 30分以上　402単位
○複数名訪問加算（Ⅱ）……イ 30分未満　201単位
（看護補助者との同時訪問）　ロ 30分以上　317単位
○長時間訪問看護加算……300単位
◎特別地域訪問看護加算……単位数の15%
◎中山間地域等にある小規模事業所の加算…単位数の10%
◎中山間地域等への訪問看護提供加算……単位数の5%
◎緊急時（介護予防）訪問看護加算（月1回）
（Ⅰ）600単位，（Ⅱ）574単位
※緊急訪問は所要時間に応じた単位数を算定(2回目以降は早朝・夜間・深夜加算の算定可)
◎特別管理加算（1月につき）（Ⅰ）500単位，（Ⅱ）250単位
○専門管理加算（1月につき）　イ，ロ 250単位
○初回加算（新規利用者）（月1回）
（Ⅰ）350単位（看護師が退院・退所日に初回訪問），
（Ⅱ）300単位
又は退院時共同指導加算（1回，特別管理2回）…600単位
◎ターミナルケア加算……2,500単位
※訪問回数は医療保険との通算可，介護予防訪問看護費は加算なし
○遠隔死亡診断補助加算……150単位
◎サービス提供体制強化加算（Ⅰ）……1回につき6単位
◎サービス提供体制強化加算（Ⅱ）……1回につき3単位
※イ又はロの場合
○看護体制強化加算（Ⅰ）（月1回）……550単位
○看護体制強化加算（Ⅱ）（月1回）……200単位
○看護体制強化加算（介護予防）（月1回）……100単位
※イ又はロのみ算定可能
○口腔連携強化加算（月1回）……50単位

※1単位11.40円〜10円
※◎は区分支給限度基準額の枠外加算

［公益財団法人日本訪問看護財団（2024）：2024年版訪問看護関連報酬・請求ガイド 介護保険と医療保険の使い分け，p.109より］

2. 病院・診療所

●医療保険　診療報酬

1　在宅患者訪問看護・指導料
（1）保健師,助産師,看護師
（一）週３日まで580点　（二）週４日目以降680点
（2）准看護師
（一）週３日まで530点　（二）週４日目以降630点
（3）緩和ケア，褥瘡ケア又は人工肛門ケア及び人工膀胱ケアに係る専門の研修を受けた看護師……1,285点

2　同一建物居住者訪問看護・指導料
（同一建物居住者で同一日２人までの訪問は「在宅患者訪問看護・指導料」と同じ報酬，３人以上は以下（同３）と略す）
（1）保健師，助産師，看護師（同３）
（一）週３日まで293点　（二）週４日目以降343点
（2）准看護師（同３）
（一）週３日まで268点　（二）週４日目以降318点
（3）緩和ケア，褥瘡ケア又は人工肛門ケア及び人工膀胱ケアに係る専門の研修を受けた看護師……1,285点

○特別地域訪問看護加算……所定点数の50/100
○緊急訪問看護加算……イ 265点　ロ 200点
○難病等複数回訪問加算：　２回450点，（同３）400点
３回以上800点，（同３）720点
○長時間訪問看護・指導加算……520点
週１日算定：特別管理加算の対象者・特別指示期間にある者
週３日算定：15歳未満であって，（準）超重症児又は別表第８の対象
○乳幼児加算（6歳未満）……130点/180点
（厚生労働大臣が定める場合）
○複数名訪問看護・指導加算（１人以上の看護職員との同行）
看護師等（週１日）：450点，（同３）400点
准看護師（週１日）：380点，（同３）340点
その他職員（週３日迄．別表第７，８，特別指示の対象週４日以上可）　１日１回：300点，（同３）270点
２回：600点，（同３）540点
３回以上：1,000点，（同３）900点
○夜間・早朝訪問看護加算……210点
深夜訪問看護加算……420点

＋

○在宅移行管理加算（退院後１月，１人につき１回）（別表第８）
重症度の高いものとして厚生労働大臣が定めるもの：500点，
その他：250点

＋

○在宅患者（同一建物居住者）連携指導加算（月１回）…300点
○在宅患者（同一建物居住者）緊急時等カンファレンス加算（月２回）……200点

＋

○看護・介護職員連携強化加算（特定業務）……250点
○専門管理加算（月１回）……250点
○訪問看護医療DX情報活用加算（月１回）……５点

＋

○訪問看護・指導体制充実加算（月１回）……150点

＋

在宅（同一建物居住者）ターミナルケア加算 イ……2,500点
同上 ロ（介護老人福祉施設等で看取り介護加算等算定）……1,000点
※介護保険の訪問看護と訪問回数を通算可
○遠隔死亡診断補助加算……150点

○退院前訪問看護・指導料（入院中の患者（外泊時含む）の訪問看護または退院当日の訪問看護を含む）……580点
○退院後訪問指導料（退院当日除き退院後１月以内に５回を限度，算定は入院医療機関に限る）……580点
・訪問看護同行加算（退院後１回限り）……20点
●頻回の訪問看護が必要な場合の指示（月１回，１回につき14日まで）

●介護保険　訪問看護費・介護予防訪問看護費

ロ 病院又は診療所の場合	（介護）	（介護予防）
（1）20分未満	266単位	256単位
（2）30分未満	399単位	382単位
（3）30分以上１時間未満	574単位	553単位
（4）１時間以上１時間30分未満	844単位	814単位

○准看護師については所定額の90/100
◎同一敷地内建物等の利用者，及びそれ以外の範囲の同一建物の20人以上利用者への訪問看護は所定額の90/100，同一敷地内建物等における50人以上利用者は85/100
○高齢者虐待防止措置未実施減算：　所定額の1/100減算
○業務継続計画未策定減算：　所定額の1/100減算
ハ 指定定期巡回・随時対応型訪問介護看護との連携型訪問看護（月１回）……2,961単位

（ハについての加算）
○要介護５の利用者の場合は800単位の加算（月１回）
○准看護師は所定額の98/100を算定
○特別指示等医療保険の訪問看護期間は97単位/日の減算
○要介護５の変更，短期入所利用等は日割り計算
◎サービス提供体制強化加算（Ⅰ）（月１回）……50単位
◎サービス提供体制強化加算（Ⅱ）（月１回）……25単位

＋

○夜間・早朝加算……単位数の25%
○深夜加算……単位数の50%
○複数名訪問加算（Ⅰ）……イ30分未満　254単位
ロ30分以上　402単位
○複数名訪問加算……イ30分未満　201単位
（看護補助者との同時訪問）　ロ30分以上　317単位
○長時間訪問看護加算……300単位
◎特別地域訪問看護加算……単位数の15%
（離島等に該当する地域における事業所）
◎中山間地域等の小規模事業所加算……単位数の10%
◎中山間地域等への訪問看護提供加算……単位数の5%
◎緊急時（介護予防）訪問看護加算（月１回）：
（Ⅰ）325単位，（Ⅱ）315単位
※緊急訪問は所要時間に応じた単位数を算定（２回目以降は早朝・夜間・深夜加算算定可）
◎特別管理加算（Ⅰ）（月１回）
在宅悪性腫瘍患者指導管理，在宅気管切開患者指導管理，気管カニューレ・留置カテーテルを使用している状態……500単位
◎特別管理加算（Ⅱ）（月１回）その他……250単位
○専門管理加算（１月につき）……イ，ロ 250単位
○初回加算（新規利用者）（月１回）……300単位
（Ⅰ）350単位（看護師が退院・退所日に初回訪問），
（Ⅱ）300単位
○看護・介護職員連携強化加算（特定業務）……250単位

＋

◎ターミナルケア加算……2,500単位
※医療保険との訪問回数の通算可，介護予防訪問看護費は算定なし
○遠隔死亡診断補助加算……150単位

＋

◎サービス提供体制強化加算（Ⅰ）……１回につき６単位
◎サービス提供体制強化加算（Ⅱ）……１回につき３単位
※イ又はロの場合

＋

○看護体制強化加算（Ⅰ）（月１回）……550単位
○看護体制強化加算（Ⅱ）（月１回）……200単位
○看護体制強化加算（介護予防）（月１回）……100単位
※イ又はロのみ算定可能

＋

○口腔連携強化加算（月１回）……50単位

※１単位11.40円～10円
※◎は区分支給限度基準額枠外加算

［公益財団法人日本訪問看護財団（2024）：2024年版訪問看護関連報酬・請求ガイド 介護保険と医療保険の使い分け，p.110より］

3. 精神科訪問看護

1）訪問看護ステーション

●精神科訪問看護療養費

精神科訪問看護基本療養費（Ⅰ）　１日につき
イ 保健師，看護師又は作業療法士
週３日まで
・30分以上　5,550円　・30分未満　4,250円
週４日目以降
・30分以上　6,550円　・30分未満　5,100円
ロ 准看護師
週３日まで
・30分以上　5,050円　・30分未満　3,870円
週４日目以降
・30分以上　6,050円　・30分未満　4,720円

精神科訪問看護基本療養費（Ⅲ）
（同一建物居住者で同一日２人以上の訪問）
※２人までは基本療養費（Ⅰ）と同じ報酬
３人以上は以下，（同３）と略す
イ 保健師，看護師又は作業療法士（同３）
週３日まで
・30分以上　2,780円　・30分未満　2,130円
週４日目以降
・30分以上　3,280円　・30分未満　2,550円
ロ 准看護師（同３）
週３日まで
・30分以上　2,530円　・30分未満　1,940円
週４日目以降
・30分以上　3,030円　・30分未満　2,360円

精神科訪問看護基本療養費（Ⅳ）　8,500円
外泊中の訪問看護１回（特別管理加算や厚生労働大臣が定める疾病等の場合は２回）

○特別地域訪問看護加算……所定額の50/100
○精神科緊急訪問看護加算…１日にイ 2,650円，ロ 2,000円
○長時間精神科訪問看護加算……１日に5,200円
週１日算定：特別管理加算の対象者・頻回指示期間にある者
週３日算定：15歳未満であって，(準)超重症児又は別表第８の対象
○複数名精神科訪問看護加算　（30分未満を除く）
イ 保健師・看護師と他の保健師・看護師・作業療法士
（３日／週又は回数制限なし）
（1）１日に１回：　4,500円，（同３）4,000円
（2）１日に２回：　9,000円，（同３）8,100円
（3）１日に３回以上：14,500円，（同３）13,000円
ロ 同上と准看護師（３日／週又は回数制限なし）
（1）１日に１回：　3,800円，（同３）3,400円
（2）１日に２回：　7,600円，（同３）6,800円
（3）１日に３回以上：12,400円，（同３）11,200円
ハ 同上と看護補助者又は精神保健福祉士（週１日）
……3,000円，（同３）2,700円
○夜間・早朝訪問看護加算……2,100円
○深夜訪問看護加算……4,200円
○精神科複数回訪問加算
２回/日：4,500円，（同３）4,000円
３回以上/日：8,000円，（同３）7,200円

＋

精神科重症患者支援管理連携加算　イ：8,400円/月
同上　ロ：5,800円/月
※訪問看護管理療養費と加算は精神科以外と同様

＋

訪問看護情報提供療養費，訪問看護ターミナルケア療養費
○遠隔死亡診断補助加算……1,500円

＋

ベースアップ評価料（Ⅰ）（Ⅱ）　※精神科以外と同様

※服薬中断等による急性増悪等により頻回の訪問看護が必要な場合，精神科特別訪問看護指示書の交付（月１回，１回につき14日まで）

2）病院・診療所

●精神科訪問看護・指導料

精神科訪問看護・指導料（Ⅰ）　１日につき
イ 保健師，看護師又はハ 作業療法士，ニ 精神保健福祉士
週３日まで
・30分以上　580点　・30分未満　445点
週４日目以降
・30分以上　680点　・30分未満　530点
ロ 准看護師
週３日まで
・30分以上　530点　・30分未満　405点
週４日目以降
・30分以上　630点　・30分未満　490点

精神科訪問看護・指導料（Ⅲ）
（同一建物居住者で同一日２人以上の訪問）
※２人までは精神科訪問看護・指導料（Ⅰ）と同じ点数
３人以上は以下，（同３）と略す
イ 保健師，看護師又はハ 作業療法士，ニ 精神保健福祉士
週３日まで（同３）
・30分以上　293点　・30分未満　225点
週４日目以降
・30分以上　343点　・30分未満　268点
ロ 准看護師（同３）
週３日まで
・30分以上　268点　・30分未満　205点
週４日目以降
・30分以上　318点　・30分未満　248点

＋

○特別地域訪問看護加算……所定額の50/100
○精神科緊急訪問看護加算（１日につき）
……イ 265点，ロ 200点
○長時間精神科訪問看護・指導加算（１日につき）……520点
週１日算定：特別管理加算の対象者・頻回指示期間にある者
週３日算定：15歳未満であって，(準)超重症児又は別表第８の対象
○複数名精神科訪問看護・指導加算　（30分未満を除く）
（３日／週又は回数制限なし）
イ 保健師・看護師と他の保健師・看護師・作業療法士
（1）１日に１回：　450点　（同３）　400点
（2）１日に２回：　900点　（同３）　810点
（3）１日に３回以上：1,450点　（同３）1,300点
ロ 同上と准看護師（３日／週又は回数制限なし）
（1）１日に１回：　380点　（同３）　340点
（2）１日に２回：　760点　（同３）　680点
（3）１日に３回以上：1,240点　（同３）1,120点
ハ 同上と看護補助者（１日／週）300点　（同３）　270点
○夜間・早朝訪問看護加算……210点
○深夜訪問看護加算……420点
○精神科複数回訪問加算
２回/日：450点　（同３）　400点
３回以上/日：800点　（同３）　720点
○看護・介護職員連携強化加算（特定業務）……250点

○精神科退院前訪問指導料（入院中の患者又は家族に対して訪問指導を入院中３回，６カ月以上の入院が見込まれる患者には入院中に６回算定可，退院日に算定）……380点
看護師，精神保健福祉士等が共同して訪問指導した場合（単一の職種の複数名は対象としない）の加算……320点

○訪問看護医療DX情報活用加算（月１回）……５点

［公益財団法人日本訪問看護財団（2024）：2024年版訪問看護関連報酬・請求ガイド 介護保険と医療保険の使い分け，p.111より］

索 引

た

な

は

本書は刊行後、下記のように改訂・改題を行っています。

『訪問看護ステーション開設・運営・評価マニュアル』

1993年10月30日　初版発行
1995年 5 月10日　第2版発行
1996年 9 月20日　第3版第1刷発行
1998年 7 月30日　第3版第3刷発行
2000年10月16日　第4版第1刷発行
2004年 6 月30日　第4版第2刷発行

『新版 訪問看護ステーション開設・運営・評価マニュアル』

2007年 3 月15日　新版第1版第1刷発行
2012年 9 月25日　新版第2版第1刷発行
2013年10月10日　新版第2版第2刷発行
2016年 4 月15日　新版第3版第1刷発行
2020年 7 月 1 日　新版第3版第3刷発行
2021年 9 月30日　新版第4版第1刷発行
2022年 8 月 1 日　新版第4版第2刷発行

『訪問看護ステーション開設・運営・評価マニュアル』（新版を引き継いで改訂・改題）

2025年 1 月 1 日　第5版第1刷発行（本版）

訪問看護ステーション開設・運営・評価マニュアル　第５版

2025年1月1日　第5版第1刷発行　＜検印省略＞

監　修　公益財団法人 日本訪問看護財団

発　行　株式会社 日本看護協会出版会
〒150-0001　東京都渋谷区神宮前5-8-2　日本看護協会ビル4階
＜注文・問合せ/書店窓口＞ TEL/0436-23-3271　FAX/0436-23-3272
＜編集＞ TEL/03-5319-7171
https://www.jnapc.co.jp

装丁・本文デザイン/印刷　三報社印刷株式会社

ISBN 978-4-8180-2906-4